新装版

エンドに強くなる本

編著：林　宏行

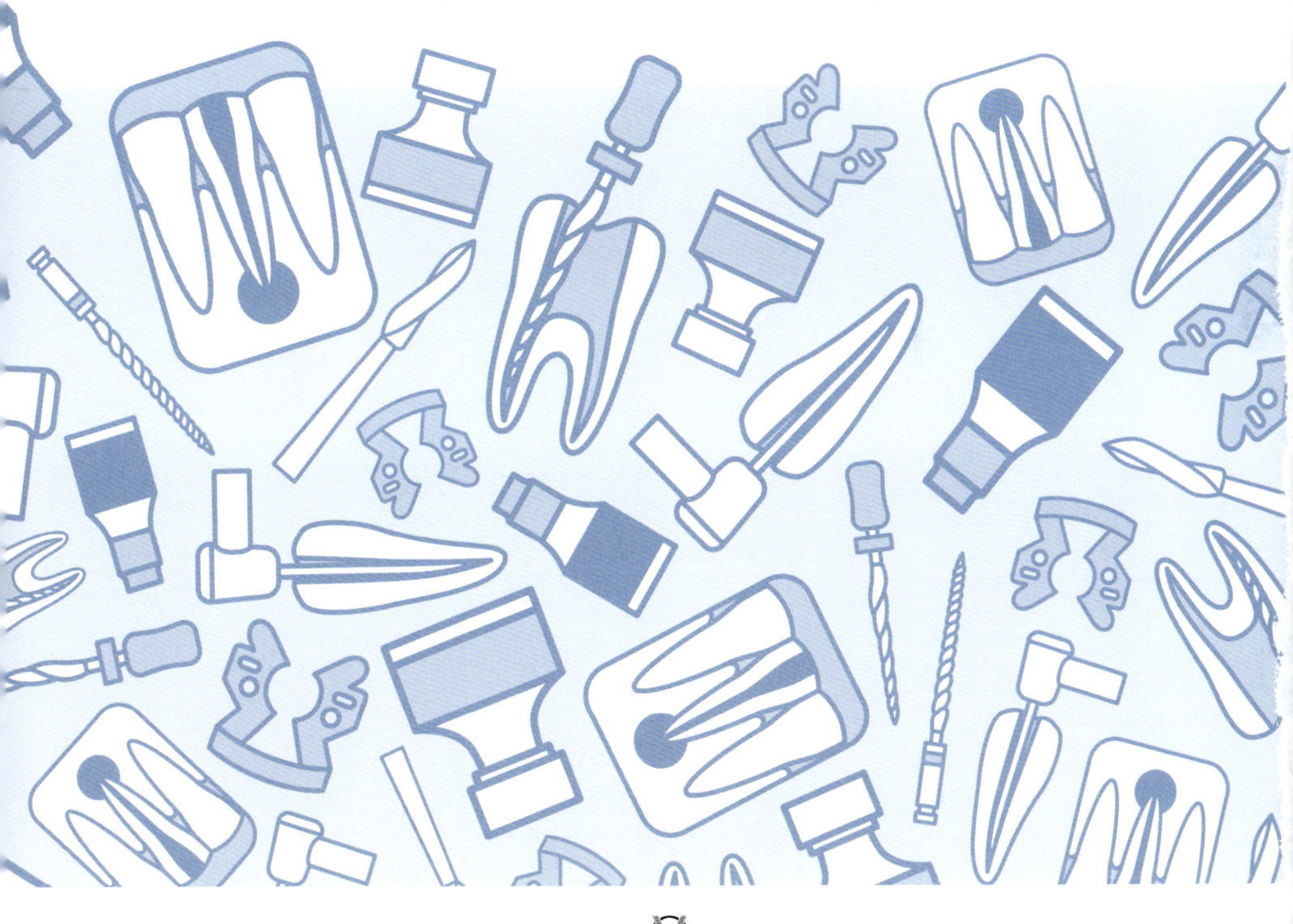

クインテッセンス出版株式会社　2011

Tokyo, Berlin, Chicago, London, Paris, Barcelona, Istanbul, Milano, São Paulo, Moscow, Prague, Warsaw, New Delhi, Beijing, and Bukarest

執筆者一覧

編著

林　宏行（大阪歯科大学口腔治療学講座・教授）

共著

馬場 忠彦（大阪歯科大学口腔治療学講座・准教授）

畠 銀一郎（大阪歯科大学口腔治療学講座・講師）

好川 正孝（大阪歯科大学口腔治療学講座・講師）

吉田 匡宏（大阪歯科大学口腔治療学講座・講師）

イラスト

尾関　進（歯科医師）

はじめに…「エンドに強くなる本」のカラー版改訂について

「エンドに強くなる本」の増改訂版（第2版）が出版されて早10年が経ち、初版から数えると23年の長い年月が過ぎたことになる。エンド（歯内治療）は歯科の臨床においては基本的かつ必須なものであり、抜歯や印象などの処置がなくても、根管治療を行わない日はないほどである。また、患者さんの歯科医院への来院の動機の7～8割が歯痛であり、このほとんどはエンド領域のものである。歯科において平成18年から始まった卒直後臨床研修制度で学生達にマッチングのための面接を行っていて驚きを感じることは、歯内治療科を希望する学生達の多いことで、その理由が歯内治療の重要性を認識した上でのことである。最近、高齢者の歯科治療において歯を保存することの必要性・重要性が「高齢者のＱＯＬ」の観点から再認識されるに至り、またインプラント治療が盛んに実施されるようになり、かえって歯の保存の重要性が見直される皮肉とも言える現象が起きてきている。以上の事柄からも、歯科医師が今以上にエンドに強くなって、これまで抜去されていた歯が保存され、その歯に十分な機能が蘇えれば、患者さんには大いなる福音をもたらし、また我々歯科医師にはこれに勝る喜びはない。

本書は、カラー版改訂に際してできる限り新しい内容（器具・器械、方法や考え方）を取り入れ、また臨床経験豊富な者が基礎的・臨床的ＥＢＭに基づいて行った臨床症例の成功・失敗例から得たエッセンスを記述したものであり、歯科学生はもとより卒直後研修歯科医師や新進気鋭の若手歯科医師、さらにはエンドに興味を持たれている中堅・熟年歯科医師の方々に気軽に手にとって読んで頂きたいと考えている。この本をお読み頂いた先生方が、少しでもあるいは、さらに一層エンドに興味をお持ちになり、その結果スキルアップが図られてエンドに強くなって頂ければ、我々には嬉しい限りである。

２０１１年８月

林　宏行

Contents

目次

第1部 検査・診断に強くなる

第2部 歯髄処置に強くなる

Contents

第5部 トラブルに強くなる

装丁：サン美術印刷株式会社

第1部

検査・診断に強くなる

1　生活歯の利点

生活歯のまま咬合機能を営ませることができれば、こんなにすばらしいことはないであろう。失活歯にくらべ、生活歯の象牙質は弾力性が高く、咬合圧あるいは修復材（充填物）の膨張に対しても柔軟性を示し、歯の破折の防止に役立っている。また、慢性齲蝕に対して象牙細管の閉塞や管周象牙質の石灰化の促進など、齲蝕円錐として齲蝕に対する抵抗性を示している。

歯髄組織は、①象牙芽細胞突起によって歯髄と象牙質が一体となっている、②象牙芽細胞を有し象牙質を形成する、という組織学的特徴がある。このことは、象牙質に外来刺激が及んだ時点から歯髄組織はその刺激を認識し、生体防御反応を示すようになる。

失活歯では齲蝕、ブラッシング、咬耗あるいは磨耗などによって歯質はただ消退するのみであるが、生活歯では第二象牙質の新生添加が生じるであろう。すなわち、歯髄組織が生活力を失うかあるいは除去されてしまうと歯髄腔内には外来刺激に対する防御反応の能力がなくなってしまう。

近年、生体に親和性を有し、緊密な充塞性を示す根管充填材が開発されてきているが、歯髄組織に優る根管充填材はない。

◆象牙質・歯髄複合体 dentin pulp complex

象牙質は組織学的にハイドロキシアパタイトを主成分とする硬組織で、歯髄は軟組織として分類される。そして、それぞれ別の組織として認識されてきている。しかし、象牙質と歯髄は密接な関係にある。歯髄組織内には象牙質に近接して象牙芽細胞が存在し、象牙細管内に象牙芽細胞突起を出している。

歯のエナメル質が欠損し象牙質に外来刺激が加わると、ただちにその影響が歯髄にまで及ぶ。すなわち、痛みが生じたり、第二象牙質の添加、さらには象牙細管内に石灰化が生じ、いわゆる透明象牙質が形成される。また、免疫学的機構も働くことになる。

このように、象牙質と歯髄組織は、それぞれ別個の組織というよりも、ひとつのもの、すなわち象牙質・歯髄複合体dentin pulp complexと考えるべきである。

2　生活歯と失活歯の見分け方

患歯が生活歯か失活歯かを判定することは、治療方針を決定するうえで重要である。

現在臨床においては、歯髄の生死を決定するいろいろな方法が行われている。それらの方法の中で最も有効で、かつ最も多く用いられている方法は歯髄電気診である。

歯髄が壊死した歯は、歯髄電気診に反応しない。すなわち、最高値の電流を流しても、患者の応答は得られない。しかし、見かけ上生活歯であっても、顎骨骨折、骨髄炎、腫瘍および上顎洞根治手術後などでは反応しない場合がある。

時折、患者との会話中に前歯部に変色した歯を発見し、失活歯の存在を疑わせることがある。歯質の変色もまた歯髄の生死の判定の決め手となることがある。変色は、象牙質がエナメル質を通して黒褐色を呈している。しかし、修復物や薬剤に起因する歯の変色と飲食物などによる歯の着色・変色とを鑑別する必要があるので、歯を清掃後、隣在歯あるいは対側同名の健康歯と対比して判断する必要がある。前歯部においては舌側から強い光をあてる透照診によってごくわずかしか変色していない歯の失活歯の診断が可能となる。

温度診のうち、エチルクロライドやパルパーを用いた冷刺激に対する患歯の生活反応試験は、ラバーダムで被験歯を防湿、絶縁する必要がなく、金属等で修復された歯を試験することもでき有効である。しかし、加熱ガッタパーチャを用いた温度

◆ゴム手袋と歯髄電気診

ＨＢＶ、ＨＣＶ、ＨＩＶ対策として、歯科医は「スタンダードプレコーション」の考えに基づいて、現在ではゴム手袋を着用してすべての治療にあたっている。そこで問題となるのが歯髄電気診（電気歯髄診断）である。なぜならば、術者が手袋を着用していると、歯髄電気診の際、術者と患者との間に電気回路の確保が不可能となり正確な診査・検査ができなくなるからである。このような場合、術者が電気歯髄診断器の電極を歯面に当てがい、そのプローベの金属部分を患者に把持させれば電気回路が成立するため、術者がゴム手袋を着用していても歯髄電気診を行うことができる。

診では、歯髄の生死を判定することが困難なことがある。

以上の方法に応答のなかった歯に対しては、最後の手段として試験切削診がある。これは、天然歯や全部被覆冠の小窩部をバーで切削する方法であり、バーが象牙質に達すると、生活歯であれば疼痛を訴える。とくに、歯髄電気診や温度診の適用できない全部被覆冠装着歯においても適応でき、歯髄の生死の鑑別に有効な方法である。

エックス線所見で歯根膜腔の拡大、歯槽硬線の消失および根尖部透過像などが認められた患歯は失活歯であることが多いが、確定的なものではなく、エックス線所見のみで患歯が失活歯であると決定することは危険である。

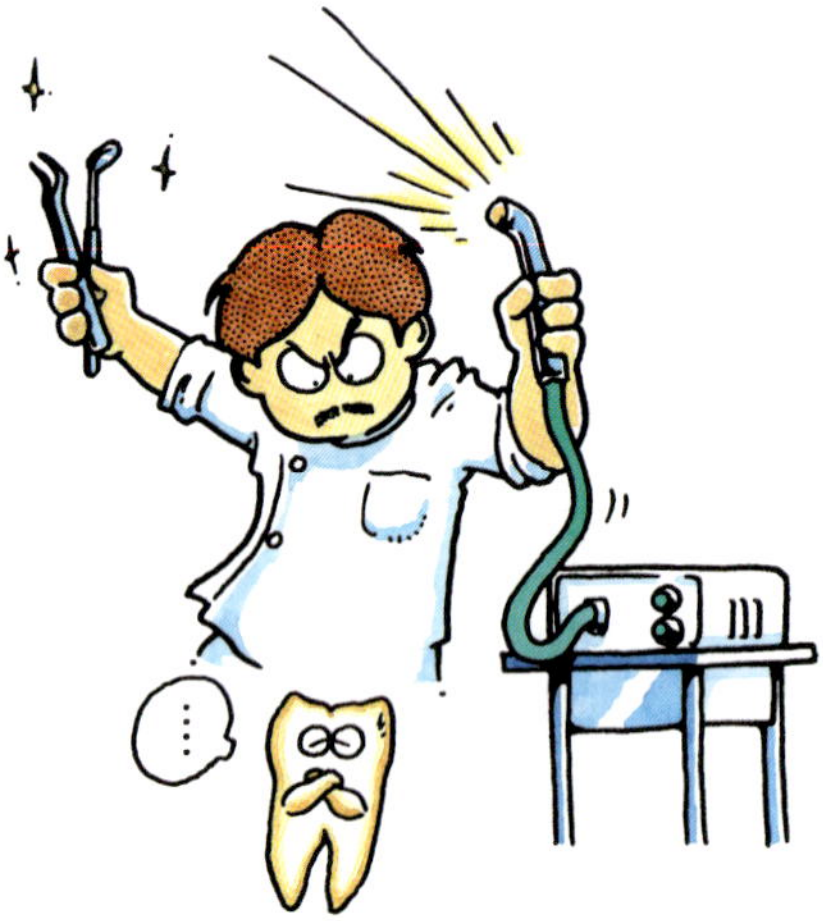

◆失活歯の変色の原因

歯髄が壊死に陥るとタンパク質が分解されポリペプチド、遊離アミノ酸になる。このようなタンパク分解産物が細管内に封じ込められたままになると、歯面のエナメル質を通して歯冠色が黒変していくのである。

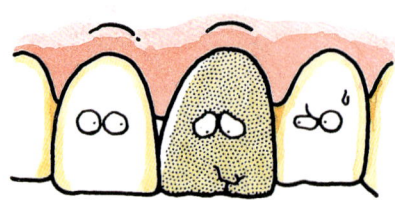

3 歯髄診断法

歯髄疾患の診断と処置方針は、①問診、②視診、③エックス線検査、④歯髄電気診、⑤温度診、⑥打診、⑦投照診、⑧触診、⑨切削診、などのいくつかの診査・検査を行って、それらの結果を総合して決定される。決してひとつの診査・検査で決定することはできない。

歯内治療を行うには、まず歯髄の生死を判定しなければならない。歯髄の生死を判定する診査・検査法は歯髄電気診、温度診、切削診などであるが、いずれも歯髄の生死を判定できる確実な方法とはいえない。

歯髄疾患の病態の程度を確実に判定する方法がないばかりか、歯髄の生死でさえも、症例によっては複数の検査の結果を合わせて判定しなければならないことがある。

一方、それぞれの診査・検査によって、歯髄疾患の診断と治療方針の決定に有用な情報が得られることも事実である。問診からは、訴える疼痛の発現時期、種類そしてその程度などの重要な資料が得られる。自発痛が初診時に持続していれば急性炎症であり、消失していれば慢性炎症である。間歇性の自発痛を訴えるなら一般に単純性炎症、持続性かつ拍動性であれば化膿性炎症が考えられる。このように、歯内治療では自発痛の種類で炎症性疾患のおおよその診断を下すことが可能である。その上で歯髄電気診、そして、温度診を行って歯髄の生死を判定し、エックス線検査と触診を合わせて、歯髄疾患と根尖性歯周疾患との鑑別を行う。エックス線検査

◆Praderの診断法

局所麻酔下に歯冠歯質を削除して歯髄腔を穿孔して歯髄から血液を採取し、この血液中の総細胞数に占める白血球の割合の変化から炎症の程度と状態とを客観的に決定する診断法であり、次のように診断基準が定められている。

急性化膿性歯髄炎：多形核白血球が主に含まれる。

慢性化膿性歯髄炎：リンパ球、形質細胞が主に含まれる。

急性単純性歯髄炎：赤血球がほとんどを占める。

現在ではこのように歯髄炎を分類していない。「慢性化膿性歯髄炎」は「慢性閉鎖性歯髄炎」である。また、歯髄から血液を含む滲出液を採取しにくいことと何よりも歯髄が保存できなくなることから、この診断法が実際に行われることはない。歯髄充血や急性単純性歯髄炎のような〝可逆性歯髄炎〟では、むろん、この検査を採用することはできない。

によって齲窩の大きさ、そして、齲窩と歯髄腔との位置関係が明らかになる。エックス線写真で根管充填材（剤）が根管内に認められないからといって生活歯髄を有するとは限らない。歯髄壊死・壊疽が該当する。根尖病変の存在が明らかであれば、当該歯の歯髄は失活している可能性がきわめて大きい。

温度診が不確実になるのは、歯冠歯髄腔壁に第二象牙質が添加されて歯髄が厚い象牙質によって囲まれている症例である。歯髄への温度刺激の到達が阻止され、歯髄が温度刺激に反応しないことがある。歯髄電気診で、幼若な根尖未完成歯はほとんど反応しないことが多いのは周知の事実である。また、複根歯はもちろん、複数の根管を有する単根歯では、大きな齲窩があって歯髄電気診で反応が認められなくても、歯髄全体が失活しているとは限らない。あるいは、大きな齲窩を有する複根管歯で歯髄電気診に反応しても1根だけが生活歯髄を有していてそこで反応を認める症例もある。単根歯であっても、根尖の一部の歯髄が生活しているにすぎない壊疽性歯髄炎では歯髄電気診が（－）になる可能性がある。このような歯髄の一部に壊疽を生じている症例の診断を誤ると、処置後に根尖部に重篤な急性化膿性炎を生じる結果となる。

齲窩をエキスプローラーなどで触診して知覚があれば歯髄は生活しており、開放性歯髄炎と診断できる。反応閾値が高くなっていて温度診や歯髄電気診で反応しない歯でも、切削診で齲窩などの歯質を削除すると鋭痛を生じることがある。このように、触診や切削診で歯髄の生死を判定することがある。しかし、診査・検査に伴って一過性に激しい疼痛を生じるので、高血圧症患者に対しは十分に配慮する必要がある。

◆急性壊疽性歯髄炎とは

急性化膿性歯髄炎と同じように拍動性の自発痛を訴える。慢性潰瘍性歯髄炎から続発する。根尖付近まで歯髄が失活していることがよくある。電気的歯髄検査で反応閾値は上昇し、ときには反応を示さない。

生活反応を示さなくても、髄室を開拡して根管にインスツルメントを挿入すると根尖付近で知覚を認めることがある。

複根歯では根尖まで歯髄が失活した根管と生活歯髄を有する根管が併存することがある。電気的歯髄検査で生活歯髄が反応して局所麻酔を施すようになる。そのとき、慎重に根管を処置しなければ歯髄が壊疽に陥った根管の内容物が根尖孔外に押し出され、急性化膿性根尖性歯周炎を生じさせる危険性がある。

『慢性壊疽性歯髄炎』の病名で表される疾患はない。

エタノールを齲窩に置いてその気化熱によって歯髄の反応を確認することはあるかもしれないが、化学診を行うことは稀である。酸による粘膜の損傷が考慮されてのことであろうし、また、酸やショ糖を常備するより、他の歯髄診査・検査法の活用で診断が可能であるためと思われる。

歯髄の生死を判定するための手段である歯髄診断法から得られる結果は当該歯の処置方針を決定するための重要な資料になる。電気歯髄診断器のなかには比較的正確に歯髄の閾値の変化を知ることが可能になっているものもあって、臨床的に健全な隣接歯、反対側同名歯、または、対合歯と歯髄電気診の結果を比較して患歯歯髄の刺激に対する閾値の変化を知って疾患の概要を判断することは可能である。温度診では、一般に、冷刺激に鋭敏に反応する歯髄は知覚過敏症、歯髄充血あるいは単純性歯髄炎であり、温熱刺激に鋭敏に反応する歯髄は化膿性歯髄炎と診断する。冷刺激に一過性に鋭敏に反応し、かつ、小さな齲窩を有する症例では歯髄保存療法を試みる。また、温熱刺激に鋭敏に反応し、とくに、刺激を除去しても拍動性自発痛がしばらく持続する症例では、急性化膿性歯髄炎として抜髄療法を施す。このような処置方針の決定に温度診は有効である。

急性化膿性全部性歯髄炎や急性単純性全部性歯髄炎で炎症が根尖孔を越えて根尖周囲組織に波及しているとき、打診に対して鋭敏に反応する。このとき、当該歯は生活歯髄を有している。また、外傷を受けた歯では初期に急性単純性根尖性歯周炎を思わせるような打診に対する鋭敏な反応を示すことが多いが、歯髄が失活しているとは限らない。

◆パルパー（Pulper：㈱ジーシー）

C_3H_8（＝ジメチルメタン：Propane）とC_4H_{10}（＝ブタン：Butane）を成分とする歯髄診断のために用いるエアゾールで、冷却材である。歯髄の冷刺激に対する反応をみるときや歯髄の生死を判定するために用いる。

ロール綿で防湿し、歯面を乾燥させてから、ピンセットでスポンジ（同梱されている）、あるいは、綿球を持って、そこにパルパーを噴霧する。直ちに凍結するのでそれを歯面（唇・頬側歯頸部2/3）にあてて冷刺激を歯髄に加える。反応の有無で歯髄の生死を判断する。

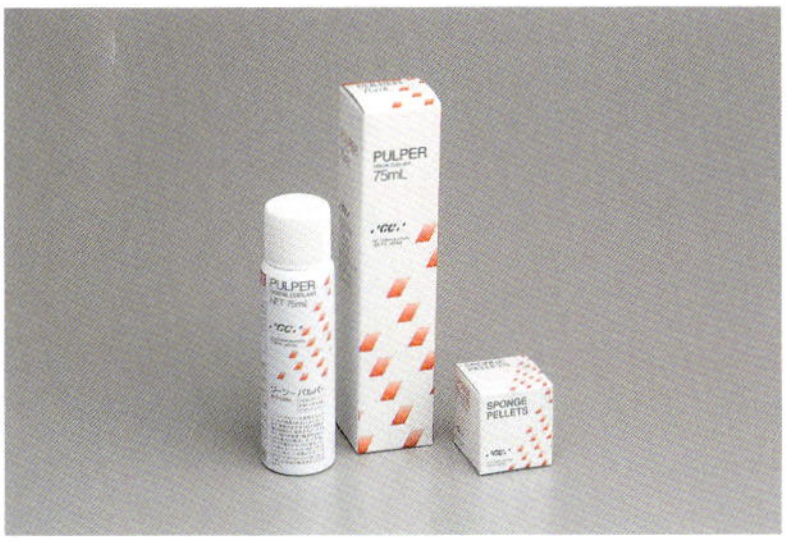

図3-1　パルパー。

4 歯内治療時のエックス線検査は何に役立つか

もし、口腔内で根管や根尖部が、水槽の中の金魚のように見えれば、歯内治療はどんなに楽であろう。しかし残念ながら、我々が扱う歯は、透明の容器には入っていない。そこで、そのままでは見えない根管や歯周組織の情報を得るのに、必要なのがエックス線検査である。

エックス線検査からは、齲蝕の有無と程度、根管の数、長さ、太さ、形、彎曲度、髄室の形と広さ、根の吸収や破折、異物や石灰化物の存在、根尖部歯槽骨の破壊状態、辺縁歯周組織の状態等の情報が得られる。

エックス線検査で注意を要するのは、三次元的な立体が二次元的な平面像となっている点である。たとえば、1枚のエックス線写真では1根管に見えても、偏心投影によって2根管であることが判明する場合がある。また、根管の長さは写し方によっては、長くも短くもなる。さらに、実際には骨破壊があるのにエックス線写真上には現れてこないこともあり（エックス線写真潜伏期）、エックス線検査のみでは、根尖膿瘍か歯根肉芽腫かあるいは歯根嚢胞かを鑑別することは困難である。

エックス線検査では、エックス線を被曝するリスクを上回る情報が得られなければならない。また、術者にエックス線写真を読影する能力がなければ、解剖学的構造物や、患歯とは無関係の病変を当該歯の病変（巣）と見誤り、無意味な処置を施すことにもなりかねない。以上のことを考慮して、たとえば、上顎切歯部では切歯

◆**フィルムホルダー**

平行法および二等分改良法に適したフィルムホルダーには次のようなものがある。

- スナップ - レイXtra（デンツプライ三金㈱）
- CID-3撮影インジケーター（モリタ㈱）
- Kerr Haweフィルムホルダー（Kerr社）
- Paro-Bite（Kerr社）
- PRACTIvalu Angled（beige）X-ray Film Holders（Midwest Dental）
- Film Positioners（Flow DENTAL）
- 撮影用インジケーターCID-Ⅲ（阪神技術研究所）

撮影用インジケーターCID-Ⅲは、フィルム支持板、バイトピースおよび方向指示リングからなる。実際の使用にあたってはバイトピースを歯軸に対して垂直に咬ませることによってフィルム支持板に装着されたフィルムと歯軸の角度は必然的に20度に設定され、方向指示リングに照射筒を合致させるだけで二等分改良法によるエックス線撮影が行えるものである。

孔や球状上顎嚢胞に、下顎小臼歯部ではオトガイ孔などに注意する。このような場合には、歯槽硬線や歯根膜腔隙に注目し、歯髄電気診や温度診もあわせて行う。さらに、角度を変えてエックス線写真を撮影する必要がある。下顎大臼歯部では大きな骨髄腔や下歯槽管を病的なエックス線透過像と見誤ることがある。このようなおそれのあるときは前述の方法に加え、反対側の状態とも比較する。また、下顎前歯部のセメント質腫なども要注意である。

　あくまでもエックス線検査は診査・検査の一手段であり、他の診査・検査も十分行ったうえで総合的に判断を下さなければならない。

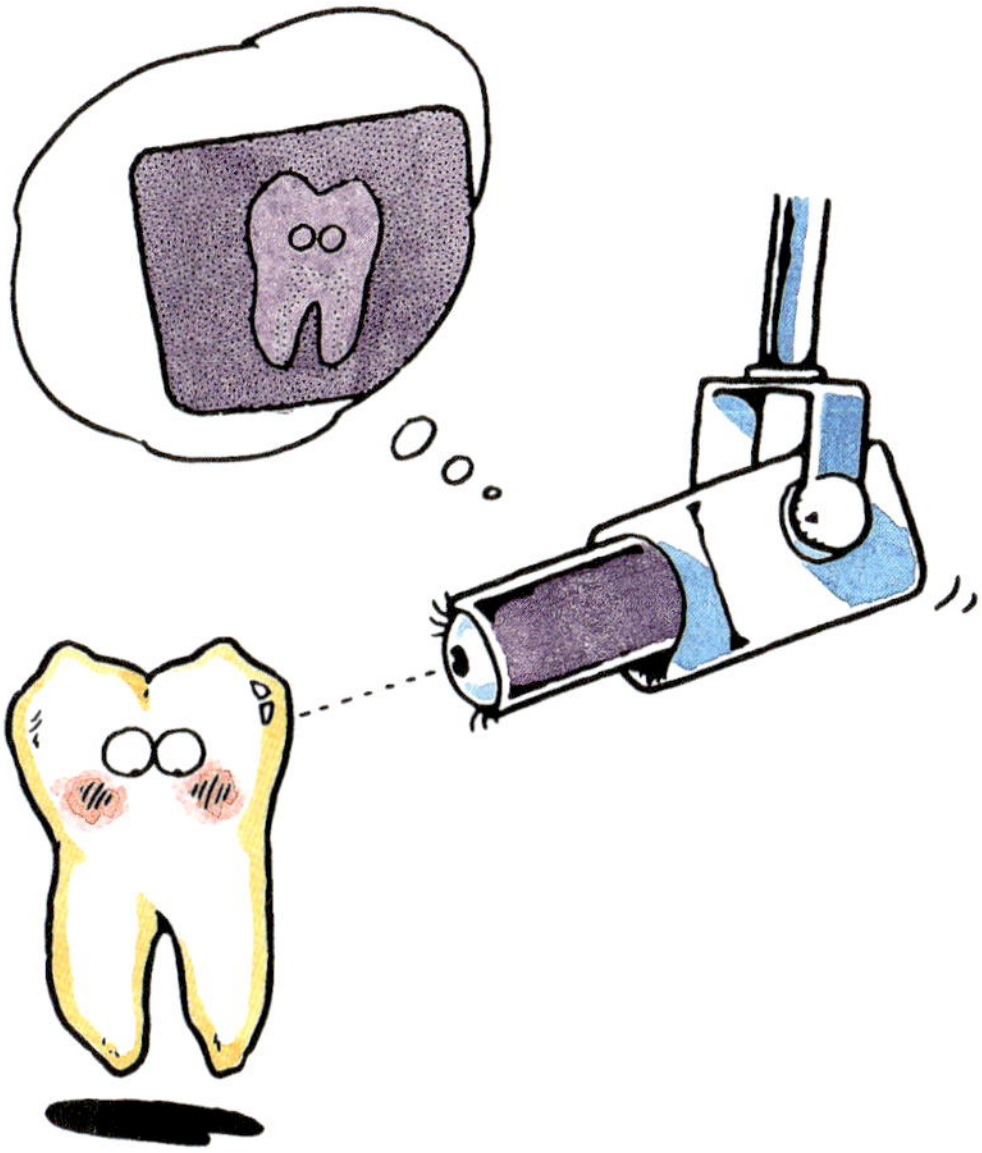

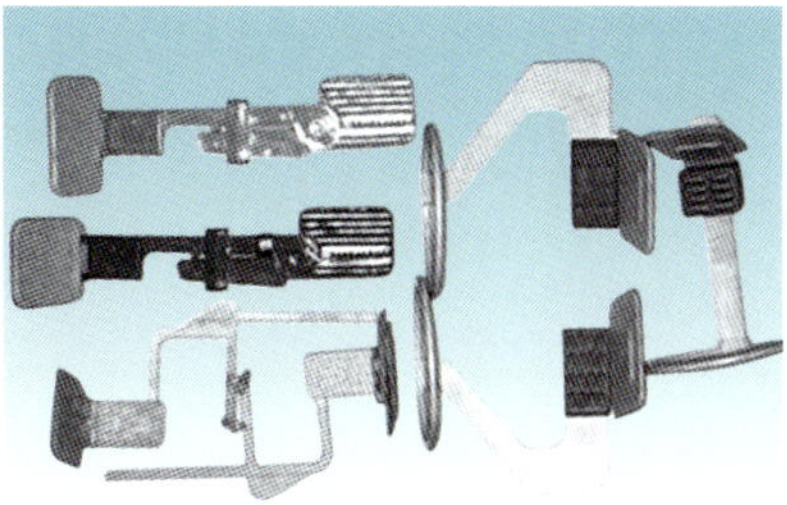

図4-1　各種フィルムホルダー。

◆エックス線写真潜伏期

　臨床的に明らかな急化Perと診断されても、エックス線写真上には何ら異常がみられないことがある。これは急性根尖性歯周炎の発症直後では、根尖部の周囲骨にエックス線写真では読影できるまでの変化が認められないために生じるものである。これをエックス線写真潜伏期という。研究結果からこの期間はおおむね4日～2週間である。

5 歯髄電気診（電気歯髄診断）のための知識と上手なテクニック

歯髄の生死の決定は歯内治療にとって重要な意義がある。歯髄が生活しているか、あるいは、失活しているかで、その歯の処置方針と治療内容はまったく異なることはいうまでもない。かつて、〝電気診〟といわれていた電気的歯髄検査は、歯冠表面から歯髄に電気刺激を加えることによって歯髄反応の有無を調べるものである。

歯髄の生死を判定するにはいくつかの検査方法があり、そのうちのひとつである電気的歯髄検査は他の方法に比べて歯髄の生死の判定結果に対する信頼性が高い。

通電量を0～32の範囲でデジタル表示するハンディタイプと、0～80の範囲でデジタル表示する卓上型の電気的歯髄診断器が市販されている。いずれも、対照歯の検査結果と比較して患歯の電気的刺激に対する閾値が上昇しているのか、あるいは、低下しているのかを知ることが可能である。

電気的歯髄検査の結果から、一般的に、次のような臨床的診断が可能である。歯髄充血では正常歯髄に比べて閾値が低くなっており、わずかな通電量でも鋭敏に反応する。急性単純性（漿液性）歯髄炎では閾値はさらに低くなる。急性化膿性歯髄炎では歯髄組織が損傷しているので、正常歯髄に比較して閾値が上昇している。つまり、患者の電気刺激に対する反応が鈍くなっており、通電量を大きくしないと反応しない。そして、炎症が強まって歯髄組織の破壊・損傷が進行するにつれてさら

◆電気歯髄診断器（図5-1、2）

・パルプテスター（卓上型）㈱ヨシダ

・パルプペン（ハンディタイプ）㈱スマートプラクティスジャパン

いずれも輸入されている製品で、国内では2社からそれぞれが販売されている。パルプテスターは電極を歯面にあてると自動的に通電を開始し、パルプペンは本体のセンサーに触れて通電を開始させるタイプである。ともに電気刺激によって歯髄が反応したときの値がデジタル表示され、対照にする歯との比較が容易である。パルプテスターのデジタル表示は0～80、パルプペンのデジタル表示は0～32である。

に閾値は高くなる。

歯髄が失活しているとき、すなわち歯髄壊死あるいは歯髄壊疽では、通電量を最大にしても患者は電気的刺激に対する疼痛を訴えることはない。しかし、歯髄壊疽で歯髄がいわゆる湿性壊疽に陥ると液状になった歯髄組織内を電流が通過するため、根管内を通った電流が根尖歯周組織で認識されて疼痛を生じることがあるので注意しなければならない。

電気的刺激に対する反応閾値は大臼歯が高く、小臼歯＞犬歯＞上顎切歯＞下顎切歯の順に低くなる。正常な歯髄については、電気的刺激に対する疼痛を誘発させるために必要な電流量は下顎中切歯が最も小さい。なお、歯の構造と加齢変化によって閾値は異なる。象牙質の厚さ、石灰化の程度、そして、歯髄腔の位置と形態によって、検査で得られる値が必ずしも前述の範疇と一致するものではないことを念頭に置いておかなければならない。

若年者の根未完成歯の歯髄では、歯髄組織が幼若なことから電気的刺激に対する閾値が高い。また、外傷を受け、あるいは、外科的侵襲を受けて歯周組織が炎症に陥っていると、その歯髄は電気刺激に反応を示さないことがある。

歯髄電気診を実施する際には、歯面を乾燥させなければならない。簡易防湿は有効であり、必要でもある。歯面が唾液で湿潤していると電流が歯の表面の唾液内を通って歯肉に達して反応を示すために、誤った結果を得ることがある。エアーを吹き付けて歯面を乾燥させた後、唇・頬側歯面の切端側⅓部あるいは咬頭側⅓部の健全エナメル質に電極を当てる。電極にペーストをつけて電極と歯面との接触面を確保し、正確に通電させる必要がある。専用のペーストを用いるが、練歯磨剤で代用

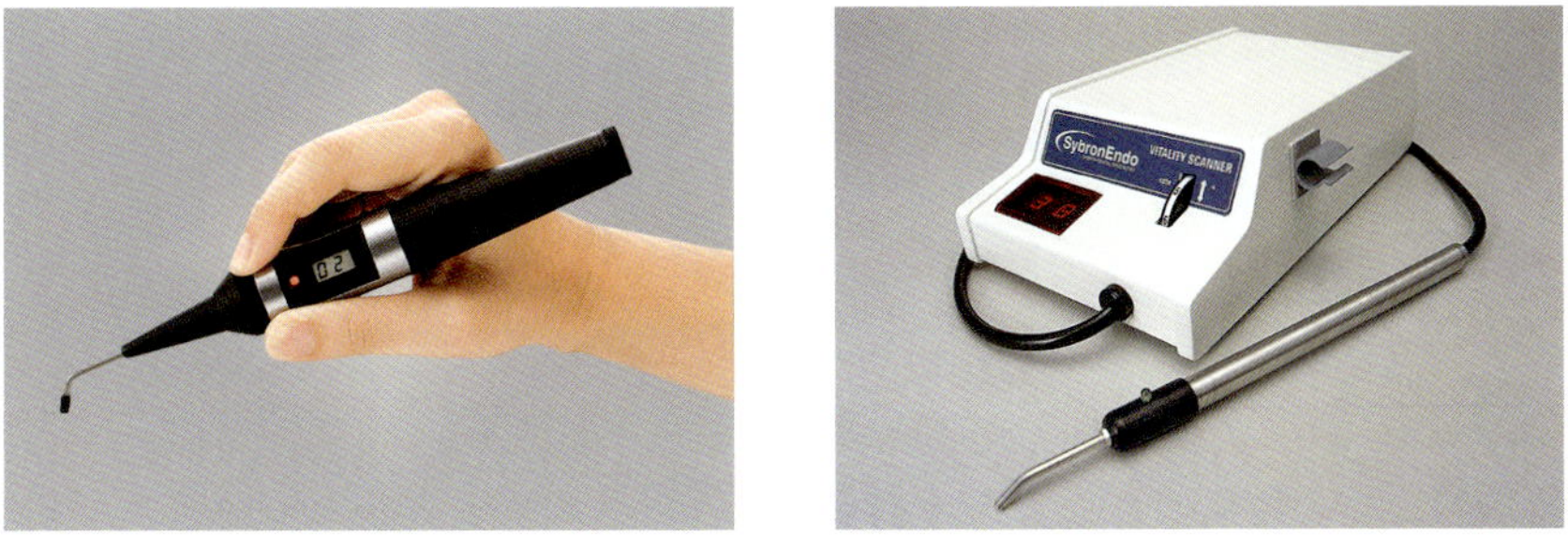

図5-1、2　電気歯髄診断器（右：パルプテスター、左：パルプペン）。

できる。

電極↓歯表面↓歯髄組織↓歯肉・口腔粘膜（外頬部皮膚）↓術者の手指↓電気歯髄診断器へと戻る電気回路が構成されて、歯髄電気診の測定値が得られる。術者が手にグローブをつけて処置を行うと歯肉粘膜から電気歯髄診断器への電流が遮断され、測定が不可能になる。グローブを脱ぐか、歯面に当てている電極の一部に患者さんの指を軽く添えてもらうと回路が確保できる。卓上型の電気歯髄診断器では、頬粘膜を圧排しているデンタルミラーの柄を電極に接触させると回路が確保できる。患歯と対照とする歯とで複数回の測定を行って平均値をとり、結果を比較して臨床診断を行う。

通電性が良い金属修復物や象牙質露出部、また、電流の非良導体であるコンポジットレジンなどには電極を接触させないようにする。とくに、金属修復物の辺縁が歯肉と接しているような歯は対照として採用するべきではない。

なお、歯髄電気診を行うに際して、術者は歯髄電気診を受ける側の気持ちになって、前もって被検歯に生じる特有の疼痛を説明し、何をされるのかと不安な心を和らげるように努める。そして、誘発痛を知覚したときに直ちに合図をすること、あるいは、電極を把持しているときには離すことを伝えておく必要がある。

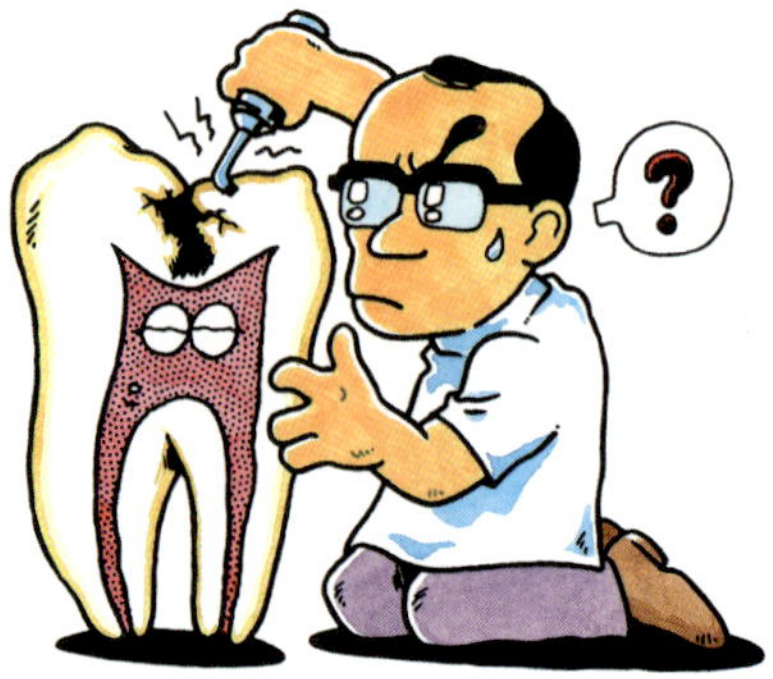

6　根尖が未完成の幼若な永久歯に対する歯髄電気診は大丈夫？

歯髄電気診は当該歯が生活歯髄を有するか、あるいは、失活歯髄を有するかを判断するための検査法としてきわめて信頼性が高く、有効な手段である。歯髄電気診では歯髄の活性の程度が疼痛閾値として数値で示される。この点で、他の歯髄の生死の検査法と比べると歯髄の病態を客観的に判断することも可能である。しかし、歯髄の生死を判定できる絶対的な手段ではないことも事実である。

歯根の形成が完了した永久歯に対する歯髄電気診の結果が絶対的に信頼できるものではないが、それ以上に根未完成の幼若永久歯に対する歯髄電気診の結果の信頼性は低いことを念頭に置いておかなければならない。

歯根が未完成の幼若永久歯の歯髄は歯根完成歯の歯髄に比べて根尖で大きく開放されており、血管が豊富であることが電気的刺激に対する歯髄の疼痛閾値が高くなる理由のひとつである。さらに、根尖未完成歯の歯髄組織は幼若であり、そこに存在する神経線維は未成熟で歯髄内への神経線維の分布が完成していない。そのために、電気的刺激に対する反応閾値は成熟永久歯歯髄の反応閾値より高い。

歯根未完成歯の歯髄は歯根完成歯の歯髄よりもはるかに電気的刺激に対する閾値が高いか、反応を示さない可能性もあることを認識し、反対側あるいは対合側の正常な根尖未完成歯をコントロールとしてそれぞれに検査を行い、正常歯髄の値と比較して判断し、不確実であれば歯髄の生死を判定できる他の検査法を併用する。

◆歯髄の生死が判定できる診査・検査法

①電気的歯髄検査
閾値の低下―歯髄充血、急性単純性歯髄炎
閾値の上昇―急性化膿性歯髄炎、急性壊疽性歯髄炎

②温度診
冷刺激：エアーシリンジ、冷水、氷、エアゾール（パルパー）
熱刺激：加熱ストッピング

③切削診：歯質を無麻酔下で試験的に切削

④化学診：10％酢酸、50％アルコール、10％ショ糖液などを齲窩に滴下

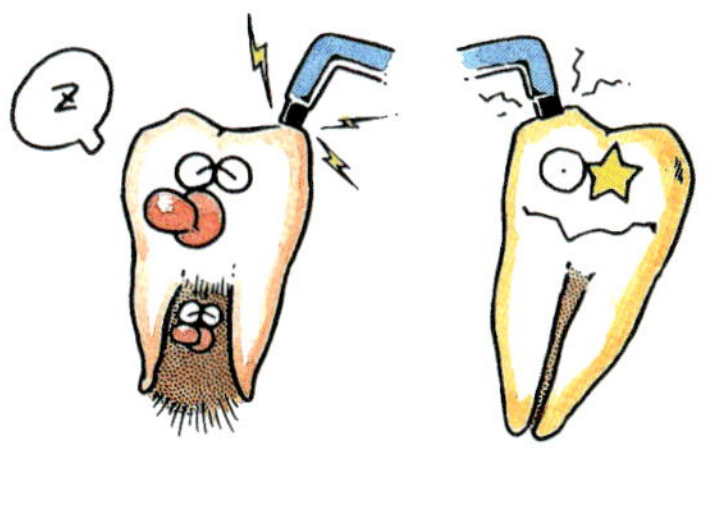

7 温度診による歯髄の生死判定

歯の温度診は歯髄診断の一診査である。

術者が罹患歯を発見するのに役立つ診査である。急激な温度変化に伴って激しい痛みが罹患歯に出現したり、あるいは軽減したりする。それゆえ、歯を加熱あるいは冷却することによって生じる痛みの有無あるいは軽重・程度から罹患歯を正確に指摘することができるばかりでなく、歯髄の生死、あるいは病的状態をある程度把握することが可能となる。

冷熱（冷刺激）と温熱（温刺激）による2つの診査方法がある。

①冷熱による診査

冷熱による診査には、水道水（10～25℃）、氷やエチルクロライドのスプレーによる方法がある。水道水をスプレーで、氷をガーゼに包んで歯冠部に当てて判定する。

エチルクロライドの方法は診査しようとする歯に簡易防湿を行い、小綿球または付属のスポンジの小片をピンセットで持ち、これにスプレーを噴射し、霜がみられるまで噴霧する。そして、小綿球やスポンジ小片を、前歯部では唇側切端側1/3部、臼歯部では頬側咬頭側1/3部に当てて反応をみる。

②温熱による診査

温熱による診査にはガッタパーチャ（ストッピング）を熱し、手指の爪に当て、指先が痛くない程度で、熱さを感じるぐらいの温度にして罹患歯に当てる（約40～

◆診査用氷の作り方

局所麻酔剤のキシロカインあるいはシタネストの空カートリッジに水道水を入れ、冷凍庫内で凍らすと適当な大きさの氷柱を作ることができる。

このようにして作った氷柱を患歯に当てることによって容易に冷熱反応診査を行うことができる。

50℃）。また、鋳造冠が施されている歯では、金属の厚みを考慮し、歯に十分な温熱が伝わるようにして反応をみる。また、回転させたラバーホイルを鋳造冠に接触させて鋳造冠から歯髄に熱を伝える方法を用いることもある。

一般に単純性歯髄炎は冷熱に対して（＋）に反応し、温熱には（－）に反応する。また、化膿性歯髄炎は冷熱に対して（±）に反応し、温熱には（＋）に反応する。それゆえ、歯に対する温度診は歯髄の炎症状態の鑑別や時には歯髄の生死の判別に重要な役割を果たすことになる。

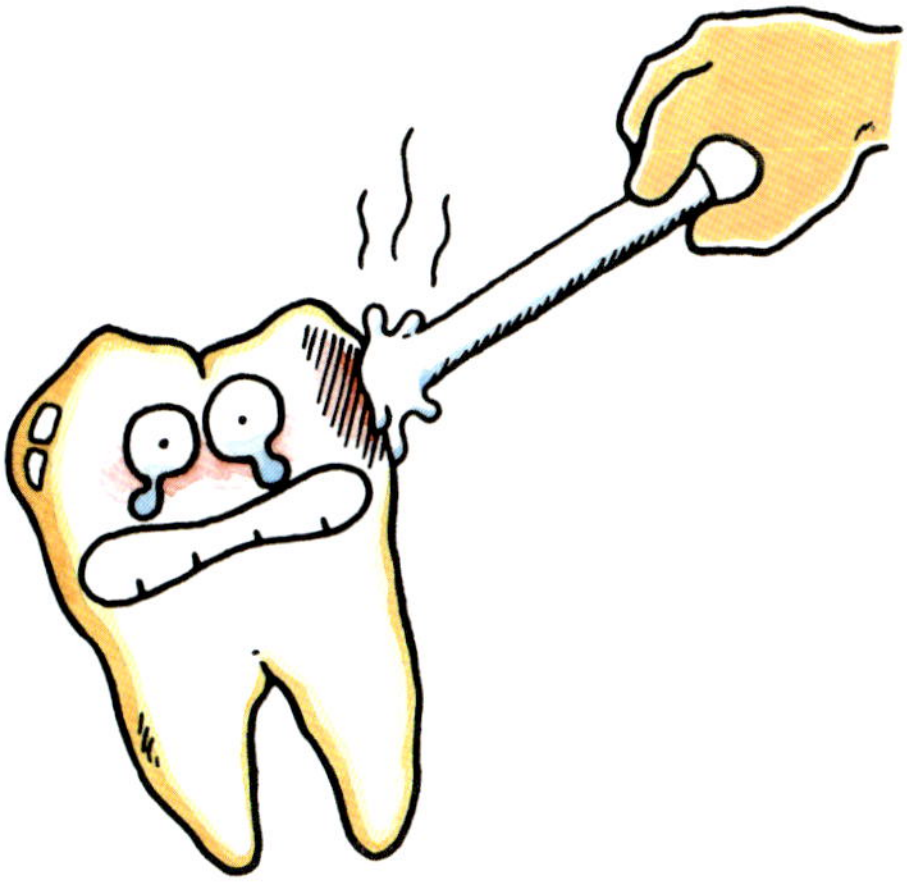

◆歯の痛み（歯痛）

①象牙質に由来する痛み

擦過、温度差、乾燥、加圧、陰圧、切削、高低浸透圧溶液の添加など、すべての刺激を痛みと認識する。部位、歯の石灰化の程度（年齢）によって痛みの程度は変わる。

②歯髄に由来する痛み

温度刺激によって痛みが誘発される。定位が悪く、局在性に乏しい。原因歯から離れた上顎洞部、耳介部、側頭部の痛みとして現れることがある（関連痛）。

③歯周組織に由来する痛み

温度刺激に影響されない。定位が良い。咬合痛、咀嚼時疼痛が現れる。歯肉部に圧痛を生じることがある。

8 歯髄疾患の待機的診断法とは

歯髄疾患には、歯髄炎の前駆症状である歯髄充血、各種の歯髄炎などがあり、これらの治療法として歯髄の保存療法、除去療法がある。そして正しい診断の下に適切な治療法を行えば歯髄疾患に起因する諸症状は消失するものである。しかし、歯髄疾患の正しい診断を行うことは歯髄が硬組織でとり囲まれた環境にあることから困難であり、いきおい患者の訴えに惑わされて最終の治療法ともいうべき抜髄処置にはしることが多い。根管の解剖学的複雑性を知れば、根管処置が困難であり、完全な根管治療、根管充填など成し得ないことが理解でき、「歯髄は最良の根管充填材である」という意味の重大性も納得できよう。このことからすれば、できる限り根管処置は避けることが望ましい。

温度診に対する反応、電気歯髄診断に対する反応によって歯髄の罹患状態をおよそ知り得ても、歯髄の保存か除去かを迷う症例に遭遇することもあり、このようなときに役立つのが「待機的診断法」である。

これは、日常の臨床でよく利用している「しばらく様子をみましょう」というあれであり、歯髄に対する刺激因子を除去し、経過観察を行い歯髄の保存療法か除去療法かを判断する診断法である。

実際には、歯髄に鎮痛消炎療法を施し、経過観察を行う。その後における臨床診査・検査の結果が、正常にもどれば可逆性の歯髄疾患であったと判断して歯髄保存療法を行う。これに対して、疼痛などの臨床的不快症状が持続する場合には、化膿

◆自発痛

急性歯髄炎や急性根尖性歯周炎では、冷温刺激、甘酸味刺激、接触や擦過、軽打や咬合・咀嚼などの外来刺激が患歯に加わらなくても疼痛が生じてくる。このような疼痛を自発痛という。これに対して、前記の刺激が患歯に加わったときに生じる疼痛を誘発痛という。自発痛や誘発痛はその痛みの程度や痛みの持続時間の長短が歯髄疾患や根尖性歯周疾患の鑑別診断を行うときに役立つ。

性歯髄炎などに移行したものと判断して歯髄除去療法を選択する。

歯髄の保存の可否を決めかねるような症例にはぜひ一度は試してみていただきたい診断法であり、意外と役に立つ診断法である。

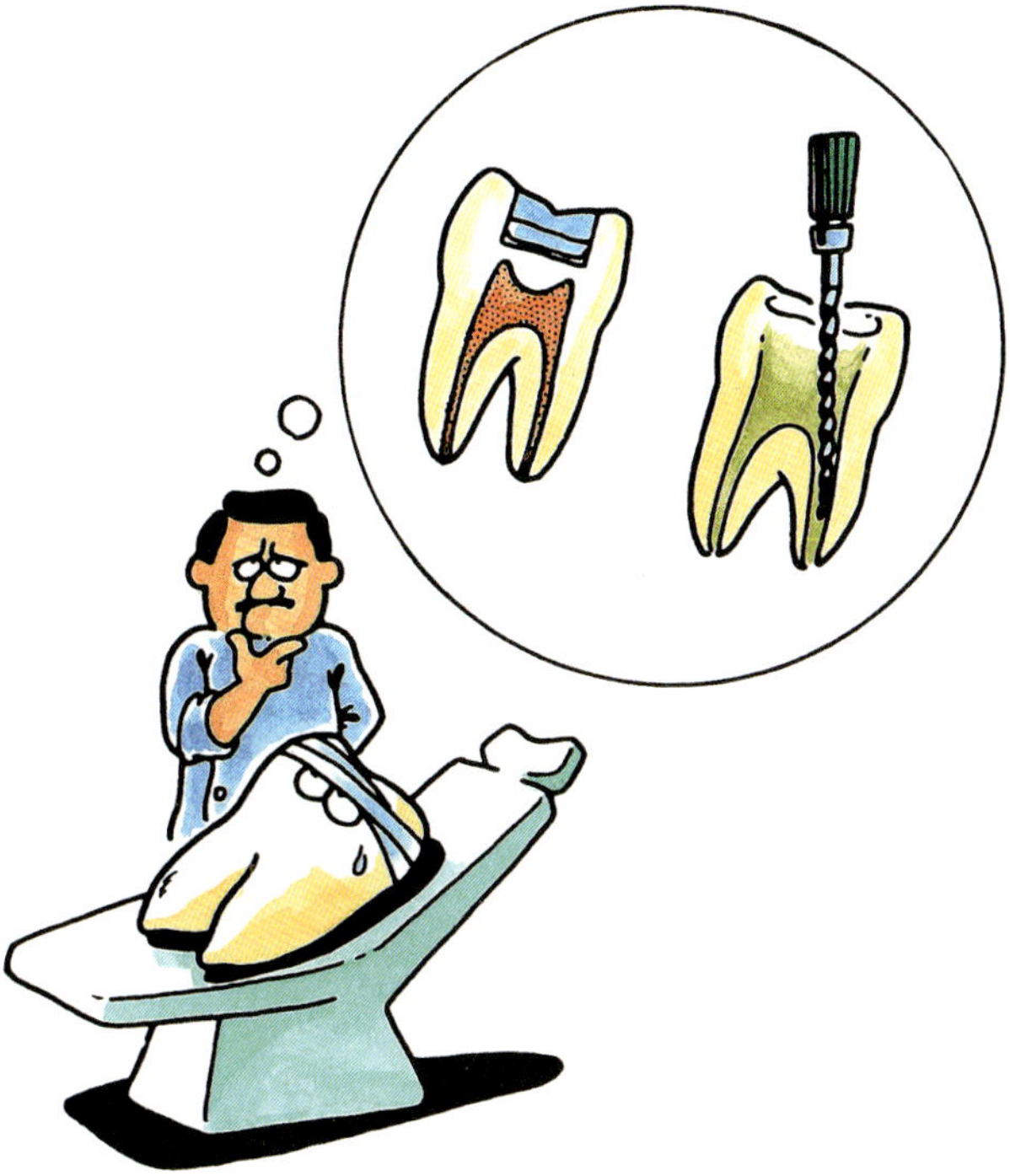

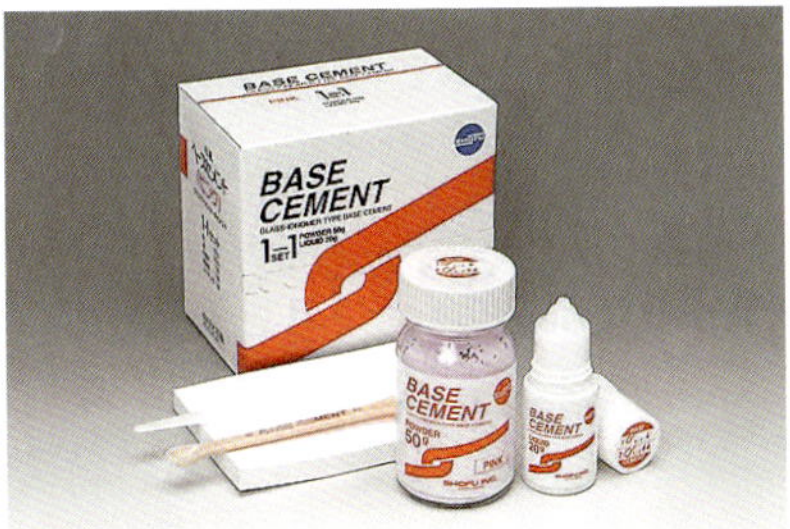

図8-1　ベースセメント。

◆**暫間的充填用セメント**（図8－1）

歯髄に鎮痛消炎療法を施したあと経過観察期間中に暫間的に充填したセメントが咬合圧によって容易に脱落するようでは、待機的診断も誤診しかねない。そこで我々は、このような場合は、グラスアイオノマーセメントのベースセメント㈱松風）を使用している。このセメントは従来のリン酸亜鉛セメントより歯髄親和性を有し、圧縮強度も2300 Kgf／cm²（リン酸亜鉛セメントは1500 Kgf／cm²）と強く、さらにエックス線造影性を有している。

9　エンドに強くなるには、術前のエックス線写真がうまく撮れるか否かが重要である

　エンドは直視できない根管あるいは根尖部歯周組織を対象とするものである。それゆえ、有力な手がかりとなるのがエックス線写真であることは言うまでもない。抜髄処置にあたっては、髄角、天蓋および髄床底の形態や位置的関係、さらには根管数、根管形態およびその位置的関係について知ることが重要である。感染根管処置にあっては、根尖病変（巣）の大きさ、性状、歯根との位置的関係などの情報をできる限り正確に知ることが重要である。

　エンドを行うにあたっては、すでに術者の頭の中には、その歯についての解剖学的なすべての要素がインプットされているわけであるが、それを確認するには適正な術前のエックス線写真が必要である。三次元的な立体を二次元的な平面像としてとらえたのがエックス線写真であり、近遠心的な関係はほぼ把握できるが、頬舌的な位置的関係については推測するしかない。それゆえ、伸縮の少ない、できるだけ実長に近いエックス線写真を撮影する腕を研く必要がある。

　エンドにおける術前のエックス線写真は、二等分法あるいは平行法によって撮影されたエックス線写真である。二等分法とは、口内法撮影を行うとき、目的の歯が実長に投影されるようにする撮影方法で、等長法または二等分法といい、主に上顎歯の撮影に用いられる。すなわち、歯軸とフィルムがなす角の二等分線に、エックス線の主線を直角に根尖を通し投影し、エックス線写真上に歯が等長に映し出され

◆デンタルゼロラジオグラフィ

　従来の銀塩フィルムと比較して、硬組織の辺縁の影像がエッジ効果によってシャープで優れた解像力を示す。齲窩や根管腔形態の診査・検査に適している。

◆偏心投影

　エックス線検査は通常、正放射投影法によるが、多根歯の場合は、頬舌的に歯根が重複して投影され根尖部の正確な診査・検査が困難なことがある。

　このような場合には偏心投影法を応用することによって原因歯根の判定が容易となる。

　偏心投影法には偏近心投影法と偏遠心投影法とがある。

　たとえば、上顎大臼歯を例にとってみると、偏近心投影を行うことによって遠心頬側根を、偏遠心投影を行うことによって近心頬側根をそれぞれ口蓋根から分離して撮影することが可能となる。

るようにする方法である（文献①）。

二等分法（等長法）でのエックス線像は、歯の長さは実長を現すが、形態には歪みが生じる。この点を改善するためには焦点を遠ざけ、歯軸とフィルムとが平行になるようにすればよく、このような撮影法を平行法といい、下顎歯の撮影に適している。

このようにして撮影されたフィルムの像は、上顎大臼歯部撮影時の頬骨突起の像と根尖との重複の回避、充填物下の二次齲蝕の発見、歯槽頂の吸収状態の把握、修復物の適合状態の把握に有効である（文献②）。

下顎の歯の撮影は上顎に比べて比較的容易であるが、上顎臼歯部では歯と平行にフィルム面を保持することが難しいためにエックス線写真撮影が非常に困難となる。このような観点から、適正なエックス線写真が撮れるように考案された各種インジケーターを利用するのもよい。

エンドに強くなるには、まず術前のエックス線写真がうまく撮れるようになることが大切であり、近道である。コーンカットされたエックス線写真を撮っているようでは、エンドに強くなるのはおぼつかないと肝に銘ずべきである。

参考文献
①歯科医学大事典縮刷版，医歯薬出版，東京，p.1841，1989.
②歯科医学大事典縮刷版、医歯薬出版，東京，p.2214，1989.

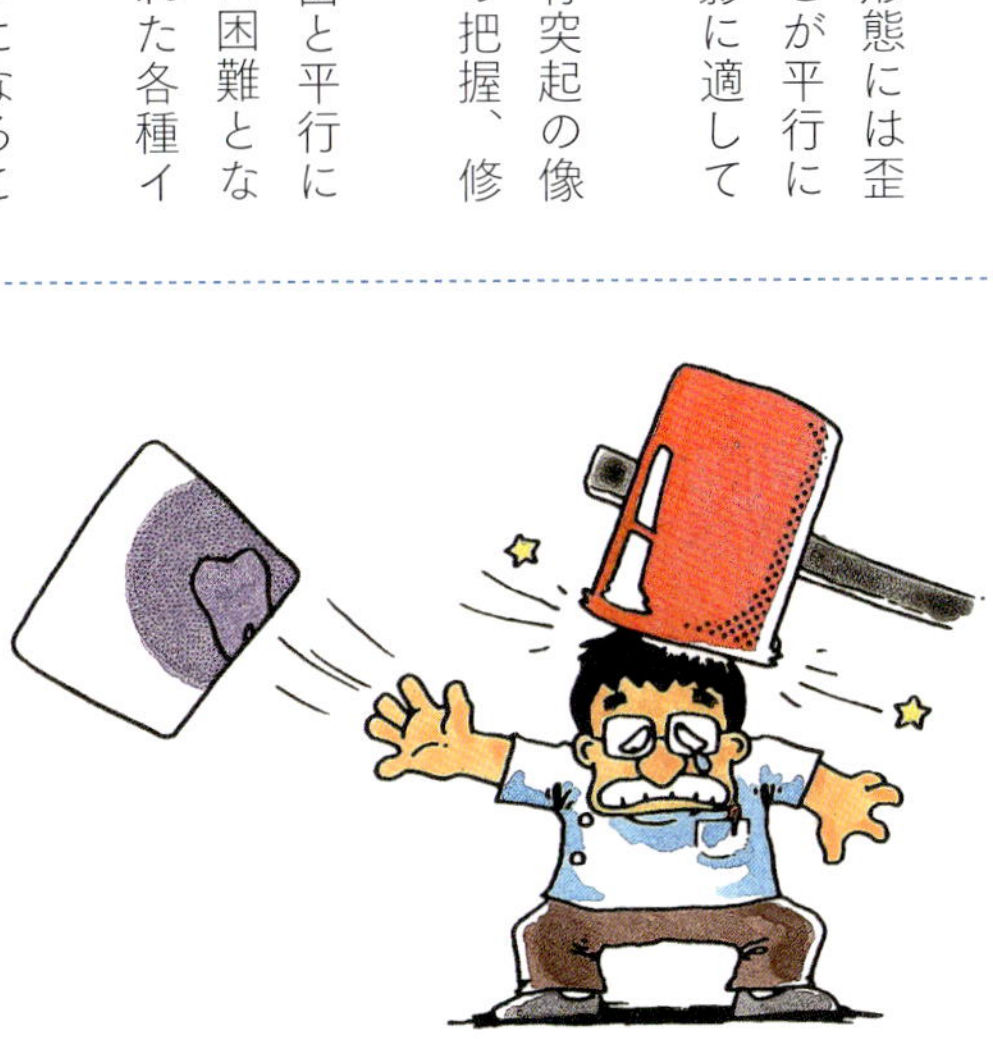

10 歯内治療へのデジタルエックス線画像診断システムの導入
―歯科医院にフィルムレス時代到来―

口内法エックス線撮影法が歯科治療に導入されて以来、それまで術者の〝勘〟に頼っていた根管治療も二次元的ではあるが、視覚による確認が可能となり、より正確な診断と処置が施せるようになった。それゆえ、根管治療におけるエックス線画像診断システムは今やなくてはならぬ存在となっている。現在ではこのようなエックス線画像システムもデジタル化が進み、computed radiography system（ＣＲシステム）が開発されるに至った。このシステムには口内法およびパノラマ撮影用として2種類のエックス線センサーがある。ひとつはＣＣＤ（Charge-Coupled Device）センサーを利用するＣＣＤ方式、もうひとつはＩＰ（Imaging Plate）を使用するＩＰ方式である。

①ＣＣＤ方式

ＣＣＤ方式では、Ｗ36×Ｄ25.5×Ｈ4.9ミリの薄型ＣＣＤセンサーを従来のデンタルフィルムの代わりに口腔内に位置付けした後、通常使用するエックス線照射量の約¼の線量で鮮明な画像が得られる。しかも現像・定着などの作業が不要で、パソコンセットのディスプレイ上にリアルタイムでデジタル画像が観察できるのである。

②ＩＰ方式

ＩＰ方式では、従来のデンタルエックス線フィルムとほぼ同サイズのイメージン

◆現在市販されているデジタルエックス線画像システム

〈ＣＣＤ方式〉

・メガディクセル®（㈱モリタ製作所製、販売：㈱モリタ）

ＣＣＤセンサーがコードレスでないため、パソコンがエックス線室の近くに設置されていなければならない。しかし、リアルタイムでデジタル画像が得られるため、インプラント手術時の応用に適している。

ＣＣＤセンサーの画素数は400×600ピクセル

〈ＩＰ方式〉

・ディゴラオプティメ®（販売：㈱モリタ）

イメージングプレートの大きさは普通サイズで35×45×1.6ミリ、小児サイズで26×35×1.6ミリである。画素数はそれぞれ416×560ピクセルと292×416ピクセルである。

・DenOptik®（販売：デンツプライ三金㈱）

グプレート（ＩＰ）を口腔内に位置付け、エックス線撮影を行う。撮影済みのＩＰはそれぞれ専用のスキャナでレーザースキャニングされ、ＩＰ上の各位置での蛍光発光量が読み取られると、それが画像化されるのである。このシステムにおいても、エックス線照射線量は従来の¼の線量で高品質の画像が得られる。それゆえ、患者さんの被曝も低減できることになる。このシステムで使用されるＩＰは数千回の繰り返し使用が可能であるため、経済的でもある。

このようなデジタルエックス線画像診断システムで得られた画像は観察しやすくするために、明るさやコントラストを調節したり、強調処理を行い輪郭線を明瞭にするといった画像改善が可能である。また、ディスプレイ上で任意の部分を拡大したり、任意の距離、角度さらに面積などの計測も行うことができる。さらに、デジタル画像では従来のエックス線フィルムの画像にみられたような経時的な劣化が認められないため、いつでも撮影時の画像が再現でき、またディスプレイ上で拡大して表示できることなど患者さんへの説明が容易となる。また、電話回線などを利用して、画像データを遠隔地に伝送できるため、将来は遠隔地にいる画像診断専門家に読影を依頼し、読影レポートを送り返してもらえるような〝遠隔画像診断システム〟も実用化される可能性がある。

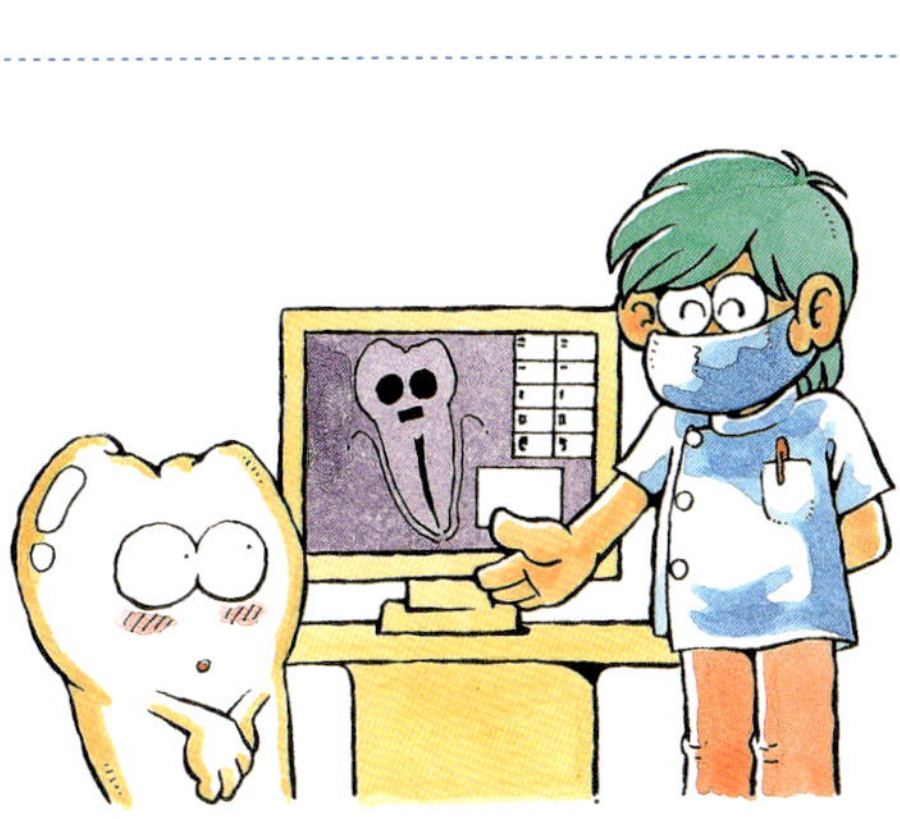

イメージングプレートは従来のデンタルエックス線フィルムと同様の柔軟性を有しているため、撮影部位に無理なく位置付けができる。
イメージングプレートの大きさは口内法で31×41×0.8ミリである。
画素数は727×961ピクセル。
専用スキャナはパントモ用イメージングプレートも使用できる。

11　歯内治療における歯科用コーンビームCT（歯科用小型エックス線CT、高解像度三次元画像）

歯内治療において歯槽骨内の状態を知るためのエックス線写真撮影は必要不可欠な検査法である。しかし、頭蓋骨内は複雑な解剖学的構造を示し、二次元的に表現する口腔内エックス線写真では正確な状態を把握することが困難なことがある。唇頬舌的な構造物の重なりによって診断が困難となることがある。

1　歯科用コーンビームCT（CBCT）の基本

近年、頭部の局所を撮影範囲とする歯科用の小型エックス線CTが臨床に用いられるようになってきた。そして、スライス厚（幅）を、診断目的によって選択することが可能であり、三次元的な詳細な情報を得ることができる。また、医科用CTよりも被曝量が少ない（照射条件による）と報告されている。臨床への応用としては、歯周治療、口腔外科治療、顎関節治療、小児・矯正歯科治療、インプラント治療、そして歯内治療など歯科治療全般に及んでいる。

2　歯内治療への応用

歯内治療では診査・診断に重要であるが、さらに、目では見えないところのことを視覚的に説明するのにも効果的である。

◆臨床例（図11-1～3）

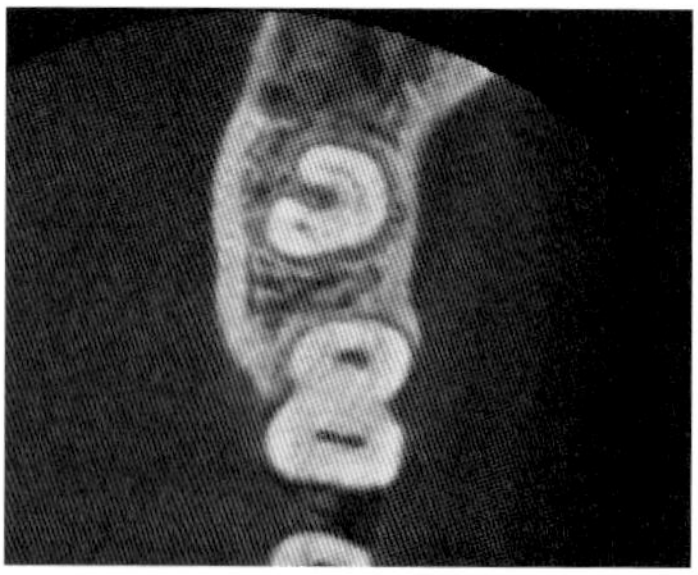

図11-1　下顎第二大臼歯の樋状根（樋状根管）：Z軸方向画像。

口腔内エックス線写真（二次元）ではその形態を正確に把握することが困難なものに樋状根（樋状根管）および上顎第一大臼歯の頬側近心根の2根管性がある。しかし、歯科用コーンビームCT（CBCT）では三次元的な情報を得ることができ、歯の構造を正確に把握することができる。図11－1は下顎第二大臼歯の樋状根（樋状根管）で、図11－2では上顎第一大臼歯頬側近心根に2根管の存在が認められる。また、上顎大臼歯の近心根管が強度な扁平傾向（図11－3）を示す様子など、歯内治療における重要な情報を得ることができる。

そのほかには、フェネストレーションや歯根破折の診断、そして、瘻孔の原因歯を確定するのにも歯科用コーンビームCT（CBCT）は効果的な検査法である。

次に示すのは上顎右側犬歯根尖部付近に瘻孔が発現し、口腔内エックス線写真では原因歯の特定ができなかった症例である。通法どおり瘻孔にガッタパーチャポイントを挿入し、口腔内エックス線写真を撮影したところ、ポイントの先端は上顎右側犬歯根尖孔付近に到達しているのが認められた（図11－4）。しかし、歯髄電気診を行ったところ歯髄は生活反応を示した。そこで、歯科用コーンビームCT（CBCT）の撮影を行った。その結果、上顎右側第一小臼歯の根尖病変が近心方向に広がっている所見が認められた（図11－5）。

その後、第一小臼歯の感染根管治療を開始したところ、2回目の処置で瘻孔は消失した。

3　歯科用コーンビームCT（CBCT）の弱点

以上のように、歯科用コーンビームCT（CBCT）は歯内治療領域においても

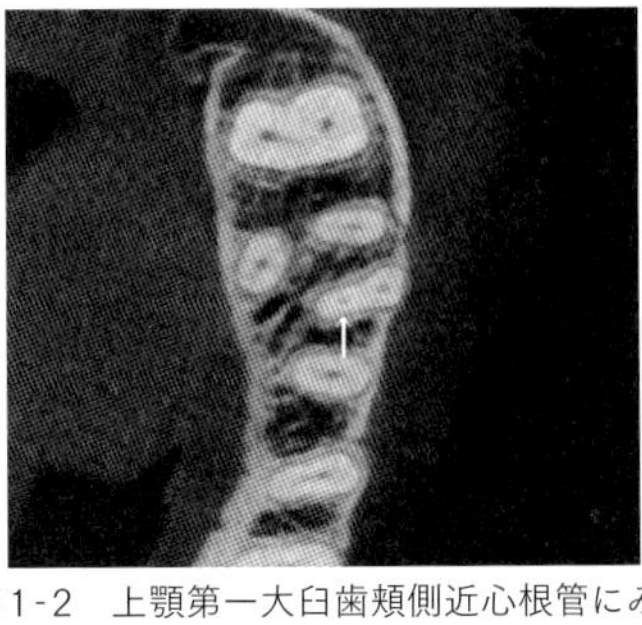

図11-2　上顎第一大臼歯頬側近心根管にみられる２根管（矢印）：Z軸方向画像。

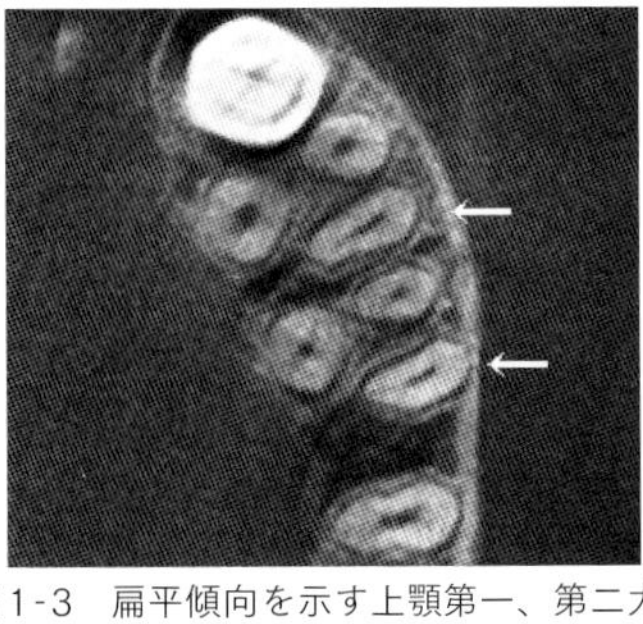

図11-3　扁平傾向を示す上顎第一、第二大臼歯頬側近心根管（矢印）：Z軸方向画像。

◆臨床例（図11-4、5）

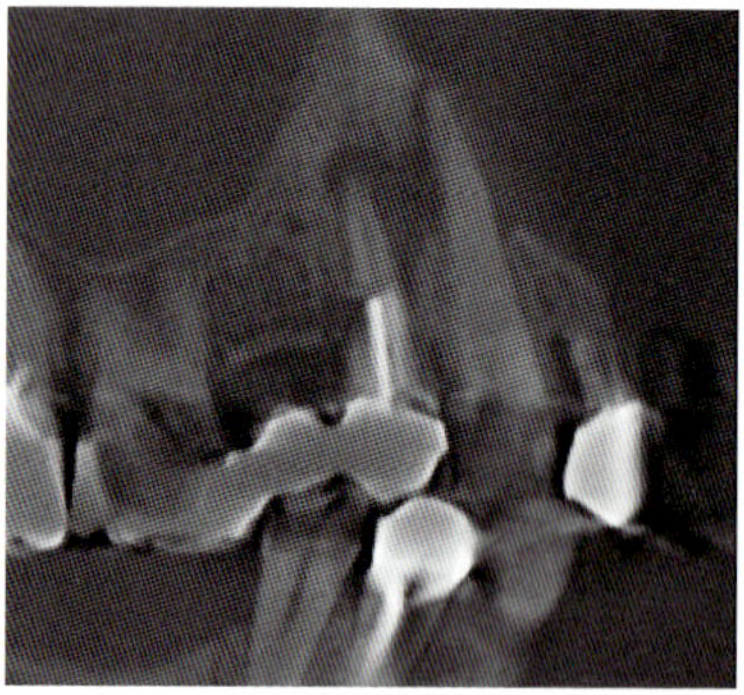

図11-5　上顎右側第一小臼歯の根尖部病変が犬歯付近まで広がっている。Y軸方向画像。

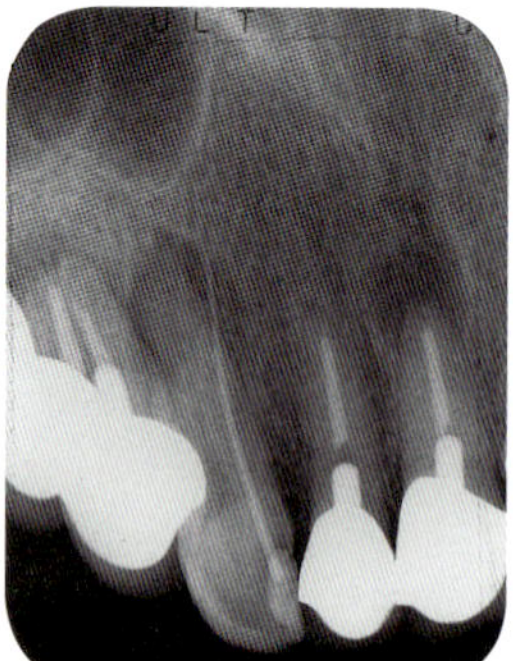

図11-4　瘻孔から挿入したガッタパーチャポイントの先端が上顎右側犬歯根尖付近に到達している。

診断のための重要な手段であるが、弱点も有している。たとえば、金属修復物があると放射状に白あるいは黒色の帯状の偽像（アーチファクト）（図11-6）が発生し、誤診の可能性が生じる。歯内治療においては根管内のメタルコアでは強い偽像が生じ、時には、根管充填材（剤）に含まれているエックス線造影材（剤）も原因となることがある。したがって、診査・診断には注意を要する。

◆アーチファクト（図11-6）

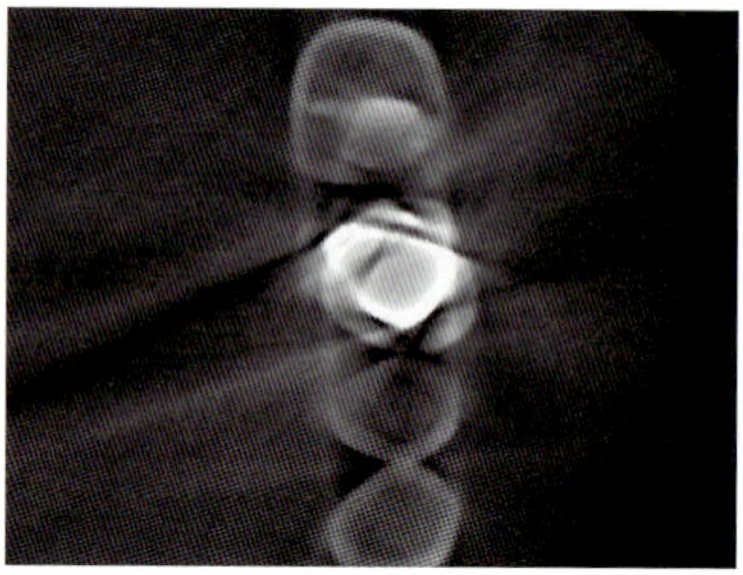

図11-6　金属修復物による偽像：Z軸方向画像。

参考文献
①篠田宏司，新井嘉則：歯科用小型X線CTによる３次元画像診断と治療．医歯薬出版，東京，2003.

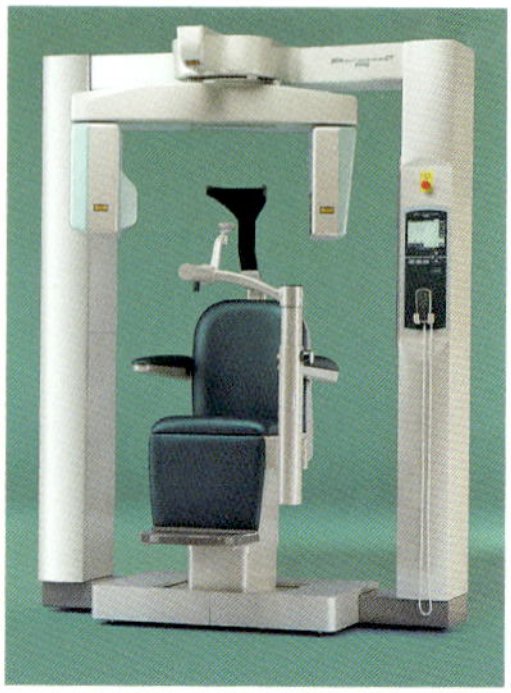

図11-7　掲載画像は、㈱モリタ製作所の3DX MULTI-IMAGE MICRO CTで撮影を行った画像である。

12　根尖部透過像を有する正常歯

エックス線画像で根尖部に透過像を有する歯は通常無髄歯（失活歯）であることが多い。しかし、時として歯髄電気診で陽性を認める場合や、切削によって患者さんが疼痛を訴える場合がある。このような場合には、根尖部透過像の発現原因を究明するとともに、その透過像の本体が何であるかを判定する必要がある。その透過像が根尖部病変に起因しない場合には、骨性異形成症 osseous dysplasia（セメント質骨性異形成症 cemento-osseous dysplasia）あるいは骨形成性線維腫 ossifying fibroma と考えられ、歯髄に病変や異常がないものと判断できる。したがって、歯髄処置は不要である。しかし、根尖部透過像を有する歯で、歯髄電気診によって生活反応（陽性反応）を示したときには、さらに精査が必要である。なぜなら、外傷、中心結節あるいは隣在歯の根尖病変（巣）などに起因して歯髄に融解壊死が起こっている場合があり、このようなときには歯髄電気診が陽性反応を示すことがあり、生活歯と間違えるからである。

それゆえ、この種の症例では歯髄電気診に加えて、かなり低温を示すエチルクロライドを用いた冷刺激による温度診を行い精査すべきである。

最終的には、歯髄の生死を確認したうえで、それに適応した処置を行うべきである。すなわち、真の生活歯には処置を施す必要はないが、見かけ上の生活歯（実際には失活歯）には感染根管治療が必要となる。

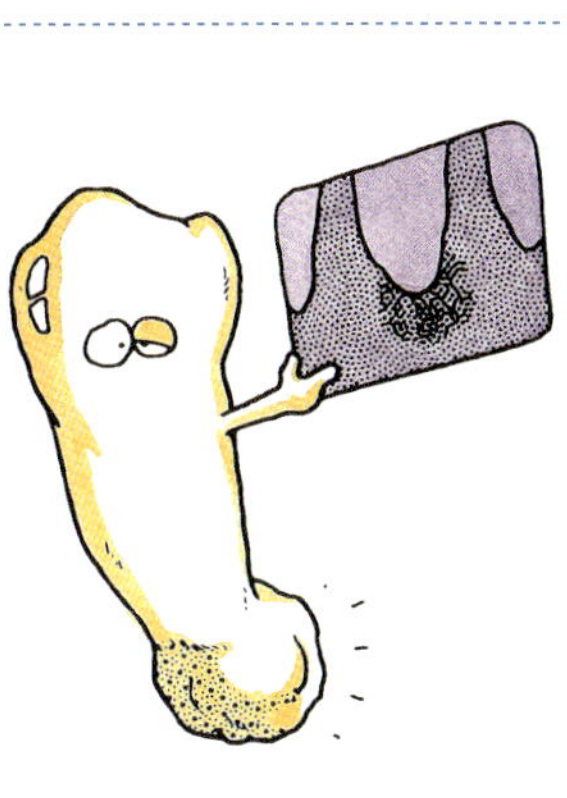

13 根尖病変（巣）と錯覚するエックス線透過像

　歯内治療においてエックス線検査は必須の検査法であり、視診の肉眼的観察では把握できない歯髄腔、根管あるいは歯槽骨内の重要な情報を提供してくれる。しかし、口腔内エックス線画像では三次元の構造物を二次元的に描出されるので、撮影方法あるいは撮影方向により非常に異なった像を示すことがある。また、エックス線像には特有の効果がみられる。たとえば、エックス線透過性の強い部分と不透過性が強い部分が接したとき、それぞれが強調されて認識され、齲蝕のないところに齲蝕があると錯覚したりするマッハ効果や、また、ある部分のエックス線透過量が多く透過像として描出されるバーンアウト効果などである。

　歯内治療においてエックス線画像を正確に読影することは患歯に対する適切な治療方針の決定、あるいは患歯の予後を判定する際に重要なことである。慢性根尖性歯周疾患の多くは根尖部にエックス線透過像が認められる。

　根尖病変（巣）は根尖付近のエックス線透過像として描出されるが、顎骨内エックス線透過像には根尖性歯周疾患に由来しないものがある。顎骨内の正常な骨構造が根尖性歯周疾患に由来するような錯覚を起こすエックス線透過像を呈するものとして、オトガイ孔がある。オトガイ孔はオトガイ神経および動静脈が通る孔で、下顎体の第一および第二小臼歯の根尖部付近に存在し、エックス線の入射角度あるいは方向によって根尖病変（巣）像と誤認することがある。また、上顎では、左右上顎中切歯歯根間に存在する切歯孔や切歯管も、時として中切歯の根尖病変（巣）の

◆エックス線写真の特有の現象

　黒いものと白いものが近接すると、それぞれが、さらに強調されたような錯覚が生じる。エックス線写真でもこのような現象が生じ、誤診の原因になることがあるため注意しなければならない。代表的なものにマッハ効果とバーンアウトがある。

①マッハ効果（Mach-effect）

　エックス線透過性の強い部分（黒い部分）と不透過性が強い部分（白い部分）が接したときには、白いところはより白く、これに接した黒い部分は、黒く見える。たとえば図13-1（白い矢印）はエナメル質が重なり、その周囲は黒く線状に見えることがある。これがマッハ効果である。

②バーンアウト（burn out）

　透過するエックス線量が多い部分では、構造が消失したり、黒く見えることがある。歯頸部は歯冠方向にはエナメル質があり歯根方向には歯槽骨が存在し、それぞれエックス線吸収量が多く白く見える。しかし、歯頸部は象牙質でエックス線の吸収は少なく、その結果、この部位は黒く見え、齲蝕と誤認することがある。これがバーンアウトである。歯頸部で生じたものを歯頸部バーンアウトという（図13-1：赤の矢印）。

ように認められることがある。さらに、下顎前歯部に多く認められる栄養管もエックス線入射角度によっては、前歯部の根尖病変（巣）と誤認されることがある。

女性の下顎前歯部根尖に好発するといわれる、骨性異形成症osseous dysplasia（セメント質骨性異形成症cemento-osseous dysplasia）あるいは骨形成性線維腫ossifying fibromaがある。臨床的にはとくに症状を呈することはない。エックス線所見としては、初期には根尖病変（巣）のような透過像を示すが、経年的に不透過像として認められる。そして、歯髄組織に異常が認められないかぎり歯内治療の必要性はない。

その他、根尖病変（巣）と類似したエックス線透過像を呈するものとして、顎骨内に発生する嚢胞がある。たとえば切歯管嚢胞、球状上顎嚢胞、濾胞性歯嚢胞、正中上顎嚢胞、側方性歯周嚢胞、静止性骨空洞あるいは腫瘍などがあり注意深い鑑別診断が必要となる。

以上のように、顎骨内に認められるエックス線透過像の多くは根尖病変（巣）に起因するが、ときには根尖病変（巣）と類似した像を認めることがある。そして、根尖部付近に透過像が認められたときには、詳細なエックス線検査、視診、触診、打診、歯髄組織に対する温度診および歯髄電気診を行い、鑑別診断を行わなければならない。

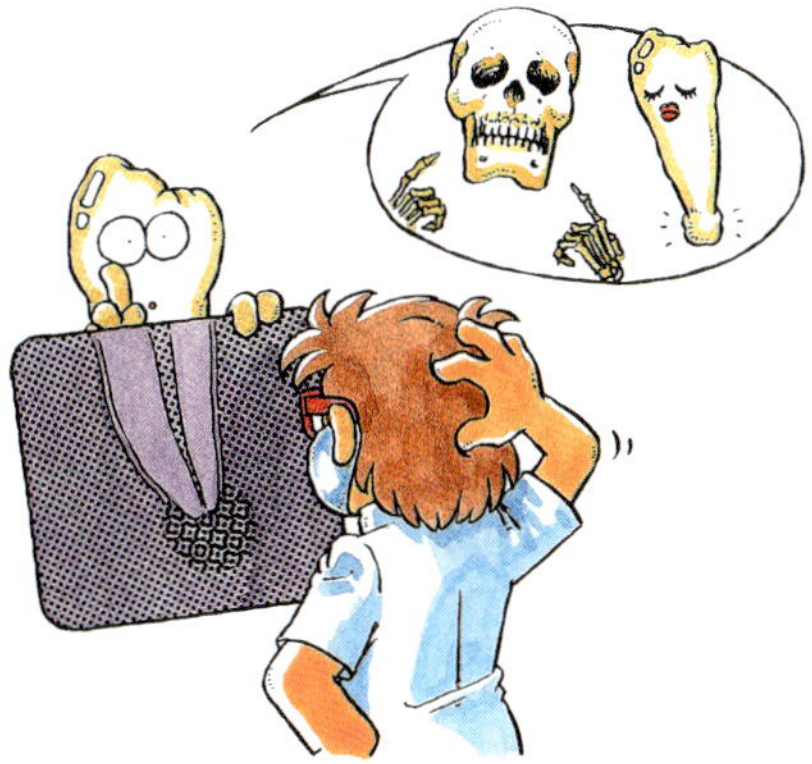

参考文献

①西連寺永康監修：標準歯科放射線学 第２版，医学書院，東京，2002.

②鹿島勇ほか：新歯科放射線学，医学情報社，東京，2008.

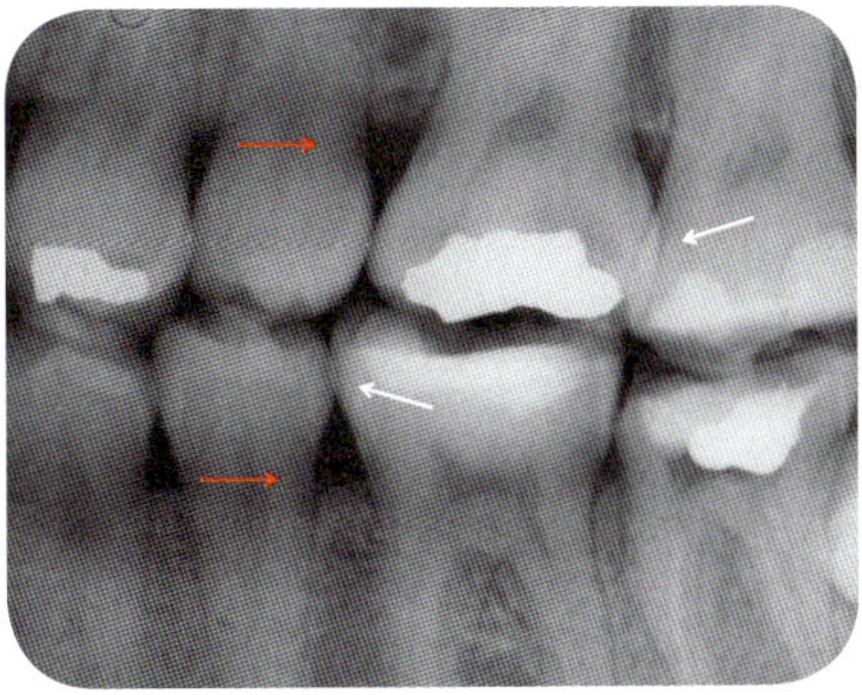

図13-1　白の矢印がマッハ効果、赤の矢印は歯頸部バーンアウト。

第2部

歯髄処置に強くなる

14 齲窩の合理的開拡法は？

齲窩の処置に際しては、まず軟化象牙質や感染象牙質を徹底的に除去する必要がある。患歯における軟化象牙質の残存は、仮封材や歯冠修復物の脱離の原因となる。

実際の臨床において、軟化象牙質や感染象牙質を的確に完全に除去することは、意外に難しい。従来、スプーンエキスカベーター、ラウンドバーなどを用いて、手指の感覚に頼るか、あるいは、感染象牙質をヨードチンキで染色し、着色部位を切削するなどの方法がとられてきた。

現在、齲蝕病巣を二層に分けてその処置法を考えるというひとつ方向が示されている。すなわち齲蝕病巣を次の二層に分ける。

①齲蝕第一層：再石灰化の不可能な感染象牙質
②齲蝕第二層：再石灰化の可能な無菌的脱灰象牙質

ここにおける感染象牙質の除去とは、齲蝕第一層のみを完全に除去することである。

この方法では、遊離エナメル質を高速タービンで切削、あるいは大型チゼルで除去後、スプーンエキスカベーターで軟化象牙質を可及的に取り去る。その後に、1％アシッドレッド・プロピレングリコール溶液（齲蝕探知液）を塗布すると、齲蝕第一層は赤く染まり、齲蝕第二層は淡く赤染する。このようにして、赤染された部位を注意して除去すれば、切削しすぎることなく、完全に軟化象牙質を除去することができる。

◆GK-101

これは、第一液（次亜塩素酸ソーダ）と第二液（グリシン、苛性ソーダ、食塩）を使用前に混和し体温にまで加温したものを注射針様の細いノズルを装したハンドピースからスプレーし先端で軽くスクラッチしながら、齲蝕象牙質を除去するものである。

GK-101は齲蝕探知液で濃染された齲蝕第一層を選択的に溶解するため、無麻酔下で無痛的に軟化象牙質を取り除くことができるといわれている。

◆接近髄齲蝕における軟化象牙質の取り扱い

軟化象牙質は原則的には徹底的に除去しなければならない。しかし、乳歯や若年者の永久歯が自覚症状を有せず接近髄齲蝕のために薄い感染象牙質の層を残すだけの状態にあるとき、水酸化カルシウム製剤を間接覆髄剤として応用し、齲窩を仮充填して経過観察すると、軟化象牙質が再石灰化し、抜髄しなくても済む症例となることが多い。

15　齲窩の消毒は必要か

齲蝕とはエナメル質からエナメル葉に沿って細菌が速やかに象牙質に達し、軟化象牙質を形成するものである。硬組織疾患においても細菌が関与しているかぎり、消毒は常に必要である。齲蝕の処置においては、原因の除去（軟化象牙質の除去）と無菌的処置は基本原則である。

軟化象牙質中の細菌は、象牙細管を介して象牙質から歯髄へ侵入し、歯髄に感染を起こす。

齲蝕が進行して齲窩が大きくなればなるほど、齲窩周囲の象牙細管内にはより多数の細菌が侵入繁殖する可能性があり、これらの細菌による齲蝕の拡大や歯髄炎発症の危険性が増大してくる。それゆえ、象牙質内の細菌活動による齲蝕の進行や二次的な疾病の発生を阻止するためには、象牙細管内の細菌や、細菌の産生する毒素の消毒が必要である。すなわち、齲窩の清掃や消毒あるいはその部の毒素を中和することは、健康象牙細管への細菌の侵入の防止につながり、二次的な疾病の発生を阻止することができる。それゆえ、齲窩の消毒は必要である。

〈齲窩消毒剤の種類〉

①石炭酸製剤

消毒作用、鎮痛、鎮静作用が強い。歯髄への為害作用を緩和するためにエタノールや揮発油類を配合している。

◆齲窩の消毒剤（図15-1～3）

齲窩の消毒剤は歯髄の鎮痛・鎮静剤としても用いられる。

①石炭酸製剤
- 歯科用フェノール・カンフル（日本歯科薬品㈱）
- フェノール・カンフル歯科用消毒液「昭和」（昭和薬品化工㈱）
- キャンフェニック「ネオ」（ネオ製薬工業㈱）
- 村上キャンフェニック（アグサジャパン㈱）
- 歯科用カルボール（アグサジャパン㈱）

②グアヤコール製剤
- クレオドン®（ネオ製薬工業㈱）
- メトコール®（ネオ製薬工業㈱）

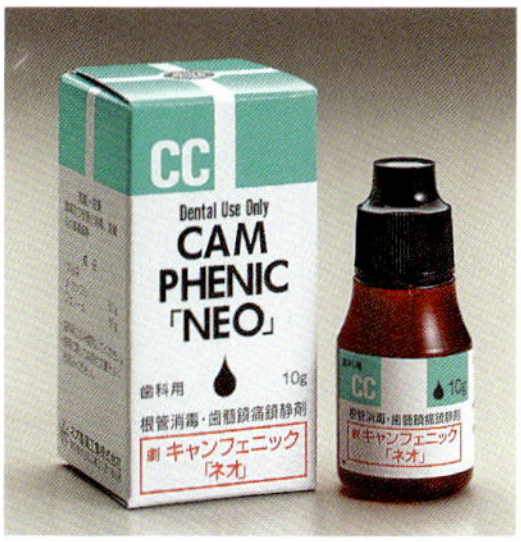

図15-1　キャンフェニック「ネオ」。

②チモール合剤

消毒作用はかなり強く、浸透性があり、歯の変質をきたさない。腐蝕作用は石炭酸より弱いが、鎮痛作用がある。

③揮発油類

浸透性がよく、歯髄に対する為害性が少なく、齲窩の消毒と鎮痛作用が期待できる。ユージノールは、局所刺激作用が弱く、鎮痛作用が強いので、一般臨床でよく使用されている。

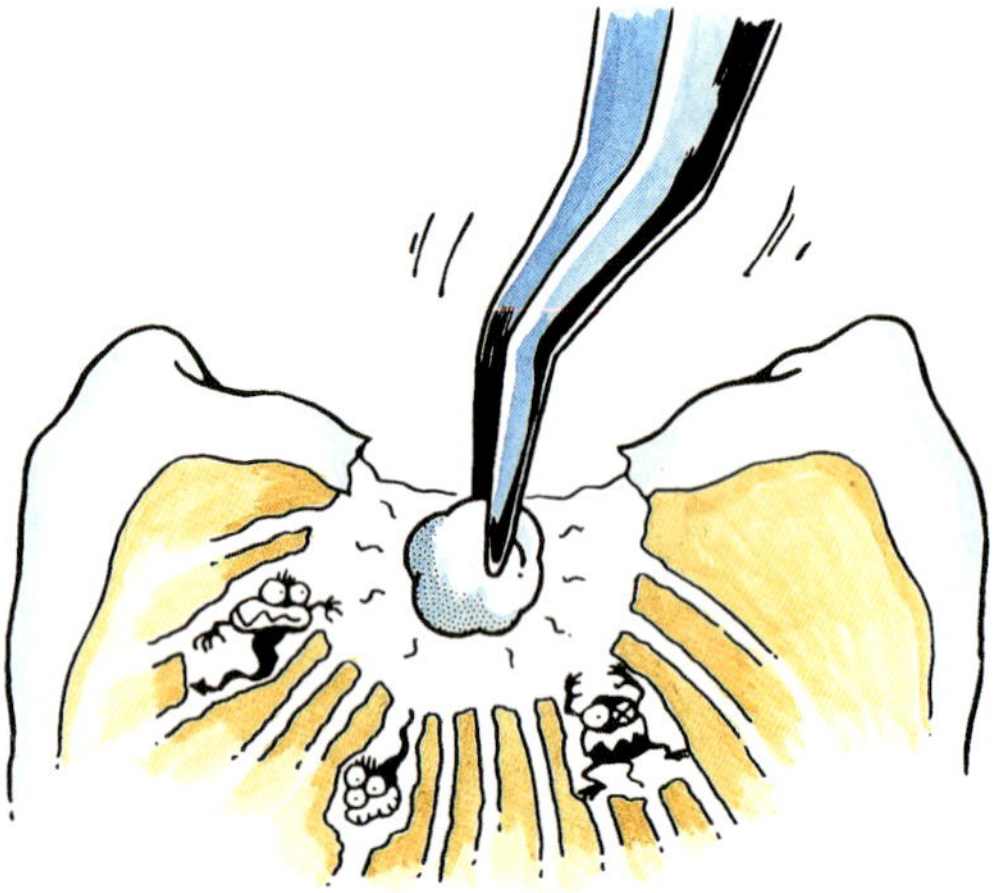

◆歯髄炎と齲窩の消毒

自発痛がなく、冷、温（熱）刺激によって誘発される疼痛が軽度で、かつ刺激の除去によって直ちにあるいは数分以内に消失するような歯髄は可逆性歯髄炎の状態にあると判断される。このような症例では、齲窩が大きいからといってすぐに抜髄を考えるのではなく、まず軟化象牙質を除去し、窩洞の消毒を行うとともに必要に応じて間接覆髄を施し、保存修復処置を行って歯髄の保存を図るべきである。軟化象牙質を除去した窩洞を消毒する目的は象牙細管（歯細管）内に存在するであろう細菌を殺滅することである。

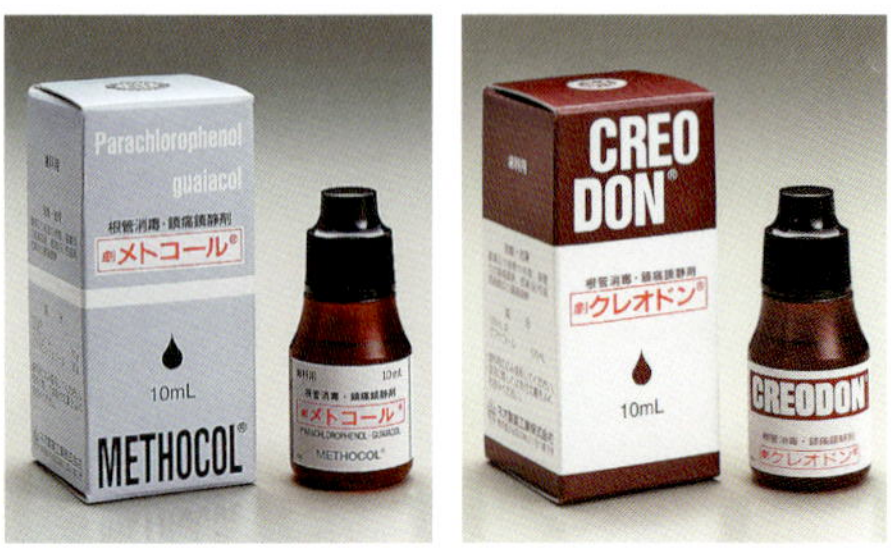

図15-2、3　クレオドン®（右）、メトコール®（左）。

16 深在性齲蝕における処置の要点

歯髄は最良の根管充填材であり、できうるかぎり抜髄を行わないほうがよいのは周知の事実である。また、歯髄の大切さを、〝歯を犠牲にする危険を冒すよりは、歯髄を覆う少量の齲蝕象牙質を残すほうがよい〟という表現でなされている。しかし、齲蝕が進行（歯髄に近接）した、いわゆる深在性齲蝕に遭遇することは日常臨床ではよくあることである。では、この深在性齲蝕に対する処置はどのようにすればよいのであろうか。

歯髄は元来組織学的には胎生期的性状を呈しており、構造上では周囲を硬組織で囲まれ、血管の出入りが根尖孔という狭い部分に限られている。したがって、一度炎症を惹起すれば、歯髄壊死に陥りやすいことを念頭に置いて、歯髄の処置を考えなくてはならない。

深在性齲蝕に対する歯髄保存処置では、以下の点が重要である。

①適応症を誤らないこと
②適切な術式で行うこと
③適切な薬剤を使用すること

歯髄が感染していない症例が適応症である。処置を行う前にエックス線写真（咬翼法）を撮影し、齲蝕の進行状態を把握することが肝要である。次に問題となるのが制腐処置である。患歯にラバーダムを装着し、齲窩の消毒を行う。このとき、刺激性の強いホルマリン系やフェノール系の薬剤は使用しないで、ヨードチンキのよ

◆露髄の検査（図16－1、2）

露髄の有無判定に最も適した方法はインピーダンス測定器の応用である。

これは齲窩と口腔粘膜との間の電気抵抗値（インピーダンス）を測定し露髄の有無を客観的に診断するものである。

歯髄が健康な象牙質で被覆されているときは、15.1ｋΩ（周波数400Hz）以上の電気抵抗値を示すが、露髄もしくは仮性露髄では15ｋΩ以下の電気抵抗値となる（長田保：小歯内治療学。学建書院、東京、1988年、92頁）。

インピーダンス測定器にはカリエスメーター®、カリエスメーターL®（㈱コマツ）がある。

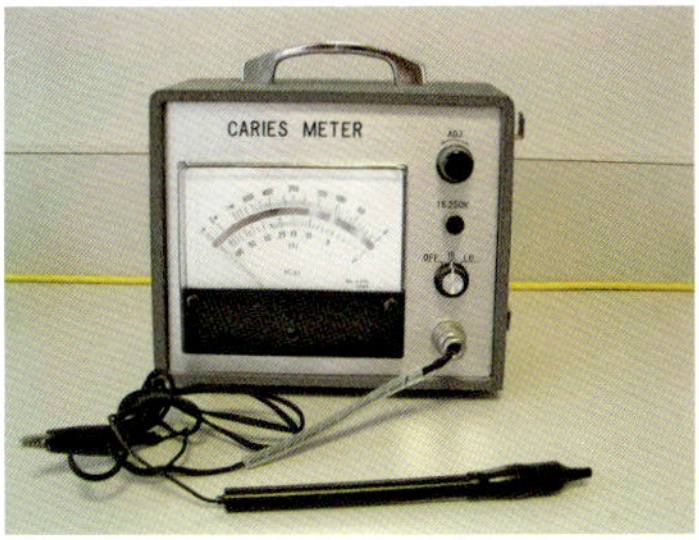

図16-1　カリエスメーター®。

うな薬剤を使用するのが望ましい。しかし、この薬剤も齲窩の表層部だけの消毒にとどめ歯髄に接近した部分では消毒剤の使用は行わないほうがよい。

軟化象牙質の除去は、手用のスプーンエキスカベーターを使用して注意深く行わなければならない。

それでは軟化象牙質はどの程度まで除去すればよいであろうか。通法では、齲窩の開拡は健康象牙質に到達するまで行われている。しかし、深在性齲蝕では軟化象牙質を完全に除去しようとすると露髄の可能性が出てくる。このような場合には、軟化象牙質の除去を2回に分けて実施し、歯髄を保存する方法すなわち暫間的間接覆髄法（ＩＰＣ法）を行う。これは最近注目されるようになった歯髄保存療法で、通常IPC(Indirect Pulp Capping)法ともいわれている。すなわち、軟化象牙質を除去すると露髄の心配がある場合に、歯髄に近接している軟化象牙質を一部残し、間接覆髄剤として水酸化カルシウム剤を貼付、長期間の咬合に耐える一時的な修復を行って軟化象牙質の再石灰化や第二象牙質の形成をはかる。そして、3～6か月後に経過観察を行い、臨床的不快症状がなく、エックス線検査によって再石灰化や第二象牙質の形成が確認されれば、前回残留させた軟化象牙質を除去して、あらためて間接覆髄処置を行い、永久修復を実施する。水酸化カルシウム製剤を用いる利点は、この薬剤がペースト状で、歯髄に対して加圧することなく貼薬でき、歯髄の硬組織形成を誘導・促進する作用を有していることである。

以上述べた深在性齲蝕の処置は、当然のことながら患者さんの年齢、すなわち、歯の完成度や齲蝕の大きさおよび歯髄の状態を考慮して行わなくてはならない。

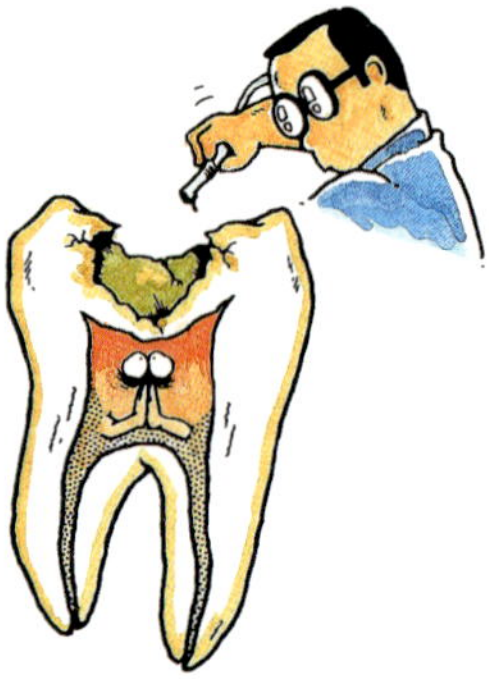

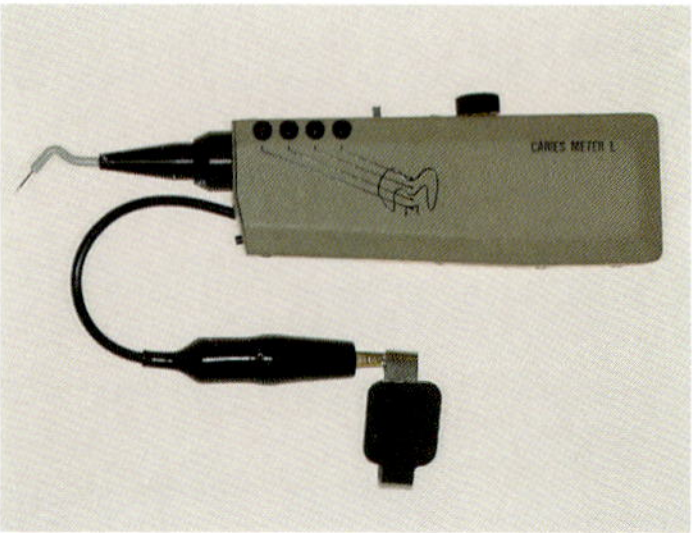

図16-2　カリエスメーターＬ®（図16-1、2は大阪歯科大学歯科保存学講座吉川一志先生より提供）。

17 深在性齲蝕歯の歯髄保存：IPC法

歯髄保存の原則から見て、深在性齲蝕歯の歯髄を保存するか、または、抜髄するかの判断は重要である。しかしながら、その判断は困難さを伴うものでもある。

齲蝕象牙質の多くを除去しても、軟化象牙質がまだ残っており、それをさらに除去すると露髄する可能性があるとき、その齲窩に一層の軟化象牙質（あくまでも非感染性）を意図的に残して水酸化カルシウム製剤で間接覆髄（暫間的間接覆髄法：IPC法）を行う。すなわち、感染している齲蝕象牙質を除去し、そこに残った非感染性の軟化象牙質を再石灰化させ、その下に第三象牙質を形成させるために、水酸化カルシウムを貼付して咬合圧に耐えうるセメントで仮封する。数か月を経過すると窩底の軟化象牙質が再石灰化によって硬化し、第三象牙質の形成で象牙質の厚さの増加を図る。その結果、歯髄の保存が可能になる症例がある。

若年者の永久歯に限らず、深在性齲蝕歯でもできるだけ歯髄除去は避けることが望ましい。そのために、歯髄を被蓋する象牙質の感染を抑制し、第三象牙質の形成を促進して歯髄保存を可能にするIPC法が採用される。40～50歳代の齲蝕歯でもIPC法による歯髄の保存が可能であり、その成功率はかなり高い。ただし、拍動性の疼痛、温度刺激による激しい疼痛、また、打診に対する疼痛のある歯には、長幼を問わず、IPC法は禁忌である。

◆市販のヨードホルム・水酸化カルシウム合剤

ヨードホルムと水酸化カルシウムの合剤が市販されている。齲蝕象牙質を除去した後、軟化象牙質が非感染性であると確信を持てないとき、感染性の軟化象牙質が残っていてもヨードホルムの作用で感染が抑制され、非感染性に転じて水酸化カルシウムによる再石灰化が期待できる。このような合剤の使用も考えてよいのではないだろうか。

・カルビタール®（ネオ製薬工業㈱）
　粉末：100グラム中
　　水酸化カルシウム：78.5グラム
　　ヨードホルム：20.0グラム
　　スルファチアゾール：1.4グラム
　　など
　液：100ミリリットル中
　　塩酸パラブチルアミノ安息香酸ジエチルアミノエチル：0.5グラム
　　グアヤコール　など
・ビタペックス®（ネオ製薬工業㈱）
　　水酸化カルシウム：30.7％
　　ヨードホルム：40.4％
　　メチルポリシロキサン：22.4％
　　その他

18 象牙質知覚過敏症の処置

象牙質知覚過敏症では、象牙質を覆っているエナメル質が何らかの原因で欠損したり、歯周疾患が原因で歯肉の退縮、歯根の露出、そしてセメント質が喪失して象牙質が直接口腔内に露出する。この結果、この部位に外来刺激が加わると、一過性の疼痛を生じ、これを象牙質知覚過敏症という。また、過労、妊娠など、体調の変化によっても、生じることがあるといわれている。

〈原因〉

・辺縁性歯周疾患による歯頸部象牙質の露出
・咬耗症、磨耗症による象牙質の露出
・窩洞形成による刺激、あるいは、象牙質の露出
・精神的あるいは肉体的過労

〈診査法〉

・患部の擦過
・患部に20～22℃の水を滴下
・エアーシリンジで空気の吹き付け

〈治療法〉

象牙質知覚過敏症では、歯髄組織に炎症などの特別な変化は存在せず、歯髄組織に対する外来刺激が疼痛の原因となる。それゆえ、治療法の原則は、外来刺激が、象牙細管を通じて、歯髄組織に及ばないようにすることである。

◆象牙質知覚過敏症治療薬剤

・ハイパーバンド®（ネオ製薬工業㈱）
・Fバニッシュ®（㈱ビーブランド・メディコーデンタル）
・サホライド®（㈱ビーブランド・メディコーデンタル）
・グルーマ® CPSデイセンシタイザー（Heraeus KULZER）

〈成分〉

・（2-hydroxyethl） methacrylate glutaraldehyde
・精製水

パラホルム包帯法に用いられる薬剤にはハイパーバンド、フッ化ナトリウムを含有したパスタにはFバニッシュがある。

Bis-GMA系レジンのパルフィーク®（㈱トクヤマデンタル）のライナーを用いて楔状欠損部に被膜を作り、この被膜によって外来刺激を遮断するという方法もある。

①薬物塗布

・8～50％塩化亜鉛溶液
・40％塩化亜鉛溶液＋20％黄血塩溶液（Gottlieb法）
・10～30％硝酸銀溶液（ユージノールで還元）
・アンモニア銀
・フッ化ジアンミン銀
・フッ化ナトリウム
・タンニン酸、フッ化亜鉛、フッ化ストロンチウム
・塩化ストロンチウム剤
・パラホルムアルデヒド

②レーザー照射

ソフトレーザーの照射

③イオン導入

イオン導入法による除痛効果は、露出象牙質面から金属イオンを象牙細管内に浸透させ、細管を閉鎖して歯髄に加わる外来刺激を遮断することによるものである。

〈薬液の種類〉
・2％フッ化ナトリウム溶液（陰通電）
・8％塩化亜鉛溶液（陽通電）

④修復処置

患部に窩洞形成を行い、修復材で覆い外来刺激を遮断する。

⑤症状が激しい場合には、抜髄処置を施す

◆イオン導入装置

・パイオキュアー（㈱ナルコーム製作所）
根管治療、齲蝕予防
・フロリアート10：フッ素イオン導入装置（㈱ナルコーム製作所）
齲蝕予防
・カントップ・ジュニア（㈱三栄通信機工業）
象牙質知覚過敏症、根管治療

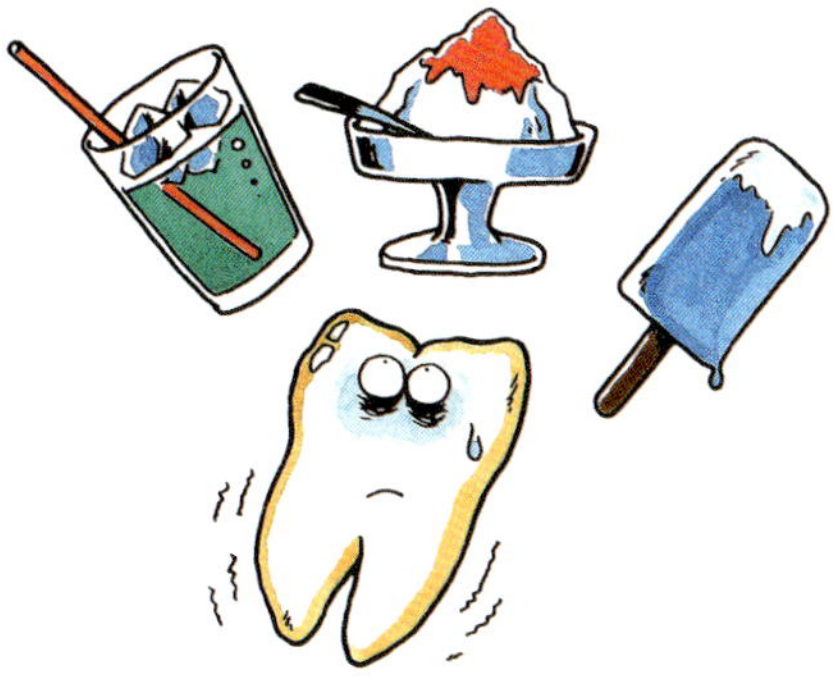

19 象牙質知覚過敏で抜髄するときは

象牙質知覚過敏症は、露出象牙質面に加わる外来刺激に対して、一過性の疼痛を主症状とする硬組織疾患である。そして、歯髄組織は組織学的に正常であり歯髄に対する処置を必要としない。しかし、臨床上、薬物塗布法、イオン導入法さらには保存修復処置によって効果が発現しない症例に対しては、抜髄処置が必要となることがある。

〈抜髄処置が必要となるケース〉

①重篤な辺縁性歯周組織疾患に罹患し、歯根表面が広範囲に露出している歯では、薬物効果、あるいは修復処置の効果が期待できないことがある。このような症例に対しては抜髄処置を施す。

②窩洞が深く、覆髄と裏層を施したにもかかわらず、充填後に疼痛が発現する症例に対しては抜髄処置が必要となる。しかし、このような症例の多くは象牙質知覚過敏症というよりも急性の歯髄疾患に移行していると考えられる。そして、歯髄の鎮痛・消炎処置を行っても症状が消失しないときには抜髄が必要となる。

◆象牙質の刺激伝導について

象牙質に加わった刺激はすべて痛みとして感じる。

象牙質の刺激伝導には、象牙細管内に存在する神経線維による〝神経伝導説〟、象牙細管内内容物の移動により象牙芽細胞付近に分布する歯髄神経が興奮する〝動水力学説〟および象牙芽細胞の損傷によって遊離されたヒスタミンが神経を刺激する〝化学物質伝導説〟などがある。

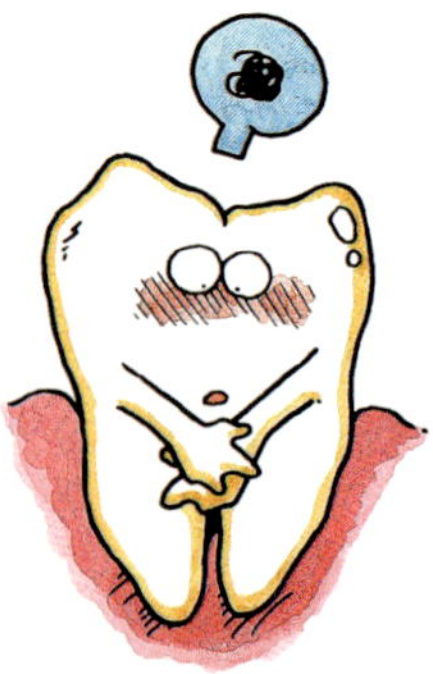

20　直接覆髄法の適応症と禁忌症

　歯髄が非感染性に露出したとき、露出した歯髄に対して適切な薬剤を応用して外部からの刺激を遮断するとともに硬組織の形成を促進し、歯髄組織を正常な状態で保存することが直接覆髄法の目的である。

　この目的に基づいて直接覆髄法を実施するときに、この処置が奏功するうえで重要な条件がある。それは、歯髄が健康状態になければならないことである。なぜならば、歯髄組織の治癒・修復力が低く、炎症などに罹患した歯髄を直接覆髄しても治癒や修復が望めず、術後の歯髄を健康な状態で保存することが困難となるからである。健康な歯髄が露出する場合としては、窩洞形成中に誤って健康な歯髄を露出させる場合が考えられ、この場合は直接覆髄法の適応症となる。また、打撲などによる歯の破折が直接覆髄法の適応症となる。しかし、齲窩の軟化象牙質を除去し終わるまでに露髄したとき、すなわち、仮性露髄などの場合は直接覆髄法の対象にはならない。また、根尖の完成した歯では、歯髄に対する栄養の供給が十分に行われず、代謝障害を起こしやすいために直接覆髄法の予後は疑わしいとされている。そこで、根尖の完成していない若年者の歯、または、乳歯が直接覆髄法の対象と考えるべきである。

　直接覆髄の適応症について要約すると、根尖未完成の歯で健康な歯髄の一部が露出し（覆髄面の直径は約2ミリ以内であること）、しかも、露髄してから感染の機会がないような場合に限られることになる。

◆α-TCP

　最近、組織に対し親和性を有する無機生体材料（ハイドロキシアパタイト、α-TCP、β-TCPなど）の直接覆髄への応用が試みられている。

　なかでもハイドロキシアパタイトの前駆体として知られているα-TCP（α-tri calcium phosphate）は生理的食塩水あるいはポリカルボン酸と練和すれば、その練和物は歯髄組織に対して優れた親和性を有し、短時間で硬化するため覆髄剤、裏装材への応用が行われている。

　商品化されたものにニューアパタイトライナー®（デンツプライ三金㈱）がある。

直接覆髄法が禁忌であるのは、

①持続的な自発痛を有する歯の露髄
②感染の疑いを有する歯髄の露出
③歯冠部歯髄に炎症のある歯の露髄
④露髄面の大きな場合
⑤露髄して長時間を経過した場合

などである。

ところで、臨床的に自・他覚症状を有しない齲蝕歯の窩洞形成中に露髄したときに、直接覆髄法を施すべきか、または、抜髄を行うべきか、判断に苦慮する経験は誰しもが持つところである。この場合、歯根完成歯で露髄したときには、ためらうことなく抜髄を行わなければならない。その理由は、齲窩から象牙細管を経由して歯髄が感染し、慢性炎症に陥っている可能性がきわめて高いためである。また、齲窩の軟化象牙質の除去後に健康な象牙質が存在し臨床的に健康歯髄と判断できる症例で、齲窩から離れた予防拡大、または便宜拡大を行った部分に露髄したときには、歯髄が感染していないと考えられるので抜髄を躊躇することがある。このような歯根完成歯における非感染性の露髄に対して直接覆髄法を施すと、処置後に急性炎症の症状が発現することもあるが、臨床的に不快症状を生じないことも多いようである。したがって、直接覆髄処置が成功したごとくに思われるが、多くの場合には歯髄の退行性変化が生じている。そして、いずれは冷水痛などを訴えるようになって抜髄しなければならなくなるか、あるいは無症状に経過したのちに歯髄の変性産物を原因とする根尖性歯周組織疾患が生じて根管処置を施さなければならなくなる。

◆直接覆髄法の歴史

１７５６年、Philip Pfaffによって露髄部にアーチ状金箔を用いたのが直接覆髄の始まりとされている。当初は現在のように歯髄を生物学的に治癒させるという考え方でなく、単に欠損部を人工的に補填する目的のみであった。しかし、１９２１年、Dätwylerによって歯髄に治癒能力があることが示唆されて以来、多くの実験病理学的研究がなされるようになった。現在頻用されている水酸化カルシウムの覆髄剤への応用は１９８２年にHermannによって試みられている。

直接覆髄剤として使用されている水酸化カルシウムおよび代表的な水酸化カルシウム製剤には、左記のものがある。

①水酸化カルシウム単味
②カルビタール®
③ダイカル®

直接覆髄法は非感染性の直径が2ミリまでの小さな露髄を対象とし、その露髄した歯が若年者の歯や根尖未完成歯であれば最適応症となる。すなわち、乳歯や根尖未完成歯における直接覆髄法の成功率はきわめて高く、直接覆髄法は乳歯および根尖未完成歯に応用することを原則とする。これに対して、歯冠部歯髄に炎症が存在する場合などの感染した歯髄は絶対的な禁忌症となる。

◆骨補填材応用例（図20-1～3）

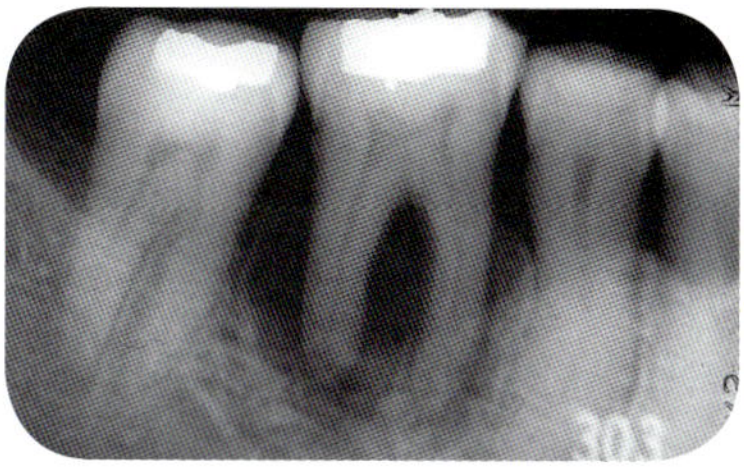
図20-1　52歳の女性。6|の動揺が主訴。

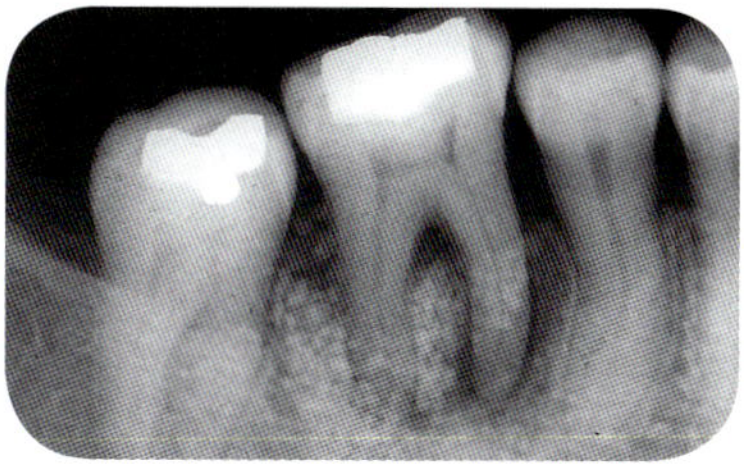
図20-2　6|周囲の骨欠損部に骨補填材を埋入。術後1週の経過観察。経過良好。

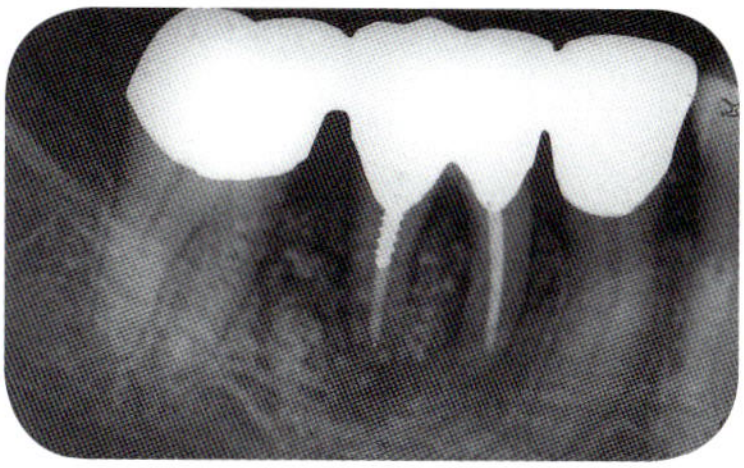
図20-3　765|の補綴処置完了。骨補填材埋入後161日経過。咀嚼も十分行え、経過良好。

◆骨補填材とは

高度の歯周疾患に陥った患歯の保存を図る際に、組織親和性に優れた無機生体材料を患歯周囲の歯槽骨欠損部に埋入して、歯槽骨の整形と患歯の動揺の軽減を目的に用いる材料である（図20-1～3）。

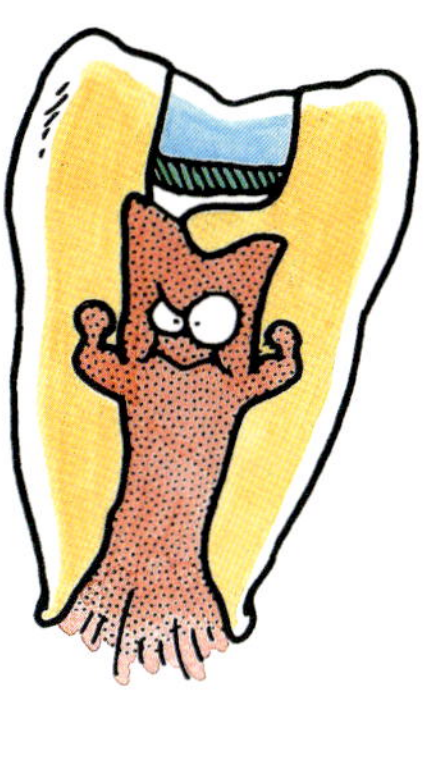

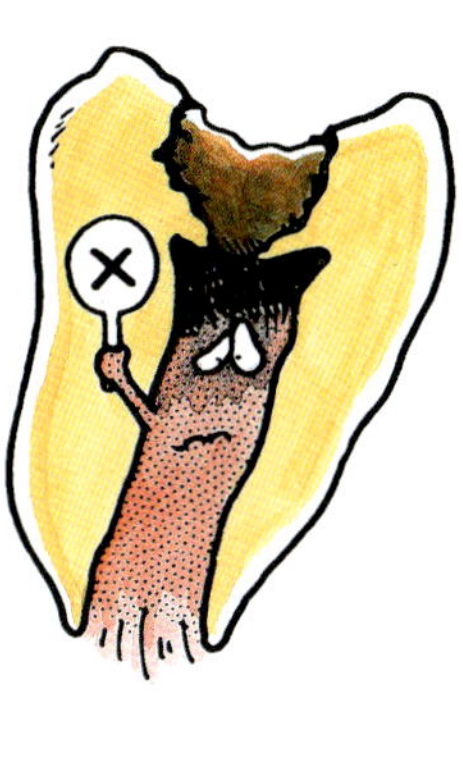

21 生活歯髄切断とは

〝歯髄は最良の根管充填材である〟という観点から、歯髄の損傷や炎症が歯冠部歯髄に限局するような症例に対しては、従来から生活歯髄切断法が適用される。これによって根部歯髄は無傷のままで保存され、根部歯髄と根尖歯周組織の健康が保持される。本法の実施にあたって、患歯が具備すべき条件は、第一に根部歯髄が健康であること、すなわち炎症、感染および損傷を被っていないことである。したがって、歯髄電気診、温度診でとくに異常を認めない症例が適応症となる。

一般的には、歯髄充血、急性一部性単純性歯髄炎を有する根未完成歯で歯髄保存療法が奏効しない症例、歯冠修復時の偶発的な露髄で直接覆髄処置が困難な症例、急性化膿性一部性歯髄炎および慢性潰瘍性歯髄炎と慢性増殖性歯髄炎の初期のもので根未完成の症例などである。

1 術式

①髄室開拡

髄室開拡は浸潤麻酔奏効後、ラバーダム防湿下にて無菌的に行う。髄室開拡時の窩洞の外形線は抜髄時と同様である。露髄に際して注意すべき点は、エアータービンで無造作に天蓋を除去するのではなく、まずはじめに咬頭直下の髄角部を露髄させる。

◆**生活歯髄切断法の歴史(1)**

・Fisher氏法

1908年にFisherは単純性歯髄炎の場合に、局所麻酔下で冠部歯髄を除去し、チモール5.0、クロールフェノール2.5、カンファ2.5からなるプルパカルボールPulpacabolと称する薬物を浸した綿球を根部歯髄上におき、フレッチャー人工象牙質で仮封を行う方法を発表しているが、その成績は良好でなかった。

②天蓋の除去

天蓋の除去は、エアータービンを用いて露髄部位から髄角部の全周に溝を入れるようにして天蓋を切り離し、スプーンエキスカベーターなどを用いて天蓋の除去を行う。

③歯冠部歯髄切断

冠部歯髄の切断は、根部の健康な歯髄にできるだけ傷害を加えないように行う。実際には鋭利なスプーンエキスカベーターを用いて、根管口部で冠部歯髄をおおよそ除去した後、歯髄切断を根管より少し太めの滅菌ラウンドバーを用いて、根管口部からわずかに根尖方向に入った位置で低速にて行う。この場合、根管より細いバーを使用すると根部歯髄をバーに巻きつけ、その結果根部歯髄を摘出してしまうおそれがあるため注意を要する。

④根部歯髄切断面の清掃

髄室の消毒と断髄面の清掃の目的でケミカルサージェリー（5～10％次亜塩素酸ナトリウム溶液を5～10分間髄室に満たす）が行われることがある。この後、小綿球でNaOCl溶液を吸湿、3％H_2O_2で中和後、生理食塩水で髄室内を洗浄する。止血後は滅菌小綿球で創面を拭去する。この際、綿球で歯髄切断面を圧迫しないように注意しなければならない。

⑤水酸化カルシウムの貼布

水酸化カルシウムを滅菌蒸留水で練和し、この練和泥を歯髄を圧迫しないように歯髄切断面に貼布する。貼布後は乾燥綿球を用いて水酸化カルシウムの表面が乾燥した感じになるまで余分な水分を拭い取る。

◆**市販の水酸化カルシウム製剤**

〈覆髄剤（材）〉

・カルビタール®（ネオ製薬工業㈱）
成分100グラム中
粉末　水酸化カルシウム：78.5グラム
　　　ヨードホルム：20.0グラム
　　　スルファチアゾール：1.4グラム
　　　など
液　100ミリリットル中
　　塩酸パラブチルアミノ安息香酸ジエチルアミノエチル：0.5グラム
　　グアヤコール　など

・ダイカル（デンツプライ三金㈱）
・ネオダイン®-α（ネオ製薬工業㈱）
・ネオダイン®（ネオ製薬工業㈱）

〈根管充填材（剤）：糊剤〉

・カルシペックスII（日本歯科薬品㈱）
・カルシペックスプレーンII（日本歯科薬品㈱）
・ビタペックス®（ネオ製薬工業㈱）
・カルビタール®（ネオ製薬工業㈱）

⑥仮封

仮封はリン酸亜鉛セメント、カルボキシレートセメント、グラスアイオノマーセメントなどを柔らかく練和したもので加圧しないように行う。ベースセメント®(グラスアイオノマーセメント)は硬化時間が短く、しかも従来のリン酸セメントに比べて圧縮強度が強いため使用に便利である。

2 予後

術後、水酸化カルシウムの強アルカリ性によって直下の歯髄組織は壊死に陥る。しかし、術後2週間ぐらいで壊死層に沿って象牙芽細胞様の細胞配列が認められ、次第に硬組織の形成がみられるようになる。この時期に自発痛の有無、打診、歯髄電気診、温度診などの診査を行い、異常がなければさらに経過観察を行う。しかしながら、歯髄炎あるいは歯髄壊死の症状を呈した症例については、予後不良として抜髄あるいは根管治療を施す。術後6~8週間で壊死層直下に象牙質様硬組織(デンチンブリッジ)が形成されエックス線写真でも確認できるようになる。

歯根未完成歯に本法が適用された場合は、歯根は形成され続け根尖は完成するようになる(アペキソゲネーシス)。術後のエックス線写真によって根尖の完成を確認すれば、ふたたび髄室開拡を行ったあと根部歯髄を除去し、根管充填を施さなければならない。さもなければ根管側壁に第二象牙質が添加し、その結果、根管は狭窄し、根部歯髄は退行性変化を被り、ついに歯髄壊死に陥っていくために、最終的に、感染根管となる可能性が大きい。

それゆえ、生活歯髄切断は根末完成歯に対してのみ行うものである。

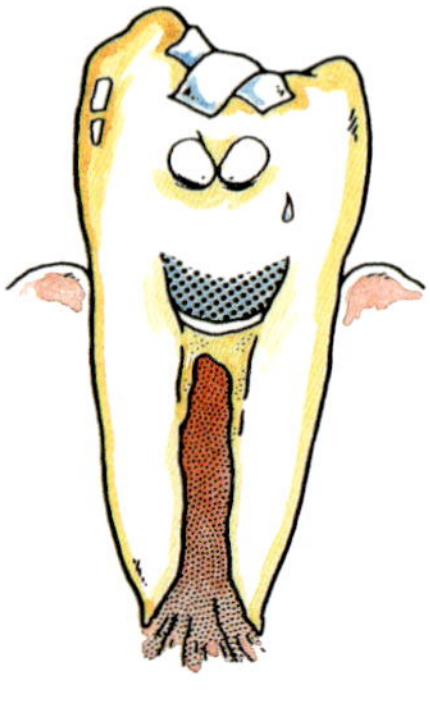

22 慢性潰瘍性歯髄炎と慢性増殖性歯髄炎における断髄法の適否

慢性潰瘍性歯髄炎と慢性増殖性歯髄炎は臨床症状として自発痛、温熱痛、打診痛などはほとんど認められず、また、歯髄電気診に対しても疼痛閾値は正常歯よりも少し高くなるという共通点を有している。

これらの疾患に対する処置方針として、抜髄あるいは歯髄組織の一部除去である生活歯髄切断法が適応となる。

生活歯髄切断法は、歯髄組織をたとえ一部であっても残すという点、また、根未完成歯に対して根尖の完成が期待できる（アペキソゲネーシス）ということから、非常に望ましい処置法と考えられる。

しかし、生活歯髄切断法を実施するにあたっては、根部歯髄組織に炎症がなく非感染状態にあることが重要な条件である。この条件が満たされない場合には、術後に急性歯髄炎、歯髄壊死あるいは歯髄壊疽などを招くおそれがある。

臨床的に、歯髄組織がどこまで感染し炎症に陥っているかを的確に判定することはほとんど不可能に近いといっても過言ではない。また、歯髄が口腔内環境に曝されることによって、冠部歯髄が化膿性炎症から壊疽に陥り、根管口付近で生活歯髄組織が認められても、すでに根尖孔外の歯周組織には本来の歯周組織にくらべて細胞成分が増加し、歯槽骨の一部が吸収され、いわゆる歯根膜空隙が拡大するといわれている。

◆アペキソゲネーシスの利点

アペキソゲネーシスは、根尖部根管内に正常な歯髄組織が存在し、生活能力のあるヘルトウィッヒ上皮鞘が存在するときに生じる歯根の発育である。それゆえ、正常な歯根の発育すなわち歯根長が得られ、本来の歯の機能を発揮させることにつながる。

すなわち、このことは、根管内に生活歯髄組織が残っていても、根尖部歯周組織にはすでに影響が認められ、正常な歯周組織を呈していないことを示すものである。

以上のように、この2つの疾患に対して、生活歯髄切断法を行うことは非常に危険を伴うことになる。そして根未完成歯において根尖の完成を期待して断髄処置を行った場合でも、将来、根尖の完成を認めた段階で、患歯の抜髄処置を行うという治療方針を立てるべきである。

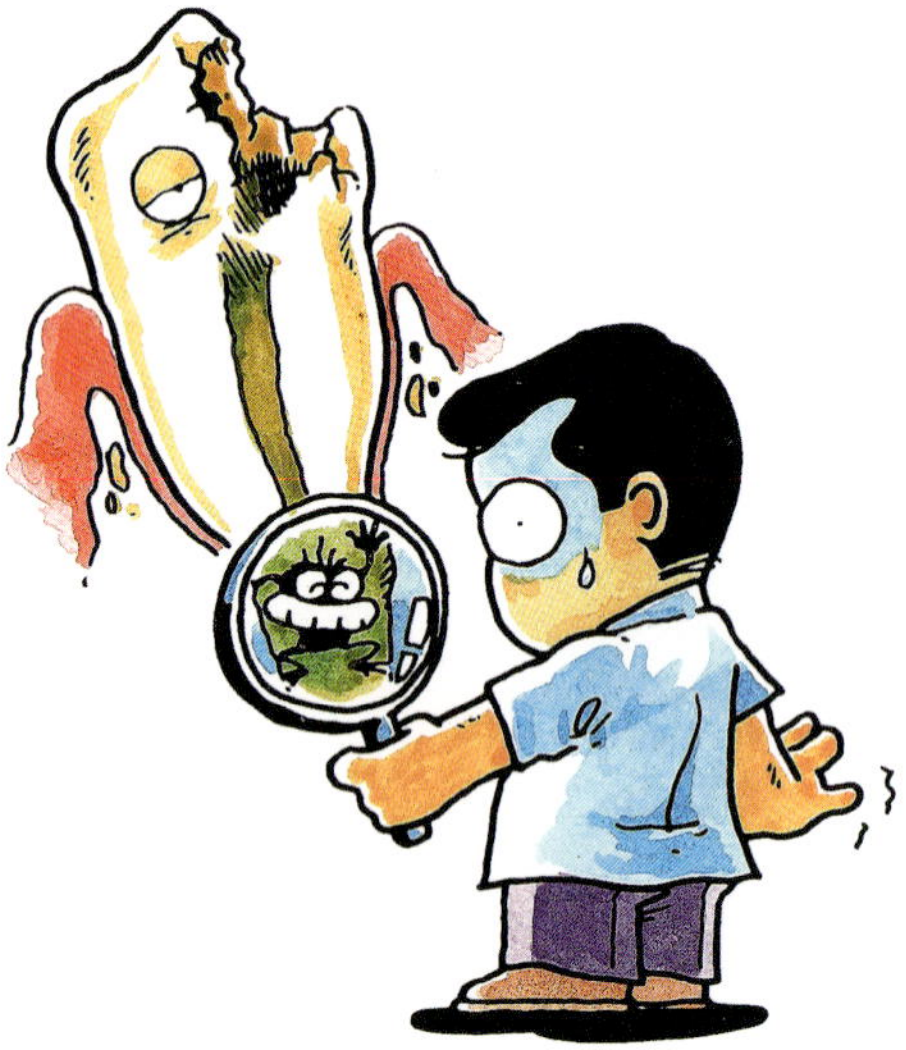

23 歯根未完成歯の歯髄処置

歯根が未完成の状態で歯の発育が止まると、歯冠部を支えるだけの歯根長が得られず、歯の存在そのものに問題が生じる。そこで、根未完成歯においては、歯根が完成するように歯髄を可能な限り保存することが望ましい。

アペキソゲネーシスとは、根未完成歯が歯髄の機能によって根尖を完成させることであり、アペキシフィケーションとは、根未完成歯に感染根管処置を施し、根尖を閉鎖させることである。

根未完成歯の歯髄処置にあたっては、歯髄をどの程度残せるかを判断することが必要である。根部歯髄に感染や炎症がないと思われる症例では、生活歯髄切断法を施し、根尖部歯髄による根尖の完成を促進させればよい。もし、この処置が失敗に終わっても、歯髄を全部除去したり、感染源を取り除いたうえで根管充填することによって根尖が閉鎖するアペキシフィケーションの概念を応用すればよい。

アペキソゲネーシスは、歯冠部歯髄のみの除去によって根部歯髄が保存可能と判断した場合に、断髄法を施す。すなわち、根管口部からわずかに根尖方向に入った位置で歯髄を切断する。この際、切断部の根管口よりやや太いラウンドバーで側壁の象牙質も一層削除する。そして、次亜塩素酸ナトリウムと過酸化水素水を用いて交互洗浄後、生理食塩水で洗浄し、止血してから創面に水酸化カルシウム系製剤を貼付する。その上に酸化亜鉛ユージノールセメントとリン酸亜鉛セメントを充塞する。

◆アペキシフィケーションの治癒形態

アペキシフィケーションによる歯根完成形態には次の4つのタイプがある。

①エックス線写真では根尖に何ら変化を認めないが、根管用インスツルメントを挿入すれば明らかに類骨様の障壁による抵抗が感じられるもの。

②エックス線写真によって根尖付近に石灰化像が認められるもの。

③根管の太さに変化は認めないが、エックス線写真で根尖が明らかに閉鎖しているのが認められるもの。

④エックス線写真で根尖が正常な形態で閉鎖したもの。

処置後1週間で疼痛の有無、打診痛、および温度診などを調べ、化膿性歯髄炎あるいは歯髄壊死様症状を呈するものは予後不良と判断し、アペキシフィケーションに切り換える。もし、断髄法が成功すれば、術後6～8週後にはデンチンブリッジが形成される。その後も、エックス線検査と経過観察を定期的に行い、良好な経過をたどっているか否かを判断する。もし、経過の思わしくない場合には、抜髄処置を施さなければならない。

しかし、文献によっては、根部歯髄が一部でも生きていれば、歯根を完成させる可能性があるとしているので、アペキソゲネーシスのための断髄法をトライする価値はある。

断髄後に根尖が閉鎖すれば、改めて抜髄処置を行い、永久的な根管充填を施さなければならない。なぜなら、デンチンブリッジ形成や根管の狭窄によって、以後の根管治療処置が不可能となるからである。

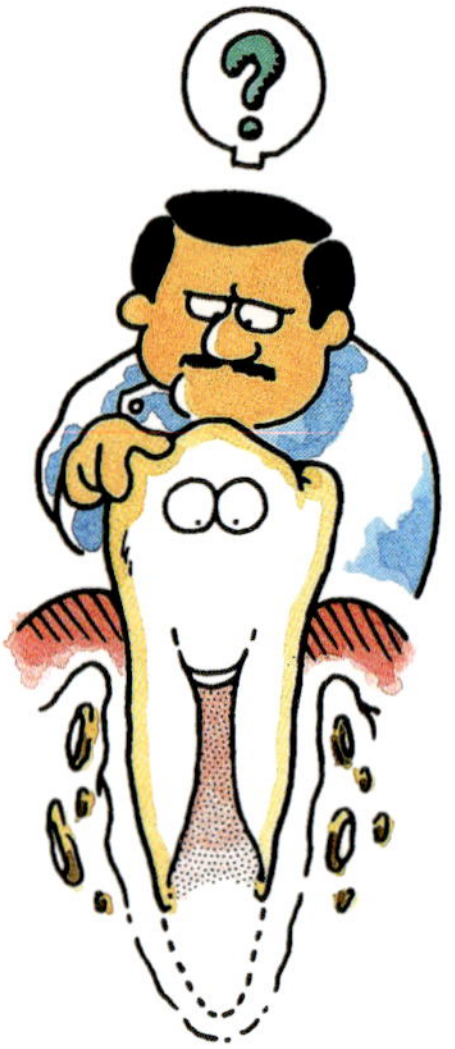

◆生活歯髄切断法の歴史(2)

・Davis氏法

Davisは1920年に、充血歯髄の処置に際し、歯髄の一部切除（partial pulpectomy）を提唱した。ラバーダム防湿を施した制腐的環境下において、麻酔法によって歯髄を無知覚とし、髄室開拡後、歯髄を髄床底の位置かあるいは根管内で切断しユージノールとフェノールの合剤を応用している。

24 抜髄の目的は？

抜髄を行う目的は、

①齲蝕による露髄、または、歯冠破折による露髄で、放置すると急性炎症あるいは歯髄壊疽に陥るため

②歯髄が急性炎症に陥ったときに生じる苦痛を解消するため

③疾患に陥った歯髄組織の病勢が拡大して根尖孔を越えると、根尖歯周組織に疾患が生じる。このような根尖性歯周疾患の発現を防止するため

④歯冠崩壊が著しい場合には、歯冠修復物を維持するポストコアーが必要になる。このような症例で合釘孔（ポスト孔）を根管に形成するため

⑤傾斜が顕著な歯の補綴的矯正のため

⑥ブリッジの支台歯の平行性を確保するため

⑦歯冠部の歯髄腔が大きく、とくに、髄角が張り出していて、有髄で全部被覆歯冠の形成を行うと露髄する可能性があるため

などである。

歯髄組織は胎生期的な性状を示す。すなわち、幼若な組織で歯髄組織に含まれる細胞の多くは未分化な細胞で、象牙芽細胞は象牙質形成能を有するまでに分化した細胞である。また、歯髄組織は象牙質に囲まれており、狭小な根尖孔から歯髄の活性を維持する程度の栄養が供給されているにすぎず、根尖孔のほかには外界との交通路（副側路）はない。歯髄組織の特殊な性状とほかの組織に比べて特異な環境下

◆**歯髄の構造（成分）**

歯髄は、結合組織の一種であり、次のような成分からなっている。

①細胞：象牙芽細胞、線維芽細胞、未分化間葉細胞

②線維：コラーゲン線維、コラーゲン前線維、コルフの原線維、細網線維

③器質（間質）

④血管

⑤神経

にあることから、齲蝕や外傷による侵襲を受けた歯髄組織は速やかに障害される。歯髄組織は循環障害による変性や壊死、そして、充血さらには単純性歯髄炎に陥り、あるいは、細菌感染による化膿性炎に陥る。

　歯髄組織が感染を受けると、多形核白血球が局所に集積して組織の防御機転が働く。しかし、歯髄組織は胎生期的な性状の幼若な組織であるために組織抵抗性が弱く、病原性に働く刺激を受けた初期にその原因が除去されない限り、組織の損傷は拡大する一方である。疾患に陥った歯髄が充血または単純性炎で、適切な鎮静処置によって健全な歯髄に復する可逆性なのか、保存処置で健全歯髄に戻らない非可逆性なのかで、歯髄を保存するかあるいは抜髄するかを決定する。歯髄が不可逆的な炎症に陥っているにもかかわらず歯髄保存を試みると、その原因を除去していても、歯髄は近い将来に壊死に陥る可能性が高い。歯髄疾患の的確な診断が肝要である。

　〝歯髄充血〟と〝急性一部性単純性歯髄炎〟は可逆性であることが多い。冷刺激に誘発痛を生じ、間欠的な自発痛があっても、齲蝕象牙質と軟化象牙質を除去して健全象牙質に歯髄鎮静剤を貼付すれば亢進していた知覚は正常になり、歯髄は健康な状態に復する。齲窩の齲蝕象牙質と軟化象牙質を完全に除去して健康な象牙質の存在を確認すれば《可逆性歯髄炎》として、間接覆髄を行って歯髄の保存に努めるべきである。慢性閉鎖性歯髄炎も同様の処置を施せばよい。

　一方、〝急性全部性単純性歯髄炎〟や仮性露髄を有する〝急性化膿性歯髄炎〟は抜髄が唯一の選択肢である。また、〝慢性開放性歯髄炎〟にも抜髄が選択される。しかし、若年者の根尖未完成歯に対して抜髄は禁忌であり、根尖の完成を目的として生活歯髄切断あるいは根中央での歯髄除去を行わなければならない。

◆根管応用薬剤の全身移行について

　根管消毒剤として頻用されているＦＣを根管内に応用すると、根尖部で組織液と反応してタンパク凝固層が形成され、これが防御壁となって薬剤は根尖孔外へ浸透しないものとされてきた。しかし、ＲＩ（放射性同位元素）を応用した研究報告では、根管内応用後短時間のうちにＦＣの主成分であるホルムアルデヒドが血液、尿はもとより体内の主要臓器にまで移行していることが明らかとなっている。また、ホルムアルデヒドあるいはパラホルムアルデヒドを含有する歯科用薬剤が発癌性因子や突然変異誘発因子になりうる可能性を示唆した研究報告もみられる。

　したがって、亜砒酸やパラホルムアルデヒド合剤などの失活剤の乱用は慎むべきである。

25　抜髄後の歯は死歯ではない

歯髄は歯にとって重要なものであるが、臨床において歯科医は次のような場面に遭遇することがある。患者さんが歯の痛みに我慢できず、歯の神経（歯髄）をとってもらいたいと希望・来院することがある。このようなとき、歯科医は患者さんに〝歯の神経をとってしまうと、この歯は死んだも同然ですよ〟と説明することがあるだろう。

しかし、抜髄された歯においてもセメント質は依然として強固に歯根膜線維と連結しており、セメント質の細胞も生命を保っている。

ヒトと動物を同一視することには異論もあろうが、ネズミの歯においては髄室を開放し長期間放置すると、歯髄は壊死あるいは壊疽に陥る。そして根尖部周囲組織に膿瘍あるいは肉芽組織が形成されるが、時間の経過とともに周囲にセメント質が添加され、これら病変部を取り囲むようになる。

臨床においても、感染根管となった歯に適切なる根管処置を行えば、やがて第二セメント質の形成添加が生じる。

このように、抜髄症例はもちろん、長期間感染根管の状態で根尖部に病変を有している歯であっても、セメント質は生体側と密接に関連し、その機能を維持する組織である。すなわち、歯髄を失った歯もまったくの死歯ではないので、咀嚼器官としての歯の機能が十分に発揮できるように、適切な根管処置および歯冠修復処置を行うべきである。

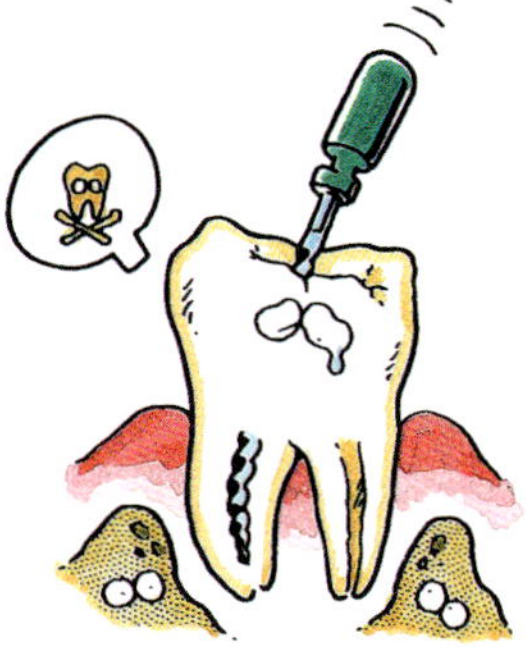

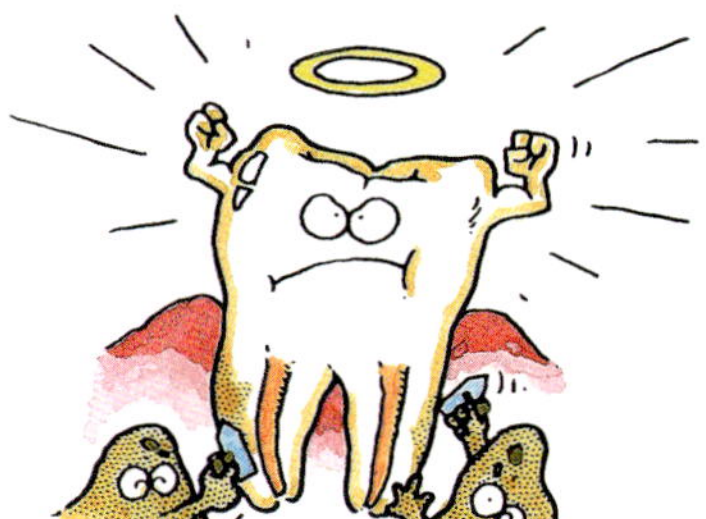

26 髄室開拡のアウトライン

髄室開拡は、根管処置に際して最初に行う処置操作である。髄室開拡が正しくできるかどうかで根管処置の予後が決定するといっても過言ではない。髄室開拡を的確に行わなかったために髄角部に髄腔内容物が残存して歯の変色が生じたり、感染源の残留、根管口の確認が困難、時には根管における側方への穿孔、さらには根尖部におけるzipやelbow形成の原因ともなる。

これらのことを防ぐには、髄室開拡に先だって歯髄腔の解剖学的形態を十分に理解しておく必要がある。一般的には、歯髄腔の形態はその歯の外形に類似している。しかし、臨床で遭遇する患歯は、齲蝕や歯周疾患に起因した第二象牙質の添加や大きな修復物の装着などによって本来の歯髄腔の形態を把握することが困難なことがある。

したがって、術前に撮影したエックス線画像によって二次元的にではあるが髄腔の形態を十分に把握しておくことが肝要である。

髄室開拡の原則は、齲蝕などの存在部位に関係なく前歯では舌面、臼歯では咬合面から実施することである。

上下顎前歯部のアウトラインは図26－1に示すように、舌面に、ほぼ歯の外形に類似した帯円三角形である。ただし、切端部は切縁を、また近遠心的には辺縁隆線を、そして歯頸部は基底結節を含まないものとする。上下顎小臼歯では、各咬頭、辺縁隆線を越えず、上顎は長円形、下顎は類円形とする。上顎大臼歯では、やや外形と

◆上顎小臼歯髄室開拡時の注意点

上顎小臼歯は歯頸部付近より根尖方向に向かって近遠心的に強く圧平される傾向にあるために歯頸部での穿孔を生じるおそれがある。これを防ぐためには、切削方向に注意するのはもちろんのこと、歯の植立方向を正しく確認するとともに、術者の診療位置にも留意すべきである。同じことが上顎第一大臼歯の近心側にもいえる。

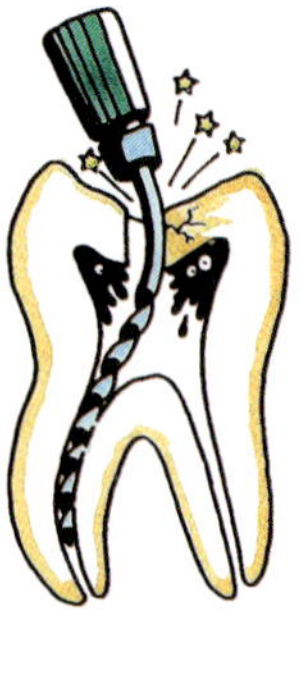

異なり、頬側の2つの根管口と舌側（口蓋）根管口とを結ぶ帯円三角形とし、咬頭および辺縁隆線を越えないものとする。下顎大臼歯では、2つの近心根管の根管口および遠心根管の根管口を結ぶ帯円三角形か、あるいは帯円長方形とし、咬頭および辺縁隆線を越えないものとする。上下顎第三大臼歯は種々なる形態を示すことが多く、アウトラインはさまざまな形となるため、根管口の存在する位置を念頭において開拡すればよい。

以上に示すアウトラインはあくまでも原則であり、リーマー、ファイルの操作に支障をきたすおそれがあるとき、あるいは、髄腔の形態が複雑なときは（髄角の状態）、開拡後、必ずしも前述したようなアウトラインとはならない。

次に、開拡時における注意事項について述べる。まず、下顎中・側切歯の根管は近遠心的に圧平され根管の断面形態は唇舌的に長楕円形を示し、切縁が根管拡大を困難にすることがある。このようなときは、切縁を含むアウトラインを設定すべきである。また、開拡時には切削方向に注意を払い、歯頸部付近での穿孔には十分注意すべきである。

また、上顎小臼歯も、同様に近遠心的に圧平されており、頬舌的に長楕円形を示し、アウトラインが頬・口蓋咬頭を含まねばならないときがある、さらに、近遠心方向への穿孔に注意しなければならない。なお、大臼歯については次項（27）を参照のこと。

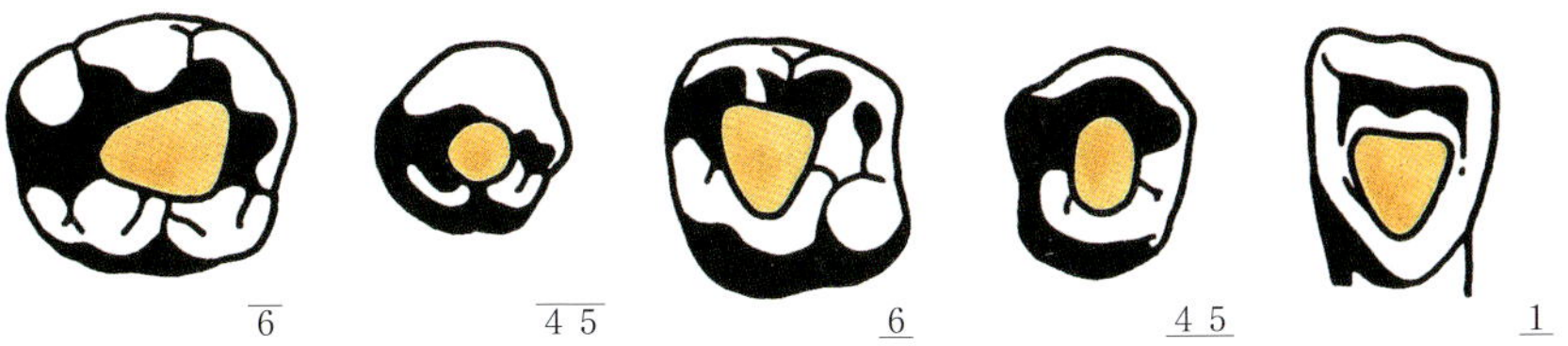

図26-1　上下顎前歯部のアウトライン。

27 上・下顎大臼歯の髄室開拡法および注意事項—近心壁、頬側壁の削除について—

大臼歯の髄室開拡においては、まず天蓋穿通時に誤って髄床底を傷つけないために、穿通方向は最も太い根管、すなわち上顎大臼歯では舌側（口蓋）根管、下顎大臼歯では遠心根管の方向に行うのがよい。その後、ラウンドバーの肩部を用いて掻き上げるようにして天蓋を除去し、さらにフレーム状のポイントによって側壁から根管口部へかけてスムーズに形態を整えていけばよい。この際注意すべき点は、髄室および髄床底の自然の形態を損なわないようにすることである。なぜなら、これが以後に行う根管の機械的操作の難易に大きな影響を及ぼすからである。

高齢者の歯においては、髄室側壁に多量の第二象牙質の添加が生じ、髄室はきわめて狭小となっているが、とくに根管口上部側壁への象牙質の形成添加は根管口部への器具のスムーズな挿入の障害となる。この際、自然の形態に固執することなく、この部分の象牙質を注意深く削除して、リーマー、ファイルなどが根管口へ直線的に挿入できるようにする必要がある。上顎大臼歯が遠心側へ傾斜していたり、下顎大臼歯が舌側に傾斜していたりする場合には、通常の髄室開拡方法ではかえって根管口の明示が困難となるので、思いきって上顎大臼歯では近心壁を、下顎大臼歯では頬側壁を削除して、髄室を直視可能な状態に修正することも、やむを得ない処置といえる。無意味な歯質の削除は厳に慎まなければならないが、根管治療の完璧を期すために必要であれば必要最小限の健全な歯質の削除はやむを得ない。

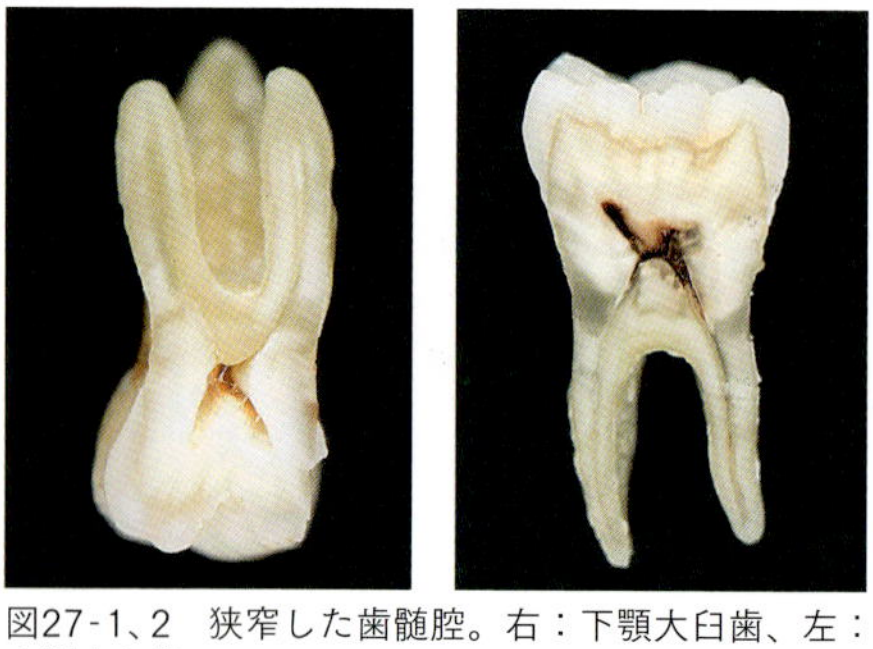

図27-1、2 狭窄した歯髄腔。右：下顎大臼歯、左：上顎大臼歯。

◆歯髄腔および根管形態の加齢的変化

高齢者の歯では、咬耗、磨耗および歯周疾患によって天蓋、髄床底部および歯頸部付近の側壁に第二象牙質の添加が顕著となり、歯髄腔が極端に狭くなる。その容積は、60歳代では20歳代の約½になるとされている。さらに、根尖部を中心にした加齢的変化ではセメント質の添加や象牙質の石灰化亢進などがみられる。それゆえ、20～30歳代に多くみられる側枝や根尖分岐も加齢的に減少傾向を示すといわれている。

28　根管口の拡大時期は？

上下顎大臼歯では近心歯頸部が圧平されることによって髄室内部の近心壁が隆起し上顎大臼歯の近心頬側根管口、下顎大臼歯近心根管口の上を覆うようになる（エンド三角）。このため本来の根管の角度に対しその入り口の角度は大きく変移することになる。一方、前歯では根管拡大器具（リーマー、ファイル）は根尖部まで比較的容易に到達できるが、根管拡大が進み号数が大きくなり剛性が強くなるとともに直線化が生じ、図28-1に示す点描部が支点となって、根尖部でステップやアピカルジップを形成したり、根側へ穿孔したりしやすくなる。

根管口を便宜的に拡大・形成することで根管の彎曲度が補正され緩やかになることで、リーマー、ファイルなどの拡大器具は器具に過剰なストレスを受けることなく根尖部根管までスムーズに挿入をできるようになる。根管口の拡大・形成は根管拡大器具の破折防止、彎曲根管の拡大・形成における作業長の変化抑制、根尖部でのステップ、アピカルジップ形成や根側への穿孔の防止や根管充填時の加圧を容易にするためにも重要な処置である。

根管が狭窄している場合や彎曲が著しく強い場合にむやみに根管口の拡大・形成を行うと、根管を見失いやすい。まず、細い器具を使用して根管の位置や方向を確認し、#25程度まで根管拡大し、根管を確保しておくとよい。#25の根管拡大器具であれば柔軟であるため根尖部まで無理なく根管拡大できるだろう。そうすれば、後の根管口の拡大・形成を行っても根管を見失うことはなくなる。

◆根管口拡大・形成時の注意点

根管口の拡大・形成は、根管口から根尖に向かって、根管の長さの1/3以上を越えて行うべきではない。また、すでに拡大されている根管の太さに近い器具を用いるべきである。

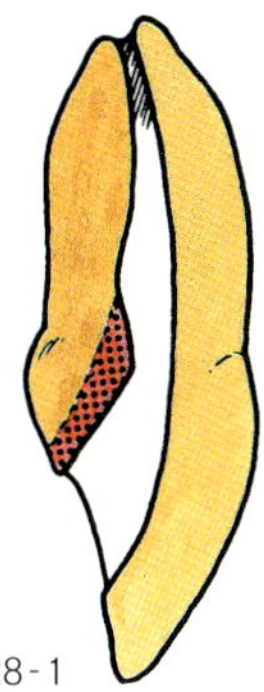

図28-1

◆根管の形成用器具

①ラルゴリーマー：No.1～6のサイズがある。

②ゲイツグリデンドリル：先端が蕾をしている。

③アウエルバッハオリフィスワイドナー：手用の根管口拡大・形成器具。大小2サイズがある。

④オリフィスシェイパー：ニッケル・チタン合金製根管口拡大・形成専用インスツルメント。

大臼歯のエンド三角が強く発達している場合は、根管口の上に張り出した近心壁を切削することになるが、注意が必要である。近心壁の歯質は薄いため歯頸部に穿孔しやすく、髄床底を切削すると狭窄した根管口を見つけにくくしてしまうことも多い。先の細いバーを用いて、先端が髄床底に触れない位置に保ちながら先端部側面で髄室近心壁の隆起を削ぐように切削するとよい。根管口が明示できたら、根管を確保してから根管口の拡大・形成を行えばよい。

根管口の拡大・形成に使用する代表的器具にピーソーリーマー、ラルゴリーマーとゲイツグリデンドリルおよびオリフィスワイドナーがある。

ピーソーリーマーには先端まで刃がついており、細い根管や彎曲した根管では根側への穿孔の危険を伴う。このため根管口の拡大・形成に使用することは差し控えるほうが賢明である。一方、ラルゴリーマーあるいは、ゲイツグリデンドリルの先端部は切削できない形状であるため根管壁を穿孔する危険性は少ない（図28－2）。ラルゴリーマーの刃部は長い直線形であるため、比較的ストレートな根管形態を示す上・下顎前歯に対しては使用しても問題はないが、臼歯のように強い彎曲を示す根管に対しては、図28－3のようにストリップパーフォレーションを引き起こしかねない。大臼歯などの強い彎曲を示す根管には、刃部の長さが約0.2ミリと比較的短くシャフトが細く長いゲイツグリデンドリルの使用が適している。オリフィスワイドナーは手用の根管口漏斗状形成器具であり、通常あまり使用されないが、症例によっては便利に使用できる。最近では、インスツルメントそのものが柔軟性を示すニッケル・チタン合金製のものがありオリフィスシェイパーは安心して使用できる根管口部拡大・形成専用のインスツルメントである。

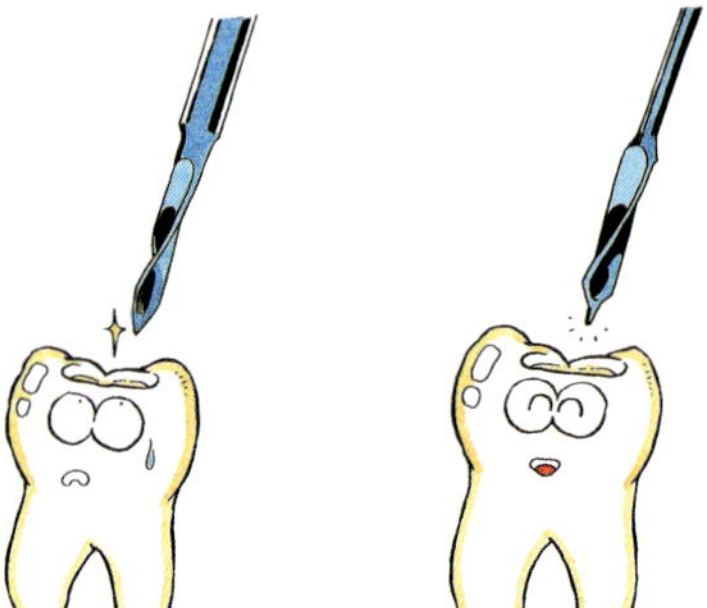
図28-2

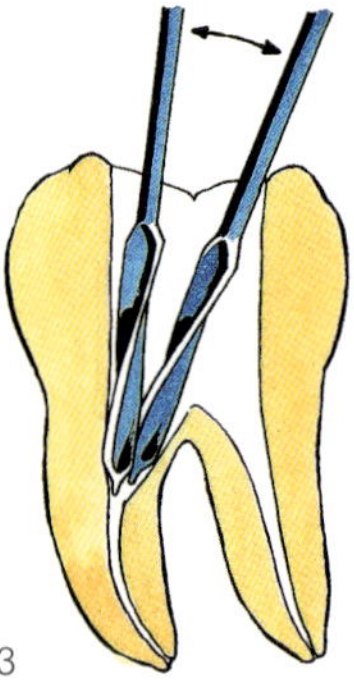
図28-3

29 抜髄で象牙－セメント境での歯髄切断が奨められる理由は？

歯髄全部除去療法である抜髄では〝象牙－セメント境〟で歯髄を切断する。ただし、厳密には象牙－セメント境に近い根尖部根管の最も狭窄された部分で歯髄を切断するのが理想である。この根尖部根管最狭窄部は象牙－セメント境よりわずかに歯冠側に存在し、解剖学的根尖孔から1.0～1.5ミリ歯冠側に位置する（図29－1）。残念なことに、臨床的にこの位置を目視できないので、手指の感覚、エックス線写真、そして、インピーダンスによる電気的根管長測定器を利用して、この位置を想定して抜髄を行わなければならない。

この位置は根管のどの部分よりも断面積が小さいので、ここで切断された歯髄の創傷面積が最も小さく、切断面直下の残存組織の傷害を最小限にとどめることができる。歯髄組織を切断して根管内の歯髄を除去する最適の位置が象牙－セメント境のわずかに歯冠側の根管最狭窄部とされる理由はここにある。歯髄切断による物理的刺激あるいは貼付した薬剤の化学的刺激で残存歯髄組織に単純性炎症が一過性に生じることは避けがたい。創傷面が小さければ切断面直下の残存歯髄組織の損傷は小さく、創傷治癒も早期に完了する。また、創傷が軽微であれば咀嚼痛などの抜髄での創傷による不快症状は軽微であるか、または、生じることはない。

象牙－セメント境、すなわち、根尖部根管最狭窄部よりも歯冠側で歯髄を切断、除去すると、根管の根尖部に健全な、あるいは、罹患した歯髄を残す結果となる。

◆年齢で異なる歯髄切断位置

エックス線写真を応用して根管長を測定するとき、象牙－セメント境の位置が若年者の歯と高齢者の歯とでは異なり、加齢的に象牙－セメント境は根尖から離れていくので注意しなければならない。

◆生理学的根尖孔と解剖学的根尖孔

生理学的根尖孔：根尖部の象牙－セメント境を意味し、この少し歯冠寄りに根管径が最も狭小なところがあり、そこで歯髄を切断する。生理学的根尖孔は歯髄と歯根膜組織が移行するところでもある。

解剖学的根尖孔：根尖表面に開口している部分であり、そこには歯髄組織ではなく、歯根膜組織が存在する。

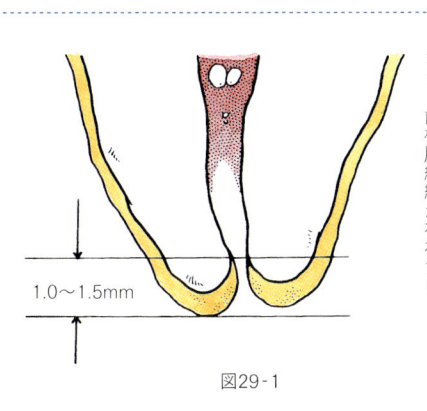

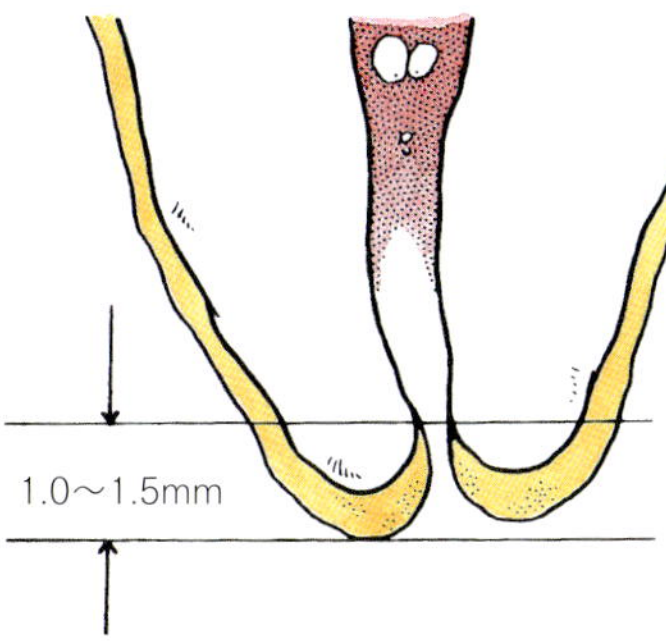

図29－1

つまり、残髄の状態にさせることになる。健全な歯髄が根尖部根管に残存しても、感染を生じなければそれが直ちに炎症に陥って不快症状を生じさせことにはならないと考えられる。しかし、根尖部に残存した歯髄は壊死に陥る可能性があり、また、不完全な根管充填がなされたなら感染による急性化膿性炎が残存歯髄に生じるかも知れない。残存壊死歯髄はやがて変性して慢性化膿性根尖歯周疾患の原因物質になる。また、罹患した状態で根尖部に残された歯髄は、急性炎症の症状を呈する残髄炎を起こすことになる。

象牙-セメント境を越えて行われる抜髄と根管形成は、過剰な機械的処置、すなわちオーバーインスツルメンテーションである。オーバーインスツルメンテーションは根管最狭窄部を破壊する。根尖孔を越えた器具操作によって根尖部の解剖学的形態である最狭窄部が破壊され、根尖周囲組織が傷害されると、臨床的不快症状が発現する。根尖部の解剖学的形態の破壊は、歯根膜炎症状を長く持続させる主な原因である。根尖孔を越えた過剰な機械的処置で根尖部根管は拡大され、そのために根管内に応用される薬剤が根尖孔外の組織に直接に化学的刺激を及ぼすことになる。それが根尖部での創傷治癒の遅延を招き、あるいは、急性単純性根尖性歯周炎を惹起させる一因になる。さらには、根尖孔を越える過剰な機械的操作がなされると、根尖部根管の抵抗形態であるアピカルシートは形成されない。アピカルシートが形成されない根尖部根管では、根管充填に際してオーバーフィリングが起こる結果となる。

◆若年者と高齢者の歯における根尖孔付近の比較（図29-2）

加齢的に解剖学的根尖孔は生理学的根尖孔から離れる。

生理学的根尖孔の直径は、加齢とともに小さくなる。

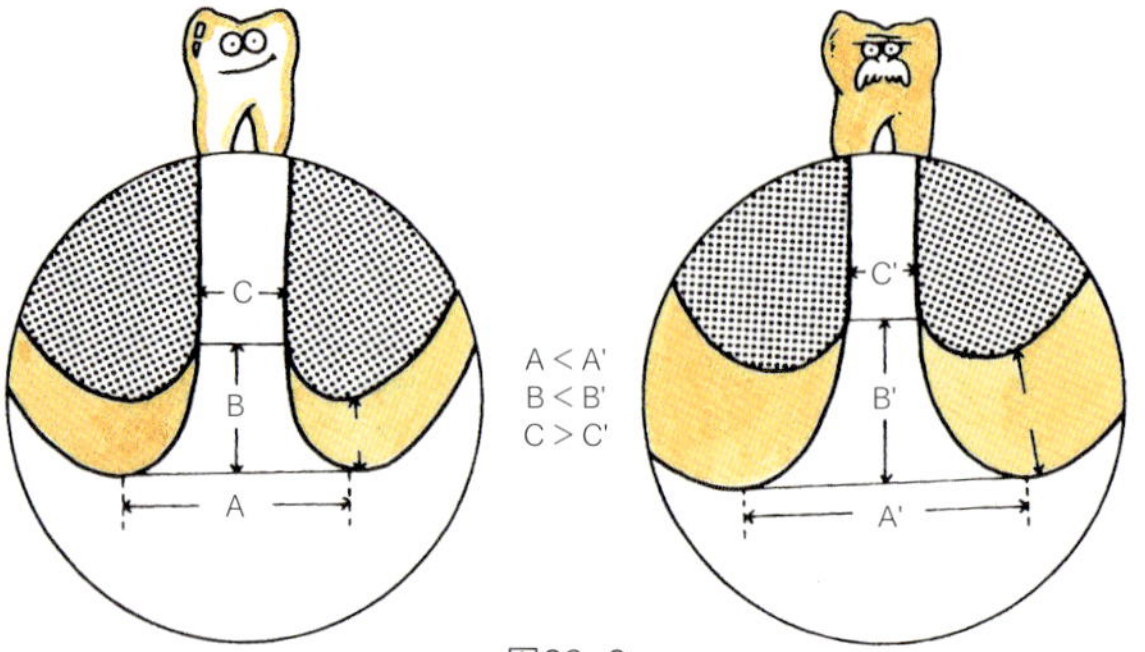

図29-2

30 抜髄時の歯髄切断には何を使うか？ その後の根管の処置は？

抜髄に抜髄針（クレンザー、バーブドブローチあるいはラットテイルファイルともいわれる）が使用されていたのはかなり昔になる（現在も使用されているかも知れないし、実際に製造・販売されている）。今日では、一般には、抜髄に最も多く使用されているのはリーマーあるいはファイルであろう。

抜髄にクレンザーを使用すると、①根尖付近まで根管に挿入できない、したがって②残髄しやすい、③切断面が挫創になって、④術後疼痛が発現する可能性が大きい、などの難点がある。

クレンザーで抜髄すると、歯髄はクレンザーの棘に絡まったように一塊になって除去される。クレンザーに絡まって根管から取り出せるのは健全な、あるいは、単純性炎に陥った歯髄で、急性化膿性歯髄炎では歯髄の損傷が激しいために一塊で除去されない。

一塊として除去された歯髄は明るいピンク色をして可愛げである。しかし、クレンザーのサイズによっては、根管の最狭窄部で歯髄が切断されることはほとんどないであろう。別の項で詳述されているように、根尖部の象牙－セメント境のわずかに歯冠側に位置する根管最狭窄部で抜髄されなければならない。クレンザーでの歯髄切断では、残念ながら根管のかなり中位で歯髄が切断される。これは、とりもなおさず残髄することを示している。とくに、上顎第一大臼歯近心根のように彎曲し

◆抜髄後の治癒

抜髄後の創面の出血が凝血して肉芽組織が増殖し、これが線維化して瘢痕組織になる（瘢痕化）。やがて線維性の瘢痕組織が吸収され、セメント質様の硬組織で根尖孔が封鎖される（骨性瘢痕治癒）。

◆抜髄後の打診痛

抜髄、オーバーインスツルメンテーションあるいはオーバーメディケーションは根尖周囲の組織を傷害する。そのために、抜髄後に打診が生じる。また、オーバーインスツルメンテーションで根尖孔付近の（セメント質）構造を破壊すると、打診痛が長く残る。そのほか、止血が不十分であると、根管内で赤血球が変性、分解して刺激因子となり、打診痛を生じさせる可能性がある。

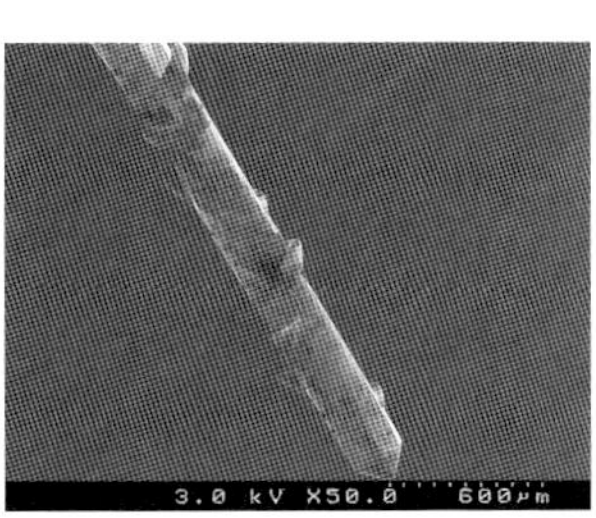

図30-1　クレンザーの先端部（電顕写真：50倍）。

た根管ではクレンザーを根尖近くまで挿入することはさらに困難になる。また、クレンザーでは根管壁の機械的清掃が不可能なので根尖部根管内に限らず、根管壁にも歯髄の断片を残す可能性がある。

　クレンザーによる抜髄では、切断面は組織が引きちぎられて残されている状態、すなわち、挫滅創になっている。平滑な面でこそ創傷は速やかに治癒し、挫滅創あるいは挫創は治癒が遅延する。挫滅創は切創に比べると組織の損傷が大きく、疼痛あるいは違和感といった抜髄後の不快症状を引き起こす。さらに、抜髄で根尖孔外の組織が歯髄とともに引きちぎられることがあれば、根尖歯周組織に損傷を生じる。当然、鈍痛や咬合痛など、急性単純性根尖性歯周炎の症状が発現することになる。

　一方、リーマーやK-ファイルによる歯髄切断面はほぼ切創になり、少なくともクレンザーのように挫滅創にはなりにくい。そして、小さいサイズから順に大きなサイズの器具を用いて抜髄を行うと同時に、根管壁の削除（拡大・形成）ができるので象牙-セメント境までの作業長を守れば残髄することはない。

　〝抜髄後の根管の処置〟では、根管内に歯髄組織の断片を、そして、根管壁には象牙芽細胞を残さないようにしなければならない。これらは変性して根尖歯周組織に障害を及ぼす可能性があるので、次亜塩素酸ナトリウムを併用して化学的・機械的根管清掃を行う。根管壁の全周ファイリングも必要である。

◆市販されている次亜塩素酸ナトリウム液

・歯科用アンチホルミン「日薬」：次亜塩素酸ナトリウム液（日本歯科薬品㈱）
・ネオクリーナー「セキネ」：次亜塩素酸ナトリウム10％液（ネオ製薬工業㈱）
・ヒポクロリットソリューション10％「日薬」：次亜塩素酸ナトリウム液（日本歯科薬品㈱）
・キャナルクリーナー歯科用液10％：次亜塩素酸ナトリウム液（福地製薬㈱）

このほかにも5～6種類、次亜塩素酸ナトリウム液（0.1％～10％濃度）が販売されているが、歯科用とされていない。

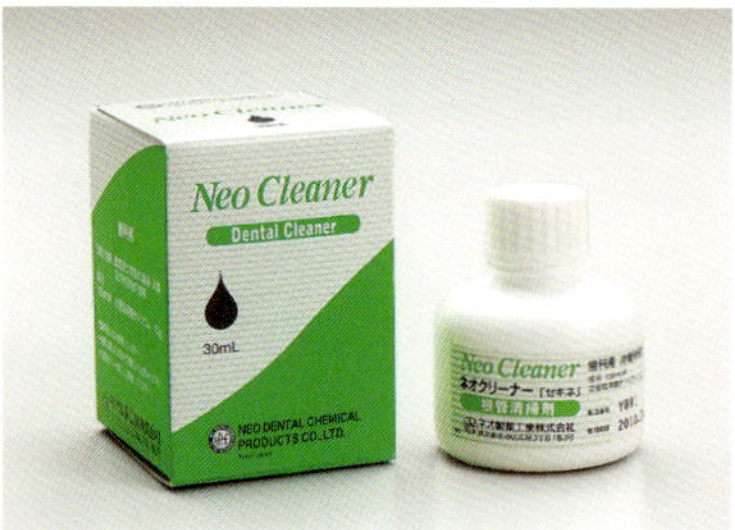

図30-2　ネオクリーナー「セキネ」。

31 麻酔抜髄と失活抜髄、どちらがよいか

現在は局所麻酔下での抜髄が一般に行われている。そして「麻酔抜髄法と失活抜髄法とどちらがよいか」との問いに対して、やはり、返ってくるほとんどの答えは「麻酔抜髄法」ではないだろうか。

抜髄に関していくつかの項目を選択し、それぞれについて麻酔抜髄法と失活抜髄法とを対比してみると、

①麻酔抜髄法：浸潤麻酔が奏功すれば直ちに無痛下で抜髄処置ができる。失活抜髄法：亜砒酸（三酸化砒素）を齲窩に貼付して無痛効果を得るまでに24～48時間を要する。

②麻酔抜髄法：麻酔後、速やかに薬液の作用が奏功し、歯髄の状態にほとんど影響されない。失活抜髄法：歯髄全体に作用が奏功する時間が歯種や歯髄の罹患状態によって異なり、効果も不確実である。

③麻酔抜髄法：歯冠歯質の崩壊が大きくても抜髄処置ができる。失活抜髄法：歯冠の崩壊が大きいと緊密な仮封が不可能で、貼付した失活剤が口腔内に漏洩する危険性がある。

④麻酔抜髄法：根尖未完成歯に適用できる。失活抜髄法：根尖未完成歯では速やかに根尖歯周組織に失活剤の作用が及ぶ。

⑤麻酔抜髄法：急性炎症症状を呈する歯髄に歯髄疾患の病勢の程度にかかわらずに使用できる。失活抜髄法：亜砒酸の血管毒が歯髄に充血を引き起こし、そのため

◆**歯根膜注射法**

歯根が緻密な下顎骨に囲まれている下顎小臼歯、大臼歯では浸潤麻酔が奏功しにくい。骨膜下注射であっても、また、骨内注射であっても、下顎骨では内部に麻酔薬が浸潤しない。根尖孔への交通路は歯根膜空隙だけで、歯根膜を介して薬液を根尖孔に到達させて無痛状態におこうとする効果的な注射法が歯根膜注射法である。歯冠乳頭に麻酔針を刺入して歯根膜空隙に針を進めて歯根膜空隙に到達させ、麻酔薬を注入する。

歯肉溝（歯周ポケットは論外であるが）に麻酔針を刺入してはならない。歯肉溝、とくに歯周ポケットには歯垢が沈着しているので、そこに麻酔針を刺入すると針尖端に付着した歯垢が歯根膜腔に押し込まれ、感染を生じる。決して歯肉溝を経由させてはならない。

に急性化膿性歯髄炎では化膿性炎が重篤になるので、禁忌である。

⑥麻酔抜髄法：多くの歯科用局所麻酔薬が市販されており、それらの麻酔効果は大きい。失活抜髄法：亜砒酸および補助的に用いられるパラホルムアルデヒド製剤だけで、選択の余地はない。

⑦麻酔抜髄法：抜髄後の仮封を緊密にしておけば、次回の治療あるいは根管充填を行うまでに期間があっても大きな問題はない。失活抜髄法：亜砒酸は神経および血管に対する毒性が強いので、原則として遅くとも48時間以内に失活剤を除去しなければならない。亜砒酸を貼付してから24～48時間のうちに確実に再来院できない患者には施してはいけない。

などのように、麻酔抜髄法と失活抜髄法とは対極をなすことが明らかである。

局所麻酔で配慮するべき点は、麻酔を施す際の麻酔針の刺入の痛みや注入圧による痛みのためにショック症状を引き起こす場合があることと、麻酔薬そのもの、あるいは、含まれる防腐剤に対してアレルギーを有する患者がいることであろう。

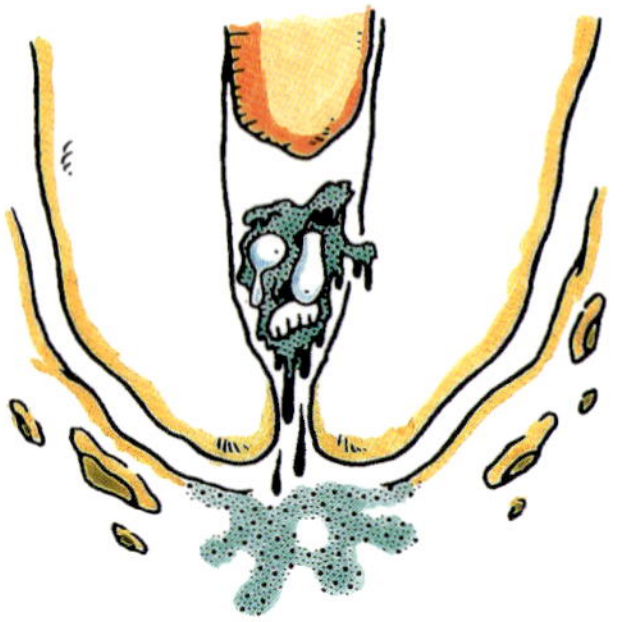

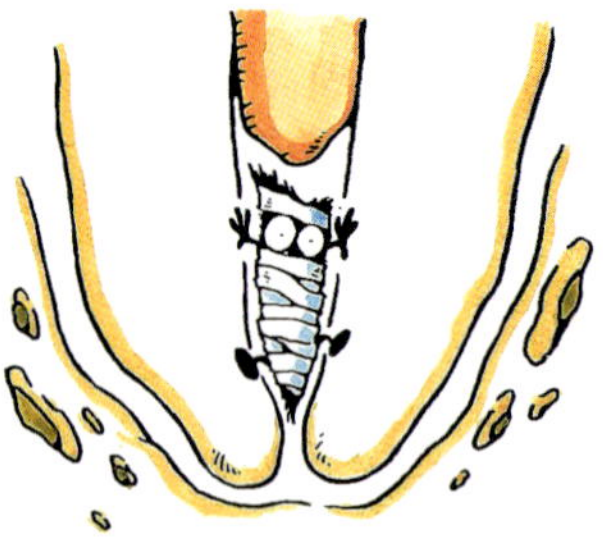

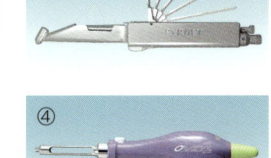

◆歯根膜注射器の一例（図31-1）

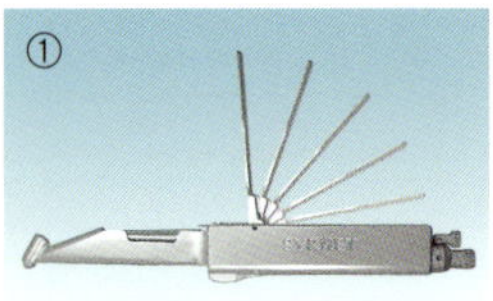

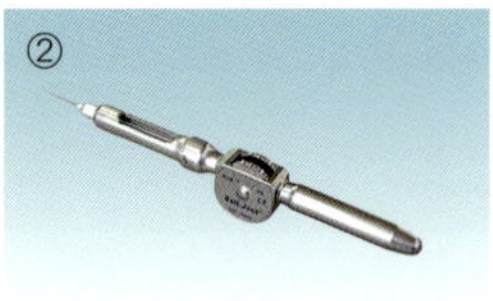

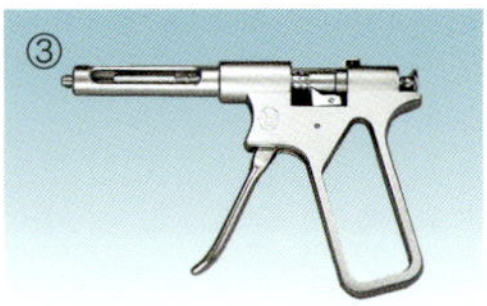

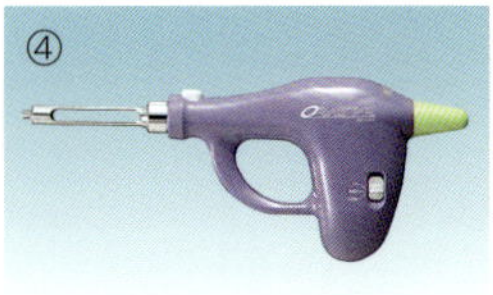

図31-1　手動ペングリップタイプ：①シリジェット（無針注射器：キーストン社）、②ソフトジェクト（ヘンケ社）。ピストルタイプ：③ヘンケジェクト90（ヘンケ社）、電動：④オーラスター1.8S（昭和薬品化工）。

32　歯髄失活法に関する現在の考え方

失活抜髄は行われなくなりつつあるが、それでも失活抜髄が必要な症例があるかもしれない。過去、数か月から半年の間に狭心症の発作の既往があるときには麻酔抜髄は禁忌である。設備の整った病院では、麻酔科の専門医が心電図をモニターし、また、静脈を確保して万が一に備えておき、局所麻酔による抜髄処置を行うことが可能である。この際でも、局所麻酔による疼痛刺激を与えないように注意するのはいうまでもない。このような重症の全身疾患を持っていても歯髄処置を施さざるを得ないときがある。

失活抜髄に用いる歯髄失活剤は亜砒酸（三酸化砒素）である。亜砒酸の神経毒、血管毒および細胞毒はきわめて強い。貼付した窩洞は酸化亜鉛ユージノールセメントやリン酸亜鉛セメントのように辺縁封鎖性に優れ、かつ、咬合圧に耐えるだけの強度を有するセメントを選ばなければならない。辺縁から口腔内への亜砒酸の漏洩を防ぐことが重要である。口腔内に漏洩した亜砒酸は口腔粘膜に重篤な壊疽を生じさせる。

亜砒酸を窩洞に貼付してから歯髄が失活するためには24時間から48時間を要するが、それ以上に亜砒酸を貼付しておくと、その作用が根尖孔から歯周組織に波及して根尖歯周組織に強い炎症を生じる。その作用が歯槽骨に達するとその部には腐骨が形成される。歯槽神経に亜砒酸の作用が及ぶと、その部位より末梢の神経支配領域では知覚麻痺が生じる結果となる。

◆亜砒酸の解毒

2005年末以後に歯科用亜砒酸は製造・販売はされていない。したがって、それ以前に購入されて残っている亜砒酸が必要なときに使用されているだけであろう。

仮封が不十分で亜砒酸が漏洩し、粘膜が腐食されたとき、あるいは、48時間を越える貼付で亜砒酸の作用が根尖孔外に及んで根尖歯周組織を障害したとき、できるならば水洗して亜砒酸を洗い流したあとに希ヨードチンキを塗布、あるいは、貼付する。

全身中毒のときには、ジメルカプロールの筋肉内注射を行う。

◆亜砒酸の市販品

亜砒酸に麻酔薬を配合したエーエスブラック®、あるいはネオアルゼンブラック®が市販されていたが、現在では市販されていない。

亜砒酸による組織損傷に対して、希ヨードチンキで亜砒酸の作用を減弱させて組織の損傷を最小限に抑える。不幸にして亜砒酸が口腔内に漏洩して粘膜を損傷したり、根尖孔を越えて根尖周囲組織に傷害が生じたときには、ヨードチンキを用いて亜砒酸の毒性を減弱し、組織損傷の拡大を防止する。

拍動性の自発痛を伴う急性化膿性歯髄炎への亜砒酸の応用は禁忌である。亜砒酸は血管毒であり、充血を引き起こすために急性炎症症状が増悪する。亜砒酸は根未完成歯に対しても使用を控えるべきである。根未完成歯は根尖孔が広いために亜砒酸の作用は根尖周囲組織に速やかに達することになる。また、緊密な仮封が期待できないような歯冠部歯質の大きな崩壊がある歯には、亜砒酸を使用するべきではない。

歯髄乾屍剤として使用されるパラホルムアルデヒド系糊剤は亜砒酸より毒性が弱く、亜砒酸が歯髄に湿性壊死を引き起こすのに対してパラホルムアルデヒドは歯髄を凝固壊死させる。凝固壊死した歯髄組織はやがて肉芽組織で置換されて線維性瘢痕化を生じる。その後、根管壁にセメント質が添加されて、最終的に根尖部根管と根尖孔が硬組織で閉鎖されることがある。しかし、このような治癒を生じるのはむしろ少数例で、パラホルムアルデヒド系糊剤を応用したすべての症例でこのように望ましい結果が得られるとは限らない。

かつて、高血圧や心疾患の既往、あるいは現症があれば、局所麻酔下での歯内治療処置は禁忌とされていた。きわめて重篤な循環器系疾患を有する場合は別として、高血圧症、狭心症、甲状腺機能亢進、あるいは、動脈瘤の現症があるなら当然、内科的な加療を受けているはずであり、歯科治療の方針と内容を十分に説明して治療

◆市販されている歯髄乾屍剤

歯髄乾屍剤はパラホルムアルデヒドが主成分である。製剤として市販されているのはペリオドン®（ネオ製薬工業㈱）のみである（図32－1）。

・ペリオドン®
〈100グラム中〉
パラホルムアルデヒド：50グラム
エンサンジブカイン：26グラム
グアヤコール：24グラム

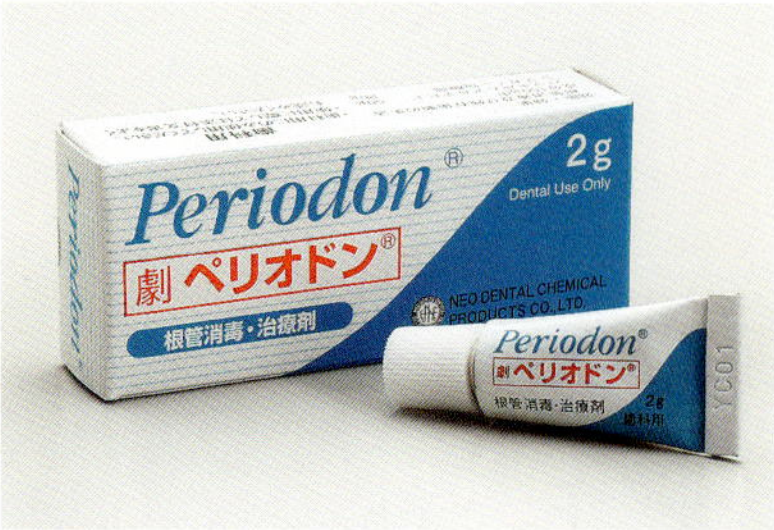

図32-1　ペリオドン®。

に対する心理的不安を取り除くように努める。不安感が除かれ、浸潤麻酔時の刺入の痛みが軽度ならば、歯内治療は可能である。できるだけ疼痛を軽減するために、表面麻酔を施した上で浸潤麻酔を行い、歯髄処置を進めていく。

現在の局所麻酔薬は確実に無痛効果を得ることができる。ゼリー状の麻酔薬を塗布し、あるいは、麻酔薬を噴霧して麻酔針を刺入する際の疼痛を軽くする。表面麻酔が奏功した粘膜に局所麻酔薬液を注射するとき、徐々に圧を加えて麻酔薬を注入すれば内圧の上昇による疼痛は生じない。このようにして無痛下での抜髄処置が可能になる。したがって、一般には失活抜髄を行わないのが現在の歯内治療である。

なお、ゼリー状の表面麻酔剤も噴霧式の麻酔剤も口腔内で広範囲に広がるので、表面麻酔をする際には麻酔針を刺入しようとする部位に麻酔剤を浸み込ませた綿花を置くとよい。ゼリー状の表面麻酔剤はチューブに入っており、1mℓ中にリドカイン塩酸塩20mgを有効成分として含む〝キシロカイン®ゼリー2%〟として販売されている。また、〝キシロカイン®ポンプスプレー8%〟として市販されている噴霧剤はポンプのついたガラス瓶に入っており、そのノズルを1回押すごとに0.1mℓ(リドカインとして8mg含有)の麻酔薬液が噴霧されるようになっている(図32-2、3)。

キシロカイン(一般名:リドカイン)は、1948年にスウェーデンのアストラゼネカ社で開発された局所麻酔薬であり、現在でも世界中で使用されている。

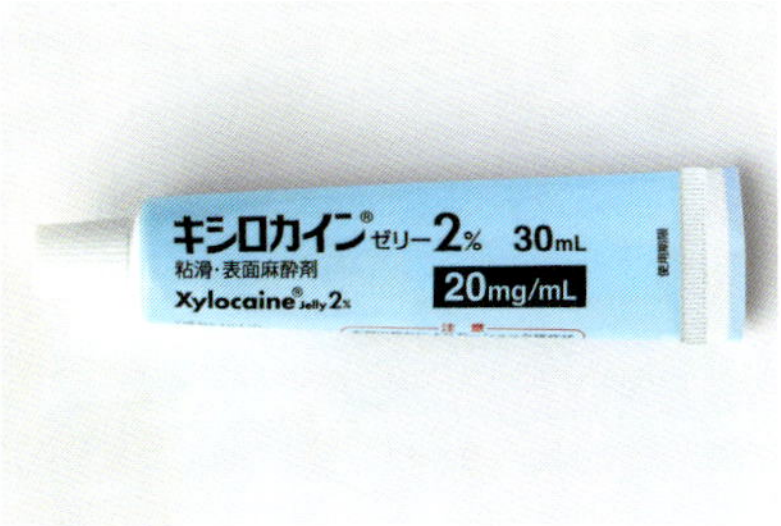

図32-2　キシロカイン® ゼリー２%。

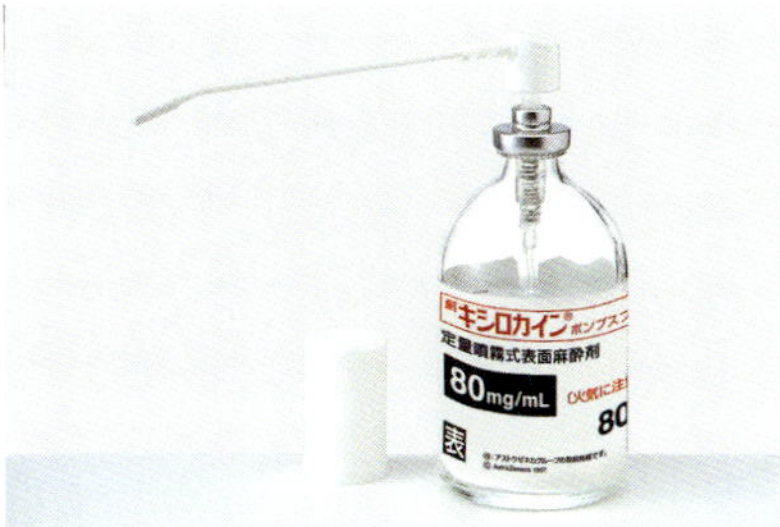

図32-3　キシロカイン® ポンプスプレー８%。

33　抜髄のための局所麻酔法

局所麻酔薬を注射し、歯の知覚神経終末部を麻痺させるには、①粘膜下注射法、②傍骨膜注射法、③骨膜下注射法、④骨内注射法、⑤歯根膜内注射法、⑥歯髄腔内注射法の6つの方法がある。上顎と下顎では顎骨の構造上の相違があるのでそれぞれの構造を考えて、抜髄時の麻酔法は上顎なら粘膜下注射法、傍骨膜注射法、骨膜下注射法、そして、骨内注射法のいずれかを、下顎なら骨内注射法、あるいは、歯根膜内注射法を選択するとよい。歯髄腔内注射法はいずれの方法でも麻酔が奏功しないときに、やむを得ず選択する麻酔注射法であり、頻繁に行うものではない。

上顎骨は海綿状骨である。粘膜下注射法はフェネストレーションとデヒセンスが多い上顎前歯にはよく奏功し、臼歯部でも効果が期待できる。しかし、下顎骨は骨皮質が厚く骨体も緻密な構造で、とくに臼歯部で麻酔薬液が骨内に浸潤できず、粘膜下注射法はもちろん、傍骨膜注射法や骨膜下注射法でも当該歯根尖付近まで麻酔薬は浸潤せず、顕著な麻酔効果は得られない。

傍骨膜注射では麻酔針尖端が骨膜面に達するだけで麻酔薬液は骨膜内に浸潤せず、骨膜と粘膜の間に麻酔薬が貯留することになる。このときに麻酔薬を注入していくと歯肉粘膜下に麻酔薬が貯留して歯肉粘膜が膨れた状態になる。これでは根尖付近に麻酔薬は到達しにくく、麻酔効果は期待できない。

歯科の局所麻酔法として、歯根膜注射法は上顎歯に対してももちろん有効であり、緻密な骨質である下顎骨にも適した有効な局所麻酔法である。骨内に麻酔薬液を浸

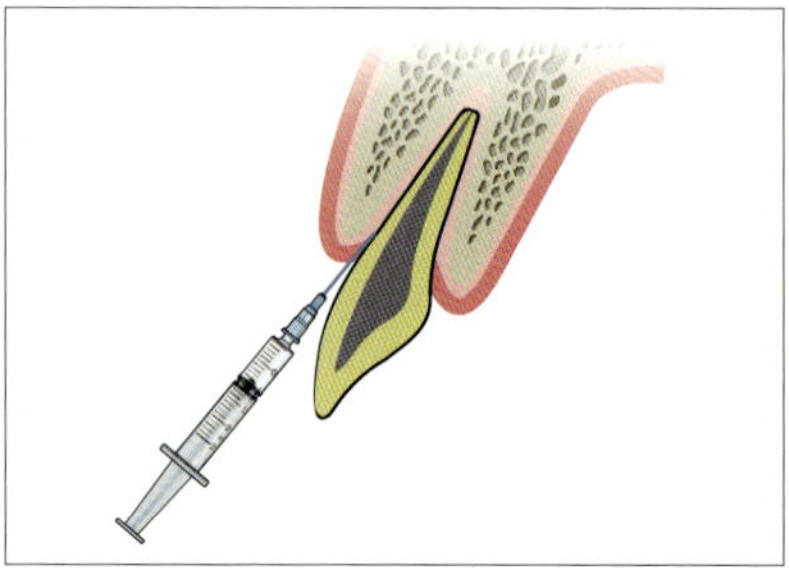

図33-1　麻酔針を歯肉溝から歯根膜空隙に刺入。

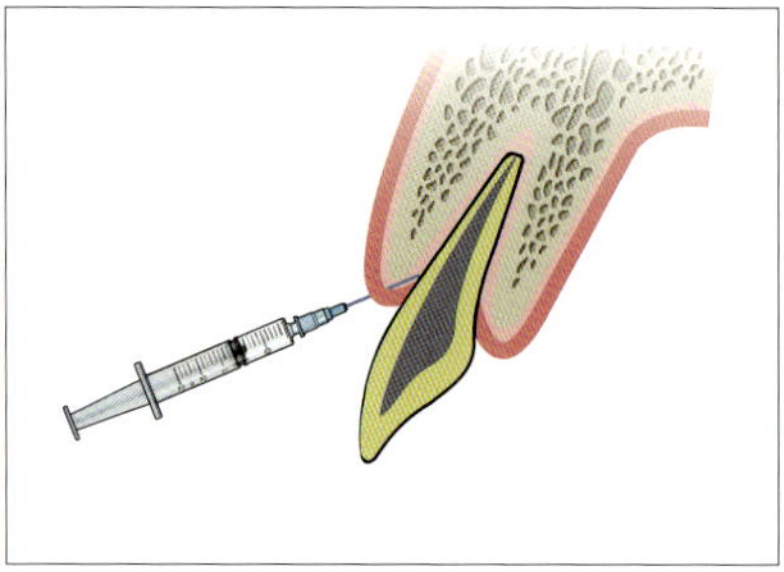

図33-2　麻酔針を歯間乳頭から歯肉溝を避けて歯根膜空隙に刺入。

潤させることができない場合に、麻酔薬液を根尖部に確実に到達させることができる唯一の経路は歯根膜腔である。

歯根膜麻酔法だからといって、歯肉溝から注射針を歯根膜腔に直接刺入してはいけない（図33－1）。承知のとおり、歯肉溝は多量の細菌の巣窟である。歯肉溝から刺入して麻酔液を注入すると、歯肉溝から細菌が一緒になって歯根膜腔内に圧入され、歯根膜組織が感染して急性化膿性炎症が発現する可能性がある。歯肉溝を避けて歯根膜腔に到達するように注射針を刺入するべきである。具体的には、歯間乳頭から歯肉に刺入して上皮付着部より下方の歯根膜腔に針先を到達させるようにする（図33－2）。

下顎歯を麻酔するとき、麻酔薬の注入にはかなりの力が必要であり、麻酔を奏功させるのに苦労をした経験が思い出されるかもしれない。しかしながら、歯根膜麻酔用プレッシャーシリンジを用いると軽い力で麻酔薬液を注入することができる。

歯肉粘膜への麻酔針の刺入で注意するべきことは、刺入点の消毒である。刺入点の消毒を怠ると浸麻針を刺入した粘膜損傷部が外傷性アフタになることがある。とくに、針尖端のカット面（図33－3）を骨面に合せて刺入しないと尖端が骨面に衝突し、その尖端が鉤状に曲がってしまい、抜くときに周囲の組織を引きちぎって挫滅創を作り、アフタができることになる。刺入する針尖端のカット面の向きに注意が必要である。

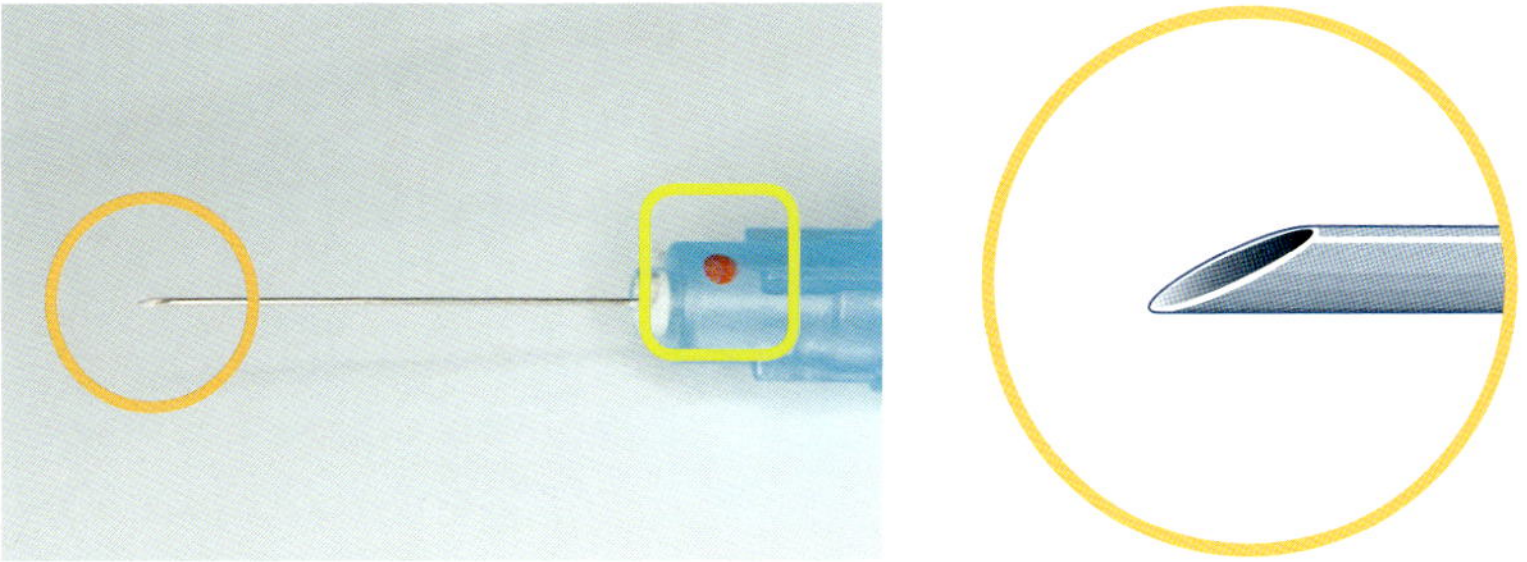

図33-3　潤麻酔針。針先が斜めにカット（○内）してあり、カット面を示す●（□内）が刻印されている。

34 抜歯時と感染根管治療時の根管内最深部における初期の機械的操作位置（アピカルエンド）に差があるか

原則的には、根尖部での機械的操作位置は、抜髄時および感染根管治療時のどちらも象牙-セメント境に相当する位置である。抜髄根管は、通常、象牙-セメント境が保存されており、その位置で歯髄を切断除去することが理想的といえる。その理由は、この位置が根尖部における最狭窄部であり、この位置で歯髄を切断すると創傷面が最小となること、この位置の歯髄組織は線維成分に富む歯周組織に近似した組織で、歯髄組織中最も強靭な組織であることなどが挙げられる。

通常、歯髄の象牙-セメント境の位置は、若年者で0.5～0.7ミリ、高齢者では1.0～1.5ミリ解剖学的根尖端から歯頸部寄りにある。それゆえ、根管処置にあたっては患者の年齢、患歯の状態、たとえば、齲蝕位置と程度、エックス線写真による根管の位置、大きさや彎曲度および根尖部の状態等を十分に診査しておく必要がある。また、創傷面の治癒が速やかに起こるように、オーバーインスツルメンテーションを生じさせないようにアピカルシートの形成を行うべきである。

一方、感染根管においても根管内最深部の機械的操作位置は、原則的に抜髄根管と変わらない。しかし、感染根管では、根尖歯周組織での病変の発生、根尖部の吸収、あるいはセメント質肥大等、さまざまな状態を呈している。それゆえ、抜髄根管よ

◆アピカルシート
根管充填の準備のための処置である根管形成を行う際、根尖孔部の根管最狭窄部を傷つけずに保存することによって、根管充填材（剤）の根尖からの溢出を防止して、根尖歯周組織の損傷を防止することができる。このために根尖部の象牙-セメント境部の根管にステップを意図的に形成する。この根管底部の抵抗形態をアピカルシートと称し、同義語にアピカルストップ、アピカルステップ、アピカルマトリックスがある。

◆アピカルエンド
根管を拡大形成するときの根尖部最先端位置をアピカルエンドといい、原則的には根尖部の象牙-セメント境に相当する。

◆アピカルカラー
根管形成が完了したときのアピカルシートから歯頸部寄りの2ミリ程度の部位をいい、この部分の形成状態が、緊密な根管充填が行えるか否かに大きく影響する。同義語にパラレルカラーがある。

りも根尖部での機械的操作位置の決定には術者のより的確な判断が肝要となる。

また、明らかに根尖病変が存在する場合には、根管を排膿路や減圧路として確保しなければならない。そのためには、一度№15～20のリーマーやファイルで根尖孔を穿通させ、前述の目的を果たした後、最終的にセメント質を破壊することがない象牙－セメント境の位置でアピカルシートを形成しなければならない。

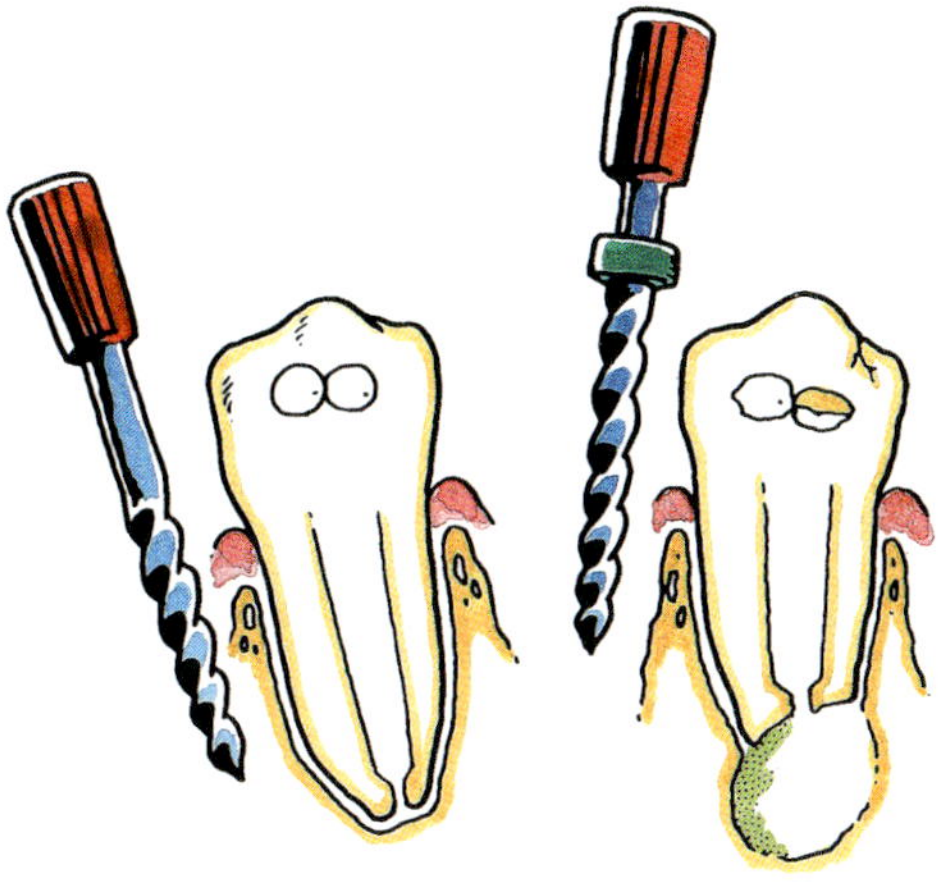

◆パルプスタンプ（pulp stump）

歯髄を切断したあとに根尖部根管に残存する部分で、切断面から根尖孔までの歯髄組織をいう。適切な抜髄処置が施されて、パルプスタンプの損傷が軽微であればあるほど、速やかな瘢痕治癒が得られる。

◆オーバーインスツルメンテーション

オーバーインスツルメンテーションとは、根管の拡大、形成時にリーマーあるいはファイルによって根尖孔を破壊するだけでなく、根尖歯周組織にまで機械操作が及ぶことをいう。その結果、根尖歯周組織は機械的刺激はもとより、強力な組織為害作用を有する根管消毒剤の貼付による化学的刺激、さらには不潔な根管内容物の根尖孔外への溢出にともなう細菌学的刺激を被ることになる。また、根管充填時には、根尖部にアピカルシートの付与がないために、過剰な根管充填を施す原因となる。

35 作業長の測定がうまくいけば、根管治療は50%成功といっても過言ではない

作業長の測定をおろそかにすれば、根管処置における根管拡大・形成、根管充填などに大いに影響を及ぼし、最終的には歯内治療の成績を左右することになる。したがって、このステップは絶対に避けて通れず、また決しておろそかにできないものである。

抜髄および感染根管処置を行う根管は、解剖学的には象牙質の存在する範囲内であり、その先端は、象牙-セメント境である。この位置は根管の最狭窄部であり、以後の根管処置を進めていくうえで非常に好都合な形態を呈している。しかし、この象牙-セメント境を的確に察知するのはきわめて困難である。作業長を測定する際、誤って実際よりも長く測定すれば、根管にオーバーインスツルメンテーションやオーバーフィリングを生じさせ根尖歯周組織を傷害することになり、また短く測定して根管処置を行えば残髄や根尖部に死腔の存在を許すことになる。それゆえ、象牙-セメント境に近い位置を正確に決定することは、歯内治療処置の予後を良好にするために必須である。

作業長を正確に測定するために、今日まで数多くの研究がなされ、その結果、各種の測定方法や器具・機器が考え出されているが、残念ながら完全なものはない。

現在、作業長の測定方法は次のようなものがある。

◆多根歯における作業長測定時の工夫

エックス線写真によって作業長を確認する場合、多根歯では頬舌的に歯根が重なり計測が困難である。このような場合には、1根管ごとに測定するのもひとつの方法であるが、この方法では患者のエックス線被曝量が増えるために、できるだけ避けたいものである。そこで、挿入する拡大器具の種類（リーマー、K-ファイル、H-ファイル）や太さ（番号）を変えて撮影したり、あるいはエックス線の偏心投影を行うなどすると比較的判断しやすくなる。

◆市販されている根管長測定器

・APIT7（長田電機工業㈱）
　電気抵抗を利用
・ROOT-ZX mini（㈱モリタ）
　電気抵抗を利用
・JUSTYⅢ（㈱ヨシダ）
　電気抵抗を利用

1　エックス線写真による方法

①リーマーあるいはファイルに推測した作業長を印記し、根管内に基準面まで挿入してエックス線写真撮影を行い、そのエックス線写真から作業長の過不足を比例計算式によって求め、正しい作業長を算出・決定する方法。この方法の欠点は、三次元の根管を二次元のエックス線写真上で判定するため根管の彎曲が正しく反映されないこと、また生理的根尖孔の位置を推測で決めなければならないことなどである。

②James Best法

10ミリの測定針を歯の表面に固定し、エックス線撮影を行って、測定針の伸縮比率を応用してエックス線写真上の歯の長さから真の歯の長さを決定する方法。

③エンドドンティックゾンデを応用する方法

金属性の1ミリ間隔に凹凸のついた測定針を根管内の最狭窄部と思われる付近にまで挿入し、エックス線撮影を行い、エックス線写真上でその凹凸の数を読み作業長を決定する方法。この方法によるとフィルム上の像が伸びたり縮んだりしてもこの目盛りを読みとり歯の実長を知ることが可能となる。しかし、これらの方法は最近の臨床の実際では、ほとんど採用されなくなっている。

2　電気抵抗測定による方法

口腔粘膜と歯根膜の抵抗値が、歯種、年齢などに関係なくほぼ同じであることを利用して、歯の長さを電気的に決める方法である。これまで使用されていたルートキャナルメーターやエンドドンティックメーターなどは、測定電流に単一の周波数

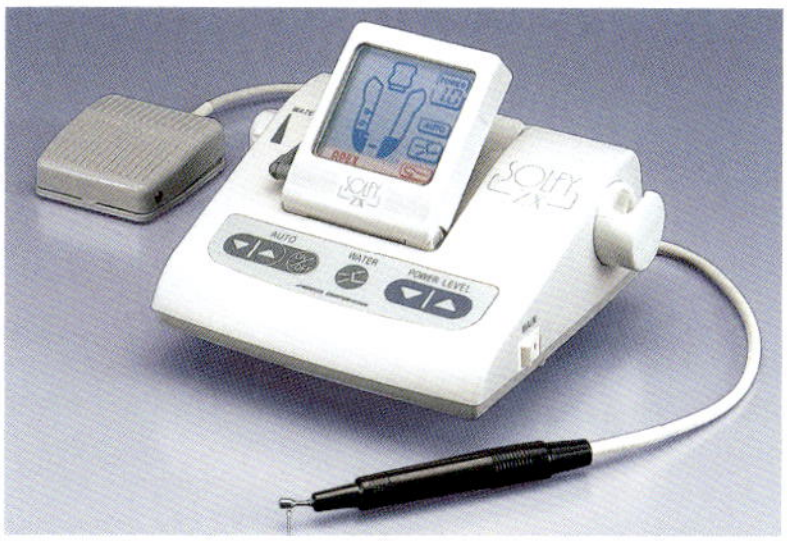

図35-1　電気的根管長測定器と超音波根管拡大器が合体した器具（ソルフィーZX：㈱モリタ製作所）。

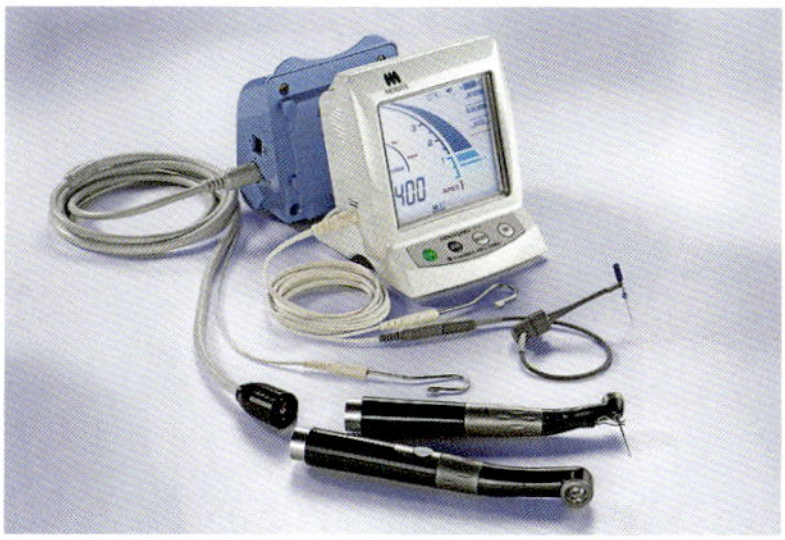

図35-2　電気的根管長測定器とNi-Ti製ロータリーファイルが合体した器具（デンタポート：㈱モリタ製作所）。

を用いていたために電気回路が正しく構成されていない場合や根尖未完成歯などでは測定誤差が大きくなる傾向があった。現在ではこれらの点が改良され、測定電流に2種類の相異なる周波数を用いるアピット、ルートZX、ジャスティー、などが臨床の現場において頻用されるようになった。

3 低周波発信音の応用

電気的に測定した根尖孔の位置を低周波発信音の変化によって知る方法

4 術者の手指の感覚による方法

一般に行われている方法で、根管に最初挿入した根管用器具が根尖の最狭窄部にあたる感覚によって術者の指で察知する方法である。しかし、これは相当の熟練が必要であり、根尖部が狭窄している場合はともかくも、根尖孔が大きかったり、根管が彎曲していたり、狭小な場合は微妙な抵抗感を知ることはきわめて困難である。

実際には、これらのいくつかを組み合わせてできる限り正確な作業長を知る努力が払われている。

作業長の測定をできる限り正確に行うためには、術前のエックス線写真を可能な限り正確に撮影し、伸縮のない、かつ根尖部が鮮明に撮影されたエックス線写真が得られるようにしなければならない。こうして得られたエックス線写真上から、おおよその作業長を推定し、かつ解剖学の成書から知り得る日本人（時に外国人）の平均的作業長を考慮し、術者の指先に神経を集中して、根尖部の象牙-セメント境

前歯における歯の長さおよび歯根数と根管数（藤田による）

歯名	全長	歯冠長	歯根長	歯根数	根管数
上顎中切歯	23.8	11.7	12.1	1	1
上顎側切歯	21.8	9.6	12.2	1	1
上顎犬歯	25.4	10.9	14.5	1	1
下顎中切歯	19.9	9.1	10.8	1	1
下顎側切歯	21.2	9.2	12.0	1	1
下顎犬歯	23.8	10.3	13.6	1	1

（mm）

と思われる狭窄部までリーマー、ファイルを挿入する。このとき、電気抵抗値による方法を併用するが、この方法は、根側への穿孔がある症例や根尖未完成歯などでは数値が不確かとなるため、最終的にエックス線写真を撮影して確認するのが一般的である。

エックス線写真を撮った結果、リーマー、ファイルが根尖より0.5〜1.0ミリ手前まで達していれば、〝第一関門突破である〟。しかし、リーマー、ファイルの先端が3〜5ミリもアンダーや、逆に根尖部からオーバーしていれば、おおよその修正は可能でも、やはり不安がつきまとい、再度確認のエックス線写真を撮らねばならない。

このようなことから〝作業長の測定がうまくいけば、根管治療は50％成功といっても過言ではない〟といえる。

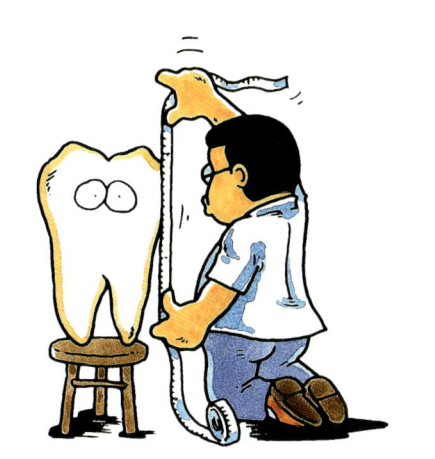

大臼歯における歯の長さおよび歯根数と根管数（藤田による）

歯名	全長	歯冠長	歯根長	歯根数	根管数
上顎第一大臼歯	19.2	7.2	12.0	3	3 4（近心頬側根管の２根管性のものが約30％〜50％に認められる）
上顎第二大臼歯	18.5	7.0	11.5	4（１％） 3（63％） 2（20％） 1（16％）	3 2
下顎第一大臼歯	18.8	7.9	11.9	2（80％） 1（20％）	4（遠心根管が頬側と舌側にわかれているものが20％に認められている）
下顎第二大臼歯	18.2	7.2	11.0	2（70％） 1（30％）	3 3 2

（mm）

小臼歯における歯の長さおよび歯根数と根管数（藤田による）

歯名	全長	歯冠長	歯根長	歯根数	根管数
上顎第一小臼歯	20.5	8.4	12.2	2または1	2 （単根管性20〜25％）
上顎第二小臼歯	20.7	87.6	13.1	1または2	1 （単根管性80％）
下顎第一小臼歯	20.8	8.4	12.5	1	1 （２根管性2.3％）
下顎第二小臼歯	20.7	7.7	13.0	1	1 （２根管性7.5％）

（mm）

36 ストッパーは正確に装着せよ

根管治療を進めていくうえで、重要なステップに根管拡大・形成がある。エックス線写真や電気的根管長測定器などによって計測した作業長に基づいて根管を拡大・形成する際、決定した作業長がストッパーの装着の良否によって1ミリ程度の誤差が容易に生じる。この誤差が根尖歯周組織の創傷治癒に大きな影響を与えることは十分に考えられる。したがって、ストッパーはリーマーやファイルの主軸に対して直角になるように正確に装着しなければならない。

また、ストッパーの装着が適切であっても、固定が十分でなく、リーマー、ファイルの操作中にストッパーの移動が生じれば、やはり的確な根管拡大・形成は望めない。

根管長測定時には、歯冠部のどの位置に基準点（面）を設定したかをカルテに明記しておく必要がある。また、リーマー、ファイルによる根管拡大・形成途中において、その位置はわずかずつ微妙に移動するものであり、この位置の変化はミリ単位の操作をするうえで無視できない。切端、咬頭頂などの歯冠部における基準点を明確にしておくとともに、ストッパーができる限り90度に近い角度で接するように、基準点となる箇所をダイヤモンドポイントなどで水平に切削しておくことも大切である。しかし、最近の根管用インスツルメントには、シャフトに先端からの長さを示すマーカーが刻印されているものもある。このような根管用インスツルメントであれば、ストッパーの装着を必要とせず、作業長測定時の基準面を常に確認できる

◆ストッパー（図36-1〜3）

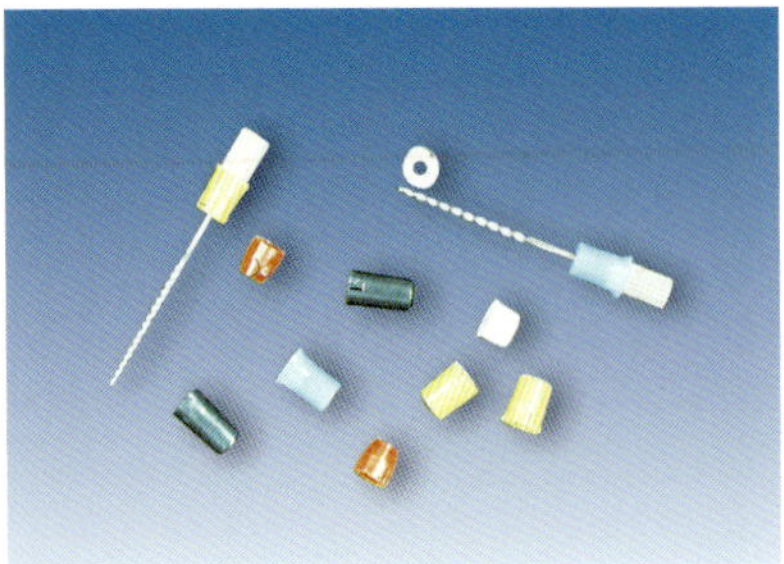

図36-1　エンドマチックストップ。

ため根管処置がスムースに行える。

〈ストッパーの種類〉

ストッパー（インスツルメントストップ）にはプラスチック製、ゴム製、金属製など多くの種類がある。

①エンドマティックストップ（図36-1）

Star Dental社製で、メルファー社製のリーマーやファイルに適する。5色の1～5ミリの厚さのものがある。

②ラバーストップ（図36-2）

ラバー製で、メーカーによって1ミリと2ミリの厚さのものがある。ただし、この種のものは器具の操作中に移動しやすいので注意が必要である。

③エンドドンティックデプスゲージ

円筒形のラバーで1～5ミリの厚さで五種類に色分けされている。

④涙滴型ラバーストップ（図36-3）

涙滴型をした扁平なゴム製である。ファイル自身の彎曲方向を常に知ることができる。

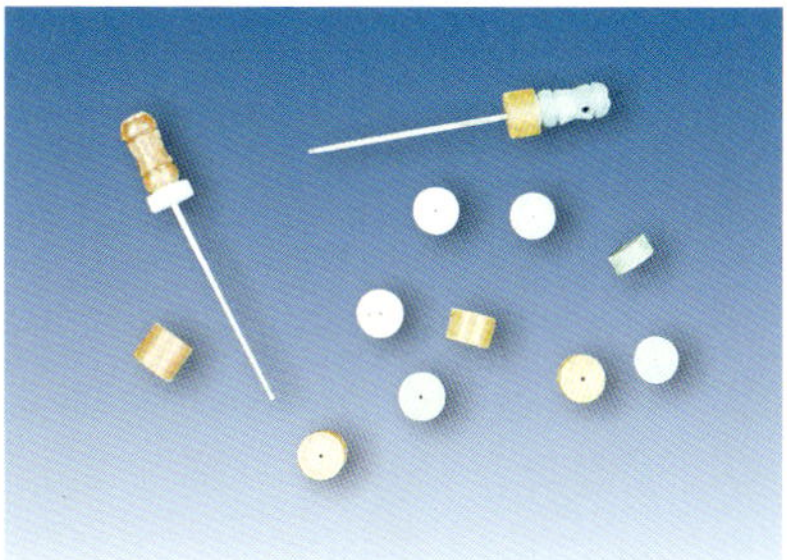

図36-2　ラバーストップ。

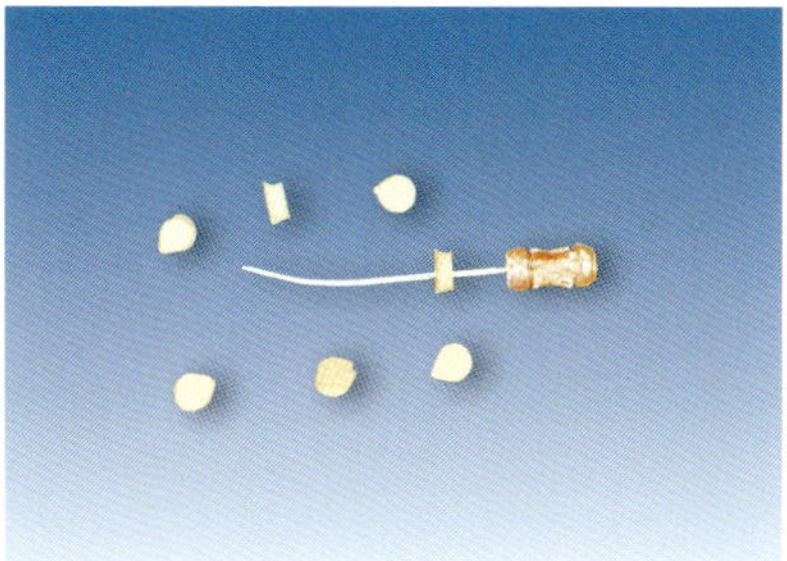

図36-3　涙滴型ラバーストップ。

37 抜髄後の根管貼薬は必要か

従来、抜髄を無菌的操作で行えば、根管内はほとんど無菌になると考えられていた。また、抜髄時に用いる根管清掃剤には抗菌性があることから、これを併用すれば根管内無菌化の傾向はさらに高くなる。しかし、最近の研究から、抜髄後にも根管内に偏性嫌気性菌などが存在していることが明らかになっている。

根管内貼薬に用いられる薬剤の多くには組織為害作用があることから、抜髄後の根管内貼薬は避けるべきであるとする考え方がある。臨床において、抜髄後の根管が無菌であるかどうかを知ることは容易ではなく、根管内に存在している少数の細菌を塗沫検査で見つけることは非常に困難である。無菌試験に適した根管内細菌培養検査では日時が必要である。

一般に、抜髄後の創傷面には壊死歯髄組織が存在し、また、血液や滲出液などが滞留すれば（流れのない血液、滲出液は細菌にとって非常に栄養に富んだ培地となる）、この抜髄創傷面は偏性嫌気性菌を含む細菌が増殖しやすい状態になると考えられる。このことから、仮封材の辺縁漏洩による二次感染を予防するためにも、抜髄後に根管内貼薬を行うのが望ましい。ただし、根尖周囲組織への為害作用を避けるために、薬剤の濃度、量、そして貼薬方法に注意すべきである。これらの点を考慮して最近では、抜髄後の根管内貼薬に水酸化カルシウムを用いることが推奨されている。

◆塗沫検査

根管内の状態を検査する方法のひとつである。根管内の滲出液あるいは貯留液を採取してスライドガラスに塗沫、固定後染色を行い観察する。細菌を観察する方法としてはグラム染色が行われ、細胞診としてはギムザ染色、パパニコロー染色がある。塗沫検査の結果、急性炎ではグラム陽性菌と好中球が多数検出される。

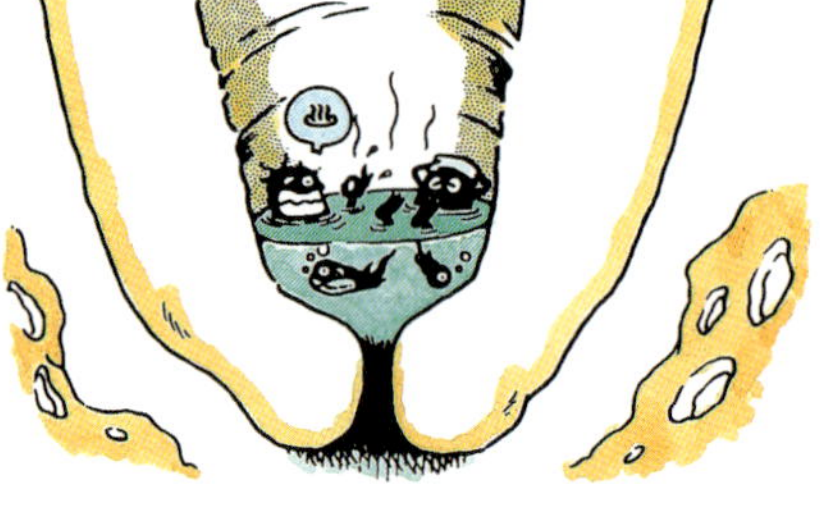

38　残髄の診断と処置法

　抜髄処置の基本にのっとった理想的な抜髄とは、象牙-セメント境付近の根尖部根管最狭窄部で根部歯髄を切断して根管から歯髄を完全に取り除くことである。これに対して、抜髄処置に際して、作業長が短かったために根尖部根管に歯髄を残存させた状態、あるいは、複根管歯で処置しない根管を残した状態が残髄である。

　残髄の多くは根管長測定の誤りによって生じるが、細いサイズのインスツルメントで十分に根管を拡大したのちに次のサイズのインスツルメントでさらに丁寧に根管を拡大する、というこの繰り返しを怠ると残髄を生じる可能性がある。また、複数の根管を有する歯根（たとえば、上顎第一大臼歯近心頬側根における第四根管、下顎第一大臼歯遠心舌側根管、下顎中切歯など）における狭小な根管口を見逃した場合にも残髄させることになる。

　残存した歯髄は、そのまま活性を保ち続ける、急性炎症を惹起する、あるいは、失活するなどの経過をたどることになる。残存歯髄が幸運にも長期間活性を保つ場合には、臨床的不快症状を生じることなく推移する。しかし、何年も経過してから違和感ないし咀嚼痛などの症状が発現することもある。

　急性歯髄炎であっても根尖部歯髄に炎症が波及していない一部性歯髄炎であれば、根尖部に残存させた歯髄はほとんど正常と考えてよい。このまま根管充填を行うと、その後、臨床症状が発現せずに長期間経過し、また、いずれ残存歯髄が失活して慢性あるいは急性の根尖性歯周疾患を継発する可能性もある。

◆歯髄の神経

　歯は第五脳神経（三叉神経）の第二と第三枝の支配を受けている。そして、歯痛は三叉神経脊髄路核にあるすべての核、すなわち前、後および中間部の亜核を興奮させる。また、歯髄の求心性インパルスは後亜核に投射し、それはとくに疼痛と温度伝達に関係している。

　歯の神経は歯槽神経から有髄神経線維と無髄神経線維の両者が分枝しており、この神経は骨の中を通過する間に多くの枝を出している。そして、歯髄に侵入している優勢な神経であるAδとC軸索の枝が歯根膜に入り、求心性血管といっしょになって歯冠部へと進む。歯髄神経が歯冠部に達すると、歯髄神経は咬頭神経へと枝分かれする。

　なお、歯髄中の無髄軸索の数は有髄軸索の数よりもはるかに多く、これらの神経の細枝は歯髄の器質中に終わるか、象牙芽細胞の中で終わっている。また、少数の線維が象牙前質あるいは象牙質中にも入っている。

　象牙芽細胞中の無髄神経細枝の直径は、約1.0㎛あるいはそれ以下である。

全部性歯髄炎のための抜髄で残髄させると、残存させた歯髄も炎症に陥っている。炎症が軽度の場合には違和感ないし鈍痛を自覚するにとどまる。しかし、急性化膿性歯髄炎で残髄すればその炎症性反応は重篤で、咬合痛あるいは咀嚼痛、さらに、激しい自発痛を生じることがある。

残髄を意識せずに〝急性単純性根尖性歯周炎〟または〝急性化膿性根尖性歯周炎〟と診断して歯内治療を行うと、インスツルメントの先端が残髄部に到達したときに激痛が生じ、無用な恐怖感を抱かせることになる。

〝残髄〟の診断にとって、エックス線写真が重要な資料のひとつである。根管充填が不十分な歯で根尖周囲組織にエックス線的な変化が認められないにもかかわらず、違和感、鈍痛あるいは拍動性自発痛などを訴えるとき、〝根尖性歯周炎〟とともに〝残髄炎〟を考慮するべきである。前回の歯内治療が抜髄処置であったことを問診で確認できれば、残髄の可能性は大である。

さらに、歯髄炎の判定には偏心投影法によるエックス線写真上での観察が有効なことがある。正方線投影法でのエックス線写真上で十分な根管充填が施されていても、偏心投影法によるエックス線写真では頬（唇）舌側に未充填の根管が発見される可能性がある。

問診とエックス線検査から〝残髄〟が疑われる症例では、慎重に根管内の機械的処置を進めていかなければならない。そして、明らかに作業長が短いにもかかわらず疼痛を訴える場合には、局所麻酔を施して無痛下で正確な作業長を測定して残存歯髄を除去する。根管内の感染に配慮して、根尖周囲組織への炎症の波及を防ぐために注意深く根管の機械的処置を行う。

〝残髄〟では、根尖孔近くに残存する歯髄組織に失活剤を応用すると失活剤は速やかに根尖孔を越えて根尖周囲組織に作用し、傷害を及ぼす可能性が大きい。また、急性炎症の状態にあるときに失活剤を応用すると強い自発痛を引き起こすことがあり、失活剤の使用は避けるべきである。

　複根歯すなわち複数の歯根を有する歯は上下顎大臼歯で、上顎第一小臼歯にみられることもある。これらの歯には当然ではあるが2根管あるいはそれ以上の数の根管が存在する。また、歯根の横断面が扁平になっている、いわゆる板状根は2根管性であることが多い。上顎では第一小臼歯と第一大臼歯近心頬側根、そして、稀に第二小臼歯が板状で2根管を有している。下顎では第一大臼歯近心根および遠心根、第二大臼歯近心根が板状根で2根管を持つ頻度が高く、板状根である中切歯、側切歯および第二大臼歯遠心根に2根管を認めることがある。このような歯根の形状と根管数との関係を知っていれば、複根管歯で根管を未処置のまま残して残髄させることを避ける助けになるだろう。

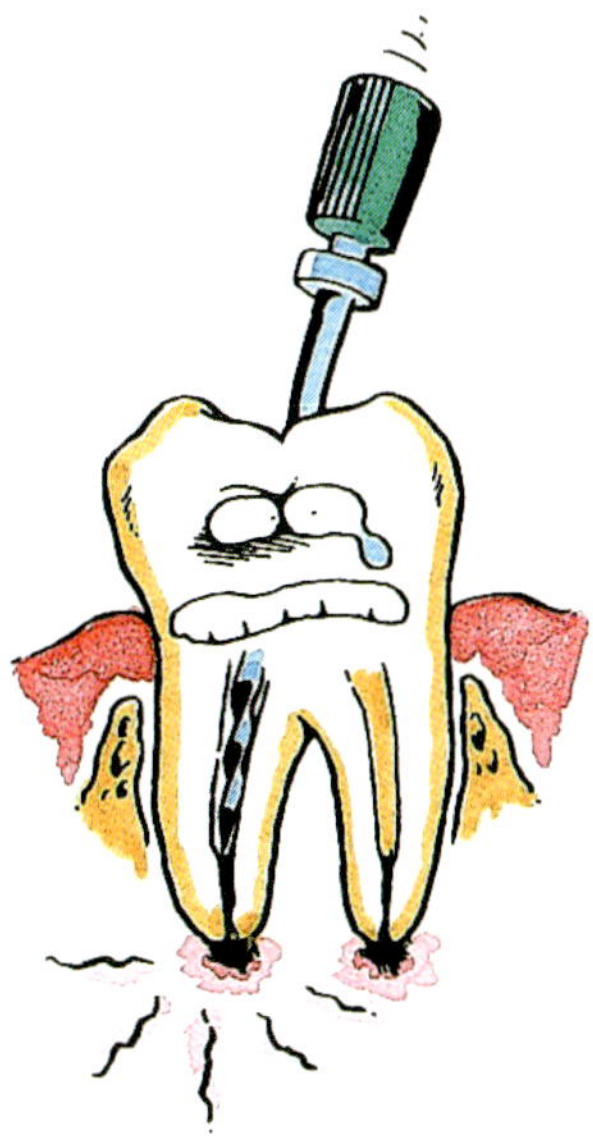

◆板状根―単根管?、複根管?―(図38-1)

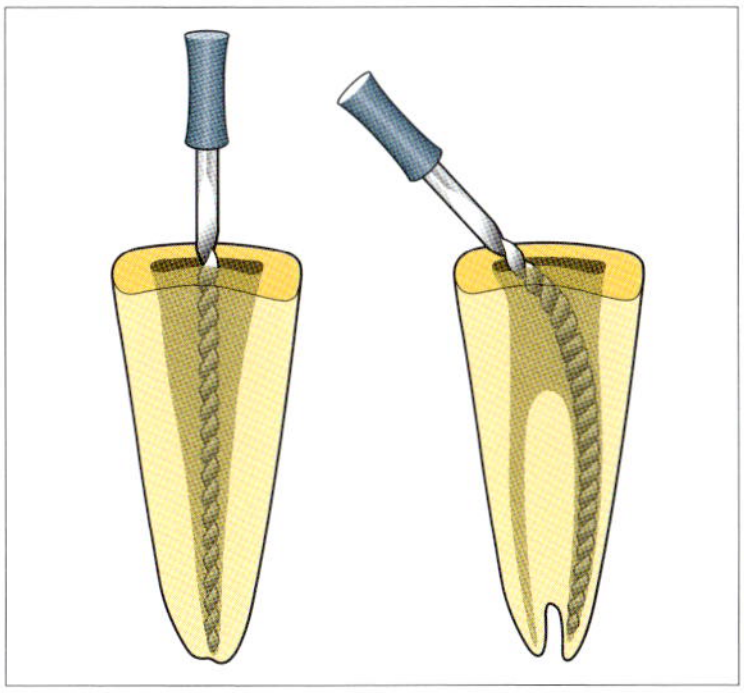

図38-1　左：板状根であっても根管が単一の場合、挿入したファイルは根管口中央から真直ぐに立ち上がる。右：板状根で根管が複数の場合、挿入したファイルは根管口の中央からは立ち上がらず、挿入した根管口の反対側に傾く。

39 抜髄後に〝歯根膜炎〟が起こるのはなぜか

〝歯根膜炎〟とは歯根膜組織が炎症を生じている状態であり、「急性漿液性炎」が根尖部の歯根膜に限局して存在する初期の根尖性歯周炎を表現したものである。「急性単純性（漿液性）根尖性歯周炎」の概念が〝歯根膜炎〟であるといえるだろう。

咀嚼痛、咬合痛、あるいは、打診反応がなかった歯の抜髄後に、急性単純性根尖性歯周炎である〝歯根膜炎〟を生じることがある。その原因として、①根尖歯周組織の傷害、②根尖部硬組織構造の破壊、③根尖歯周組織への化学的刺激、④乱暴な抜髄、⑤歯髄の一部あるいは全部が失活していた、のいずれかが考えられる。

問題になるのは歯髄組織が健全であった歯に不快症状が現れることである。何らかの理由で抜髄を行ったあと、咬合痛や打診痛あるいは歯の挺出感や違和感を生じる〝歯根膜炎〟は抜髄操作の誤りが原因である。抜髄時にリーマーやK-ファイルが生理的根尖孔（象牙-セメント境）を越えて操作されて根尖孔外の歯周組織に機械的刺激が加えられ、また、根管清掃剤の化学的刺激が加えられたことによる炎症が生じる。根尖部歯髄組織が健全であったにもかかわらず、生理的根尖孔を越えた機械的処置によって根尖部の歯根膜組織に与えた損傷が〝歯根膜炎〟症状を引き起こすのである。根尖部根管の過大な拡大による根尖部セメント質の破折やその微細な破折片が慢性に歯周組織を刺激して、咬合痛と打診痛あるいは歯の挺出感や違和感など、不快症状を引き起こすこともある。

◆〝歯根膜炎〟はもう使わない・・・。

歯内治療学の教科書で、根尖性歯周疾患の臨床的分類の項に〝歯根膜炎〟の名称は見つからない。〝歯根膜炎〟は習慣的あるいは便宜的に用いられてきた用語である。打診に対する反応があり、ときに軽度の持続性の自発痛のある歯に対してこの言葉が用いられた。今は死語になっている。

抜髄後に〝歯根膜炎〟を引き起こさないためには、歯髄疾患を正確に診断し、正確に測定した根管長で、過大なサイズのリーマー、ファイルを用いることなく適正な機械的操作を実施しなければならない。根尖部歯周組織の破壊が〝歯根膜炎〟につながることはいうまでもない。また、創傷面が切創であれば速やかな創傷治癒が得られるが、挫滅創は治癒が遅れる。抜髄操作による歯髄切断面は引きちぎられる挫創ではあるが、丁寧な操作であれば創面の挫滅の程度も軽度になり、疼痛の発現や出血は軽微で治癒は早いと考えられる。

ところで、有髄歯でも無髄歯でも、外傷によって違和感や咬合痛を生じることがある。歯根膜組織が傷害されているだけでその他の歯周組織は健全な状態と判断されるとき、すなわち、炎症が歯根膜に限局し、持続性の自発痛、歯の挺出感、打診痛、また、咬合痛を伴う外傷が原因で生じた急性単純性根尖性歯周炎は〝歯根膜炎〟と理解してよいであろう。

急性化膿性根尖性歯周炎はその炎症の広がりによって、４つのステージに分類される。急性化膿性炎症が歯根膜組織にとどまって歯槽骨に波及していない初期は第1期すなわち〝歯根膜期〟と分類されている。この時期が〝歯根膜炎〟と呼ばれるかといえばそうではない。この時期の炎症症状の強さは〝歯根膜炎〟とする状態の概念をはるかに上回っている。

壊疽性歯髄炎に陥った歯の根管処置を誤って、根管内の汚染（感染）した変性歯髄を根尖孔外に溢出させると〝歯根膜炎〟と呼ぶにはあまりにも重篤な症状が生じる。すなわち、急性化膿性根尖性歯周炎を生じ、その第1期から第2期へと進展し、歯の安静を図るだけでは済まない疾患に移行することはいうまでもない。

◆急性歯髄炎と急性根尖性歯周炎の鑑別

急性歯髄炎では鋭く、断続的な自発痛が生じ、しばしば疲労時や臥床時に増悪する。また自発痛は放散性で、温度的、および化学的刺激に鋭敏で誘発痛が生じる。全部性炎のとき以外は打診反応や挺出感はない。所属リンパ節には変化がなく、また、体温が上昇することはない。

急性根尖性歯周炎では打診痛や挺出感が顕著で、持続する限局性の鈍痛を発し、温度的、化学的刺激また体位に影響されない。化膿性炎では所属リンパ節は通常肥大し、触診で触知でき、圧痛を伴う。ときに、体温の上昇をみることがある。

〈アピカルエンドとは〉

アピカルエンドとは機械的に根管を拡大・形成する根尖最先端の位置を表す語で、アピカルステップ、アピカルストップ、アピカルステップともいわれる。アピカルエンドは常に〝象牙-セメント境付近の根管最狭窄部〟に求められなければならない。

象牙-セメント境付近の根管最狭窄部のわずかに手前までを根管の機械的拡大・形成の限界とすることで、根管の最狭窄部を破壊せずに形態の保存ができるために根尖歯周組織が傷害されることがない。

アピカルエンドにステップを形成するのは、根管充填材の根尖歯周組織内への突出を防ぐためであり、アピカルエンドに形成されるステップは〝抵抗形態〟である。

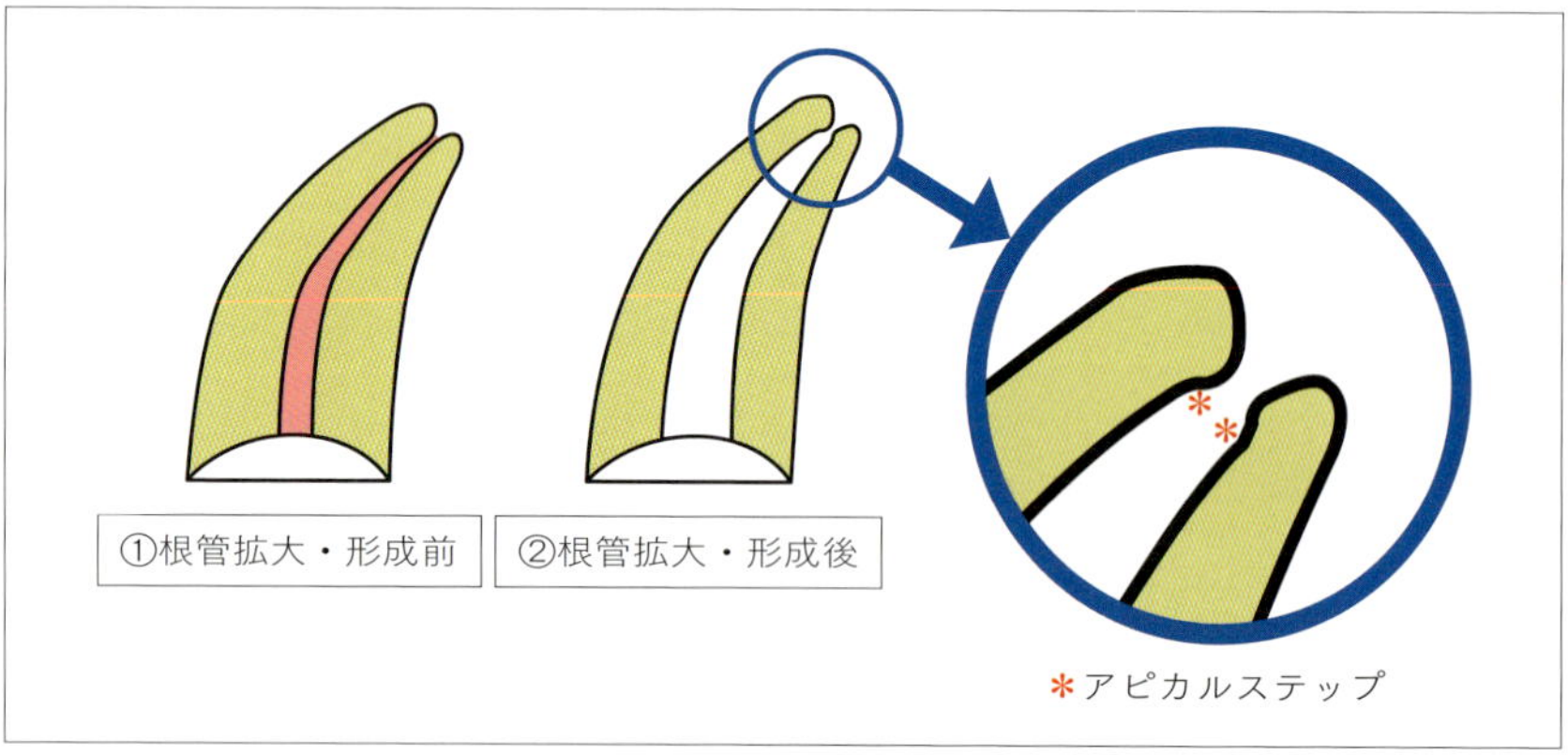

図39-1　抜髄での歯髄除去、そして、感染根管での根管内容物の除去とともに、根管壁の削除、すなわち、根管形成が行われる。根管処置を行う前（左図）の『根管の最狭窄部』を根管形成で破壊せずに形態を保存しなければならない。機械的根管拡大・形成の根尖部の限界は『根管の最狭窄部』の少し根管口寄りで、そこにステップを形成する（右図、拡大図）。

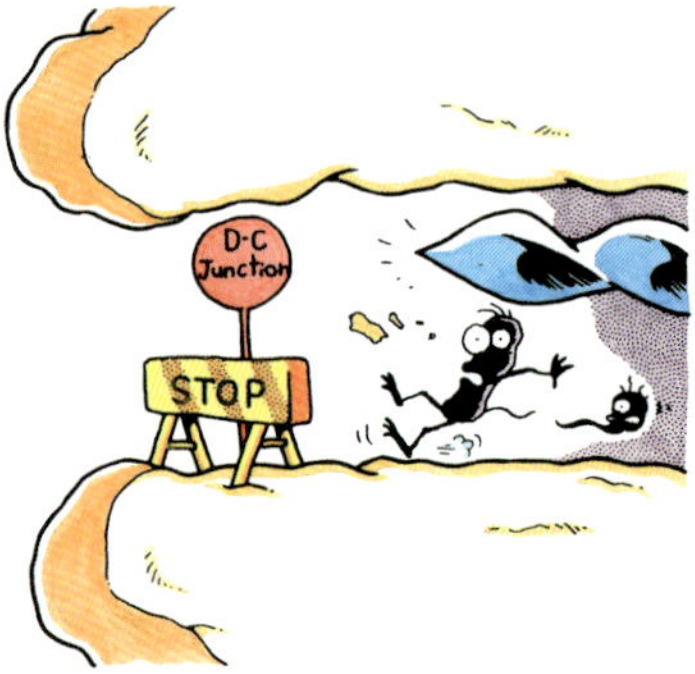

40 医原性歯根膜炎とその対処法

「医原性歯根膜炎」とは、歯科医が生み出す疾患であり、その状態を惹起させたときにはその歯科医は恥と思わなければならない。歯内治療時に、歯科医が健全な根尖歯周組織を傷害して急性単純性根尖性歯周炎、さらには、急性化膿性根尖性歯周炎を引き起こした場合を「医原性歯根膜炎」という。術者の不注意や過誤によって、根尖歯周組織を根管を介して物理的または化学的刺激が加えられ、あるいは、感染した根管内容物を根尖孔外に押し出して根尖歯周組織を感染させ、根尖部に新たに炎症が引き起こされた結果、当該歯に軽重さまざまな症状が発現する。

多くの場合、炎症は〝歯根膜〟にとどまらず、根尖周囲の歯槽骨にまで波及し、「歯根膜炎」の域をはるかに越えて進行する。そして、症状が消退するまでにはかなりの期間を要することがある。抜髄では、ときとして不適切な処置によって根尖孔付近の根管の解剖学的構造が破壊されることによって「医原性歯根膜炎」を生じ、次のような場合が考えられる。

①根管長の測定が不正確であったとき：残髄やオーバーインスツルメンテーション

②根管長を測定する際に基準にした部位を守らずに根管を拡大・形成したとき：オーバーインスツルメンテーション

③彎曲した根管を拡大・形成するにつれてその根管が直線化することを考慮しなかったとき：オーバーインスツルメンテーション

④根尖部根管の径が小さいにもかかわらず大きく拡大し、根尖孔を破壊したとき：

◆歯根膜と根尖性歯周炎

かつては「歯根膜炎」という病名をよく耳にしたが、これは歯根膜が炎症に陥った病状を指すものであり、実際には歯根膜に限局して炎症が存在しているかどうか不確かである。それゆえ、最近では歯根膜炎という用語は使用せず、根尖性歯周炎という病名が用いられる。

オーバーインスツルメンテーション

根管に貼付した薬剤の化学的刺激が残存歯髄の炎症反応を増強して「歯根膜炎」を引き起こすこともある。これらの炎症の多くは漿液性炎であるが、根尖部の修復に長時間を要し、そのために経過が長引くことを覚悟しなければならない。

感染根管治療ではしばしば汚染・感染した根管内容物の根尖孔外への溢出が医原性歯根膜炎の原因になる。このような場合には、局所に急性化膿性炎が生じ、さらに機械的・化学的刺激が加わると症状は重篤になり、長期間にわたる経過をたどる。

対処法としては軽度の打診痛と咬合痛、または根尖部に圧痛を生じたときには、患歯の安静を保つために、咬合調整を行い、患歯の咬合負担を軽減することが第一である。オーバーインスツルメンテーションによって根尖孔付近でセメント質の破折が生じると、その存在が根尖部の修復の妨げとなり、炎症症状を継続させる。このような場合には強い消毒薬剤の使用は控えてヨードホルム製剤や水酸化カルシウムを根管内に貼付して根尖部の炎症の消退を図り、症状の緩和を待つのが得策である。根尖孔付近の破折片が線維性結合組織によって器質化されたのち、水酸化カルシウムの硬組織形成作用で破折片が添加された硬組織に採り込まれて修復に向かう可能性があるかも知れない。

咬合痛と打診痛に加えて拍動性自発痛などの急性化膿性炎症の症状が発現したときには、抗菌薬と消炎剤を投与するとともに、急性化膿性根尖性歯周炎に準じた根管処置を施さなければならない。根尖孔外の感染が主であるので、浸透性に優れた消毒作用を持ち、かつ、組織を刺激しない希ヨードチンキやアクリノールの根管内貼付が有効である。

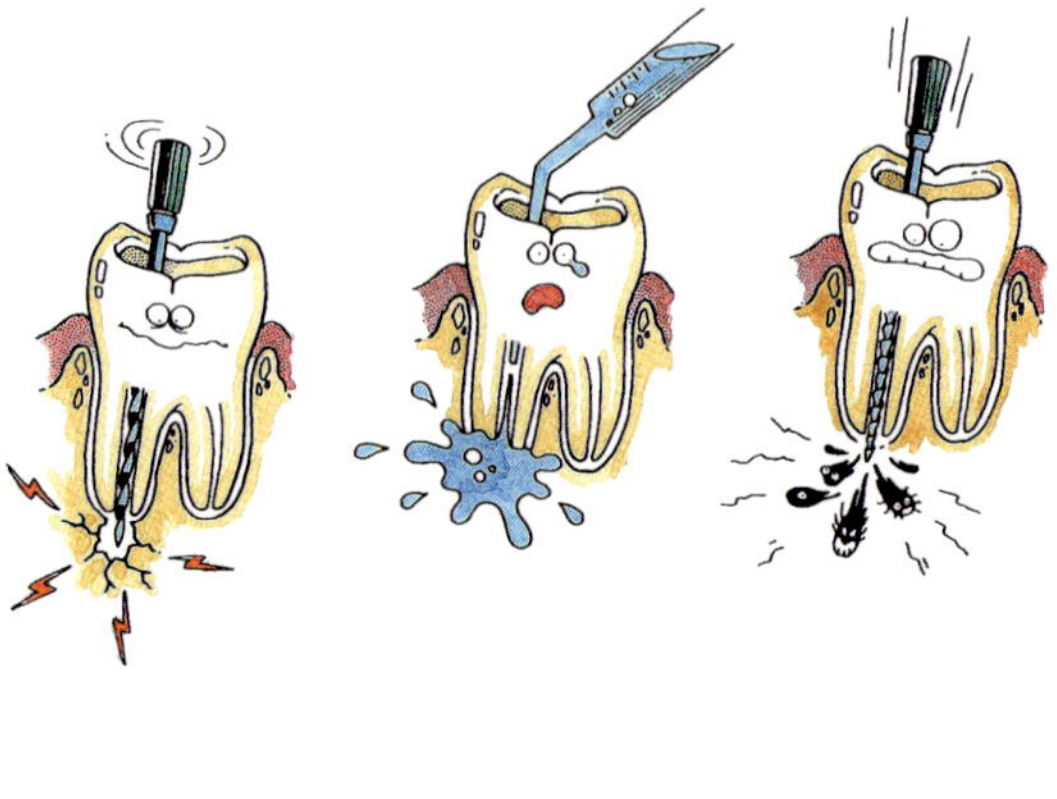

41 直抜即充の利点と欠点

直接抜髄即時根管充填（直抜即充）とは、麻酔下での抜髄にひきつづいて根管充填までを1回のチェアータイムで完了してしまうことをいう。直抜即充についての批判は多々あるが、Grossmanは次のような欠点を挙げている。

①抜髄後の出血を完全に抑制することが困難であること。
②根管内に残存した歯髄組織片が根尖歯周組織に対して刺激や感染の原因となることがある。
③歯髄創傷面の反応性炎症は少なくても24時間継続する。
④知覚が欠如しているために過剰根管充填か否かを判別できない。
⑤根管内の細菌の有無を決定できない。

一方、直抜即充においては、抜髄から根管充填までの間に感染の機会を与えないことと、治療回数が1回でよいという長所を有している。また、過去における直抜即充後の疼痛発現の有無やエックス線的観察などについての報告では、1回治療と数回治療とで明らかな差は認められていない。

さて、抜髄の適応症を考えてみると、次の3つが挙げられる。

①非可逆性の歯髄炎
②齲蝕、咬耗、外傷および窩洞形成などによる露髄
③補綴学的要求

◆**非可逆性歯髄炎**

炎症歯髄は、可逆性歯髄炎と非可逆性歯髄炎とに分けられる。

可逆性歯髄炎は、炎症の原因を除去して安静を保てば治癒するものであり（歯髄充血と急性一部性単純性歯髄炎）、非可逆性歯髄炎は、炎症巣を含めての一部除去、または全部除去を行わなければ、炎症は次第に根尖歯周組織にまで波及する可能性を有している（戸田忠夫ほか：歯内治療学、医歯薬出版より）。

これらの適応症の中には感染歯髄と非感染歯髄とが混在していることと、根管および根尖孔の解剖学的形態や大きさが種々雑多であることから、臨床の実際においては直抜即充をどんな症例にも適用できるというものではなく、症例の選択が重要である。

すなわち、以下のような場合には直抜即充も適応できる。

①補綴学的要求による便宜抜髄や、治療行為あるいは偶発的な露髄によるもので、歯髄に感染の疑いがない。

②根管治療中に一度もオーバーインスツルメンテーションせず、根尖歯周組織を損傷させていない。

③最終リーマーに根尖部の白色健康象牙質の付着が確認され完全に抜髄されている。

④アピカルシートが確実に形成されている。

⑤根管内からの止血が十分になされている。

⑥治療中に唾液などによる汚染の機会がなかった。

このような点を満足させる症例には、直抜即充の利点を生かすこともできる。

◆生活歯髄切断法の歴史(3)

・カルキシール

Hermannが1930年に、主として生活歯髄切断および直接覆髄剤として推奨した水酸化カルシウムを主成分とする薬剤である。その内容の詳細は不明であるが、水酸化カルシウム、食塩、塩化カリウム、塩化カルシウム、重炭酸ソーダであったとのことである。

これが水酸化カルシウム系製剤の最初のものである。

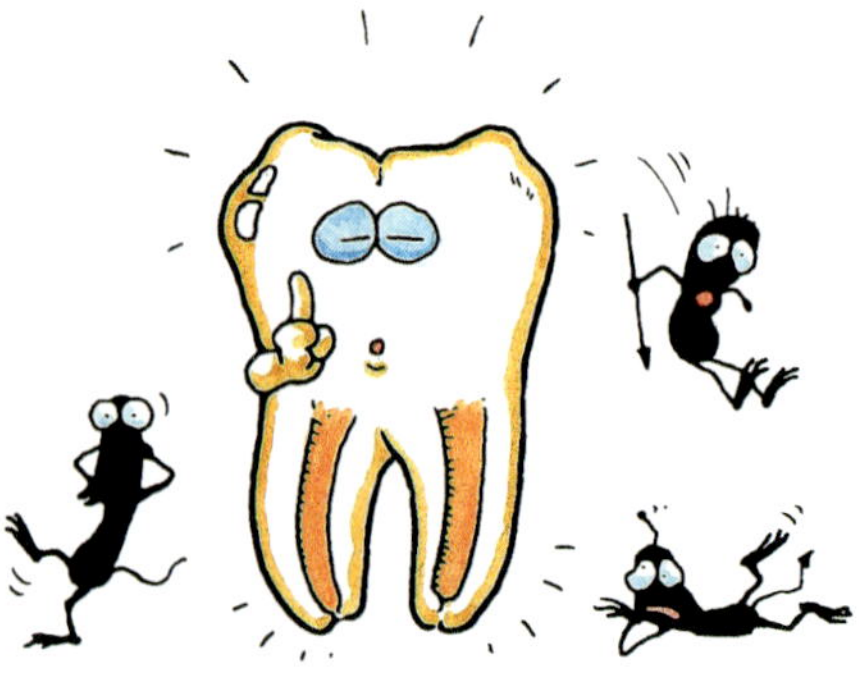

第3部

根管治療に強くなる

42 根管はどれだけ拡大すればよいか

根管の拡大は主に根管から感染歯髄や感染歯質を含む汚染物質を機械的に除去するデブリードマンとしての意味で行われる。大きく拡大したほうがより原因除去効果が高くなるだろうが、むやみに拡大サイズを大きくすることは歯そのものを破壊してしまうことになりかねない。逆に根管拡大のサイズを大きくすることをためらえば、歯質の保存にはつながるかもしれないが根管治療が不十分になるおそれが強くなる。どこまで根管拡大するのが適切かというのは、歯内治療の本質にかかわる実に悩ましい問題なのである。

この問題についてGrossmanは、

①最初拡大を開始した太さより少なくとも3サイズ大きく根尖まで拡大する。
②きれいな白い象牙質削片が出てくるまで行う。
③ポイントがきちんと根尖に適合するまで行う。

さらに、歯種別の目安として上顎では中切歯（No.80～90）、側切歯（No.70～80）、犬歯（No.55～60）、第一小臼歯（No.35～40）、第二小臼歯（No.50～55）、大臼歯（No.35～50）、また、下顎では中切歯（No.40～50）、側切歯（No.40～50）、犬歯（No.50～55）、第一小臼歯（No.50）、第二小臼歯（No.50～60）、大臼歯（No.35～40）という基準を示している。

Weineの「エンドドンティック・セラピー」に記載されている拡大基準によると、根管の拡大基準は、根管の作業長確認に使用したイニシャルアピカルファイル（I

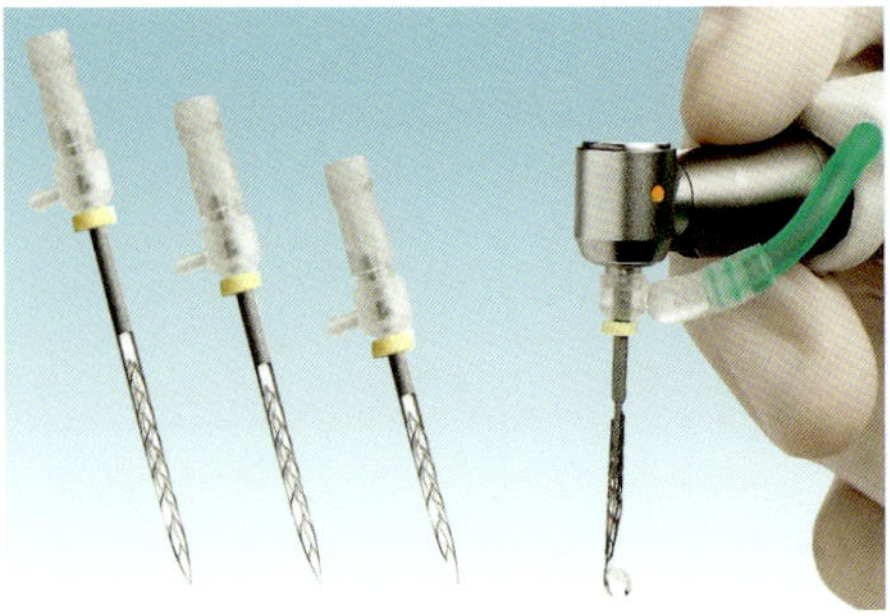

図42-1　AF（self adjusting file）（ReDent Nov社）。
（画像はhttp://blog.dmdrep.com/2010/08/18/the-one-file-endo.aspxより）

ＡＦ）から3サイズ大きく拡大するだけで、根尖端部の拡大は十分であるとしている。このＩＡＦから3サイズ大きなファイルをマスターアピカルファイル（ＭＡＦ）という。

両者とも、基準となるファイルサイズ（Grossmanは拡大を始めたファイルサイズ、Weineは作業長確認に使用したファイルサイズ）から3サイズ大きく拡大することで共通している。根管拡大を#60未満のファイルで終えたとすると、根尖部の直径が150μm増加していることになり、根管壁を75μmの深さまで切削していることになる。

しかし、根管は三次元的に複雑な形態をしている。彎曲しているだけでなく、横断面を見ると単純な円形をしているわけではない。基本的には卵円形や楕円形をしており、フィンやイスムスを伴うことも多い。一般に楕円形だとして考えてみても、その短径を超えた段階でファイルは根尖部根管の歯質を切削し始めるが、それから3サイズ大きくしても長径に届かないおそれがある。つまり根尖部根管に機械的操作が及ばない部分を残してしまうかもしれないということである。かといって、長径よりももっと大きなサイズまで拡大することは危険が伴う。大きなサイズの器具は剛性を増すため直線化しやすく、レッジ形成や穿孔を引き起こしやすい。また、楕円の長径と短径の比率の大きい歯根は圧平されていることが多く、ストリップパーフォレーションの危険性も増すからである。安易に拡大サイズを大きくすることは避けるべきである。

根管本来の相似形態に拡大するのが原則である。先人たちの根管拡大サイズの基準（目安というべきであろう）を参考にして拡大し、化学的清掃を併用しつつ丹念

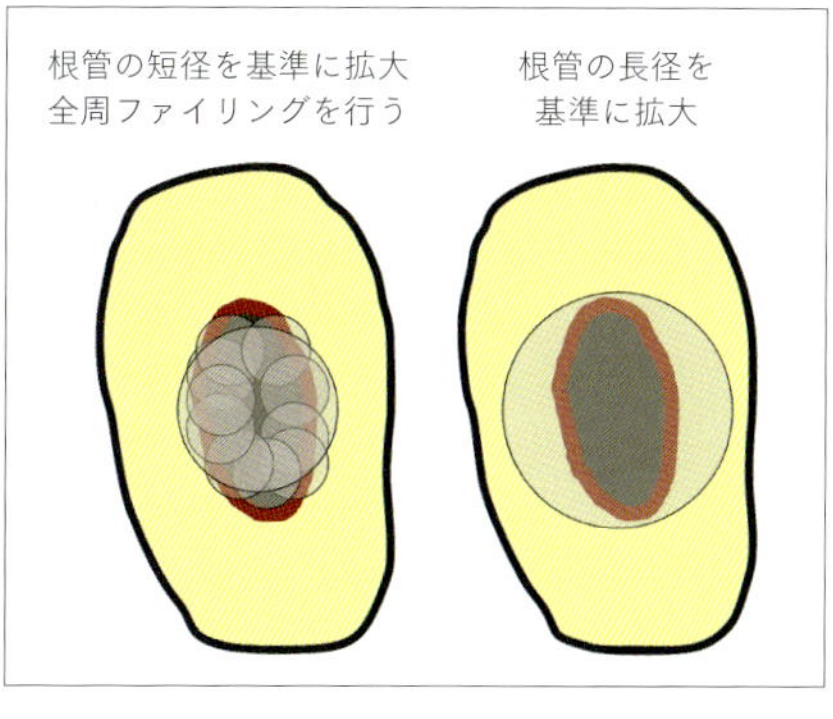

図42-2　左：根管の短径を基準に３サイズ大きいファイル（AMF）まで拡大し、#15ファイルで全周ファイルを施した場合、根尖部の歯質の保護はできるものの細部にまで機械的清掃ができるかどうか不確実さが残る。右：根管の長径を想定して＃50まで拡大した場合機械的清掃は確実性を増すが、根尖部の歯質は非常に薄くなりファイルの偏移があれば容易に穿孔するおそれがある。

に全周ファイリングで対処するしかない。近年、根管の断面形態にあわせて変形するセルフアジャスティングファイルが開発されている。長軸方向の微細な振動で、根管にほぼ相似形態に拡大できるということであり、根管の拡大サイズに関する問題を一気に解決してくれるかもしれない。今後の臨床での評価が待たれるところである。

歯内治療では実際に十分清掃できているかどうかを目で確認することはできない。感染源となるデブリーが除去できているかどうかは細菌検査で確認するとよいだろう。

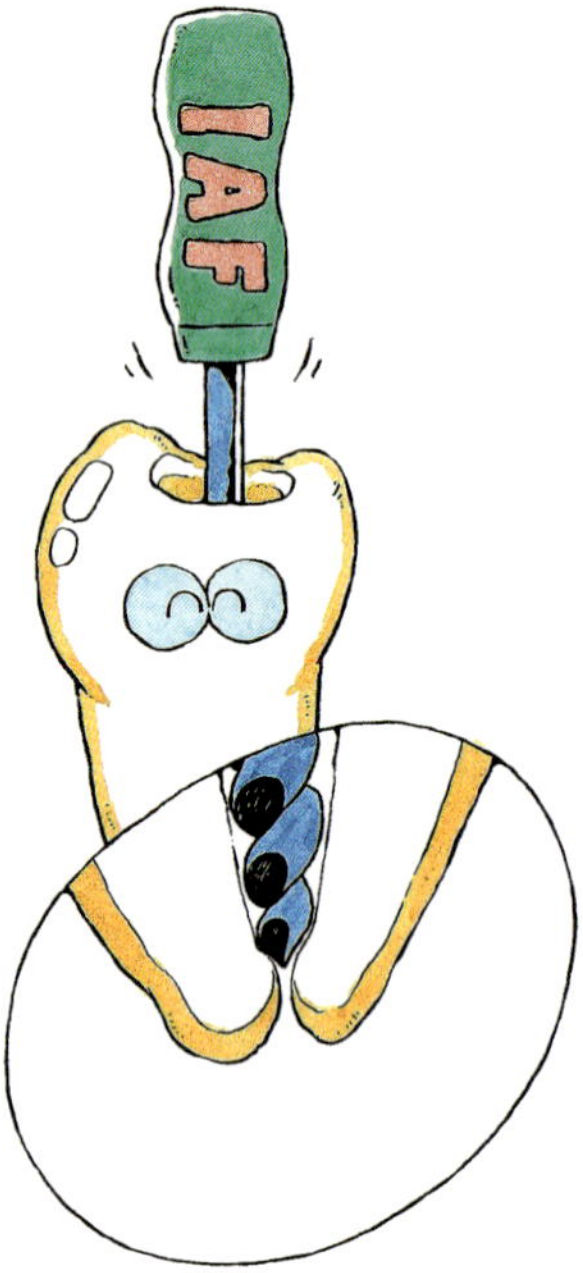

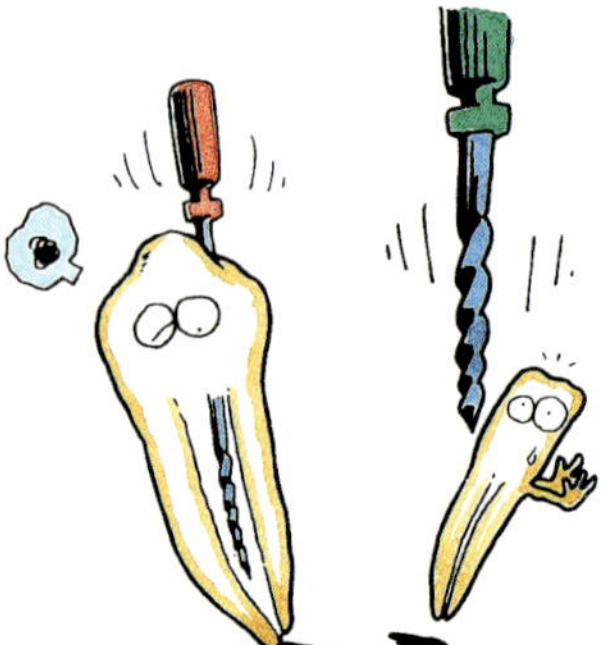

43 根管拡大・形成は先を急がず、現在使用している器具（サイズ）を入念に

抜髄あるいは感染根管治療を問わず、根管拡大・形成は、根管治療を成功に導くうえで行わなければならない重要なステップである。

また、根管拡大・形成は歯内治療領域の処置の中で、最も時間と労力を必要とする処置でもある。上顎前歯や下顎臼歯部の根管のように比較的まっすぐで、根管が太いものについては拡大・形成も比較的容易に行い得るが、下顎前歯のように根管が細いもの、あるいは上顎小臼歯、上下顎大臼歯の根管のように根管が狭窄されていたり、彎曲を呈しているものでは、根管の拡大・形成はきわめて困難となる。多くの患者を相手にしなければならない日々の診療では、根管拡大・形成をできるだけ短時間で完了したいと望む気持は無理からぬことである。しかし、先を急ぐあまり根管拡大・形成の基本を逸脱した方法を行えば、根管壁の穿孔、ステップ形成あるいは、リーマー、ファイルの破折などのトラブルを生じやすいことも忘れてはならない。根管拡大・形成の基本（原則）は、決定した作業長を遵守しつつ、リーマーやファイルのサイズを順次大きくしてもとの根管形態に相似形に大きくなるように形成することである。そして、この操作を行うときに注意しなければならない点として、次のものがある。

①リーマーやファイルで根管拡大・形成を行っている間は根管内に作業液として1～10％NaOClを応用する。NaOCl溶液は、有機質溶解作用に加え、強力な殺菌、

◆根管拡大・形成時の作業液

通常、1～10％NaOCl溶液を使用し、根管拡大・形成時に有機質を溶解、除去することを目的として用いられる。

◆根管洗浄用EDTA溶液

EDTAを3％含むスメアクリーン（日本歯科薬品㈱）が市販されている（164ページ：図70－1参照）。従来のEDTA製剤のRC-Prep®と比べ根管を洗浄するには適した洗浄剤である。

殺ウィルス作用が期待できるため、根管拡大・形成時に併用すれば根管内の清掃・消毒が同時に達成できるのである。

②根管拡大・形成中に応用する作業液としてのNaOCl溶液がリーミングやファイリングによって白濁してくれば、新しい溶液を追加する。また、ひとつのサイズのリーマーあるいはファイルによる拡大・形成が終了すればEDTA溶液との交互洗浄を行い、無機質成分からなるスミアー層やデブリーの除去に努めなければならない。

③最初に根尖付近（根尖から1.0～1.5ミリの象牙-セメント境）に到達したリーマーやファイルのサイズから、順次サイズを大きくし、一連のサイズの途中を省いて大きなサイズのものに進むことを絶対にしてはならない。インスツルメントのサイズをとばして使用すると、根管の途中にレッジを形成したり、主根管を見失うおそれがある。

④大きなサイズのリーマーやファイルに進むときには、その直前のリーマーやファイルがその根管内でスペース的に余裕を持ったときでなければならない。

⑤根尖病変を有する場合を除いては根尖孔はできるだけ拡大しないようにしなければならない。また、根尖孔を拡大する場合でも№20のサイズまでにとどめる。

◆解剖学的根尖孔と生理学的根尖孔の違い

解剖学的根尖孔とは、根表面に開口するものであり、開口位置は根尖端から偏位していることが多い。

生理学的根尖孔とは根尖部象牙-セメント境を示し、この位置は加齢に従い歯冠部方向に移動する。

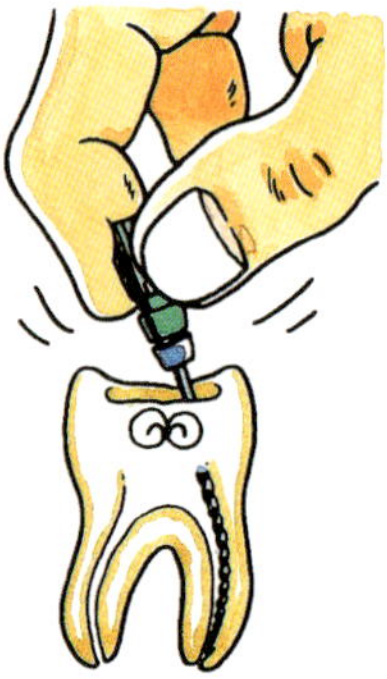

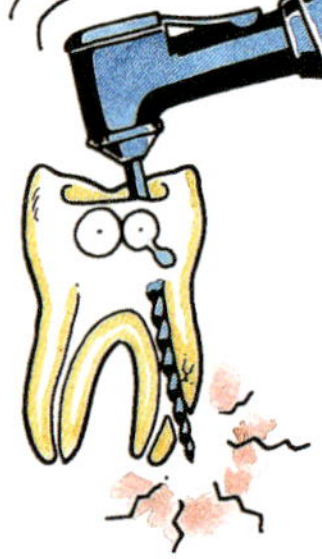

44 彎曲根管の根管拡大・形成時には作業長の変化に注意

根管治療の成否は作業長の決定と機械的拡大・形成が適切に行われたかどうかに左右されるといっても過言ではない。

日常の臨床では作業長を正確に決定するために、エックス線写真、電気抵抗値、あるいは低周波発信音などを応用した方法が用いられている。

上・下顎前歯のように比較的まっすぐな形態を有する単根歯では、根管処置のはじめに決定した作業長を遵守して根管拡大・形成を進行させてもたいした問題は起こらない。しかしながら、上顎大臼歯の近心頬側根管あるいはそれと同程度に彎曲した根管においては、はじめに決定した作業長のままで根管拡大・形成を進めると、根尖部の解剖学的構造を破壊してしまうことになりかねない。

根管の拡大・形成の基準はもとの根管形態に類似で、根尖から歯冠にかけて徐々に根管の直径が大きく、根尖孔の拡大や偏位がないようにすることである。

強く彎曲した根管の拡大・形成時に注意すべきことは、リーマーによる回転運動（リーミングアクション）を行わず、必ずプレカーブを与えたファイルを使用して牽引運動（ファイリングアクション）で拡大・形成を行うことである。この方法によれば根管内にステップを形成せず、比較的元の根管に類似の形態に根管拡大・形成を行うことができる。しかし、この方法によっても、根管の中ほどでは彎曲の内側、根尖部付近では逆に彎曲の外側の根管壁が削除され、根管拡大・形成が進行す

◆エルボーとジップ

上顎第一大臼歯近心頬側根管のように強く彎曲している根管を形成するときに〝エルボー〟や〝ジップ〟（図44-1）と呼ばれる形態を作る可能性が大きい。ファイルにプレカーブを付与して根管を形成し、リーミング操作はアピカルステップを形成するための必要最小限にとどめれば〝エルボー〟や〝ジップ〟を生じる可能性は小さくなる。

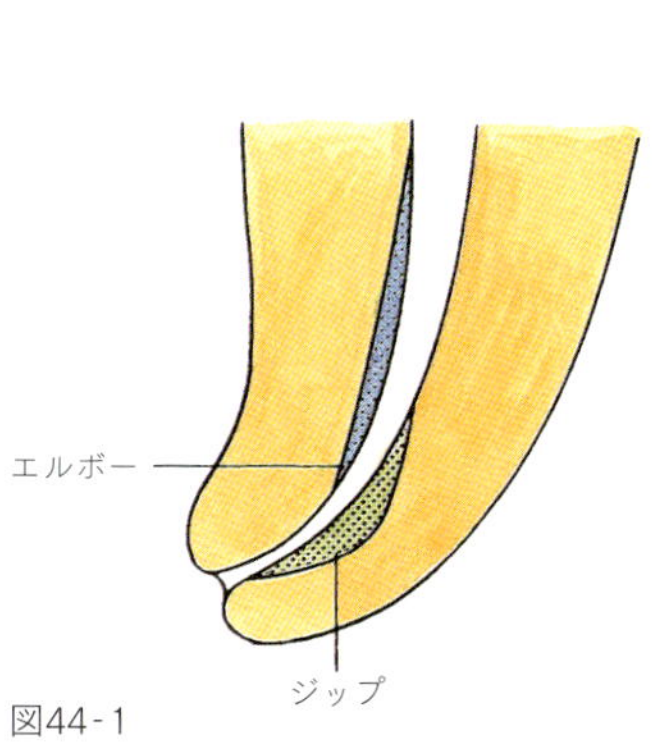

図44-1

るにつれて元の根管形態よりも直線化されてくる。この根管の直線化によって根管長が短縮されることになるので、はじめの作業長のままで根管拡大・形成を進めていけばオーバーインスツルメンテーションのみならず、根尖孔の偏位や拡大を生じさせることになる。

上顎第一大臼歯の近心頬側根管ではプレカーブを付与したファイルを使用しても、はじめに決定した彎曲根管の作業長が根管の拡大・形成に伴って変化することが報告されている。すなわち、上顎第一大臼歯近心頬側根管を№15〜45のK-ファイルで作業長を一定に保って拡大・形成を行うと、最大0.924ミリの誤差の生じることが認められている。このような傾向は、一般に根管の彎曲が強ければ強いほど根管長の短縮も大きいとされている。さらに、根尖部ではファイルの先端がもとの開孔位置から近心方向へ変移していたものが被験歯の85％に認められている。

以上のことから、彎曲した根管を拡大・形成するときには、作業長の短縮を無視することはできない。

臨床では作業長の短縮にてよって生じるオーバーインスツルメンテーションや根尖孔部における解剖学的構造の破壊を避けるためには、根管拡大・形成時に数回のエックス線撮影を行って作業長を修正することとステップバックプレパレーションが必要である。

◆ステップバックプレパレーション

Mullaneyによって考案された、彎曲した根管を完全に拡大・形成する方法である。術式は、まず最初に測定した作業長のもとに、№10〜№25（彎曲が小さいときは、№30あるいは№35）までのファイルで順次根管拡大して、根尖部の形成を行う。次に作業長を1ミリ短くして№30（彎曲が小さい場合は№35あるいは№40）で根管を形成し、さらにもとの作業長より2ミリ短くして次の番号のファイルで順次拡大・形成する。ふたたび作業長を短くし大きい番号のファイルで拡大を行う方法である。ただし、ファイルのサイズを大きくするたびごとに、元の作業長の№25のファイルを根管内に挿入して根尖部根管の形成の確認を行う。

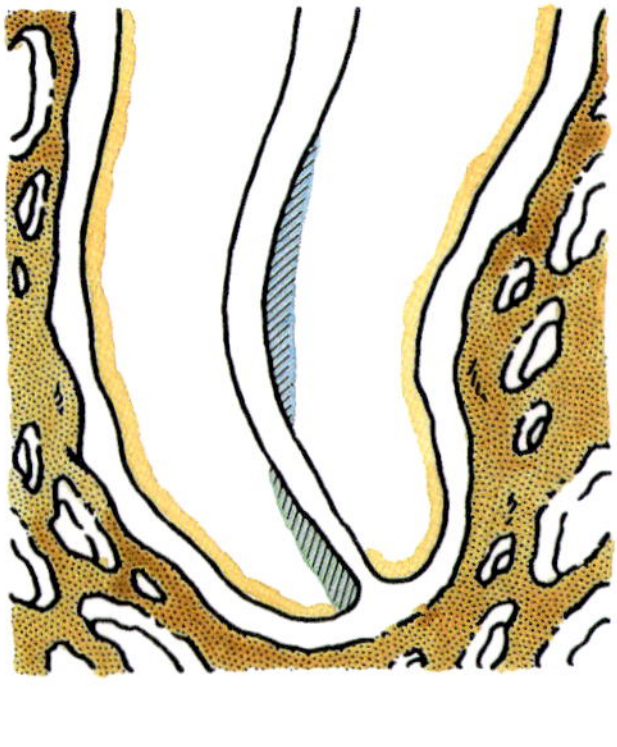

45 リーミングとファイリング

　リーマーは回転によって根管壁を切削する器具であり、その切削用刃部は断面が正三角形で一定のテーパーをつけた鋼線をねじって製作されている。リーマー操作は無理な力を加えずに時計方向に回転させながら押し進めていくリーミングと呼ばれる操作が主なものである。リーマーはその構造から、⅓回転すると根管壁の全周が3枚の刃によって切削される。したがって、回転操作に抵抗のあるうちは、⅓回転すれば引き抜いてリーマーに付着した削り屑を拭い取る。また、この際に、リーマー刃部の伸びにも注意する。作業長に従ってリーミングを抵抗がなくなるまで繰り返し、回転が余裕をもって行えるようになってはじめて次のサイズのリーマーに進む。また、リーマーが強く根管壁に引っかかっているときに、リーマーを無理に回転させれば刃部の伸びや破折が生じることにもなるため注意を要する。

　リーマーは時計方向に正回転させると根管に沿って根尖方向へ進み、これによって根管内容物を除去することになる。しかし、逆回転させると内容物を根尖方向に押し出したり、リーマーの破折を招来することになる。リーマーの回転による根管形成の概形は円形である。したがって、根管が比較的円形のものでは、リーミングのみで根管拡大の初期の目的を達成できる。しかし、リーマーのサイズが大きくなるに従って柔軟性が減少していくので、リーマーを使用しての根管拡大・形成はストレートな根管形態を示す症例にしか応用できない。すなわち、リーミングで根管拡大・形成ができる歯種は、上・下顎前歯にほぼ限られてくる。彎曲を示す根管系

◆リーミングとファイリング

　リーマーは主に直線的な根管に用いられるが、根尖部の約3～5ミリ程度の範囲の根管を拡大・形成できるにすぎない。これは、根管にテーパーがついているためである。リーマーを用いると根尖部分しか切削できないので、根管口までの残りの根管はファイルによるファイリング操作を併用して拡大・形成しなければならない。

に対してリーマーで根管拡大・形成を無理に推し進めると、ステップ、レッジあるいはアピカルジップを根管に付与するため、根管全体に行き届いた根管清掃が不可能となる。また、根管の最終処置である根管充填においても、根管を根尖端まで緊密に充塞することができなくなる。

K-ファイルはリーマーと同様な方法で作られるが、その断面は正方形で刃部の単位長さあたりのねじり回転はリーマーより多い。K-ファイルではやや抵抗があるところまで根尖方向に挿入し、長軸方向に引き出すことによって根管壁を切削する。この操作をファイリングという。K-ファイルはリーミング操作も可能で、リーマーよりも破折しにくいが、ファイリングを続けると切削片を根尖孔外に押し出しやすいので、根管内を十分に洗浄しながらファイリング操作を行う必要がある。また、ファイリングでは根管の長軸方向に沿って根管壁を切削するため、とくに、彎曲した根管を拡大・形成する際には、術前のエックス線写真を参考にして根管の彎曲に合わせてプリベンドしたファイルを根管内へ挿入してファイリングを行えば、本来の彎曲根管の形態を変化させずに根管の拡大・形成が可能となる。

ヘッドストロームファイルは、円柱状の鋼線から三日月状に鋭い刃を削り出して作られた器具である。したがって切削効率はよいが、構造上、削り取られた部分が弱くなっているので、回転操作を加えると簡単に破折する。ヘッドストロームファイルの操作は、ファイリングに限られ、根管にはゆるめのものを用いるのがよい。ヘッドストロームファイルの応用がとくに適しているのは、根管内容物の除去や板状根管あるいはC字状根管に対する機械的清掃である。

◆超音波による根管の拡大と洗浄

現在、超音波を応用した根管の拡大と洗浄が合理的な根管拡大法として注目をあび、種々な装置が市販されている。直視困難な部位にある歯で狭小かつ彎曲を呈する根管を手用リーマーあるいはファイルによって根管拡大・形成するには多大の時間と労力を必要とする。このような症例においても最初に作業長の測定のためのリーマーあるいはファイルを象牙-セメント境にまで挿入できれば、同サイズのファイルを装着した超音波根管拡大装置によって短時間のうちにファイルがスムースに出し入れできるまで拡大することができる。また、同時にキャビテーション効果によって根管内の清掃・洗浄を行うことができる。しかし、根管の拡大・形成がこの装置のみで完了できるものではなく、根管用インスツルメントの挿入がスムースになれば従来どおりの手指による根管の拡大・形成を行い、象牙-セメント境でアピカルシートの形成を行わなければならない。超音波根管拡大装置に頼りすぎては根管側壁にステップを形成したり、根尖孔の破壊を招来しかねないので注意を要する。

46 根管拡大と根管形成の相違点

根管拡大とは機械的清掃による原因除去法であり、根管形成は根管拡大した根管に緊密な根管充填が行えるように根管を形成することである。すなわち、根管形成とは、アピカルシート（アピカルストップ）の形成による保持形態の付与やテーパーによる便宜形態の付与などによって根管の形態を整えることである。

根管拡大・形成はリーマーやファイル等を用いて行う。感染根管の拡大は、根管内汚物や根管壁の感染歯質の除去、根管内応用薬剤の効果を高めること、根尖病変（巣）の排泄路の確保、ならびに根管治療操作を円滑にすることを目的としている。それゆえに、たとえ太い根管といえども根管拡大は必要である。また、根管拡大の太さの基準は切削紛の色を最大の目安としている。すなわち、リーマー、ファイルの先端3〜5ミリの部分に白色健康牙紛が付着してから1〜2サイズ太い器具まで根管拡大を実施することが必要とされる。また、抜髄根管においては、抜髄後の根管壁に残存する象牙芽細胞層や象牙前質は有機質成分を多く含むため、放置されると壊死に陥り、次いで象牙細管内に潜む微生物に対して良好な栄養源となる。そこで、抜髄根管といえども徹底した根管の機械的清掃は必要となる。通常、感染根管、抜髄根管を問わず根管用インスツルメントを用いた機械的清掃時には根管の化学的清掃も同時に行うchemo-mechanical cleaningが一般的な根管の清掃法である。根管処置における根管拡大・形成は独立した操作ではなく、実際には一連の操作として行われている。

◆根管拡大・形成用インスツルメントの切削効率

多くの根管拡大・形成用インスツルメントが市販されている。それらの中でリーミングにおける切削効率はリーマーおよびK-フレックスファイル（D-ファイル）が優れている。ファイリングではH-ファイルが最も優れた切削効率を示し、K-フレックスファイルがこれに次いでいる。しかし、切削効率のよいインスツルメントは刃部の刃も鋭利なため、狭窄した、しかも著しい彎曲を示す根管系に対して過度な力を加えて使用することは、インスツルメントの刃部に無理な力が作用して捩れや破折の原因となる。

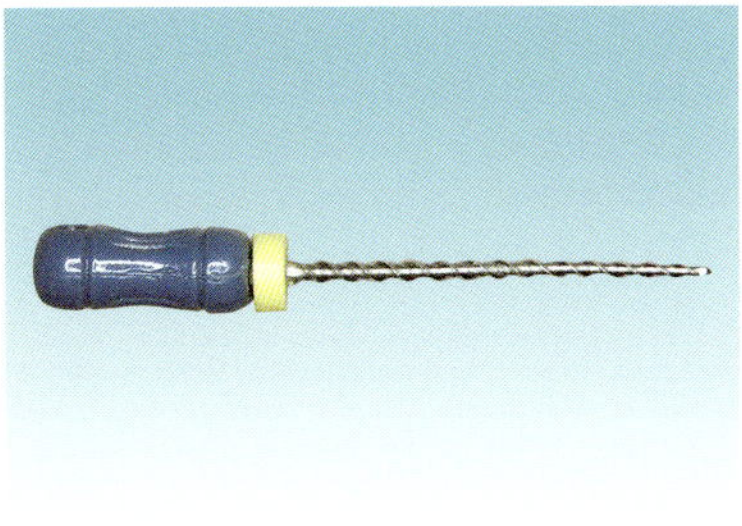

図46-1　D-ファイル。

とくに、彎曲した根管の場合、根管拡大により根管内容物が除去され、さらに、根管形成によって彎曲部の内側が削除されると、根管は直線化傾向を示すようになり、根管内での作業長は徐々に短くなってくる。したがって、根管拡大・形成時には作業長の変化にも注意して慎重に操作を進めることが必要である。

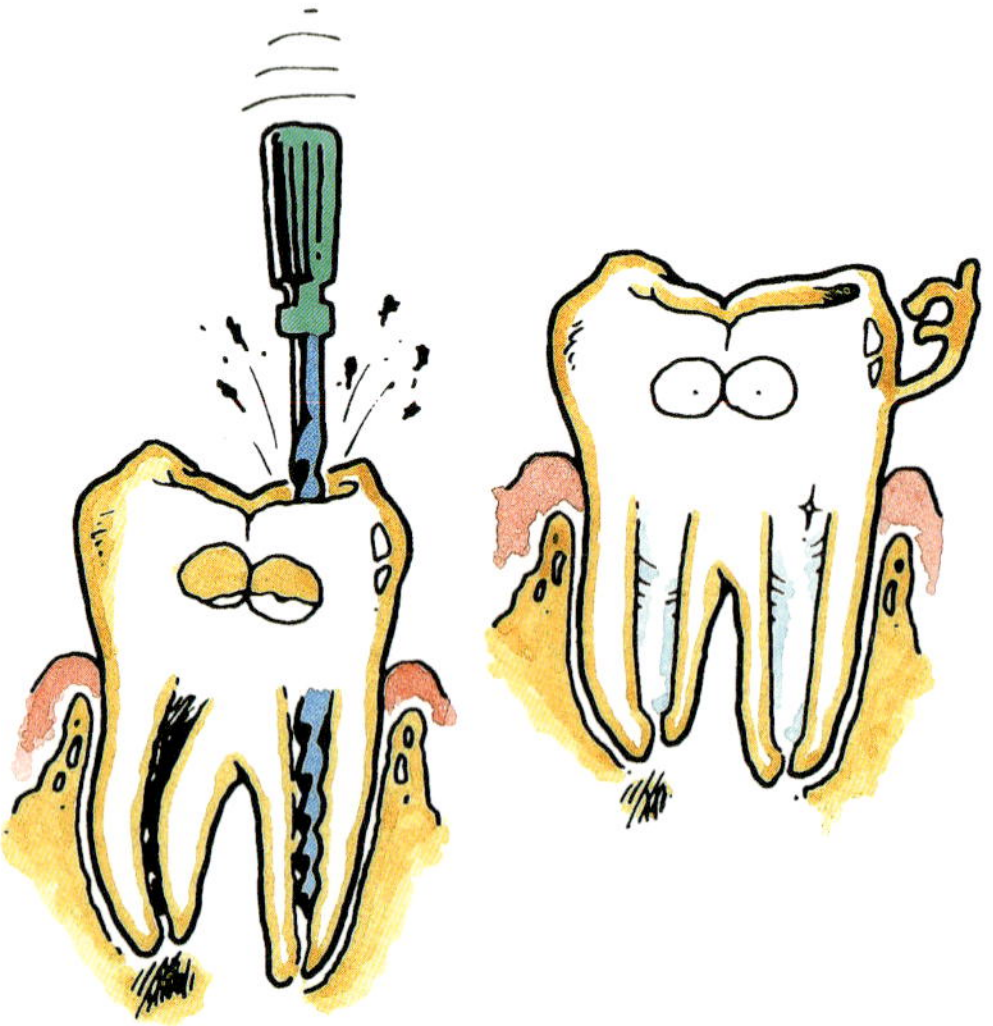

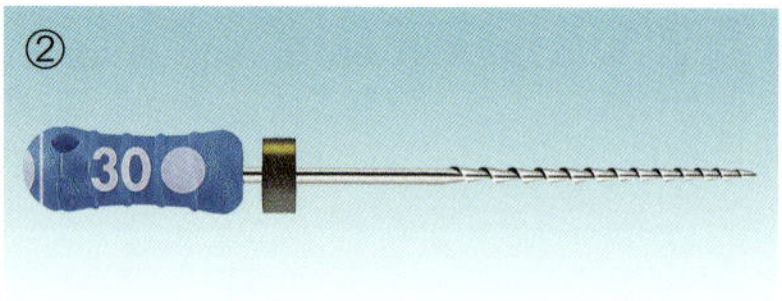

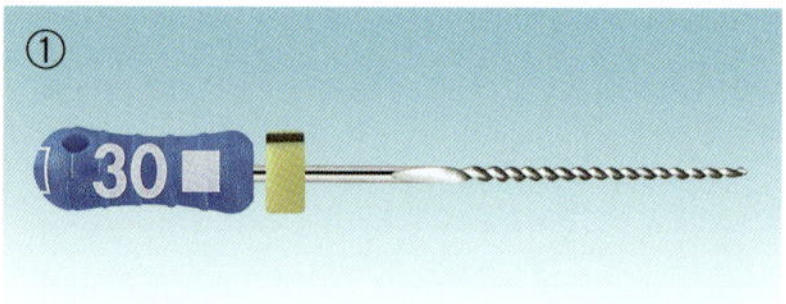

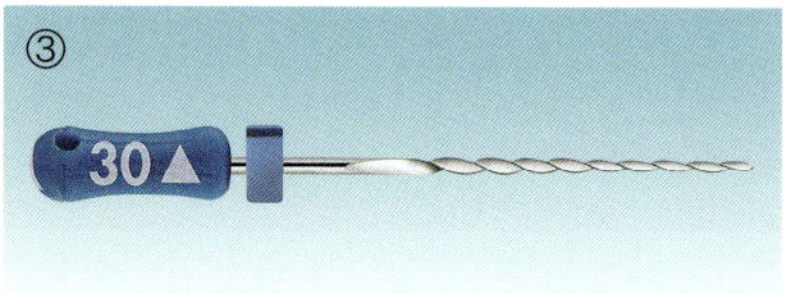

図46-2～4　①メルファーKファイル。②メルファーHファイル。③メルファーリーマー。

47 根管拡大・清掃は根管治療の伝家の宝刀（一症例報告）

根尖病変の多くは、齲蝕に始まり歯髄疾患を経て歯周組織に病変が波及し、成立したものである。

根尖周囲組織に対して刺激因子となるものは、物理的、化学的および細菌学的なものに分類される。とくに、変性壊死した歯髄組織、細菌あるいは外来異物などの根管内容物がその主役をなしている。

感染根管治療においては、これらの原因因子を根管内から機械的（根管拡大）および化学的清掃によって完全に除去して、根管を根尖周囲組織に対して無害なものとすることが重要でまた目的でもある。そして、これらの処置を行うことによって生体の治癒能力をより高めることができる。

最近の研究では、初診時における細菌培養検査が陽性である感染根管歯でも、根管拡大によって大部分の症例が培養陰性に転じることが報告されている。すなわち、根管の機械的清掃と化学的清掃によって、根尖病変成立に重大な役目を担うと考えられる細菌の多くが根管から除去される。さらに、根管内に消毒薬剤を応用することによって、根管内はより無菌的状態に近づくことになる。

次に、初診時に感染根管の根管拡大、根管清掃および根管内貼薬を施した後、約5か月間治療を中断した症例を紹介する。

患者は39歳男性で、上顎右側切歯根尖部の違和感・軽度の打診痛を主訴として

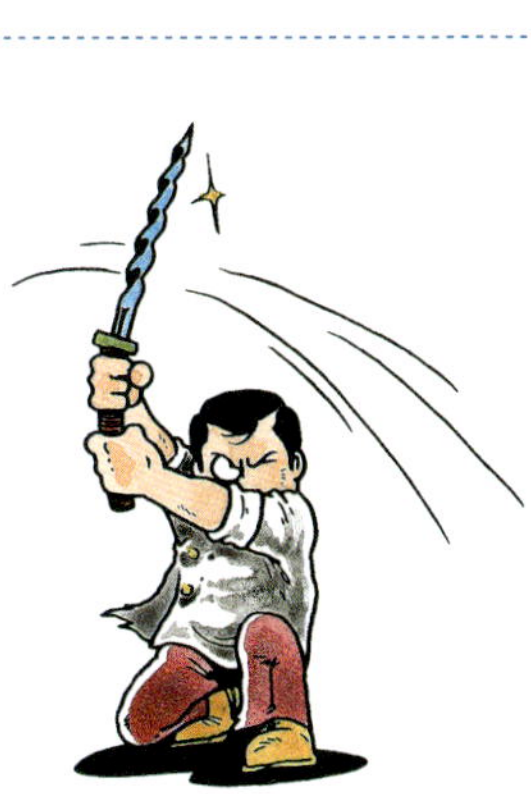

◆Host-parasite relationship
宿主 － 寄生体　相互関係

$$\text{発症} = \frac{\text{菌力} \times \text{菌量（寄生体側）}}{\text{抵抗力（宿主側）}}$$

来院した。

図47-1は初診時のエックス線像である。上顎右側側切歯の根尖部に小豆大のエックス線透過像が認められる。リーマーによってNo.70まで根管拡大後、根管内を次亜塩素酸ナトリウムと過酸化水素水によって清掃を行い、FC貼薬後二重仮封を行った。

その後、患者さんの都合により約5か月間来院することができず、治療を中断することになった。

5か月後の来院時、患歯に臨床的不快症状は認められず、この時点でのエックス線画像所見では、初診時よりも不透過像にかなりの縮小が認められた。上顎右側犬歯は他院にて歯内治療および歯冠修復が行われている（図47-2）。

直ちに、細菌培養検査を行い、再度根管を清掃後、FCの貼薬、二重仮封を行った。

次回来院時、前回の細菌培養検査の結果は陰性、臨床的不快症状もまったく認められず、ガッタパーチャポイントと根管用シーラーによって根管充填を行った。

この症例では、1回の根管拡大・清掃および消毒薬の貼薬を行っただけであるが、エックス線像では骨の新生・添加を示す所見がみられ、根管が根尖周囲組織に対して無害なものとなったことが示唆されている。

この症例が示すように、十分な機械的清掃と化学的清掃は根管内を無菌に近づけるための必須処置であるといえる。

◆臨床例（図47-1、2）

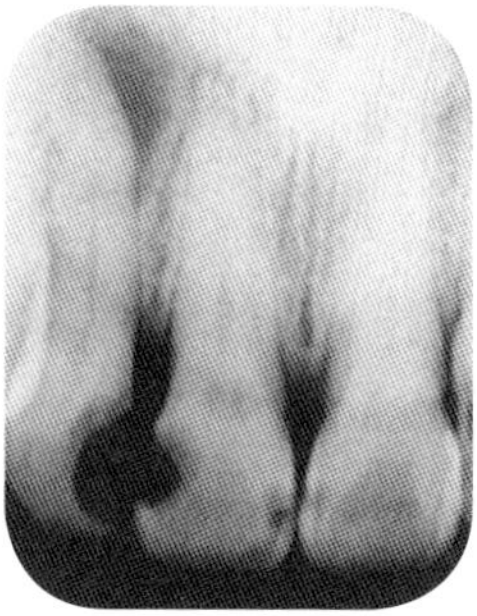

図47-1　初診時。

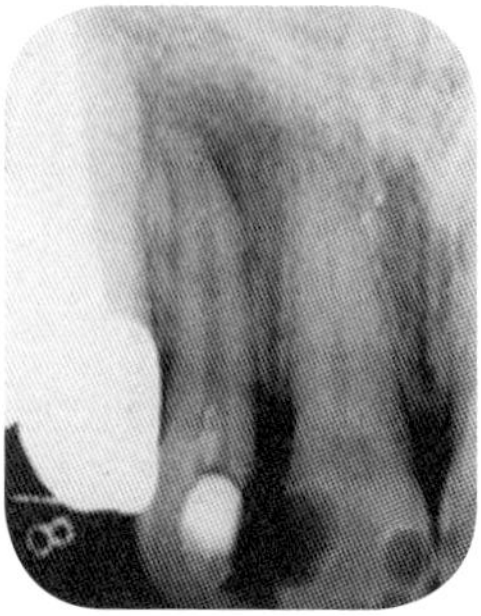

図47-2　5か月後。

48　化学的根管拡大は可能か

化学的根管拡大とは、脱灰作用を有する薬剤を根管内に使用して根管壁の汚染した層を除去しようとするものである。脱灰とは硬組織からカルシウム塩の結晶が溶け出すことである。脱灰作用を持つ化学薬品には塩酸やリン酸などの無機酸、クエン酸などの有機酸、そして、キレート剤がある。

酸は高い脱灰能を有するがいずれも組織刺激性が強く、根管内での使用には適当ではないと考えなければならない。一般に根管内で用いられているのは、酸より脱灰能は劣るが、組織刺激性の低いエチレンジアミン四酢酸ナトリウム（EDTA）溶液である。EDTAはエデト酸とも呼ばれる。通常は中性域に調整して用いられ、Ag^{+}、Ca^{2+}、Cu^{2+}などの1価、2価、3価、4価の金属イオンとキレート結合してキレート錯体を形成する。とくにカルシウムや銅などと強く結合し、歯内治療で根管内に使用すると象牙質中のカルシウムをキレート作用で脱灰する。

現在、3％から19％まで、何種類かのEDTA製剤が根管拡大剤として市販されている。これらのEDTA製剤を根管処置中に根管に満たしておく時間はきわめて短く、その時間内に根管壁を脱灰することは不可能で、したがってEDTAの根管に対する脱灰効果は期待できない。〝根管の化学的拡大〟は不可能と言えよう。市販のEDTA製剤には、根管壁に対してスムースにファイリング操作ができるようにカーボワックスを配合した製品もある。

◆キレート剤とは

キレート試薬ともいい、金属イオンに配位してキレート化合物をつくる多座配位子をいう。金属塩の分離、精製、分析に用いられ、また、安定剤としても使用されている。

化粧品では成分が金属イオンと結合すると水に難溶性になるので、金属と結合して水溶性を保つための保存料としてEDTA（エデト酸）やクエン酸などのキレート剤が使用され、栄養剤ではカルシウムなどの体に有用な金属を水溶性にして腸からの吸収を促すためにクエン酸やリン酸などが使用されている。

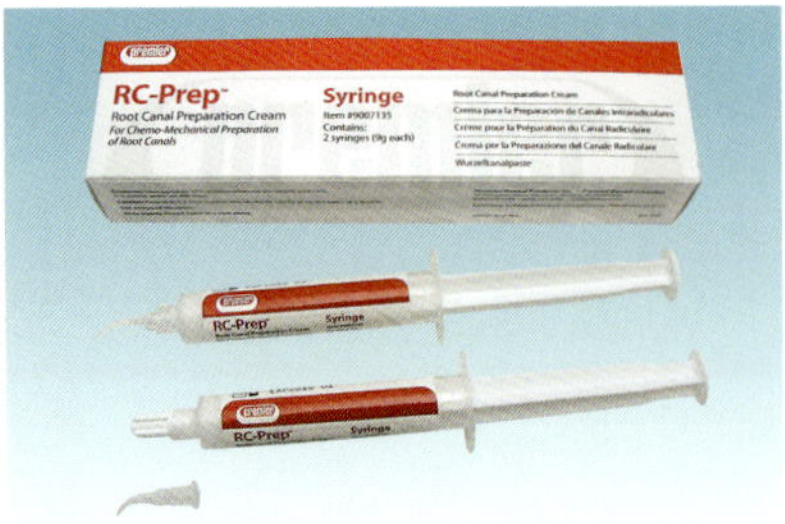

図48-2　RC-Prep®（シリンジ）。

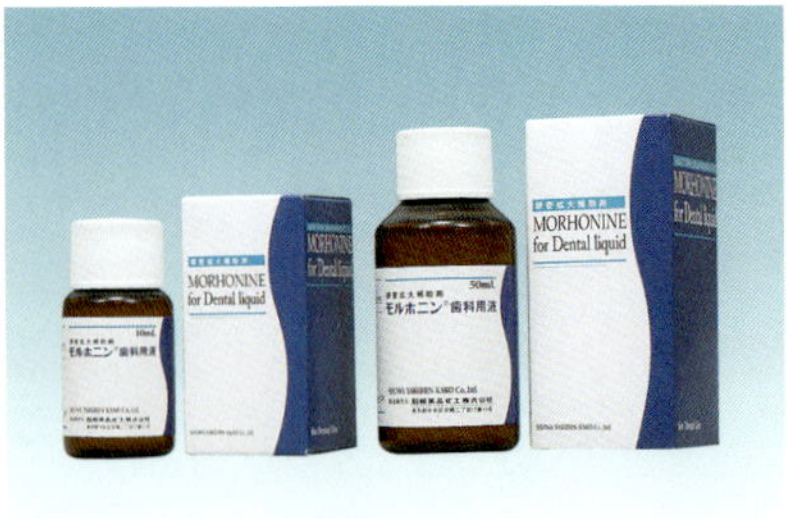

図48-1　モルホニン®。

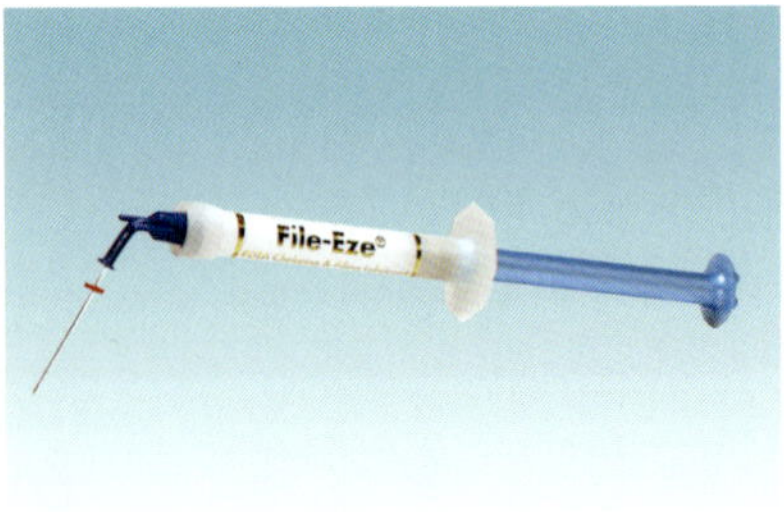

図48-4　ファイリーズＪ®。

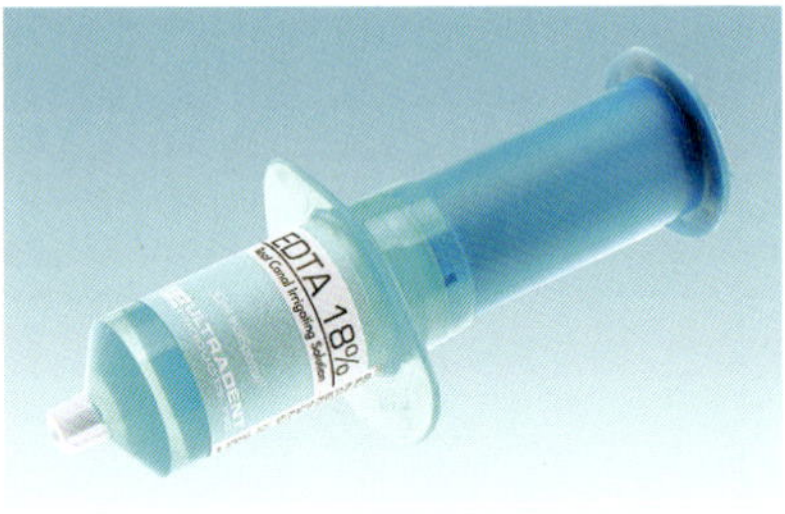

図48-3　ウルトラデント®EDTA18%。

◆根管形成拡大補助剤（スメアー層除去剤）としての薬剤

・スメアクリーン（日本歯科薬品：p.164の図70-1参照）：溶液　EDTA３%、pH９～9.5
・モルホニン®（昭和薬品化工）：溶液　１mℓ中　エデト酸ナトリウム143mg、セトリミド（消毒薬）0.84mg、pH7.0～7.6
・RC-Prep®（プレミア社）：ペースト状　EDTA、カーボワックス、過酸化尿素など
・ウルトラデント®EDTA18%（ウルトラデント社）：液体　エデト酸四ナトリウム二水塩18%、ポリプロピレン
・ファイリーズＪ®（ウルトラデント社）：液状　EDTA19%含有、pH10　その他

◆錯体とは

配位結合や水素結合によって形成された分子の総称を錯体といい、狭義には、金属と非金属の原子が結合した構造を持つ化合物を指す。

錯体を構成する非金属原子を配位子といい、配位部位のアミノ基、フォスフィノ基、カルボキシル基、チオール基などが金属と配位結合して錯体を形成する。配位子には単座配位子（硝酸イオン、ハロゲン化物イオン、アンモニア、一酸化炭素など）と、分子の2か所以上で中心原子と結合する多座配位子（二座配位子：エチレンジアミン、グリシンなど、三座以上の配位子－エチレンジアミン四酢酸など）がある。

49　根管清掃剤は用いるべきか

根管の機械的拡大・形成には必ず根管清掃剤を用いるべきである。

抜髄後の根管には、歯髄断片、象牙芽細胞、そして、血液が残る。これらは変性して根尖歯周組織に対して病原的に働く可能性がある。感染根管には、変性タンパク質、組織液、膿、あるいは、細菌などが存在する。当然ながら、これらは根尖歯周組織に対する病原性物質である。したがって、機械的根管拡大・清掃を行う際にはこれらを除去する必要がある。そのために、タンパク質溶解作用に期待して病原性物質を溶解させるために次亜塩素酸ナトリウムが2.5～10％濃度で用いられる。次亜塩素酸ナトリウムは過酸化物（過酸化水素水あるいは過酸化尿素）と反応して発生期の酸素を作る。これが発泡して根管内の物質を放出する。そこで、次亜塩素酸ナトリウムは根管清掃剤として伝統的に用いられてきた。

一方、根管壁が汚染していることもあり、また、根管充填のための根管形成も必要で、根管壁を切削しなければならない。しかし、そのためのリーミングあるいはファイリング操作によって削除された根管壁象牙質の微細粉粒が根管壁に塗りつけられる。漆喰を壁に塗るがごとくに根管壁を完全に隠して象牙細管の開口部を埋め尽くすスメアー層（脚注参照）は、機械的根管拡大で根管壁に必ず形成される。

病原性に働く可能性があるタンパク質を十分に除去でずに機械に拡大した根管では形成されたスメアー層にそのタンパク質が含まれるので、根尖歯周組織を障害する結果を招くかもしれない。エチレンジアミン四酢酸ナトリウム（エデト酸ナトリ

◆スメアー層とは

インレーなどの窩洞形成でも窩壁に形成される『スメアー層』は、根管充填前に除去されなければならない。

①『スメアー層』が介在すると、根管壁と根管充填材との間に微細な間隙が生じて〝封鎖性〟が悪くなる。

②歯髄断片や血液、腐敗したタンパク質および細菌が『スメアー層』に混在して病原性に作用する可能性がある。

③『スメアー層』が介在するために根管消毒剤が象牙細管内まで行きわたり難くなる。

機械的根管拡大・形成では有機質溶解剤を併用し、次に、無機質脱灰作用を持つ薬剤を併用することが『スメアー層』の根管壁への付着を防ぐポイントである。

ウム）を用いてスメアー層を溶解・除去することが重要である。

機械的および化学的根管清掃で生じた根管内容物は、ルートキャナルシリンジあるいは根管洗浄針などを用いて根管から洗い流さなければならない。根管の洗浄には生体にとって刺激性のない生理食塩水を用いるとよい。その後、リーマーあるいはファイルで軽くリーミングして根尖部に残った内容物を取り除いて根管清掃を完了する。

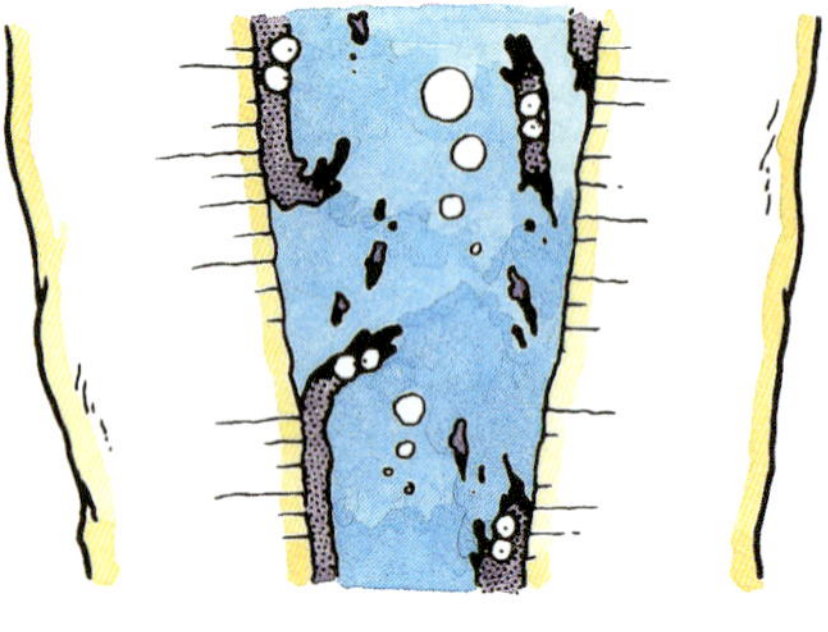

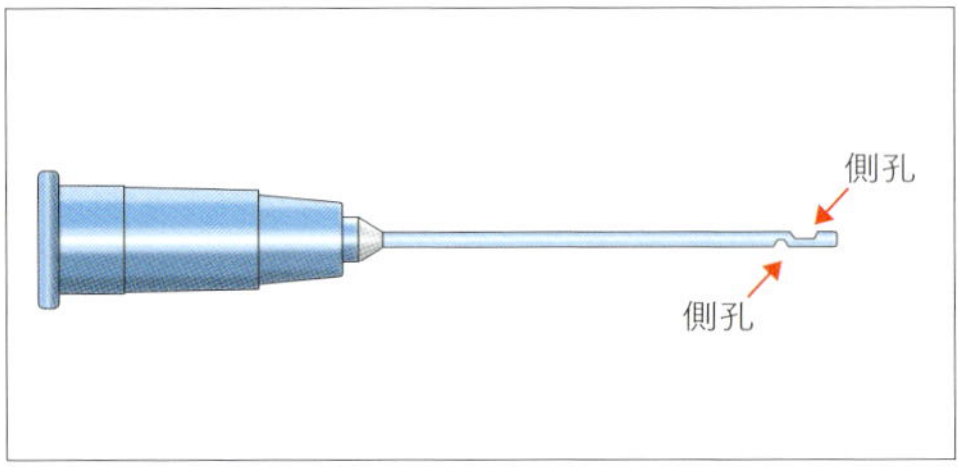

図49-1

◆**根管洗浄針（図49－1）**

根管洗浄針を注射筒に装着し、洗浄液を根管内に注入する。洗浄針の先端の側方に孔があるので、洗浄液を勢いよく根管内に注入しても、液は根管壁にあたって根尖孔外に圧出されることはない。

洗浄針の先端が細いので、根管を塞ぐ可能性は小さい。たとえ、洗浄針の先端で根尖部の根管を塞いだとしても洗浄液は先端に孔がないので洗浄液は根管口に向かう。

50 リーマー、ファイルの寿命

日々の臨床で、リーマー、ファイルなどの根管用小器具を使用しない日はほとんどないといっても過言ではない。しかし、この根管用小器具の寿命、すなわち耐久性ということを考えたことがあるだろうか。我々歯科医は1日に何人もの患者さんに、リーマー、ファイルを使用する。日常の臨床でとくに思うことは、これら根管用小器具が折れないでほしいということである。それではリーマーやファイルの寿命を左右する因子にはどのようなものがあるのだろうか。これについて考えられるものを挙げてみる。

①術者の器具の取り扱い方
②根管の解剖学的複雑性：狭小性、彎曲
③器具の金属学的材質
④器具の消毒法

以上のことについて若干のコメントを述べる。

①に関しては、根管用小器具の形態的特徴と使用方法を熟知し、それぞれの器具に適した拡大法で使用することによって破折などの事故の多くは回避される。しかし、簡単なようでこれらの事項を遵守することは非常に困難なことである。たとえば、K-ファイルの本来の使用方法は上下運動であるが、根管挿入時には回転操作も許容される。また、再根管治療において既存のガッタパーチャポイントを除去す

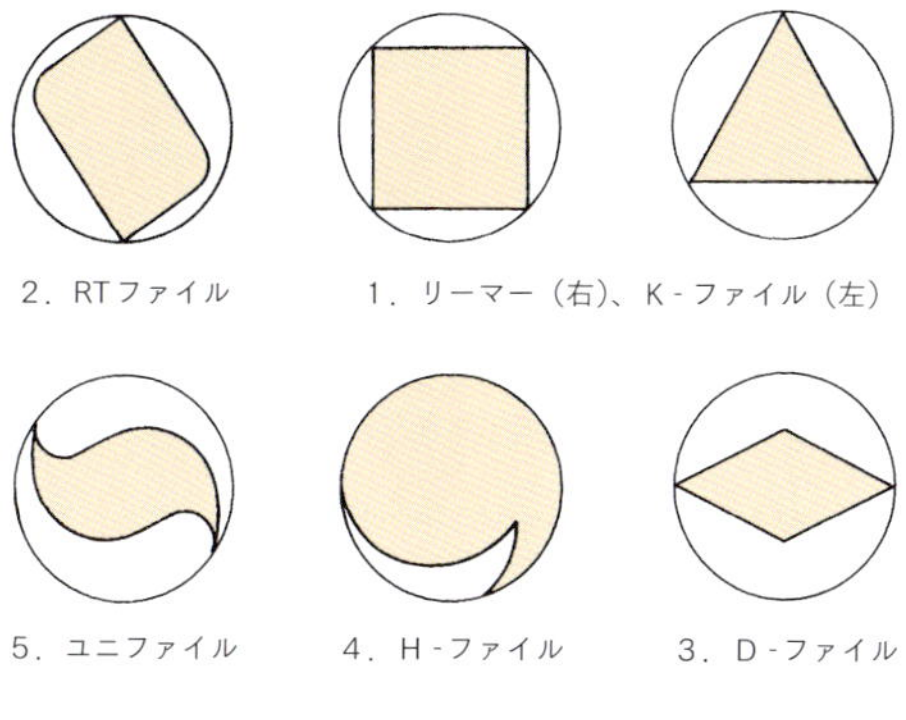

◆リーマー、ファイルの断面
1 リーマー、K-タイプファイル
2 RTファイル
3 D-ファイル
4 H-ファイル
5 バーンズユニファイル

る際に、本来は上下運動だけのH－ファイルをわずかに回転させポイントを除去することもある。しかし、このような使用方法は多数の症例を経験することによって可能な方法となる。

②については、上顎前歯部の多くは比較的直線的な根管形態を示す。したがって、リーミング操作でもとくに問題はないといえる。しかし、細い根管あるいは彎曲している根管では、リーミング操作は危険でありファイリング操作が適している。さらに、根管清掃剤も脱灰作用あるいは潤滑油的な性質を持ったものを併用すべきである。

③の金属学的性質については、術者には如何ともしがたいが、破折器具の破断面を検討した報告によると、破断面に不純物が含まれていることが報告されている。臨床に携わる我々としては材質の改良が強く望まれる。

④根管用小器具の消毒方法で注意しなければならないのは〝器具の腐食（錆び）〟が挙げられる。器具が薬液に腐食されると、削除効果が劣るとともに、根管内での器具の破折の原因ともなる。そこで、器具の消毒には酸化作用の強い薬剤（ヨード系など）は避け、また水分を含む消毒剤を用いるときには短時間で消毒を終え、直ちに乾燥を行うべきである。また、消毒剤に防錆剤を添加するべきである。

近年、根管拡大小器具の形態的あるいは材質に種々なるものが認められる。しかし、使用方法に関しては回転運動、牽引運動あるいは、限られた使用方法で両者の運動が可能な、わずか3種類に分類される。そして、各根管拡大器具はそれぞれの操作法に適した形態を有しており、形態に即した運動で使用する限り破折等の偶発事故の多くは防ぐことが可能であるといえる。

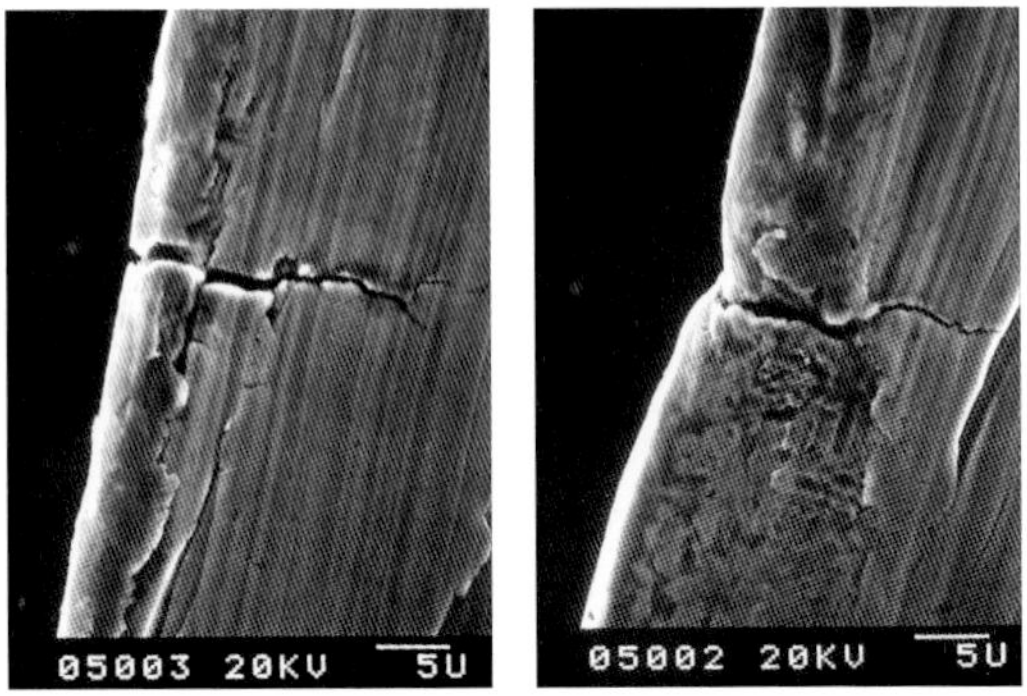

図50-1、2　リーマー刃部に認められる亀裂。

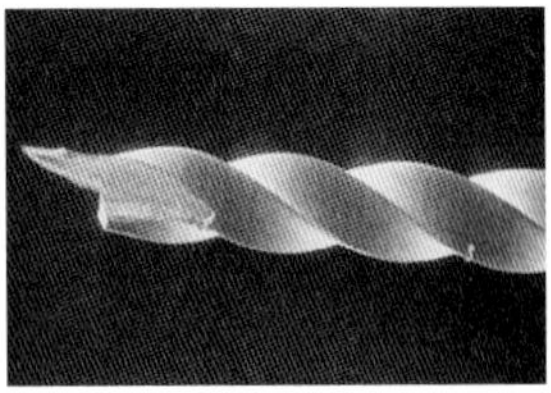

図50-3　リーマー刃部の破断。

51 根管拡大におけるＩＳＯ規格基準の矛盾

歯内治療時における根管の機械的清掃ほど根気のいる、また丁寧に行わなければならない処置はない。この処置の出来、不出来によって歯内治療後の予後を大きく左右することになる。なぜならば、根管の機械的清掃と同時に行われる根管形成は根管充填のための前準備でもあるため、根管が適切に処置されていなければ最終処置である根管充填にも大きく影響を及ぼす。それゆえ、通常の症例では根管の拡大・形成が満足に実施されると、歯内治療もほぼ終わりに近づいたことになる。

この目的のために、我々は根管用インスツルメントのファイルやリーマーを使用する。また、直視できない根管内での作業を円滑に行うために、根管長を決定して、サイズの小さいインスツルメントから順次大きなサイズへと換えながら根管を機械的に清掃している。

上顎前歯や下顎小臼歯の根管は比較的まっすぐで太く、根管内へのインスツルメントの挿入も容易に行えるが、高齢者の下顎前歯や大臼歯の近心根管では根管の狭窄傾向が顕著なため、根管内へのインスツルメントの挿入も困難を伴うことが多い。このような場合、抜髄症例においては、髄室開拡後に作業長測定のために使用する根管用インスツルメントにはＩＳＯ規格の8号~10号のものを応用すべきである。しかし、10号のインスツルメントが作業長通りに根管内を通過しても、次のサイズの15号では急に抵抗感が増し、根尖部までインスツルメントを容易に挿入できなくなることがある。これは10号のインスツルメントのD_1の直径が0.10ミリである

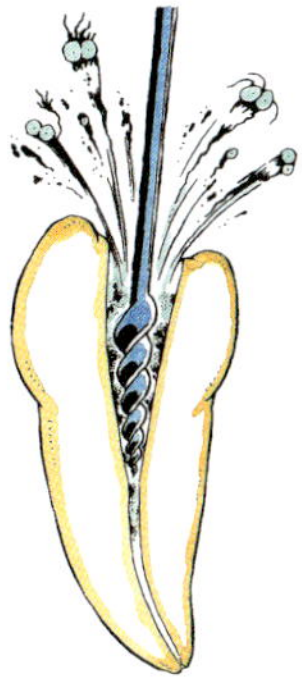

のに対し、15号のインスツルメントはそのD_1の直径が0.15ミリと1.5倍にも大きくなっているからである。

そこで、根管用インスツルメントのD_1部の太さを一定の比率で大きくすれば根管内での器具操作がスムースに行えるのではないかと考えられ、最近ではインスツルメントのD_1の直径の増大率を29%にした手用プロファイル®や、とくに狭窄根管の拡大を目的とした番手の小さなサイズにだけ限定してＩＳＯ規格の中間サイズに相当するインスツルメント（K-FLEXOREAMER®あるいはK-FLEXOFILE®のGOLDEN MEDIUMS®）が開発、市販されている。これらのインスツルメントを従来のＩＳＯ規格のインスツルメントと併用して根管拡大に使用すれば、狭窄した彎曲根管でも根管偏位を生じさせずに、またステップを形成することなく安全に根管拡大・形成が実施できる。

さらに、現在ではリーマーのシャフトの長さを従来21.0ミリから18.0ミリ、あるいは15.0ミリと短くしたFARSIDE®およびDEEPSTAR®の出現や、インスツルメントの刃部テーパー度をＩＳＯ規格の2%から4~12%にまで拡大し、根管拡大・形成後には根尖部から根管口部にかけて自動的にフレアー形成が約束されるＧＴロータリーファイルや、クァンテックフレアーファイルなどＩＳＯ規格にとらわれない、使用する術者のニーズに合わせた根管用インスツルメントが市販されるようになってきている。

各種リーマー、ファイルのサイズ

手用プロファイル（デンツプライ・タルサ社製）のサイズ：手用プロファイルにはリーマー、K-ファイルおよびH-ファイルがあり、それぞれのD_1の直径がリーマーとK-ファイルのサイズが00から0そして1、2と続き、00号で直径が0.06ミリ、0号で0.077ミリ、1号で0.10ミリ、2号で1.29ミリとD_1の増大率が29%と一定になっている。

しかし、このシリーズのH-ファイルに関しては細いサイズは製造されておらず、2号のサイズからはじまっている。

K-FLEXOREAMER®およびK-FLEXOFILE®シリーズのGOLDEN MEDIUMS®（メルファー社製）：D_1の直径はリーマー、ファイルともに0.12、0.17、0.22、0.32および0.37ミリである。

FARSIDE®（メルファー社製）：D_1のサイズはISO規格の06、08、10、15号まであり、シャフトの長さには15.0ミリと18.0ミリのものとがある。

DEEPSTAR®（メルファー社製）：D_1のサイズはISO規格の20~70号まで用意されている。シャフトの長さはFARSIDE®同様15.0ミリと18.0ミリの2種類がある。

52 クラウンダウン法による根管拡大・形成システム

現在、最も一般的に応用されている根管拡大・形成法は、髄室開拡後に根管の作業長を測定・確認した後、根管用インスツルメントの小さなサイズから順次サイズを大きくしながら根管の拡大をすすめ、アピカルシート（アピカルストップ）の形成とともに根管口部にかけて根管をフレアーに形成していくアピカルストップテクニックである。

この方法では石灰化傾向を示す狭窄した根管では、根管長測定までに番手の小さな根管用インスツルメントをリーミングとファイリングを繰り返しながら根尖まで進めていく必要がある。症例によっては作業長確認までに数本のファイルあるいはリーマーの刃部が伸び、または逆に捩れたりしてインスツルメントをダメにしたり、最悪の場合には根管内でファイルが破折してしまうこともある。また、根管拡大を行いながら根管洗浄を徹底して繰り返し施さなければ、根尖部付近で切削粉が詰まり、作業長通りに根管拡大が進まないこともある。さらに、彎曲根管に対しては、根管拡大・形成が進むにつれ根管中央部の彎曲内側、および根尖部では彎曲外側部の壁面が大きく切削される傾向にあり、根管拡大・形成後には彎曲根管がなだらかな彎曲に変化することになる。すなわち、彎曲根管に直線化傾向が生じるのである。

このことは根管拡大前に測定した作業長に変化が生じることにつながり、作業長を遵守したままの根管拡大・形成ではオーバーインスツルメンテーションを引き起こ

◆クラウンダウン法によるテーパープレパレーションに適した根管用ファイル

GTロータリーファイル（メルファー社製）：テーパー度が6％～12％までそろえられており、ファイルのD_1の直径はISO規格の20号であり、D_0からD_1までの1ミリ部分はノンカッティングチップとなっている。シャフトの長さは21ミリと25ミリのものがある。

クァンテックフレアーファイル（サイブロンエンド社製）：テーパー度が8％～12％で、ファイル先端のD_1の直径はISO規格の25号であり、D_0から0.5ミリ部分がノンカッティングチップとなっている。シャフトの長さは21ミリと25ミリのものがある。

クァンテックアクセスフレアーファイル（サイブロンエンド社製）：クァンテックフレアーファイルとシャフトの長さは同じであるが、シャンクの部分を4.3ミリ短くし、ミニヘッドのコントラに装着して使用することができるので、従来のものに比較して口腔内使用時には全体で5.3ミリ短くなっている。それゆえ、後方臼歯の近心根管の拡大・形成に便利である。

しかねないのである。さらに、根管拡大・形成が進むにつれ使用するインスツルメントの柔軟性が減少するために、根管拡大・形成中にレッジを付与したり、あるいは根尖彎曲部に予期しない根管の拡大・形成を行う可能性がある。その結果、根尖部で不十分な根管充填に終わることがある。

以上のようなトラブルが生じることのないように、最近ではファイル刃部のテーパーが従来のISO規格（2％）から4〜12％まで、大きくなったファイルを使用してのクラウンダウン法によるテーパープレパレーションに変わってきている（図52-1）。

この方法では髄室開拡後、直ちに作業長を測定するのではなく、根管口部の拡大から根管中央部〜根尖部⅓部付近までを、大きなサイズで大きなテーパー度を有するファイルから小さなサイズで小さなテーパー度を有するファイルに順次換えながら根管を拡大していく。ほぼ根尖⅓から¼部まで拡大が終了した時点で作業長の測定を行い、以後は作業長どおりに根尖部根管を拡大していくのである。この時点で根管はすでにフレアーに形成されており、作業長測定時にはすでに彎曲根管の自然な直線化が終了しているため、作業長の変化を気にせずに根尖部根管の拡大・形成が実施できる。また、根尖部根管を拡大・形成する際にもスムースにファイルの挿入が可能なため、根尖部付近で切削粉の詰め込みや、アピカルジップの形成が回避できる。

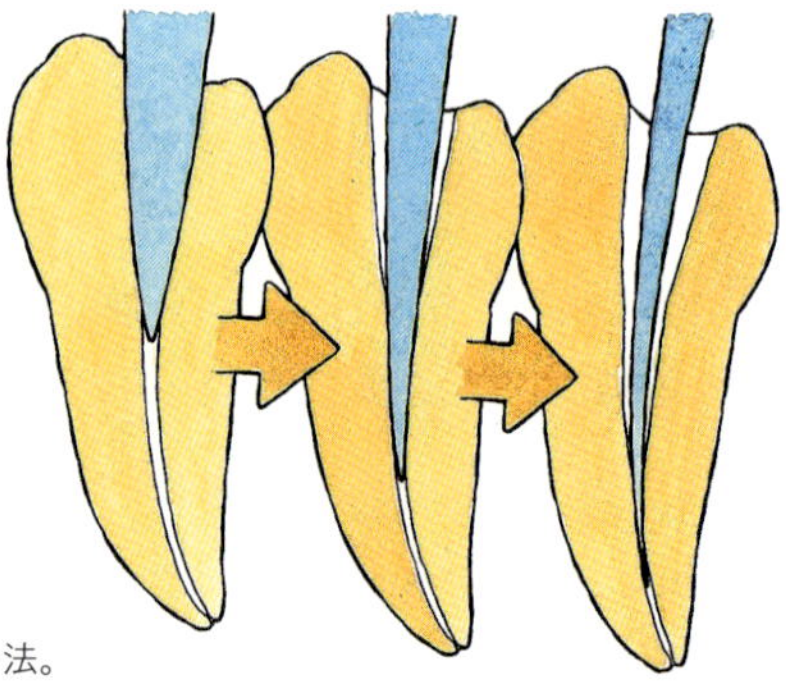

図52-1　クラウンダウン法。

53 根管拡大・形成の自動化は可能か

歯内治療のなかで最も時間を要する処置が根管の拡大・形成である。しかも、根管拡大・形成の良否によって最終処置である根管充填の良し悪しも決定することから、根管の機械的清掃から根管形成までの一連の処置が歯内治療のなかで最も重要な処置になるといえる。しかし、実際の臨床においては、根管の形態は複雑で、上顎中切歯といえどもまっすぐな根管形態を示すものはほとんどないといわれている。とくに、上顎大臼歯の近心頬側根管のように著しい彎曲を示す根管に対しては、根管拡大・形成中にレッジやステップあるいはアピカルジップを付与しないように努めるべきである。それゆえ、今までに多くの研究者たちによって彎曲根管に対する拡大・形成法が提唱されてきた。また、根管用インスツルメントについてもより柔軟性を示すように、刃部の形状に工夫が施され、現在では数社のメーカーから非常に多くの根管用ファイルが市販されている。

しかし、約20年前からインスツルメントの素材そのものに変化がみられ、従来のステンレススチールに代わり超弾性を示すニッケル・チタン合金が使用されるようになってきた。当初は手用インスツルメントのみであったが、現在ではハンドピースに装着して使用できるタイプのものが主流となってきている。このタイプのものは低回転（約300rpm）のハンドピースに装着して使用できるため、とくに、後方臼歯の近心根管の拡大・形成には便利で、比較的短時間で根管拡大・形成が終了できる。

このニッケル・チタン合金製ロータリーファイルの使用に際し、適したハンド

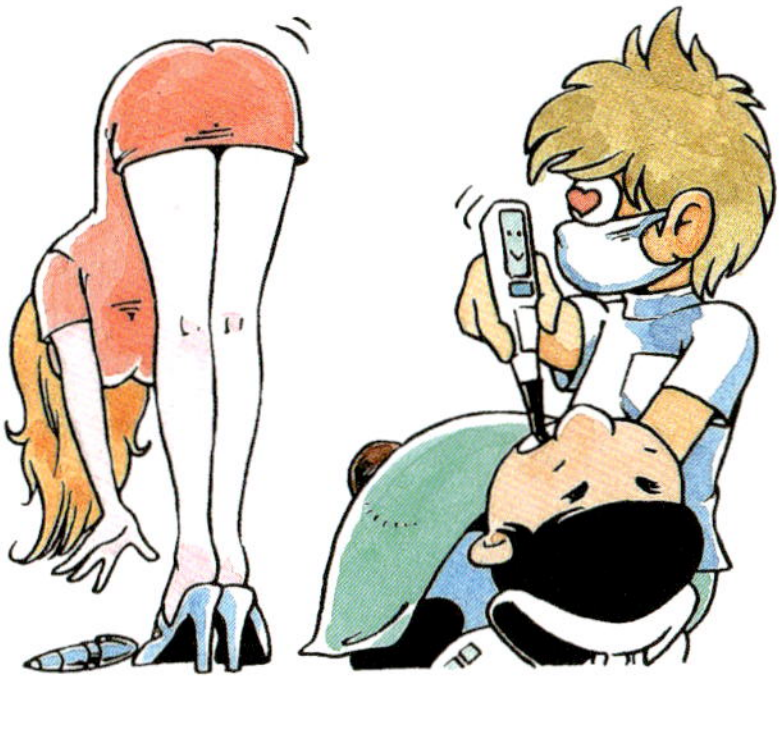

ピースが数社のメーカーから市販されている。従来までは根管拡大・形成時には手用のファイルを用いて行われ、根尖狭窄部付近にまでファイルが進んでいけば微妙に術者の手指にその切削感覚が伝わり、拡大・形成中のオーバーインスツルメンテーションを防止できた。しかし、ハンドピースを用いての根管拡大・形成では術者の手指への感触が欠如するため、根尖狭窄部を超えた根管のオーバーインスツルメンテーションに終わるリスクもみられる。そこで、ある製造会社はハンドピースに根管長測定器を連動させて根管拡大・形成が行えるシステムを商品化している。この器具によると、根管拡大・形成中にファイルが根尖狭窄部に近づけば自動的に回転速度が鈍くなり（アピカルスローダウン機能）、ファイル先端がアピカルエンドの位置に達すれば自動的にモーターの停止とともに逆回転し（オートアピカルリバース機能）、未然に根尖部の過大拡大を防いでくれる機能が設定されている。現在市販されているシステムは１９９０年代に考案されたものに改良が加えられ、第３世代の機種に変わっているが、開発された当初でも根管拡大・形成の自動化を評価する基礎実験が行われ、その結果、根管偏位もみられず、根管拡大・形成が終了でき、引き続き根管充填でも満足できる根尖封鎖が実施されることが報告されている。

　このように従来まで歯科治療のなかで最も時間を要し、また、ある意味では多少、術者の勘に頼っていた根管の機械的操作が、ハンドピースに根管長測定器を連動させることによって、短時間でしかも自動的に可能となったことは根管治療の合理化に一歩近づいたといえる。

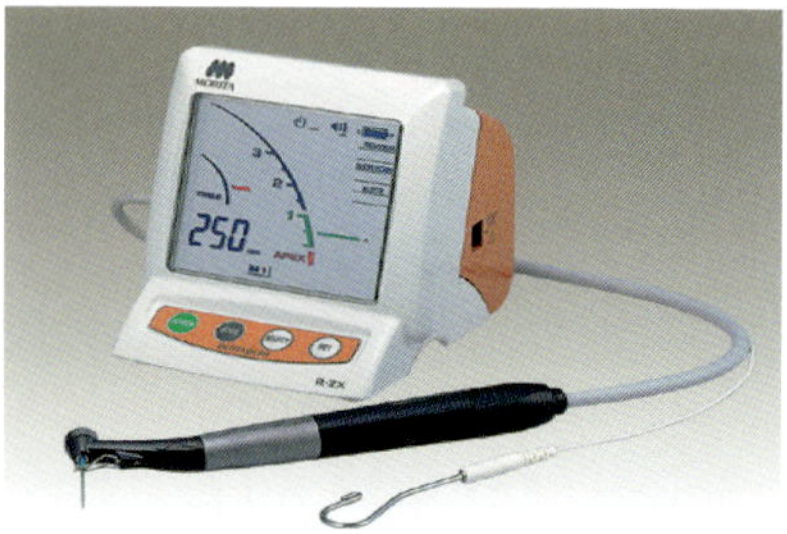

図53-1　ニッケル・チタンロータリーファイル専用のハンドピースに根管長測定器を連動させるシステム（デンタポート：㈱モリタ）。

54　歯内治療時における超音波装置の応用

従来から超音波発生装置はスケーリング、ルートプレーニングに使用されているが、ハンドピースに装着するチップの改良・開発に伴い歯内治療の領域においても、さまざまな場面において超音波が応用されるようになってきた。それでは現在、超音波装置は一般的にどのようなときに使用されているのだろうか。

1　髄腔開拡の修正、石灰化した根管の発見および歯髄結石の除去への使用

歯内治療における根管口の明示の際、根管口が第二象牙質によって塞がれている、あるいは修復象牙質または生活歯髄切断によって二次的に根管が狭窄している症例に遭遇することがある。このような歯の髄室開拡においては、根管壁や髄床底穿孔のリスクがみられ、以後の処置を困難にする可能性がある。しかし、超音波の応用はこのようなリスクを大いに減少させてくれる。とくに、手術用実体顕微鏡による観察と超音波インスツルメントの使用は、安全でかつ適確な歯内治療を約束してくれる。この目的のために、現在、多くの種類に富んだ超音波チップが市販されている。

図54－1に市販の超音波チップを示している。これらにはステンレス・スチール製、ジルコニウムをコーティングしたもの、およびダイヤモンドをコーティングしたものがある。一般的に、ダイヤモンドをコーティングしたチップは他のものに比べ切削効果は優れるといわれている。超音波チップの長所のひとつに、それが使用時に決して回転しないということが挙げられる。それゆえ、安全性と制御力を高め、

◆**手術用実体顕微鏡の利点**

倍率：ルーペの倍率が3～5倍であるのに対し、手術用顕微鏡の倍率は3～20倍であり、しかも可変である。ルーペの倍率は手術用顕微鏡の最低倍率と同程度である。それゆえ、見えてくるものがまったく違ってくる。

照明：照明が顕微鏡の視線とほぼ同軸であるため、影のない拡大された視野を得ることができる。

姿勢：ミラーテクニックで口腔内を観察するため、背筋を伸ばした姿勢で診療することができ、腰痛はなくなる。今までは口腔内を直視するために無理な姿勢をとり続けることが多く、その体勢が腰痛の原因とされていた。

患者へのアピール：患者にとっては、とくに確実な処置を受けているとのアピールになる。

一方において高い切削能力も併せ持っているということである。

　手術用実体顕微鏡下で隠れた根管を探す際には、第二象牙質は一般的に白っぽいかあるいは不透明であり、髄床底は暗く灰色の様相を呈していることを忘れてはならない。根管口を覆う石灰化物に超音波チップを当て超音波を発生させると、チップは削岩機のように硬組織を掘り下げはじめるため、本来の象牙質かあるいは二次的な石灰化物を削除しているかの判断ができるようにしておかねばならない。間違っても本来の象牙質を削合して根管壁面あるいは髄床底部から穿孔を生じさせないように注意が必要である。

2　根管内異物除去時の使用

　感染根管治療時において、臨床家はしばしば除去困難な根管充填材（剤）、破折インスツルメント、ポストコアーに遭遇することがある。これらの除去に多くのインスツルメントやテクニックが紹介されている。その中でも超音波チップは破折インスツルメント、およびセメント合着されたポストコアーの除去に際し補助的な器材として有効となる。

　ポストコアーが装着された歯の再歯内治療時には、ポストコアー除去に伴う残存歯根歯質の脆弱化、穿孔、あるいは破折の危険性といった難問が存在する。しかし、超音波振動の応用によって、修復材料およびポストコアーを安全に短時間のうちに撤去することが可能となる。すなわち、ポスト除去用の超音波チップ（図54－2）をポストに作用させると超音波エネルギーがポストを通して伝達され、合着セメントが破砕されると歯質の損失を最小限に抑えながら根管内でポストコアーが緩み容

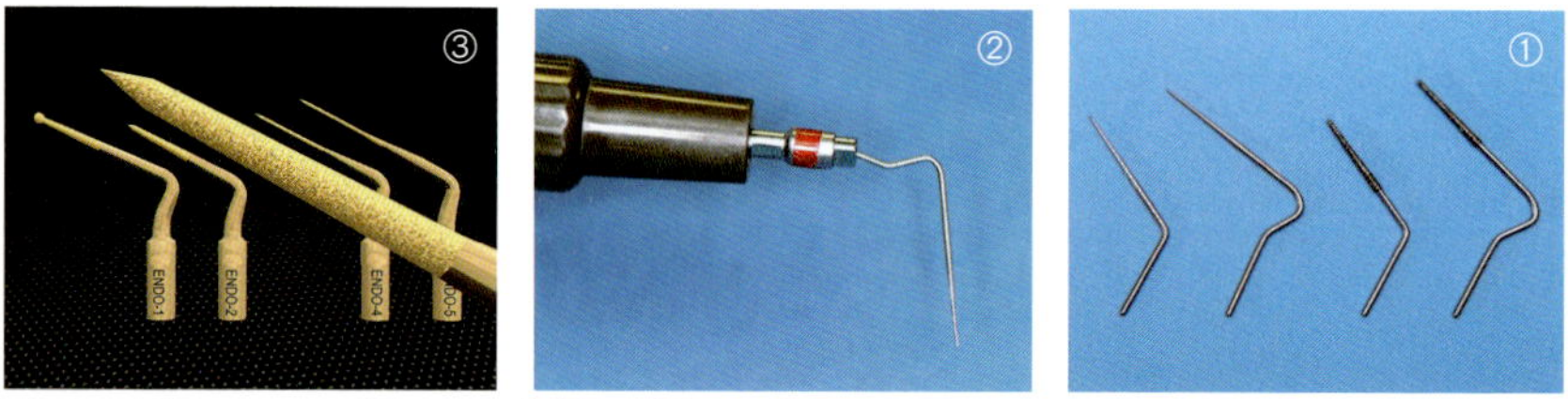

図54-1　①ステンレス製のチップ（左２本）とダイヤモンドをコーティングしたチップ（右２本）：㈱モリタ。②超音波スケーラーのハンドピースに①のチップを装着した状態。③ジルコニウムをコーティングしたチップ（プロウルトラ：デンツプライ・メルファー社）。

易に撤去することができる。

患歯が大臼歯の場合で、ポストコアーの維持が近心および遠心根管それぞれにみられる症例のコアーの除去時には、髄床底を傷つけないようにするため、術前のエックス線写真でおよそのコアーの厚みを確認した後、コアー本体を近心側と遠心側に二分するようにハイスピードエアータービンで分割する。次いで、近心あるいは遠心側に分割されたコアーに超音波振動を加え、合着セメントを破砕していくと根管内でポストが緩み、撤去可能となる。

超音波振動でポストコアーを除去する際に注意すべきことは、超音波応用時には熱が発生するため、必ず注水下で使用しなければならない。さもなければ熱が金属ポストに伝達し、歯根表面の温度上昇にともない歯周靭帯を損傷させることになるため注意を要する。

前歯に装着された長いポストコアーの除去には、細い先端を示す超音波チップを用いてポスト周辺の根管象牙質を削除することでポスト維持の支点が根尖方向へ移動し、さらにポスト本体に超音波振動を繰り返し作用させることでコアーが根管内で緩み撤去可能となる。

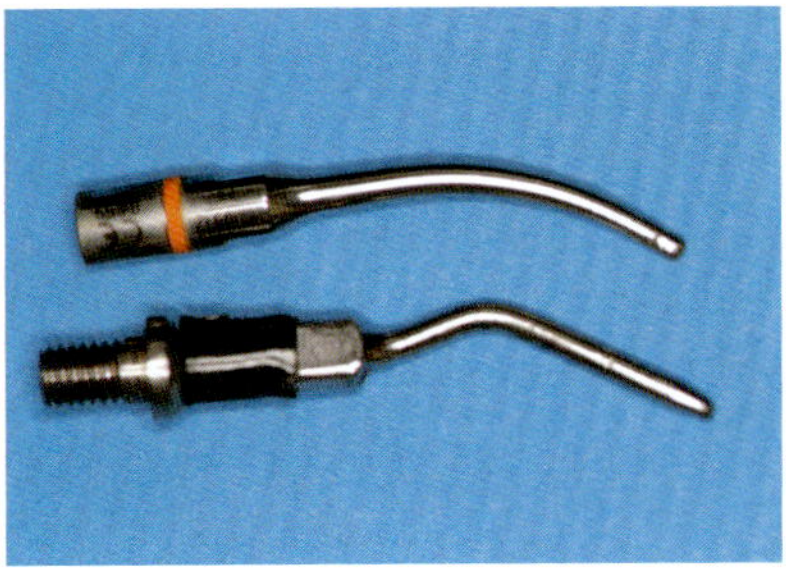

図54-2　冠およびポストコアー除去用超音波チップ。上はスプラソンチップ：白水貿易㈱、下はリムーバルチップ：㈱モリタ。

55 ニッケル・チタン合金製ファイルの長所と短所

　歯内治療を行うにあたり根管内の徹底した清掃は必要欠くべからざる操作である。通常、この目的のために各種根管用インスツルメントが使用されるが、根管形態の解剖学的複雑性を考慮すれば、満足できる根管の機械的清掃にはかなりの困難を伴うことになる。

　現在使用している根管用インスツルメントのほとんどはステンレススチール製であるため、根管の拡大・形成時にインスツルメントの号数が大きくなるに従い、シャフトの柔軟性が欠けてくる。これに加えて、ヒトの歯の根管形態は多くが彎曲を呈していることから、根管の機械的清掃後、根管内にアピカルジップやレッジといった根管充填時に緊密な根管封鎖を阻害するような不適切な根管形態を付与してしまう。それゆえ、各製造業者は根管用インスツルメントの刃部横断面の形状に工夫を施し、より柔軟性を示すインスツルメントの開発に努め、また、歯科医師も彎曲根管を対象にした根管形成法を種々考案し、提言してきている。

　ところが、根管用インスツルメントの素材そのものに大きな変化がみられるようになった。すなわち、超弾性を示す形状記憶合金のニッケル・チタン合金が根管用インスツルメントの素材に取り入れられたのである。それ以来、ニッケル・チタン製ファイルによる根管拡大・形成能を評価した多数の研究が発表され、とくに、彎曲根管の拡大・形成には非常に安心して使用できる根管用インスツルメントである

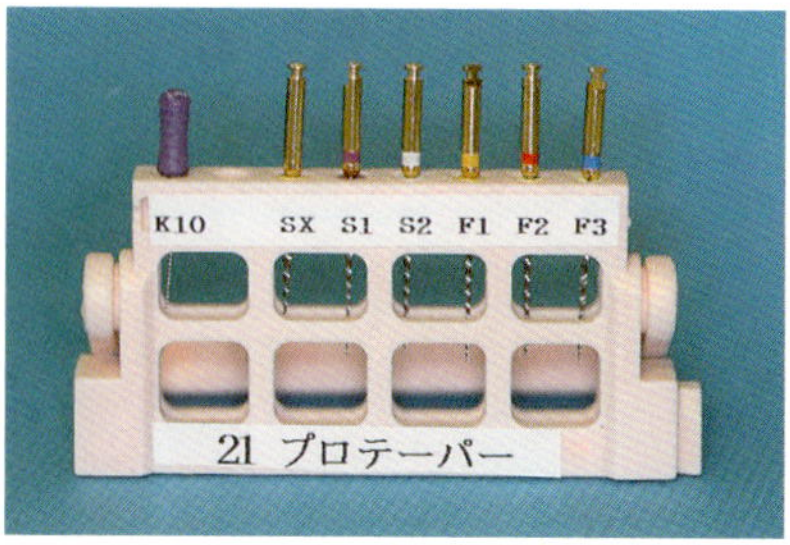

図55-1　大阪歯科大学附属病院歯内治療科では、Ni-Tiロータリーファイル（プロテーパー：デンツプライ・メルファー社）ならびに根管長測定時に使用するK-ファイルをファイルスタンド（リーマーガード：YDM）にセットして使用している。使用回数を診療後に記入し10回を目途に破棄するようにしている。

ことが証明されている。

この種のインスツルメントには手用ファイルと、ハンドピースに装着して毎分約300回転で使用するロータリーインスツルメントがみられるが、現在頻繁に使用されているのはロータリータイプのものである。通常、根管処置に要する時間は長く、患者さんにとっても、また歯科医師にとっても苦痛を伴うものである。しかし、ロータリーインスツルメントの使用によって後方臼歯の近心根管も短時間のうちに根管の拡大・形成が終了できるため、チェアータイムの短縮化につながる。

ロータリーインスツルメントを彎曲根管の拡大・形成に応用すると、根管本来の彎曲を維持しながら根管の拡大・形成を終了することができる。しかし、ニッケル・チタン製ファイルは、その合金の性状が形状記憶合金というだけあって、ファイル刃部に伸びや巻き戻り、あるいは破折前の徴候を示さないため破折を予知することができない。また、ファイルのプリベンド（プレカーブ）が不可能なため、臨床的に根管口へのアクセスを容易にするようなプリベントをファイルに付与することができない。さらに、ニッケル・チタン合金製のファイルの決定的な欠点は、ハンドピースに装着して使用するため、根管拡大・形成中における切削感覚（触覚）の術者の手指への伝達が欠如することである。

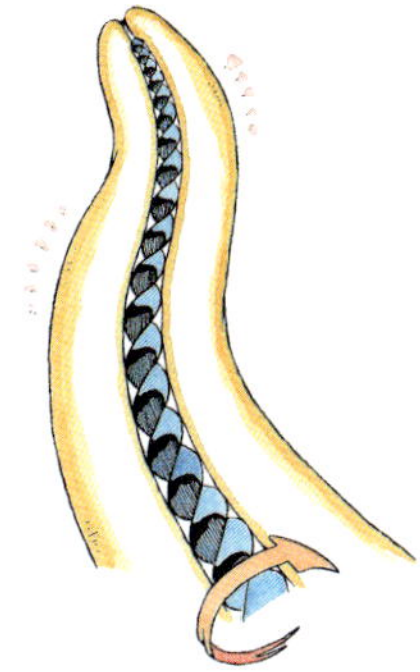

56 プロファイルの特徴

プロファイルは正式にはProFile .04 Taper Series 29と称されるニッケル・チタン製のファイルである。このインスツルメントは百分の四度のテーパーを付与したニッケル・チタン合金のワイヤーに3本のU字形の縦溝を削り込んで製作した根管用ファイルである。このプロファイルの刃部形状は図56-1に示すように根管壁面に接する刃部のラジアルランドの360度回転によってプレーニングアクション（カンナをかけて滑らかにするような切削動作）で根管象牙質を切削するようにデザインされている。シャフトに削り込まれた縦溝（フルート）は従来のリーマーやファイルと比べて非常に深く、根管拡大・形成時には切削粉をこの溝に溜め込み効率よく根管口外へ搬出する能力を有している。それゆえ、根管拡大・形成時に根管内容物を根尖孔から溢出させるリスクも少なくなっている。さらに、このファイルの先端1ミリ（D_0からD_1部）は弾丸の先端に類似した形状を示し、刃部を持たないノンカッティングチップになっている。このファイル先端に刃がないことは、根管内での使用時にファイル先端で積極的に根管壁を切削せず、さらにラジアルランドが根管壁面で3点接触していることも加わって、ファイルは常に本来の根管の中心に位置して回転することを意味する。それゆえ、とくに彎曲根管の拡大・形成時によくみられる根管偏位を防止できることになる。

図56-2はプロファイルを従来のＩＳＯ規格のファイルと比較したものであるが、ひと目で明らかなようにプロファイルのテーパー度はＩＳＯ規格の2～3倍と

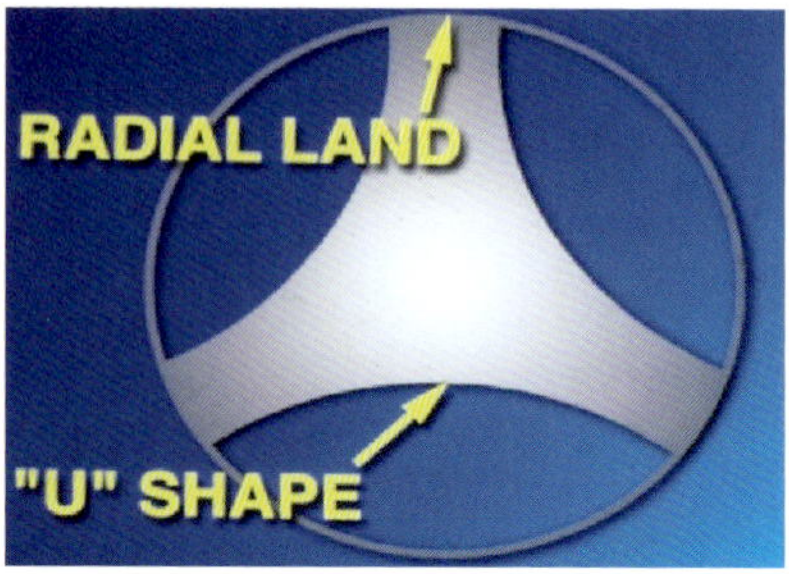

図56-1　刃部の形状。

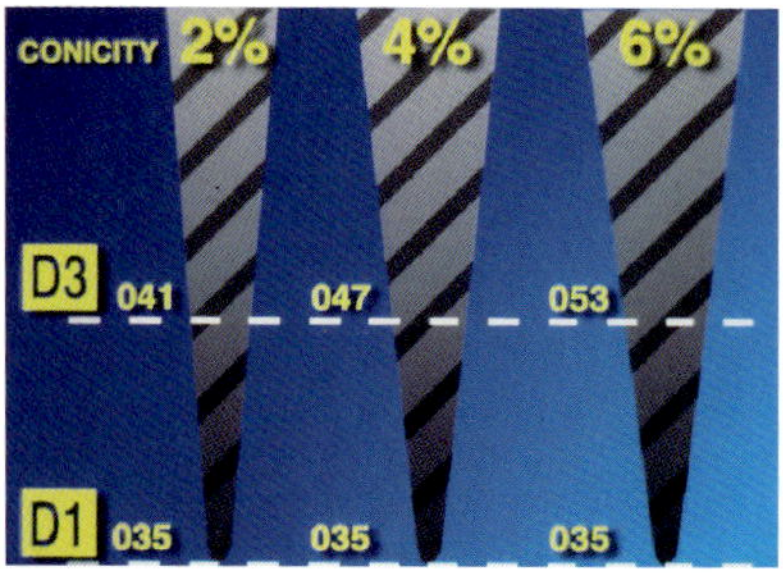
CONICITY 2% 4% 6%
D3 041 047 053
D1 035 035 035
図56-2　.02テーパーと04テーパーの比較。

きつくなっている。すなわち、プロファイルは刃部先端から1ミリハンドル部に移動するに従って0.04～0.06ミリ刃部の径が太くなっているのである。このようにファイル刃部のテーパー度を大きく付与することによって、根管拡大・形成後の根管形態は自然に根管充填されやすい形態になる。

表56-1はプロファイルの各チップのD_1の直径を示している。表からも明らかなようにプロファイルの各サイズ間の増大率は一貫して29%となっている。そのため初めの2サイズ間の増大はISO規格にほぼ匹敵するが、サイズが大きくなればなるほどファイル先端の径は大きく増大する。

表56-1

サイズ	ISO規格	色
サイズ＃2 ＝	ISO.129	白
サイズ＃3 ＝	ISO.167	黄
サイズ＃4 ＝	ISO.216	赤
サイズ＃5 ＝	ISO.279	青
サイズ＃6 ＝	ISO.360	緑
サイズ＃7 ＝	ISO.465	茶
サイズ＃8 ＝	ISO.600	白
サイズ＃9 ＝	ISO.775	黄
サイズ＃10＝	ISO1.000	赤

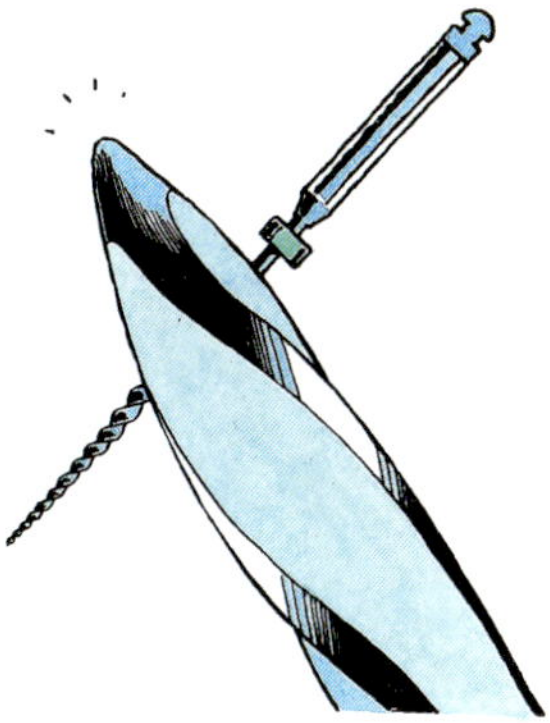

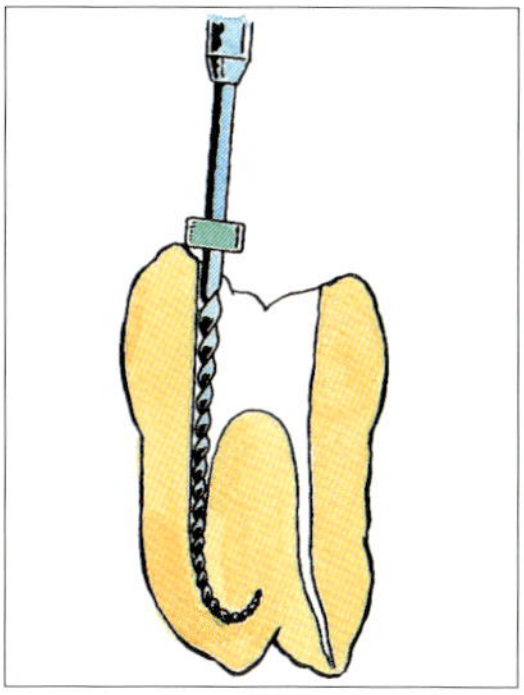

図56-3　ニッケル・チタン製ファイルは超弾性を示すため、彎曲根管への追従性に優れている。

57 歯内治療後の治癒に影響を及ぼす因子

歯内治療を行った後の根尖歯周組織の治癒形態で最も望ましいのは、骨性瘢痕治癒といわれる根尖孔（根尖部根管の一部を含む）がセメント質あるいは骨様硬組織によって封鎖されることである。根尖部の根管最狭窄部までの正確な根管長の測定とその長さを遵守した機械的根管処置を行って、化学的根管拡大・清掃を併用した根管内容物の可及的完全な除去、そして、緊密な根管充填が重要である。

骨性瘢痕治癒するための重要因子の第一は、象牙 - セメント境のやや歯冠側にある根管最狭窄部を根管処置限界すなわちアピカルエンドにすることである。〝根尖孔付近の機械的根管処置の限界〟は根尖部根管の最狭窄部のわずかに歯頸部寄りの位置でなければならない。この位置を根尖孔方向に越えてファイルなどの器具を操作すると、根尖部根管歯質に微細な破折を招いて、長く続く違和感あるいは疼痛を引き起こす。また、根尖孔外へのオーバーインスツルメンテーションは根尖周囲組織に障害を及ぼして、咬合痛や打診痛を生じさせる原因になる。根尖部根管あるいは生理的根尖孔の過剰な拡大は根尖部根管歯質の機械的破壊を生じ、それを原因とする新たな根尖部歯周組織疾患を生じさせることを憶えておかなければならない。

根尖孔付近の正常な歯の構造を破壊すると、治癒は遅延し、その歯に違和感や咀嚼痛（咬合痛）あるいは根尖相当歯肉部の圧痛が長期間持続する結果を招く。当然、骨性瘢痕治癒は期待できず、ほとんどの症例で線維性瘢痕化にとどまることになる。とくに、抜髄では根尖部根管に健全な歯髄を残すべきである。根尖部に残された歯

◆根尖性歯周炎の原因菌

根尖性歯周炎と関係があると考えられる細菌には、*Eubacterium*、*Bacteroides*、*Peptostreptococcus*、*Lactobacillus* および *Veillonella* がある。この中で偏性嫌気性菌である *Bacteroides*、*Peptostreptococcus* は根尖病巣の成立に深く関係していると考えられており、*Veillonella* は臨床症状の増悪に関与している可能性があると考えられている。

◆歯（歯周組織）の安静とは

根尖性歯周疾患とりわけ急性根尖性歯周炎を有する患歯は、通常歯の挺出を生じ、咀嚼時あるいは咬合時に患者は疼痛を感じる。このような場合には、患歯の根管治療を行うと同時に、患歯の咬頭を削除したり、他の歯の咬合を挙上するなどして、患歯に圧が加わらないようにし、歯の安静を図らねばならない。

また、患歯に根尖性歯周疾患の治癒の妨げになると考えられるような歯の動揺が認められる場合には、患歯の固定を行い歯の安静を図ることもある。

髄組織は骨性瘢痕化が生じるためのカルシウム沈着の土台になる。

治癒に影響を及ぼす因子の第二は〝根管内容物〟である。抜髄根管では残存歯髄の状態が重要である。残存歯髄に感染が生じると、根尖周囲組織に炎症が波及して長期間にわたって不快症状が発現する。また、抜髄後に歯髄切断面に出血が生じると、血液成分が変性し、治癒に悪影響を及ぼす可能性が生じてくる。血液成分の存在は根管充填材（剤）による根管封鎖性をも低下させることになる。

患歯の診査・診断をおろそかにした状態で、壊疽性歯髄炎あるいは歯髄壊疽に陥っている根管の機械的処置を無造作に行うと、根管内容物を根尖孔外に溢出させてしまった場合には、根尖周囲組織は長期間にわたって咬合痛や違和感などの不快症状を引き起こすことになる。そして、このような症状が消失するまで数か月から1年以上の期間を必要とすることも少なくない。

また、機械的処置が不可能で化学的清掃・消毒が及びにくい根尖分岐根管内に存在する細菌は治癒を遅延させる。根管からの感染が長く続いていた根尖病変（巣）ではその内部の肉芽組織が汚染され、病変を持続させる原因になってしまう。このような病変は外科的に摘出しない限り治癒は望めないことがある。

根管処置の限界を知り、疾患を正確に診査・診断できる能力を備えることも、歯内治療後の治癒を左右する条件になる。

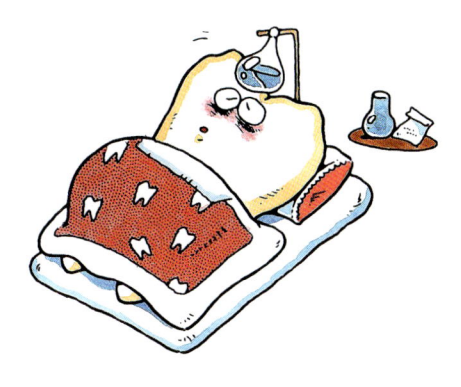

58 歯内治療後の治癒(修復)に影響を及ぼす因子 ―全身的因子―

全身からみると、歯髄も根尖歯周組織もきわめて狭小な組織である。しかし、急性歯髄炎の疼痛も急性根尖性歯周炎の疼痛も耐え難い。とくに、化膿性炎は…。

歯髄あるいは根尖歯周組織の急性炎症に対しては、適切な歯内治療によって速やかに苦痛を取り除くことが第一である。根管の機械的化学的な拡大・清掃による原因除去で、臨床症状が消失するとともに組織の治癒機転が活発に働くようになる。形成した根管の緊密充填によって根管を介しての刺激因子の侵入を遮断して根尖歯周組織を安静に保ち、そこに完全な治癒を導く。根管拡大・形成と根管充填が適切に行われさえすれば、よほどのことがない限り、根尖部に完全な治癒が導かれる。

ただし、臨床症状が消失して根管充填がなされても治癒に至るまでにはしばらくの時間が必要であり、根尖孔付近および根尖歯周組織が修復されて治癒になる。『根管充填をもって治癒』とするのは、診療録の転帰欄に便宜的に記載するときだけである。抜髄後あるいは感染根管治療後の組織の治癒は『二次治癒』である。そして、歯内治療では治療後に根尖孔がセメント質様硬組織で封鎖される『骨性瘢痕治癒』が理想的な治癒形態である。一方、根尖部にセメント質の破折などの構造的な破壊を生じたときや根管充填材が生理的根尖孔を越えたときなどには硬組織は沈着せず、セメント質破折片や根尖孔外に溢出した異物は線維性結合組織で被包されて『線維性瘢痕治癒』になる。

これらの治癒の阻害あるいは遅延は局所的な因子によって生じることが多いが、

全身的な因子が関与することもあり、創傷治癒に影響する全身疾患などの要因を知っておく必要がある。

創傷治癒過程では、その組織の主要な機能を担う細胞が再生されるとともにコラーゲンなどの細胞外マトリックスが産生される。それにはインターロイキン（IL）-1、IL-6をはじめとしてトランスフォーミング成長因子（TGF）-βなどのサイトカインが深く関与している。創傷治癒を阻害する全身的な因子は、損傷した組織での細胞の再生あるいは活性化を阻害し、肉芽組織の形成を阻害し、または、組織修復に必要なコラーゲンなどの細胞外マトリックスの産生を阻害するものである。

創傷治癒を阻害する全身的な因子で主なものは次のとおりである。

①年齢

創傷治癒は加齢とともに遅れる。組織の防御機転も組織修復も高齢者より若年者のほうが勝っている。若年者では損傷部への血管新生が旺盛で、組織修復に必要な肉芽組織も速やかに形成される。しかし、加齢とともに血管壁が硬化して血管新生が衰える結果、創傷治癒は遅くなる。また、閉経後骨粗鬆症（破骨細胞を抑制する機能を持つエストロゲンの分泌が閉経後には低下するので閉経後の女性は骨粗鬆症になりやすい）、および老人性骨粗鬆症（加齢に伴って骨芽細胞の機能が低下して骨形成が抑制され、ビタミンDの作用の低下も関与する）で、根尖性歯周疾患の骨の損傷部の修復は遅延する。

②栄養障害

ビタミンAは上皮組織機能を維持し、細胞の増殖・分化に関与する。ビタミンC

◆創傷治癒形式

創傷の治癒には、一次治癒と二次治癒、そして三次治癒がある。

〈一次治癒〉

①切創もしくは切創のように創縁が相接する創で、肉芽組織によって補填されるべき組織の実質欠損はほとんどない。②感染がない。③遊走した上皮が創口を被う。④傷跡（瘢痕）がほとんど残らないで治癒する。

〈二次治癒〉

①切創であっても感染している、②挫滅創で、肉芽組織によって組織の実質欠損部が補填される。③創口は痂皮（瘡蓋：かさぶた）で覆われる。④痂疲が脱落した後に瘢痕を残して治癒する。

〈三次治癒〉

①二次治癒の途中で、感染がなく、異物が存在しないとき、傷の周囲の切除、縫合（三次縫合）によって生じた治癒。②創口が閉鎖して瘢痕が残った場合、瘢痕部を切除して縫合するので、瘢痕はない。

はコラーゲンの架橋に関与する補酵素でビタミンC欠乏は瘢痕期の創傷治癒を阻害する。ビタミンEは細胞増殖機能を維持し、ビタミンKは血液凝固能の維持と骨の形成に関与する。したがって、これらのビタミンの欠乏は直接、間接に創傷治癒の遅延につながる。

③代謝障害

　糖、タンパクあるいは脂肪などの代謝障害は栄養補給を妨げ、創傷治癒を遅延させる。

④疾患

　糖尿病：①糖尿病はブドウ糖を生成するためにタンパク質を分解、消費する。その結果、創傷治癒に働く細胞の再生に必要なタンパク質が不足する。②ヘモグロビンは糖と結合しやすいので血中にグリコヘモグロビン（HbAlc：ブドウ糖が結合したヘモグロビン）が増加する。HbAlcが多い赤血球は末梢で酸素を放出し難くなるので組織中の酸素濃度が低下する。その結果、損傷した局所の組織再生に必要な酸素が不足して治癒が進まない。③HbA1cが多い赤血球は変形し難くなって毛細血管を詰まらせる。また、HbA1cが多い赤血球は粘着性が高いために互いが接着して固まり、毛細血管を詰まらせる。その結果、毛細血管に微小な血栓ができ、創傷部への酸素供給が低下して治癒が遅延する。④免疫能が低下して創傷部に感染が生じやすくなり、治癒しない。

　貧血：血中酸素濃度が低く、創傷部に組織再生のために十分な量の酸素が供給されず、治癒が遅れる。

　血液循環障害を伴う心疾患：創傷部に組織再生に必要な酸素が十分に供給され

◆創傷治癒に関するサイトカイン

　IL-1は単球、好中球、T細胞、B細胞、マクロファージなどさまざまな細胞によって産生される。そして、急性期タンパク質の産生誘導に、また、リンパ球や単球などの免疫細胞増殖促進に、あるいは血管内皮細胞への好中球の接着促進、そして、破骨細胞活性の増強に関与している。

　IL-6は線維芽細胞や単球などのさまざまな細胞によって産生され、ICAM-1およびVCAM-1などの細胞接着分子の発現を促す。

　TGF-βは細胞の増殖および分化促進あるいは抑制作用に最も重要な役割を果たす多機能性タンパク質である。骨芽細胞の増殖とコラーゲンのような間葉細胞の合成・増殖を促進し、上皮細胞の増殖や破骨細胞には抑制的に作用する。

ず、治癒が遅れる。

肝疾患：タンパク質合成が阻害されて創傷治癒に働く細胞が再生されないために治癒が遅延する。

骨粗鬆症（続発性）：副甲状腺、甲状腺機能亢進症など（内分泌性疾患）、慢性関節リウマチ（炎症性疾患）、胃切除後、壊血病、多発性骨髄腫、低リン血症、慢性腎疾患など（栄養性・代謝性）、そして、リンパ腫・白血病、血友病など（血液疾患）等に続発し、骨吸収の促進によるものである。骨吸収が骨の再生を妨げ根尖部歯槽骨吸収の修復は遅延する。

⑤薬物

副腎皮質ステロイド：多くの療法に広く使用されている。副腎皮質ステロイドはタンパク合成を抑制し、線維芽細胞の増殖を阻害する作用がある。線維増殖や肉芽組織の形成が抑制されるために、創傷治癒が遅れる。また、骨吸収促進と骨形成低下の両機序による骨量減少を来すことから、根尖性歯周炎で傷害された歯槽骨の修復は遅延する。

抗凝血薬：血液の凝固を阻害するために、創傷治癒に悪影響を及ぼすことがある。

血管収縮薬：アドレナリンやニコチンなどは組織中の血流を阻害するので組織形成に影響する。局所麻酔のいくつかは血管収縮の機能があるので、疼痛コントロールに使用している場合は注意が必要である。

⑥放射線

局所的にも全身的にも放射線は組織にダメージを与えて創傷治癒を抑制する。

◆創傷治癒過程

①凝固止血期（1～2日）、②炎症期（1～7日）、③増殖期（3～14日）、④組織再構築期（5～15日）、⑤成熟期（14日～）

凝固止血期：血小板の機能が高まって血液の凝固が進み、血管の収縮と血小板凝集がみられる。

炎症期：多核白血球、マクロファージそして肥満細胞が血液凝固局所に遊走し、血管が拡張して血管透過性が亢進する。

増殖期：マクロファージや線維芽細胞が損傷部に集積してTGF-βを分泌するようになる。この時期にTGF-βや線維芽細胞増殖因子の働きが重要になる。線維芽細胞増殖やコラーゲン合成が盛んになり、細胞外マトリックスの合成が促進される。血管が新生されるのもこの時期である。

組織再構築期：コラーゲンの合成が旺盛になる。

成熟期：創傷部の血管は減少する。

59 下顎第一大臼歯の根管拡大・形成時における留意点、とくに遠心根について

下顎第一大臼歯は通常、近心根および遠心根の2根性であり、近心頬側根管、近心舌側根管および遠心根管の3根管性である。また、3根を有するものが約20%に認められ、近心2根、遠心1根の3根を呈することになる。

遠心根が単根のときには、約96%が1根管性であるが、約4%の発現率で、2根管が根尖近くで1つになることがある。また、明瞭に2根管性でなくとも、遠心根管はしばしば近遠心的な偏平状となり、近心および遠心の壁面が接触していることがある。

このような解剖学的形態を呈する遠心根管の根管処置を行う際、たとえ単根管性であると思われても、頬舌的に2根管を想定し、リーマーあるいはファイルを挿入して作業長の決定を行い、根管の拡大・形成、とくに頬舌的方向へのファイリングを行う必要がある。また、偏平状態の強い頬舌的中央部を太いリーマーあるいはファイルで拡大すると、根管側壁を穿孔する危険性が生じる。さらに根管充填に際しては、十分なる側方加圧充填はもちろん、時として2本の主ポイントによる根管充填を行わなければならない。

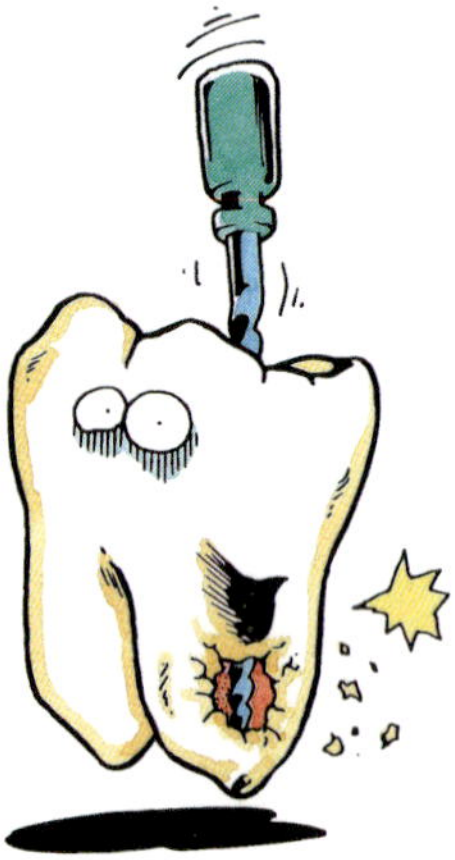

◆下顎第一大臼歯の遠心舌側根管（第4根管）について

下顎第一大臼歯の根管処置を行う際に、時として通常の遠心根管の方向とは異なった方向、すなわち髄床底の遠心部分から舌側方向にかなりの角度を有して遠心舌側根管（第4根管）の存在を認めることがある。この遠心舌側根管は遠心頬側根管とはかなり離開しており、遠心根が2根管を有しているのではなく、遠心舌側根に対応する根管と考えられる。

根管処置にあたっては、エキスプローラーで根管口の位置、方向を確認したうえで、処置を進めるべきであるが、作業長の測定では根管が元来細かったり、あるいは狭窄されていることが多く、ファイルの挿入が困難であり、また挿入方向が頬側に傾斜するので慎重に行う必要がある。

◆臨床例（図59 - 1、2）

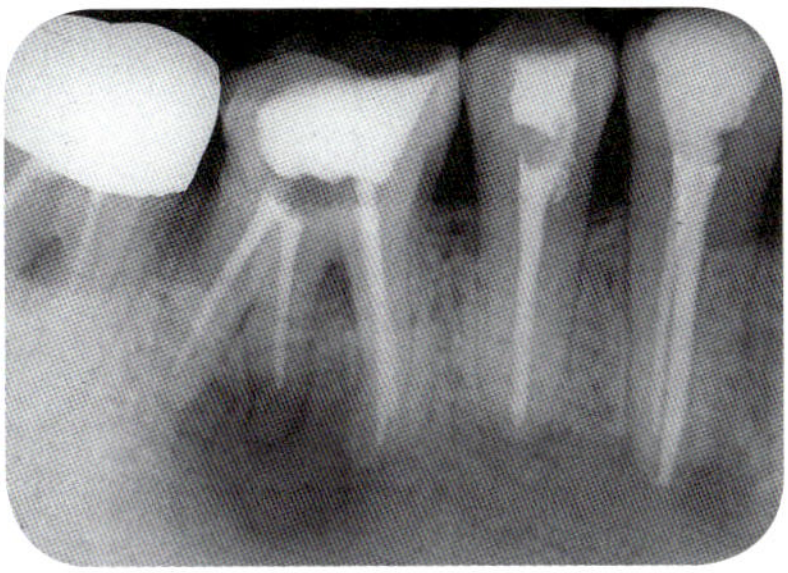

図59 - 2　根管充填後のエックス線写真。髄床底の遠心舌側部から遠心頬側根とはかなりの離開度をもって遠心舌側根管が伸びている。

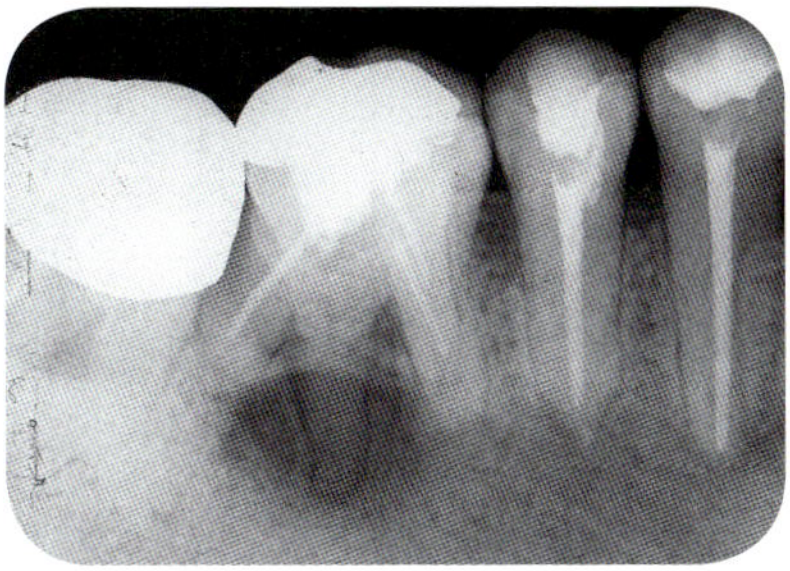

図59 - 1　52歳の男性。6|の遠心舌側根（根管）症例。

◆第４根管（図59 - 3～5：大阪歯科大学口腔解剖学講座提供）

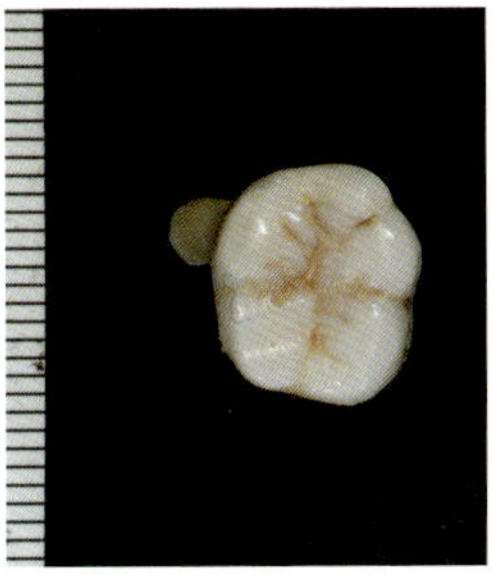

図59 - 5　咬合面観。

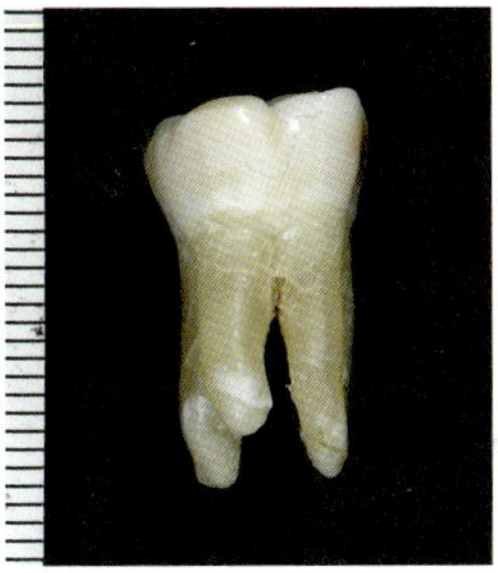

図59 - 4　舌側面観。

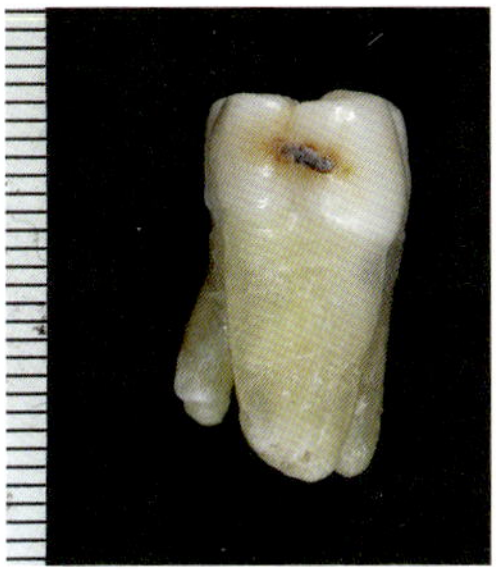

図59 - 3　下顎第一大臼歯の過剰根（第４根管）の近心面観。

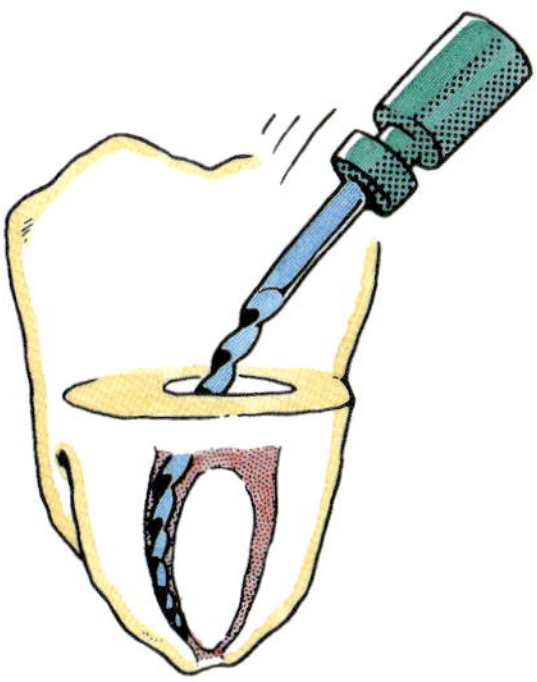

◆2根管の発見

板状根管で1根管性か、または、2根管性かが定かでないとき、とりあえず№15のK－ファイルを根管に挿入する。ファイルのハンドルが傾かずにまっすぐに立ち上がっているなら、1根管性の板状根管である。挿入したファイルが頬舌どちらかに傾いていたり、根管口の舌側寄り、または、頬側寄りから立ち上がっていれば2根管性の疑いが大きい（左図参照）。

60 髄床底に認められる髄管について

根管系は非常に複雑な解剖学的形態を呈しており、根管治療の困難性のひとつの原因でもある。

根管治療後の予後に大きく影響する解剖学的構造物に、まず、根尖孔があげられ、さらに根管の側枝や根尖分岐もときには歯周組織の病変成立に関与することがある。さらに、臼歯部の髄床底には髄管が存在することがあり、臨床では、この構造物も無視できない要因である。しかし、髄床底に認められる髄管に関しては意外と注意が向けられていない。髄管の多くは、微小な血管およびその支持組織以外は入ることのできないほど狭小なものである。

研究報告によると、上顎第一大臼歯の髄床底には74.3%、第二大臼歯では80.0%、そして下顎第一大臼歯では75.0%、第二大臼歯では63.6%に髄管が存在するとされている。またこれら髄管の直径は、20~50ミクロンを呈するものが61~77%、51~100ミクロンのものが上顎第一大臼歯では18.6%、下顎第一大臼歯では25.5%存在するとされている。

このように髄管の太さは細菌にとっては〝大通り〟といっても過言ではなく、感染経路となり得る構造物である。

臨床において、複根歯の分岐部に骨の消失が生じることがある。これらの多くはプラークを原因とする歯周病変である。しかし、前述したように髄床底には細菌にとって大きな通りとなる髄管が存在し、歯冠部髄腔内が不潔な状態になると容易に

◆**髄管**
根面開口部での口径と発生率
・上顎第一大臼歯
21~100ミクロン　66%
・下顎第一大臼歯
21~100ミクロン　95.3%

髄管を経由して分岐部に感染が生じることが考えられる。また、細菌による刺激以外としては根管の化学的清掃剤も分岐部への刺激物質となるであろう。とくに、髄床底が菲薄になっているときには十分に注意する必要がある。

　エックス線写真で根尖部分岐部の歯槽骨の吸収が認められたときには、この病変が歯周疾患に由来するものか、あるいは歯内治療学的な因子が原因であるのかを鑑別することが重要である。髄床底からの感染等が原因と考えられたときには、歯根分離などの観血的処置を行う前に、髄腔内の清掃・消毒を行い、分岐部への感染経路を遮断する処置を行うべきであろう。感染経路の遮断には、種々なる材料が考えられるが、項目95に記載する接着性に優れたレジン系材料を使用するのもひとつの方法である（96「根分岐部病変の処置」を参照）。

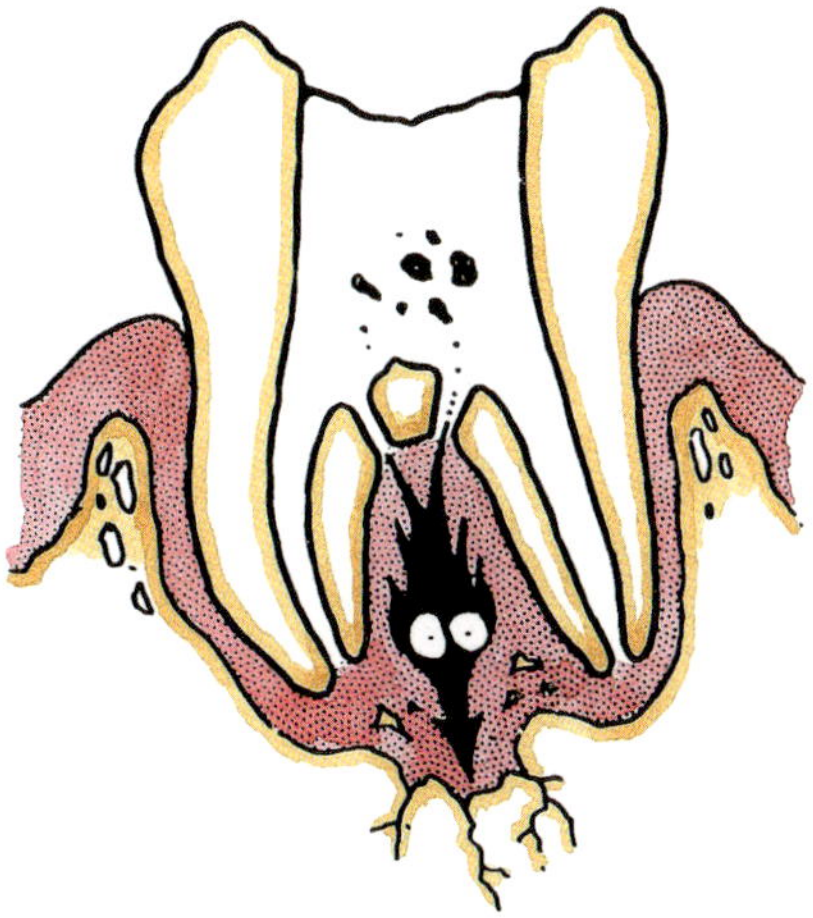

◆髄管の成立とその運命

側枝の成立も同様であるが、髄管は歯の発育過程において歯周組織中に存在する血管がヘルトウィッヒ上皮鞘の中に迷入され、その周囲が石灰化することによって形成される。このような髄管や側枝は増齢とともに石灰化され減少する。歯髄疾患のため抜髄を行った歯についても、髄管・側枝内の組織が失活あるいは傷害されることはほとんどない。そして、感染さえなければ石灰化によって閉鎖されることもある。したがって、貼用する薬剤には注意しなければならない。

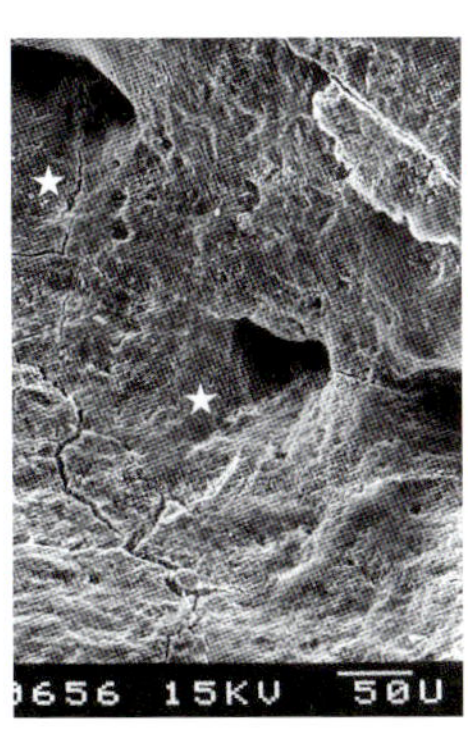

図60-1　上顎大臼歯に認められる髄管（★印）。

61 樋状根・樋状根管（C-shaped root canal, U-shaped root canal)

下顎大臼歯群は後方に行くに従い歯冠の大きさや形態、咬頭の数などに変化がみられる。歯根では、第一大臼歯の遠心副根（第三根）の出現頻度は後方歯に比べて高く、後方歯ほど歯根数は減少する傾向がある。また、2根性でも、それぞれの歯根がなす角度は小さくなり、歯根の融合がみられるようになる。そして、単根性となる傾向がある（文献①）。

下顎第一大臼歯には歯根の融合はほとんど認められないが、第二大臼歯になると歯根が癒合することがある。そして、その中の根管も癒合し癒合根管となり特異な歯根形態および根管形態を示すようになる。癒合根管の代表的なものが樋状根管である。下顎第二大臼歯の多くは2根性で、樋状根の出現頻度は約30％、下顎第三大臼歯では約10％に認められる。しかし、下顎第一大臼歯ではほとんど認められない（文献②）。

歯根の癒合は近心根と遠心根が頬側で癒合し舌側根面には深い根面溝（樋状溝）が存在する。その結果、樋状根を呈する歯の根管口は近心舌側根管口と、近心頬側根管口と遠心根管口とが癒合した扁平な根管口の2根管口性となる。近心頬側根管と遠心根管が融合した結果、根管は強く彎曲し、扁平な根管形態を呈することになる。

樋状根を有する歯の根管治療は、根管の形態が特異なために十分な注意を払わな

参考文献

①藤田恒太郎：歯の解剖学21版．金原出版，東京，1976.

②岡本　治，岡本日出夫，岡本庄二：写真で見る歯根と根管の形態．医歯薬出版，東京，1983.

ければならない。遠心根管と近心頬側根管とが連絡した樋状根管は狭小かつ扁平で彎曲していることが多いため、根管拡大時、削除されない根管壁が残存することがある。

また、根管用小器具の破折、さらには樋状根管における菲薄な舌側部へのストリップパーフォレーションのような穿孔を生じる可能性があり、注意深い器具の操作が必要である。

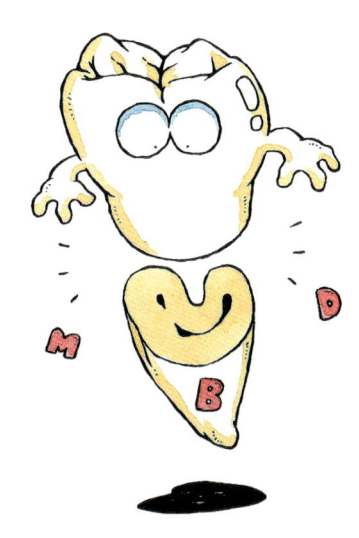

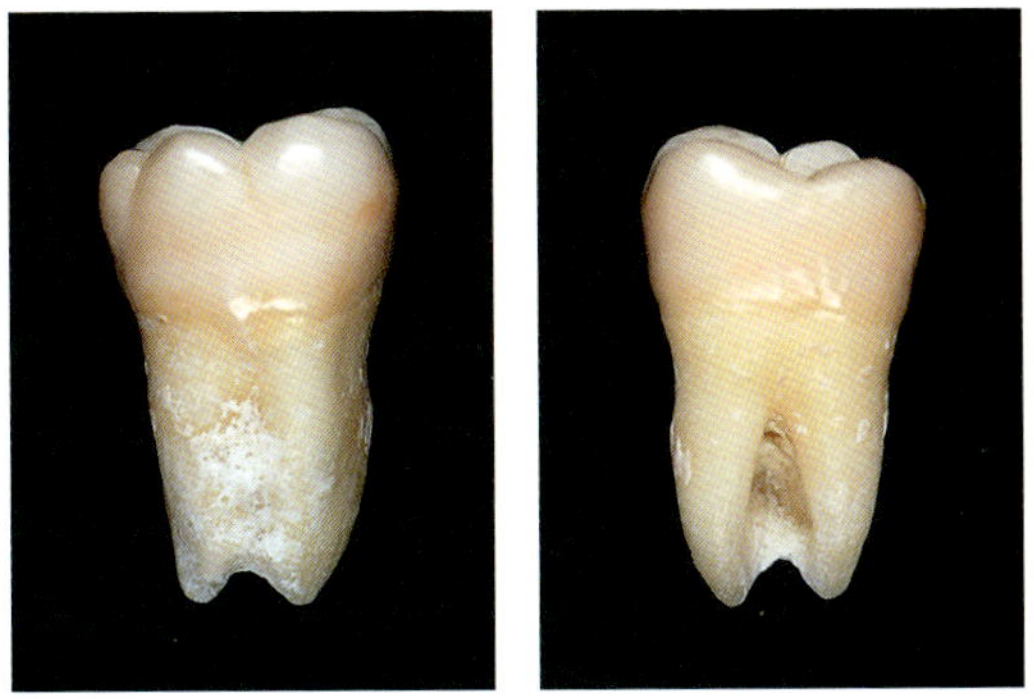

図61-1、2　下顎第二大臼歯に認められる樋状根。右：舌側面観、左：頬側面観。

62 板状根管の処置法

適切な根管処置とは、根管の形態如何にかかわらず根管内容物を完全に取り除いて、根管を歯周組織に対して無害なものにするとともに根管を緊密に充塞することである。この目的を達成するために、根管の機械的清掃には従来からリーマー、K-ファイルおよびヘッドストロームファイル等が使用されている。リーマーは回転運動（リーミング）によって根管壁を削除する器具である。リーミングによって根管のどの部分が削除されるかは、リーミング時にリーマーのどの部分に象牙質削粉が付着してくるかを観察すると理解できる。象牙-セメント境を根管処置の限界として根管拡大・形成を行うと、ほとんどの場合、リーマーの先端から3～5ミリまでの範囲に削粉が付着してくる。言い換えれば、象牙-セメント境から3～5ミリまでの根管内容物の除去と根管拡大・形成が行われている。しかし、そこから根管口にかけての根管（主根管）内容物の除去および根管拡大・形成は不完全だということになる。これは、いくら大きなサイズのリーマーを用いても、そのリーマーのテーパーよりも根管のテーパーのほうがはるかに大きいためである。

上顎中切歯のように、横断面がほぼ円形の根管でもリーマーだけで処置すると根管内容物が除去できない部分が残り、根管壁も根尖3～5ミリの部分から根管口にかけてはまったく触れられないままに終わってしまうことになる。ましてや、上顎小臼歯の板状根管や下顎第二大臼歯にみられるような樋状根の根管系においては図62-1のように、根管内容物が残されたまま拡大や形成の及ばない部分（斜線部）

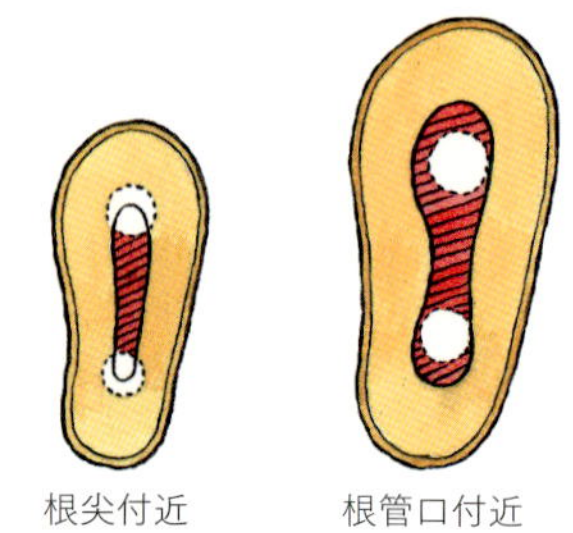

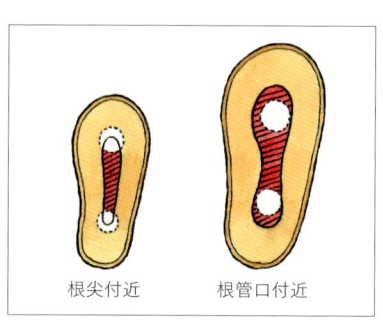

図62-1 リーマーによる板状根管の形成。

が広範囲に生じる。それゆえ、あらゆる根管の機械的清掃にはK-ファイルやヘッドストロームファイルでのファイリング操作が必要である。とくに、板状根管および樋状根管において根管全体を拡大・清掃し、根管内容物を除去するためには、ファイリング操作に委ねる以外に方法はない。すなわち、板状根管および樋状根管では主根管をリーマーまたはK-ファイルを用いた回転操作で根尖部分を拡大・形成しながら、同じサイズのK-ファイルあるいはヘッドストロームファイルでファイリングを行い根管拡大・形成を行うことが重要である。しかし、ファイリングによる根管の拡大・形成時には、切削粉がファイリング操作によって根尖方向へ押し込まれる可能性があるため、十分な根管洗浄を併用する必要がある。

ところで、最近の根管用インスツルメントの傾向として、今までのインスツルメント刃部のテーパー度（2％）より大きな4～12％のものまで出現してきている。しかも、低速エンジンに装着して360度回転で使用するため、象牙質切削粉を根尖方向へ詰め込むこともなく、さまざまなテーパー度のインスツルメントを使用することによってリーミング操作だけでは不可能であった根管壁全体の機械的清掃が可能となっている。

根管拡大・形成後に行われる根管充填では側方加圧根管充填法が最も一般的であるが、この方法で板状根管あるいは樋状根管を緊密に充塞するには非常に多くのアクセサリーポイントを必要とする。そこで、著者らはこのような根管系の根管充填には、熱可塑性ガッタパーチャ注入法を応用している。この方法によれば、加熱軟化したガッタパーチャを根管内へ注入し、プラガーを用いて垂直方向へ加圧するだけで根管全体を緊密に充塞できる。

◆板状根管の臨床例（図62-2、3）

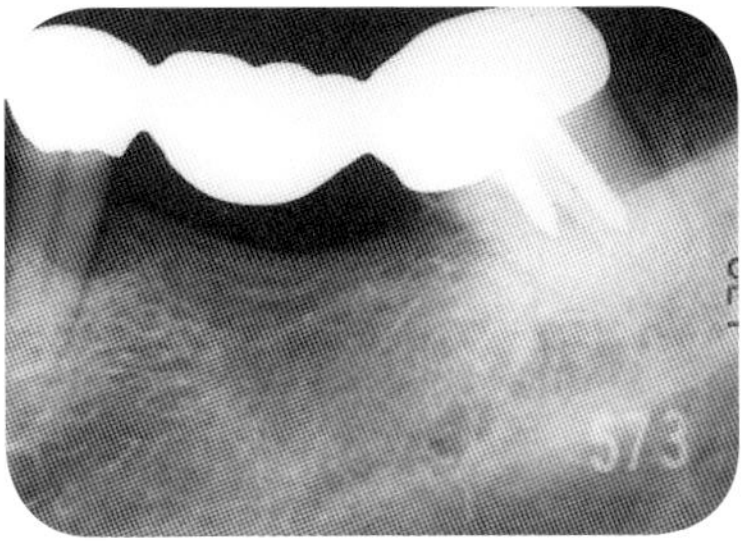

図62-2　下顎左側第二大臼歯（術前）。

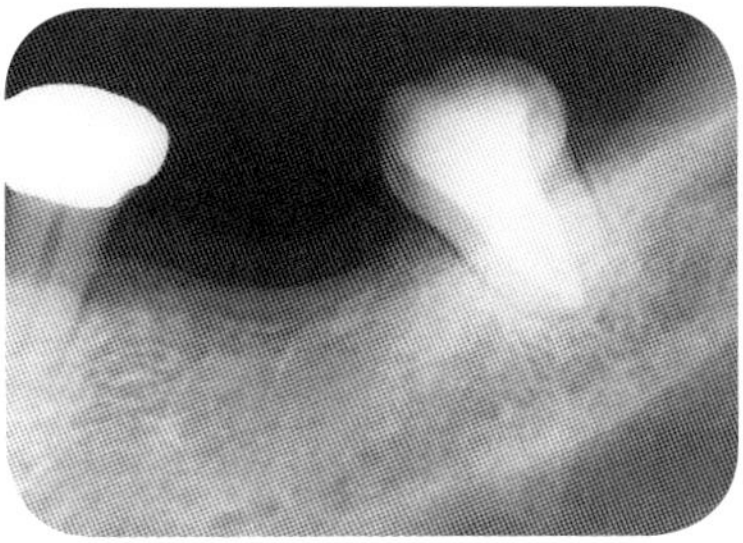

図62-3　下顎左側第二大臼歯（術後）。

63 複根管性であることの多い歯根は？

歯髄腔の形態は一般にその歯の外観に類似している。また根管の形態は歯根形態に類似し、通常、1つの歯根に対してその歯根形態に似た根管が1つ存在することが多い。しかし、近遠心的に強く圧平された歯根では、頬側と舌側とにそれぞれ独立した根管を有することがある。2根管といってもその分岐の仕方はさまざまであって、髄室から直ちに2根管に分かれ、各々の根管が別々の根尖孔を有する場合や、2根管が途中で融合して1つの根尖孔に終わるもの、あるいは、はじめは単根管であったものが途中から2つに分かれるもの、さらに2つの根管が互いに交通枝をもつものなどがある。

1つの歯根に、2根管を有することが多いのは、上顎では大臼歯の近心頬側根で、下顎では大臼歯の近心根と切歯である。上顎大臼歯の遠心頬側根、下顎の犬歯および小臼歯は通常単根で単根管であるが、稀に2根管性を示すことがある。また、下顎の第一大臼歯にしばしばみられる4根管性のものは、近心根に2根管、遠心根と遠心副根に1根管ずつあり、各々が別々に存在している。これは器具を挿入するとその方向が異なることからもわかるが、エックス線画像でより明らかになる。

2根管の分岐の仕方は、上下の大臼歯では根管口が2つあって根尖孔で1つになっているものと、根尖まで別々の根管となっているものとがある。これに対して上顎の小臼歯や下顎の側切歯では分岐部が低位にあって根管口を直視できないことが多い。そのために単根管と間違いやすいので注意が必要である。

◆**2根管が出現する歯根の頻度**

（藤田恒太郎：歯の解剖学より）

〈上顎〉
第二小臼歯歯根　50％
第一大臼歯近心頬側根　50～60％
第二大臼歯近心頬側根　50％

〈下顎〉
中切歯歯根　20～30％
側切歯歯根　5～10％
犬歯歯根　稀に存在
第一大臼歯近心根　70～80％
第一大臼歯遠心根　5％
第二大臼歯近心根　65～70％

〈1根における2根管の分類〉
（Endodontic Therapy：Weineより）
タイプⅠ：1根管口で1根管性
タイプⅡ：2根管口を有し2根管性で、根尖部で1根管性
タイプⅢ：2根管口を有し2根管性で、根尖部でも2根管性
タイプⅣ：1根管口、1根管性で、根尖部で2根管性

上顎大臼歯、とくに第一大臼歯に出現頻度の高い近心頬側根管の第二の根管口は、一般に近心頬側根管口と舌側（口蓋）根管口を結ぶ線上に存在する。したがって、治療に際しては、髄室の内容物を完全に除去して、髄床底をよく見ながら、エキスプローラーやブローチ針、小さい番号のリーマーなどで根管口の確認を行うことが大切である。

下顎大臼歯の近心根や上顎小臼歯、下顎中切歯での2根管性の場合には、2つの根管口は頬舌的に偏位している。それゆえ、これらの歯ではまず2根管性を疑って、根管用器具を頬（唇）側壁に沿わせて挿入した場合と、舌側壁に沿わせて挿入した場合とのリーマーの立ち上がる方向を参考にする必要がある。

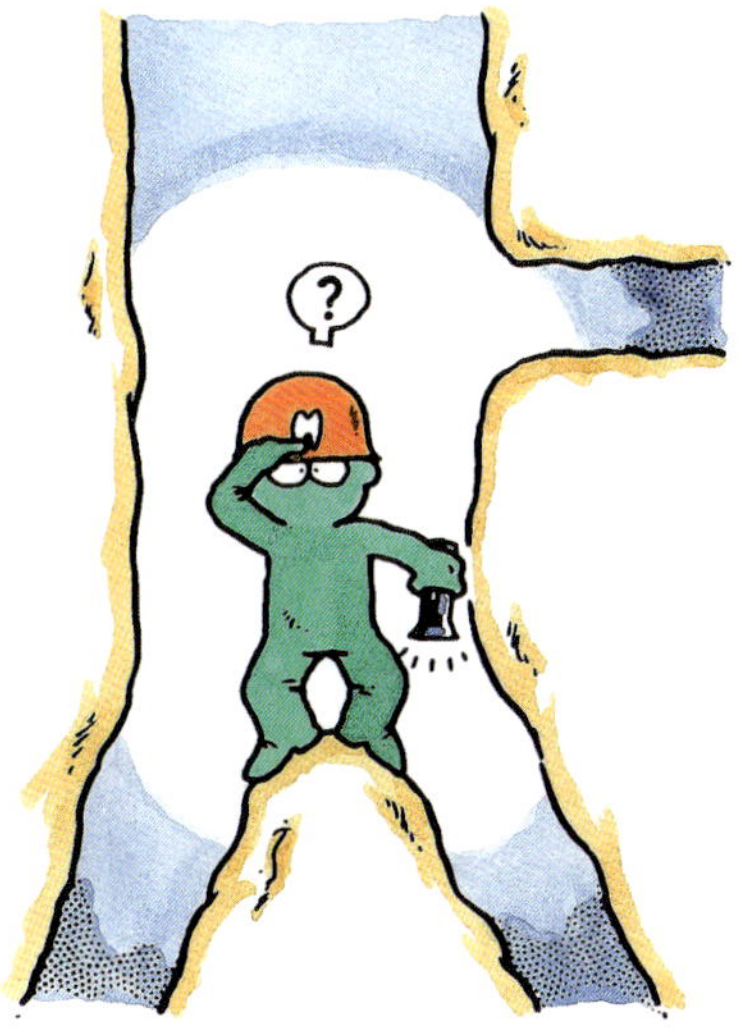

64 上顎犬歯、上顎臼歯および上顎第一大臼歯の根管治療時の問題点

解剖学的に上顎犬歯の根管は太くて直線的な状態を示し、その断面は楕円形ないし円形に近い状態を呈している。根管治療を行うにあたって、このような形態を示す歯は比較的処置操作が簡単なものと考えられている。しかし、エックス線写真では満足のいく根管充填を示しても単一ポイントによる根管充填を行った症例では、エックス線像で判別できない空隙が広範囲に存在するとされている。それゆえ、これら太くて直線的な根管に対してはフレアー形成法を応用すべきである。

上顎第一小臼歯は75～80％が2根管を有し、20～25％が単根管性であり、また上顎第二小臼歯は55％が単根管性、45％が2根管性であるという報告がみられる。これら上顎小臼歯の根管の多くは偏平状を呈しているために、根管の拡大時にファイリングが必要不可欠なものとなる。

上顎第一大臼歯の近心頬側根管は遠心頬側根管に比較して非常に複雑な形態を有している。すなわち、近心頬側根管は偏平で細く、遠心に彎曲し、また約30～50％の発現率で2根管性を示し、網状根管を呈することが多い。それゆえ、根管の十分な清掃拡大にはファイリングが必要となる。

上顎犬歯、上顎小臼歯および上顎第一大臼歯頬側根に共通して歯内治療学的に問題となるものにフェネストレーション（開窓）およびデヒセンス（裂開）がある（図64-1、2）。これらは歯槽骨の一部開窓による歯根露出および歯肉と骨欠損による

◆フェネストレーションとデヒセンス

フェネストレーション：根尖に相当する部分の歯槽骨が吸収され、歯根尖が歯肉軟組織と直接接する状態をいう。患者は患歯に不定愁訴と触診による異常疼痛を訴えることが多い。

デヒセンス：永久歯が萌出するときに生じる歯槽骨の異常で、歯頸部から根尖に向けて歯槽骨が吸収されて欠損した状態を呈する。

歯頸部からの歯根露出を呈するものである。

両者は歯を保存するという観点からすれば、注意すべき解剖学的形態でもある。たとえば、リーマーやファイルなどの物理的刺激、あるいは根管清掃剤や根管消毒剤などの影響が、根尖孔を通って容易に歯周あるいは歯肉組織に及ぶ可能性がある。

また、辺縁性歯周炎が容易に根尖孔に達し、歯髄組織の炎症や変性を引き起こすことになるであろう。さらに、根尖部病変とこれら辺縁性歯周炎が合併することにより患歯の予後が思わしくなくなることも考えられる。そして、このようなフェネストレーションあるいはデヒセンスが存在する歯が無髄歯に陥った場合には、通常の根管処置だけでは治癒が望めず、しばしば外科的処置が必要となる。

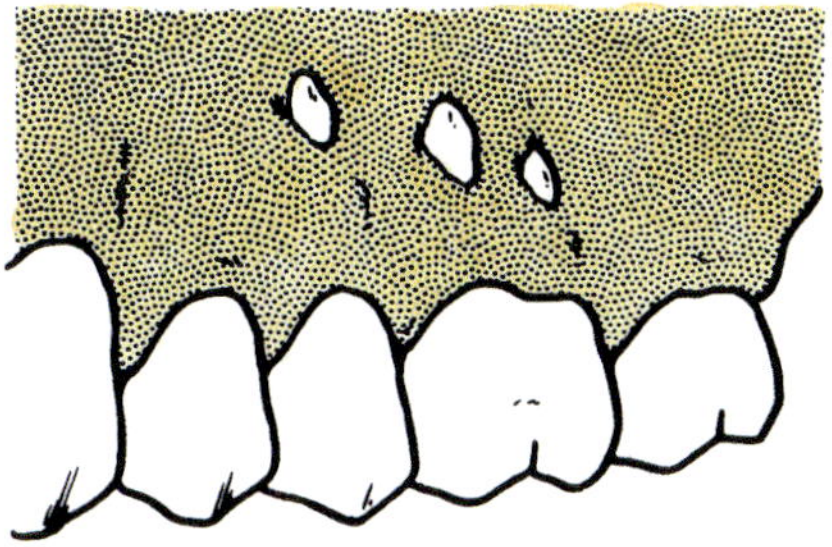

図64-1　フェネストレーション。

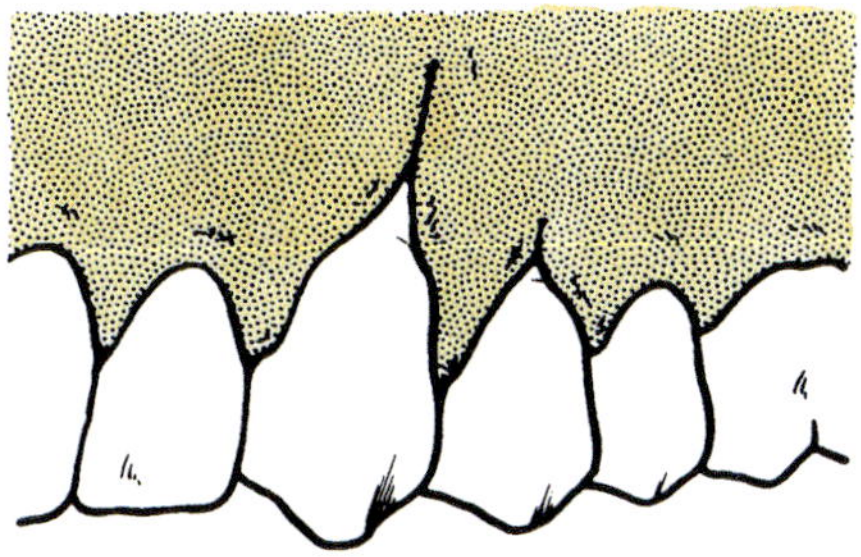

図64-2　デヒセンス。

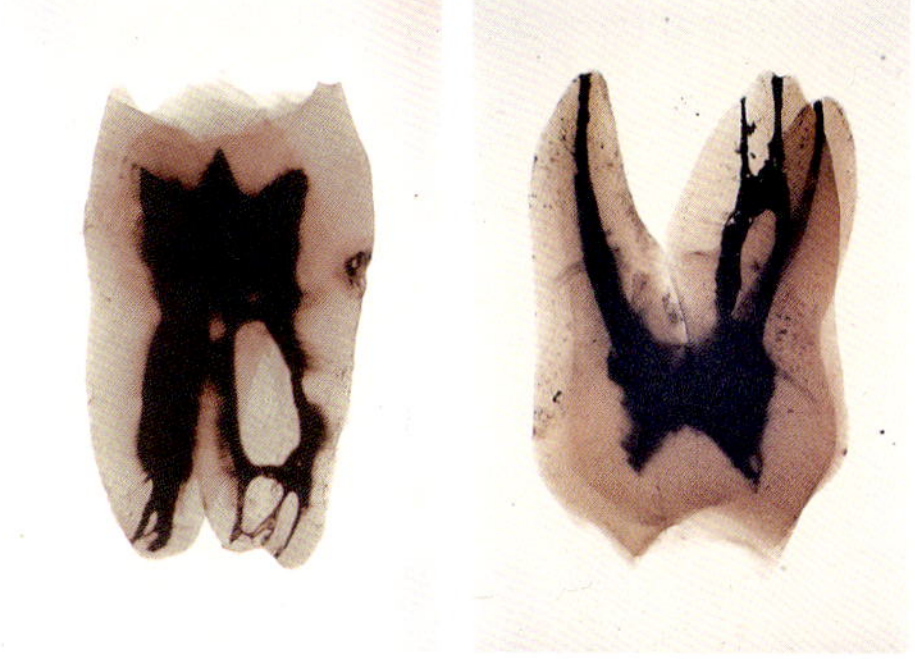

図64-3、4　墨汁浸漬透明標本。右：上顎第一大臼歯：頬側根は複雑な根管形態を示す。左：下顎第一大臼歯：近心根、遠心根ともに複雑な根管形態を示す。

65 根管が狭窄している場合の根管拡大はどうするか

根管がほとんど狭窄し、細い根管用器具の通過も難しいような場合には、一般に根尖孔も、セメント質によって閉塞されていることが考えられる。このような症例では、まずエックス線写真でよく根管の有無（透過像の有無）や閉塞状態を精査することである。

エックス線写真上で根管の痕跡が見当たらず、何ら臨床症状もなく、根尖部に透過像を持たない歯であれば、根尖孔に至るまで無理に閉塞部分を拡大する必要はない。なぜならば、根尖孔はすでに第二セメント質の添加によって閉塞され、我々が根管充填後に期待する〝根尖部の骨性瘢痕治癒〟が自然に、しかもよりうまく行われていると考えられるからである。また、根管の痕跡は残っているものの、無症状でエックス線的にも問題はないといった歯も同様である。これはおそらく、歯髄腔内には第二象牙質が添加されて、根管は閉塞されているものの、石灰化程度に差があるので、あたかも根管が存在するかのように見えるものと思われる。

しかし、根管の痕跡が残っており、種々の臨床症状を有したり、あるいは、根尖部に透過像を持つ歯においては、根管は根尖部にいたるまで十分拡大されねばならない。このような根管では、根尖孔は閉塞されておらず、細菌や歯髄の分解産物の影響が狭窄された根管を通じて、根尖部歯周組織にまで及んでいるものと考えられる。

◆**根管口の探し方**

石灰化して閉鎖している根管口は周囲の象牙質より石灰化の程度は低く、いくぶん軟らかいが、細いリーマーやファイルで穿通できるほど軟らかくはない。そこで、エキスプローラーで髄床底の硬さの異なる部分を探して穿掘する方法がある。また、希ヨードチンキを髄床底に貼布すると根管口が着色されるので、その部分を掘り下げて根管口を探す方法もある。

狭窄された根管を拡大するには、根管口部をエキスプローラーの鋭利な先端で押し広げ、まずファイル挿入の取掛かりをつくっておく。次いで、#8〜#10のファイルを根管口部に押し当てながら⅓〜½回転した後、引き抜く。この際、少しでも確実にファイル先端が根管内に入り込んでおれば、ファイルを引き抜く際に多少の抵抗感（タグバック）を術者の手指に感じ取れる。このようなファイリングの取掛かりが可能になればEDTA製剤（RC-Prep®やGlyde®等）を根管口部に応用し、ファイルの⅓〜½回転後に引き抜く操作を数回繰り返し行えば、ファイルは少しずつではあるが確実に根管内を根尖方向に進んでいく。このようなファイリングに適したファイルにDファインダー、Cプラスファイル、ならびにMMCKファイルがある。各ファイルにはそれぞれ製造者によって刃部構造に工夫が施され、いずれも狭窄した根管の拡大に適したファイルである。

①Dファインダー

Dファインダー（マニー株式会社製）は、刃部の断面形状をD型にすることで、従来のKファイルにはみられない刃部強度を示すファイルとなっている。それゆえ、石灰化によって狭窄した根管の拡大に適したファイルとなっている。サイズは、#08、#10、#12、#15の4種類で21.0ミリならびに25.0ミリのものが市販されている。

②Cプラスファイル

刃部のテーパー度を大きくしたファイルにCプラスファイル（メルファー社製）がある。このファイルは断面形状がKファイルと同様の四角形であるが、刃部先端部には大きなテーパーが付与されているため先端部の変形が少ないとされている。サイズは、#06、#08、#10、#15の4種類で18.0ミリ、21.0ミリ、25.0ミリのものが用

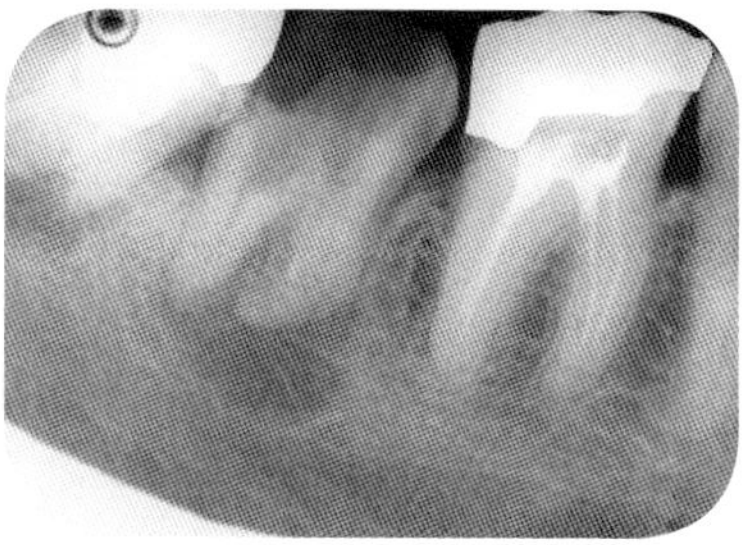

図65-1　遠心根管は確認できるが、近心根管は狭窄して根尖部にエックス線透過像を認める。診断：急性化膿性根尖性歯周炎。

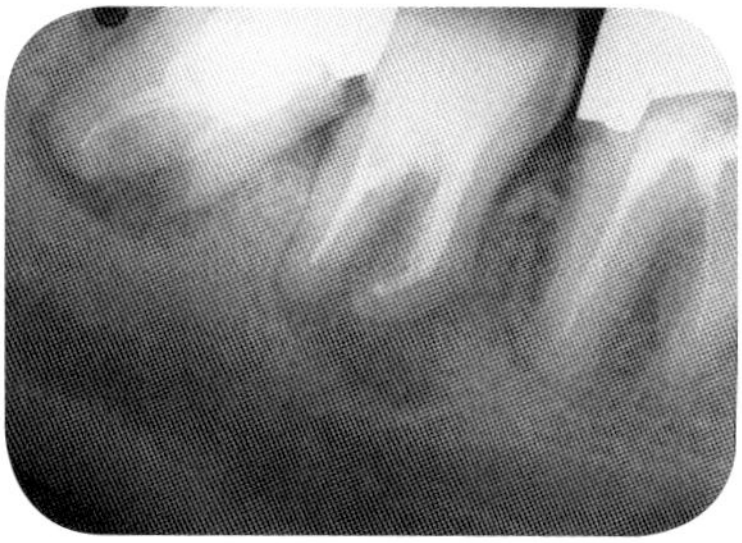

図65-2　Cプラスファイルの応用によって近心根管の穿通が可能となり、根管拡大・形成後に根管充填を終了。

意されている。各サイズのテーパー度は、先端部から4ミリにかけて＃06－5％、＃08－4.5％、＃10－4％、＃15－4％で、以後は刃部終了のD16まで1％となっており、垂直圧に対する抵抗が強く曲がりにくいため先端方向に力が伝わりやすく、さらに、ファイル先端部までカッティングエッジがみられるため、狭窄した根管の穿通が容易となっている。

③ＭＭＣＫファイル

前2社のファイルは断面形状がDあるいは四角形のシャフトを捻り刃部構造が付与されているが、機械の削り出し加工によって刃部構造が作り出されているファイルにＭＭＣＫファイル（マイクロメガ社製）がある。削り出しによる刃部はファイリング時における金属疲労が少なく、変形や破折が少ない刃部構造を示しているため、狭窄した根管の穿通に優れたファイルとされている。サイズは、＃06、＃08、＃10、＃15の4種類で21.0ミリ、25.0ミリ および29.0ミリのものが市販されている。このようなファイルを使用すれば、たいていの根管は拡大可能となるが、根尖部根管は確認できるものの、根管中央部が顕著な石灰化を示す根管で根尖部透過像を認める根管の拡大は非常に困難を伴う。このような根管では、根管口部からグースネックのラウンドバーを用いて慎重に根管象牙質を掘り下げながら、ときどきエックス線撮影を行い、根管の方向性をチェックし、ファイルを挿入しては1/3～1/2回転させ、次いで引き抜く操作を繰り返し行う。このような操作によって根管は拡大可能となる。しかしそれでも根管の開拡が不可能な症例については、大幅に歯冠を切削して根尖部にいたる根管長を短縮した後、先に述べたようなファイリング操作を行えば比較的容易に根管拡大・形成ができることもある。

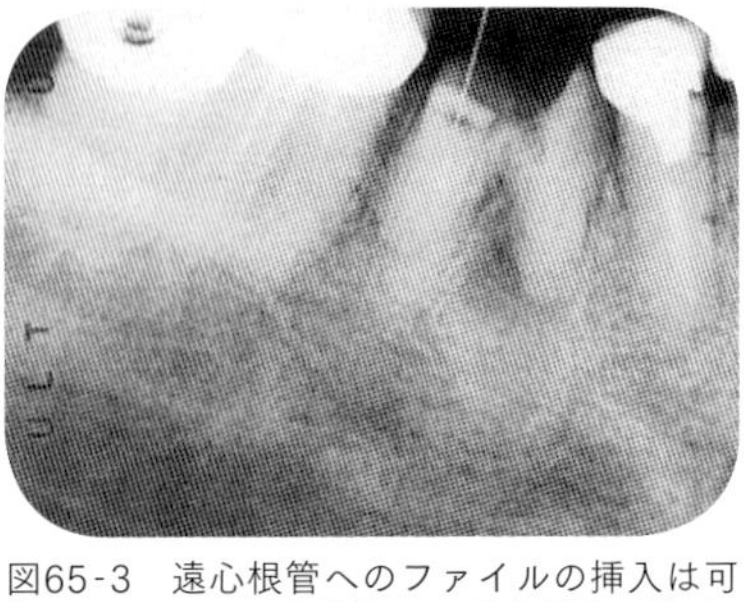

図65-3　遠心根管へのファイルの挿入は可能であったが、近心根管は石灰化傾向が強く、ファイルの挿入は不可能である。

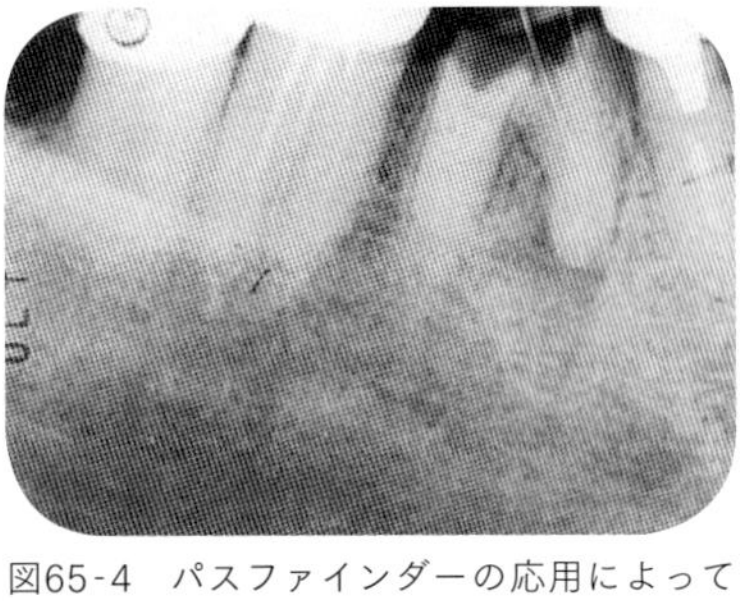

図65-4　パスファインダーの応用によって近心根管の拡大が可能となる。

このような狭窄根管の拡大時には常にＥＤＴＡ製剤を併用すれば切削効率は向上する。

しかし、以上のような方法を用いても、歯冠側からの拡大が望めないようであれば、外科的歯内治療（根尖掻爬術・切削術、逆根管充填法等）などを併用して、根尖に存する不完全な閉塞部分をなくすように努めねばならない。

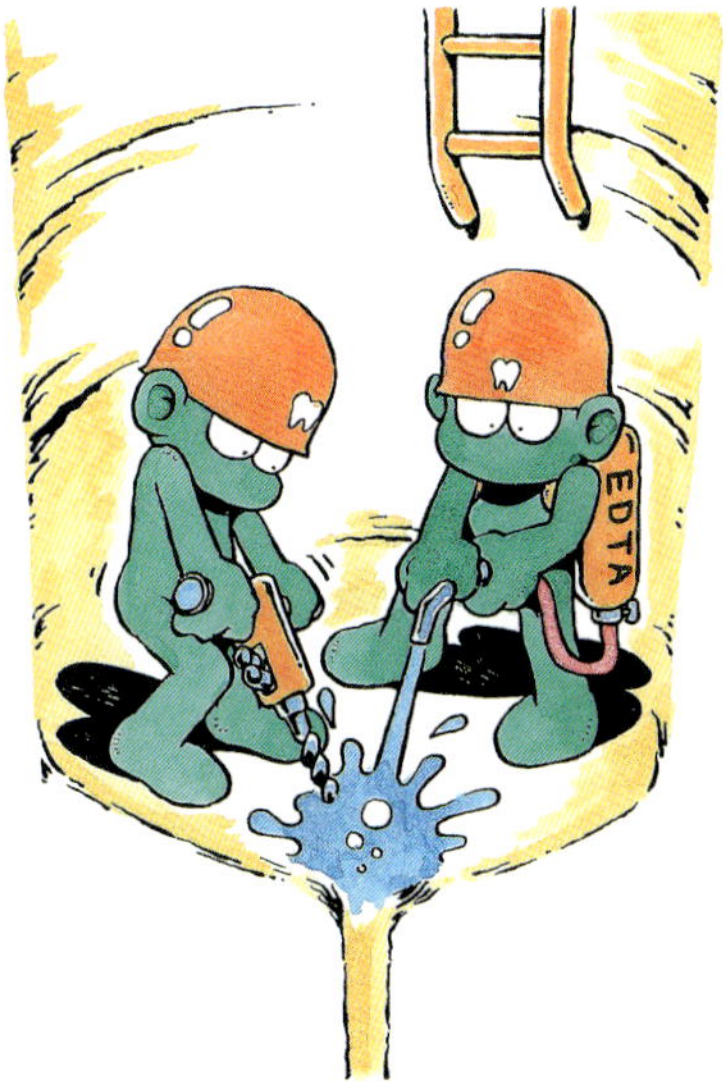

66 根末完成歯の感染根管治療はどうすればよいか

根末完成歯の感染根管治療には、通常アペキシフィケーション（Apexification）すなわち根尖形成術あるいは根尖形成法と呼ばれる方法を用いる。

これはFrank, A.L.（１９６６年）によって発表されたもので、根尖がラッパ状に開いた感染根管歯の治療において、まず根尖を積極的に閉鎖させうる薬剤で仮に根管充填を施し、次いで本格的な根管充填を行う方法である。

感染根管治療を通法どおり、根管壁の感染牙質をリーマー、ファイルを用いて削除し、根管の洗浄、乾燥後、ＣＭＣＰ（Camphorated mono-parachlorophenol）を貼薬し、1回目の処置を終える。1～2週間後にＣＭＣＰと水酸化カルシウムを混合したペーストを根管内に充填し、酸化亜鉛ユージノールセメントを一層置き、リン酸亜鉛セメントまたはアマルガム（最近は、ベースセメント®やコンポジットレジンが用いられる）で仮封を行う。

患者を1か月ごとにリコールし、エックス線写真を撮り、エックス線写真上で根尖部を診査・検査し、根尖の形成状況が不十分であれば、前回と同じ処置を行い経過をみる。そして、次の4つのどれかに当てはまるならば成功とみなして通常の根管充填（ガッタパーチャポイントと根管充填用シーラーを併用した側方加圧法）を行う。

◆ＣＭＣＰの処方例

・パラクロロフェノール　35グラム

・カンファー　65グラム

①エックス線写真上の変化は認められないが、根管用小器具（たとえばブローチ）を挿入すると根尖で薄い類骨様の障壁によると考えられる抵抗感がある。
②エックス線写真上で根尖またはその付近に石灰化像が明らかにみられる。
③根管の太さには変化は認められないが、根尖が閉鎖している。
④根尖が形成され続け根尖閉鎖が起きている。

多くの場合は、1年以内に根尖部の閉鎖が生じるといわれている。

仮根管充填用糊剤としては前述のもののほかに、①水酸化カルシウム単味、②水酸化カルシウムとメチルセルロースとの合剤、③水酸化カルシウムとクレサチンの合剤などが使用されるが、造影性を与えるために硫酸バリウムの少量が添加されることがある。

現在、私たちは、根尖未完成の感染根管歯の治療法として、根尖端から2.0～2.5ミリ短い位置をアピカルエンドとする通常の感染根管治療を施し、ガッタパーチャポイントと水酸化カルシウム系根管用シーラーによる逆ポイント側方加圧根管充填法を実施して、経過観察を行う方法をとっている。この方法による多くの治療症例のデータから、根尖完成率は100％である。

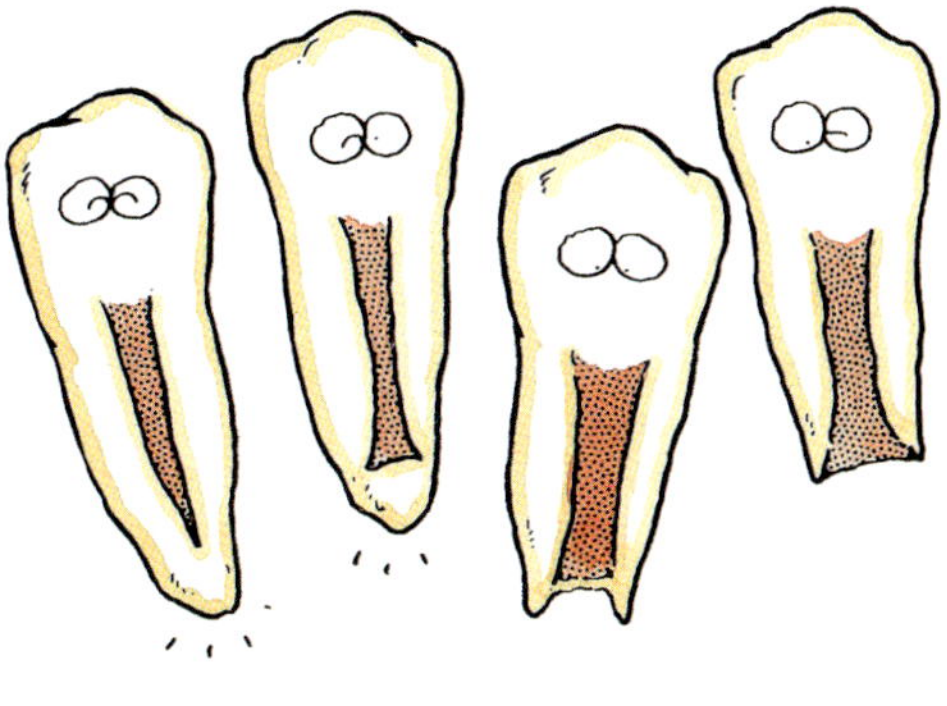

67 根管治療の回数ばかり増加して一向に症状の良くならないケースはどこかが間違っている

歯の治療に何か月も通っているが、一向に痛みがとれなかったり、症状が良くならないといって来院する患者さんが意外に多いことに驚く。

治療時間は10分程度の短いものであるが、根の治療だけに数十回、ひどいものになると1年近くも通院している人がいて、患者さん自身が不安になって来院する場合もある。このようなケースの歯を治療してみると、事実、難治の症例もあるが、通常の根管治療をするだけで症状の軽減がみられるものが多い。ほとんどの症例では、根管拡大不足であり、根管拡大・形成の行われているものにあっては、根管消毒薬の使いすぎ、頻回使用によって、かえって根尖歯周組織に薬物的刺激を起こしていると思われるものが多いようである。

前者は根管拡大不足によって原因の除去が不完全であることによるものであり、適切な作業長に基づいて、根管を拡大・形成し、根管清掃剤による根管の清掃を行ったうえで、通常使用する根管消毒剤（ＦＣ）の貼付を行えば、速やかに治癒に向かうものである。

また、後者では、根管を生理食塩水で十分に清掃し、無貼薬の綿球を置いて仮封した状態で経過をみるだけで症状が著明に減弱する場合が多い。

このような処置を行っても症状が良くならない場合は、通常用いる根管消毒剤（非特異的消毒剤）に代えて、組織親和性を有する根管消毒剤（特異的消毒剤）、す

◆**組織親和性を有する根管消毒剤**

古くはGrossman（１９５１年）により考案されたＰＢＳＣペーストがある。当講座において開発した特異的消毒剤は、合成ペニシリンのAmpicloxと抗炎症剤のdexamethasoneを溶媒のpolyvinylpyrolidonとmethyl celluloseの混和液に溶解させたものである。感染根管の消毒剤としてはもとより、抜髄後に生じた歯根膜炎あるいは難治性根尖性歯周炎の治療薬としても大いに効果を発揮している。

なわち消炎剤を含む抗生物質を使用するときわめて有効である場合があり、また、No.80で述べた水酸化カルシウム療法が有効であることもある。

　根管治療の回数ばかり増加して、一向に症状の良くならない症例においては、次の項目を再チェックしてみることが大切であり、思わぬ好結果を招来することがある。

①根管の拡大・形成は十分に行われているか。

②根管消毒薬を必要量以上に用いすぎてはいないか。

　この疑いがあるときは、一度、根管内を生理食塩水で十分洗浄して、薬剤を使用せず1週間程度経過を観察する。

③未処置の根管が存在するのではないか。

④穿孔、根部の破折（亀裂）が生じていないか。

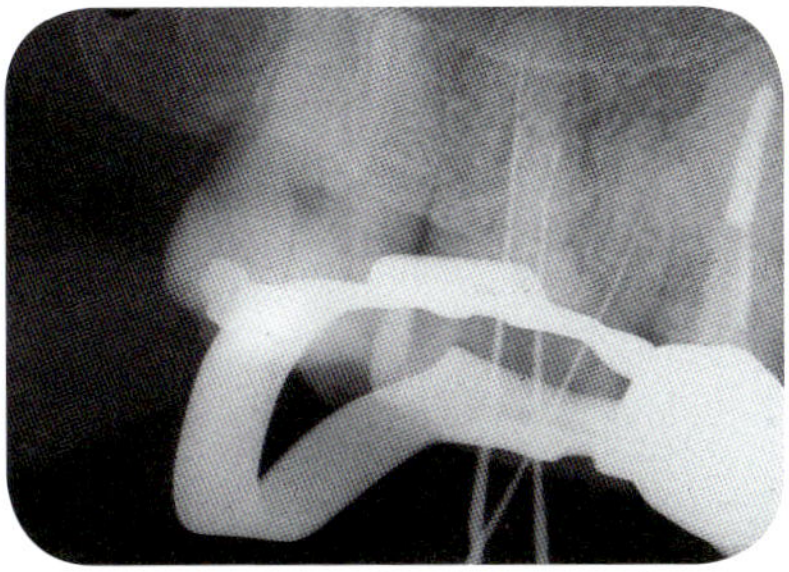

図67-1　未処置の根管の存在：上顎第一大臼歯における症例。58歳の女性。上顎右側第一大臼歯の原因不明の疼痛。作業長測定時のエックス線写真：頬側近心根管、頬側遠心根管および舌側根管にそれぞれD-ファイルが挿入されている。

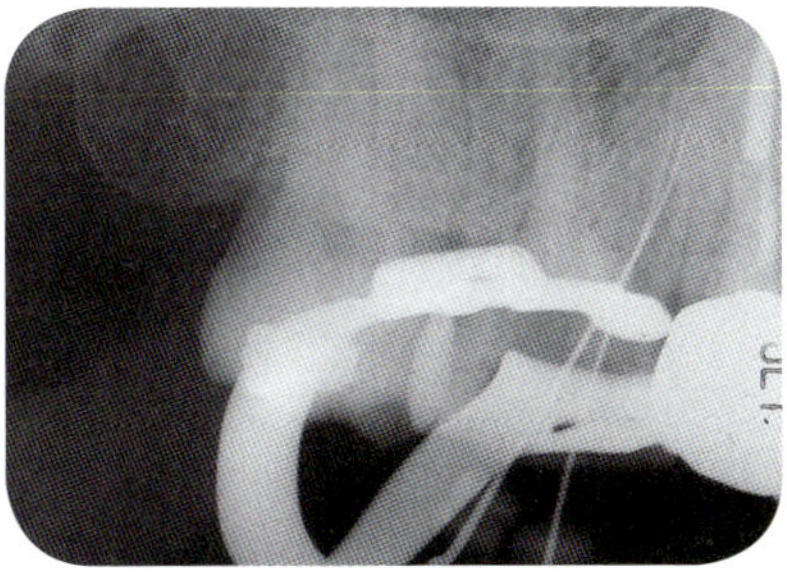

図67-2　頬側近心根管に2根管性（第2根管の存在）を疑い、本来の頬側近心根管口の舌側よりを探査し、第2根管の確認と作業長測定のためのエックス線撮影を行う。頬側近心第1根管にNo.20D-ファイル、第2根管にNo.10D-ファイルが挿入されている。

◆根管治療の平均回数

〈抜髄根管〉

第1回：抜髄、作業長測定、根管形成、貼薬、仮封

第2回：根管充填

〈感染根管〉

第1回：冠除去および根管口へのホルモクレゾールの貼薬、仮封

第2回：作業長測定、根管拡大形成、貼薬、仮封

第3回：細菌検査、貼薬、仮封

第4回：細菌検査陰性を確認し根管充填

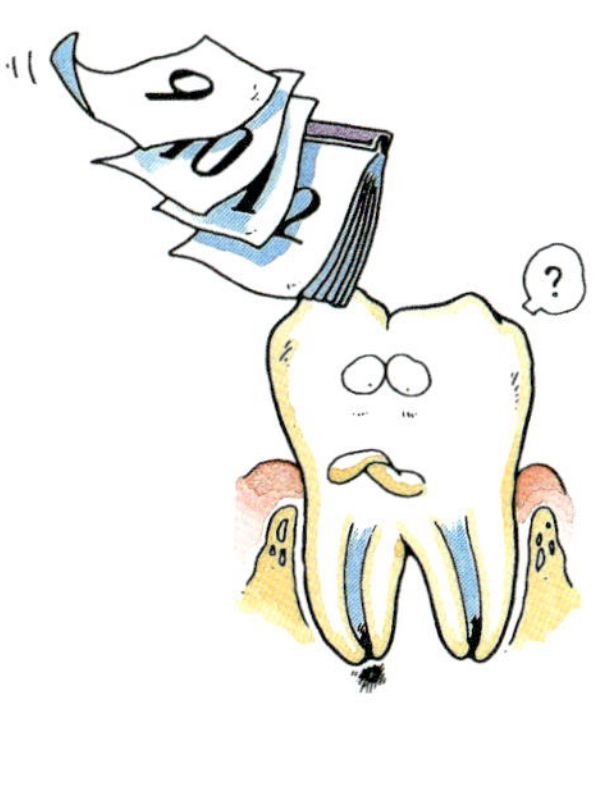

68 優れたアンチスクリューイングを示すニッケル・チタン（Ni-Ti）製ロータリーファイルの出現

超弾性を示すニッケル・チタン（Ni-Ti）合金製ロータリーファイル合金は、彎曲根管の拡大・形成時には優れた追従性を示すため、根管拡大・形成後の根管形態にはほとんど根管偏位を認めないとされている。それゆえ、欧米の歯内治療専門医は日々の診療における根管拡大・形成時にNi-Ti製ロータリーファイルを取り入れている。この種のファイルはロータリーファイルといわれるようにその使用に関しては低回転（250〜800rpm）のハンドピースに装着し回転運動で根管壁面を切削しながら根管の機械的清掃と形成を行う。しかし、対象となる根管には狭窄したものや、著しい彎曲を示すものなどさまざまな形態を示す根管がある。それゆえ、根管拡大・形成時、とくに狭窄した根管においてファイルを根管内で作動させる際にはファイル刃部が根管壁面に噛み込み（この現象をスクリューイングという）、ファイル刃部が根管内で破折してしまうことが予測される。このようなファイル刃部の根管内破折をきたしてしまえば破折ファイルが根管内の障害物となり、十分な根管の機械的清掃に支障をきたすことになる。そこで製造業者たちはファイル刃部にさまざまな工夫を凝らして、根管内において回転するファイル刃部が容易に根管壁面にスクリューイングを生じさせないデザインを考えている。市販されているファイルのほとんどのものは、刃部にみられる溝（フルート）の幅、およびファイル長軸

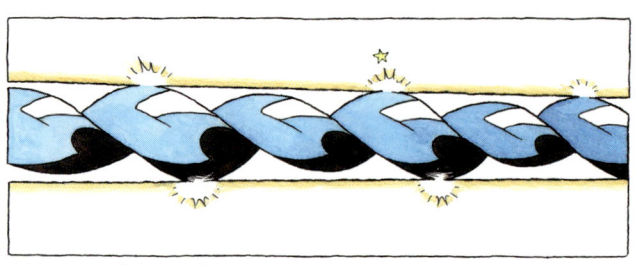

図68-1　エンドウェーブファイルの刃部。

に対する溝の角度（ヘリカルアングル）に変化を与え、根管内で容易に刃部がスクリューイングしないように設計されている。しかし、それでもなお根管内でファイルに回転運動を加えれば、とくに狭窄した根管においては必ずといっていいほどスクリューイング現象が生じる。

そこで、ある製造業者はファイル刃部に画期的なデザインを工夫し、従来のNi-Ti製ロータリーファイルにはみられないアンチスクリューイングデザインを取り入れたファイルを市販している。それらの中にはエンドウェーブ®ならびにRaCeファイル®といったものがある。前者のエンドウェーブ®は刃部横断面が手用リーマーと同じ正三角形であるが、根管にファイルを挿入しても従来のファイルのようにすべての刃部が根管壁面に接触しないように工夫されている。すなわち、ファイル刃部の位置によって根管壁面に刃部が3か所接触する部位もあれば、2か所だけの接触、あるいは1か所のみの接触というようにデザインされている（図68－1）。一方、後者のRaCeファイル®は、Reamer with Alternating Cutting Edgesの頭文字から名付けられたファイルで、断面形状は三角形を示しスパイラル部とストレート部が交互にみられる刃部形状を呈している（図68－2）。それゆえ、根管内でこれらのファイルに回転操作を加えてもまったくといっていいほど根管壁へのスクリューイングは感じられず、使用に際しても従来のNi-Ti製ロータリーファイルが250～300rpmでの使用あるのに対し、600～800rpmで使用可能となっており、切削効率も向上し、根管拡大・形成に要する時間も短縮化が報告されている。また、根管拡大・形成後の根管形態についても他社のNi-Ti製ロータリーファイルと同様顕著な根管偏位はみられていない。

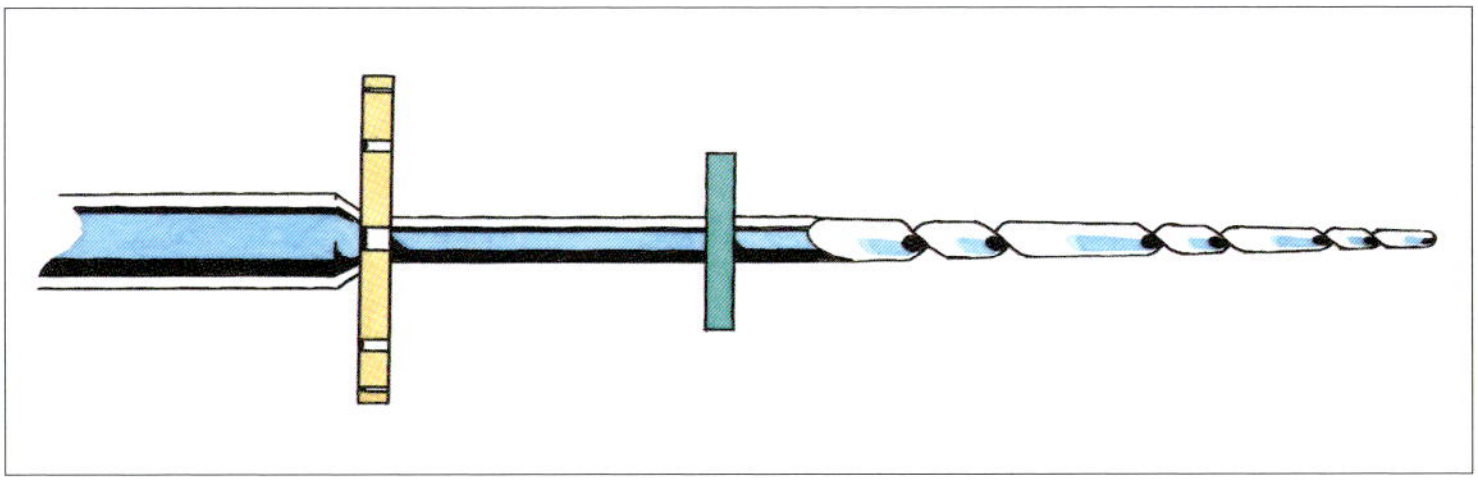

図68-2　RaCeファイルの刃部。

69 感染根管（とくに歯髄壊疽）の根管拡大・形成は一気に行わないこと

術者が術前のエックス線写真はもとより、術中のエックス線写真で根管長を確認し、細心の注意を払って根管処置を施したにもかかわらず、翌日になって急性症状が出現して困惑することがある。このような急性発作的症状は根管拡大に起因することが推察される。

小さいサイズのリーマーやファイルによる根管拡大では根管のほうが器具よりも太いために、器具の先端が簡単に根尖孔を越えて根尖周囲組織内に挿入され、同時に根管内容物（汚物）を根尖孔外に圧出させることになる。一方、根管拡大において次第に器具のサイズが大きくなるにつれて根管壁も削去されるようになり、根尖狭窄部で器具の先端と根管壁がピッタリと合致するようになる。さらに根管拡大・形成が進んでいくと、削去された根管壁の感染牙質が器具の刃部に目づまりを起こすようになる。術者は器具刃部の目づまりを滅菌綿花あるいはガーゼで拭き取りながら根管拡大・形成を行っていくが、根管内のすべての感染壊死組織や感染牙質をすべて器具に付着させて根管外に搬出させることはできず、根管内容物の一部が根管内に残存することになる。これらの残存根管内容物は根管よりも太い器具などの使用によって根尖方向へ圧迫されることになるので、根尖狭窄部までの根管拡大・形成を一気に行うと、根管内容物をリーマーの先端で根尖孔外へ押し出すことが当然の結果として起こってくる。

◆歯髄壊疽とは

急性歯髄炎あるいは外傷などによって歯髄の壊死が生じた後、病理学的に感染を伴わないものを歯髄壊死とし、細菌感染を伴うものを歯髄壊疽と分類されている。

感染根管治療時に髄室開拡と同時に腐敗臭を確認することがある。この悪臭は歯髄壊死に嫌気性菌の感染によって生じた代謝産物のインドール、スカトール、プトレシンあるいはカタベリンが腐敗臭の原因物質とみなされている。

臨床的には自覚症状はなく、歯の変色、打診に対する感受性を認めることもある。

根管拡大時における根管内容物の根尖孔外への溢出と、各サイズのリーマー先端から根尖頂までの距離との関係について、根尖孔がほぼ根尖頂に開口している上顎中切歯を使用して検討されている。

それによると、根管拡大によって根管洗浄の有無とは関係なく、すべての実験歯に根尖孔から根管内容物の溢出が観察されている。それゆえ、感染根管には細菌のほか歯髄組織の壊死片や壊疽物質などが多量に存在しているので、根管の拡大・形成を一気に行うと、根尖孔外へ不潔な根管内容物を押し出してしまい、根尖歯周組織に機械的刺激だけに止まらず細菌学的および化学的刺激をも加えることになり、臨床症状の増悪にも関係することになる。

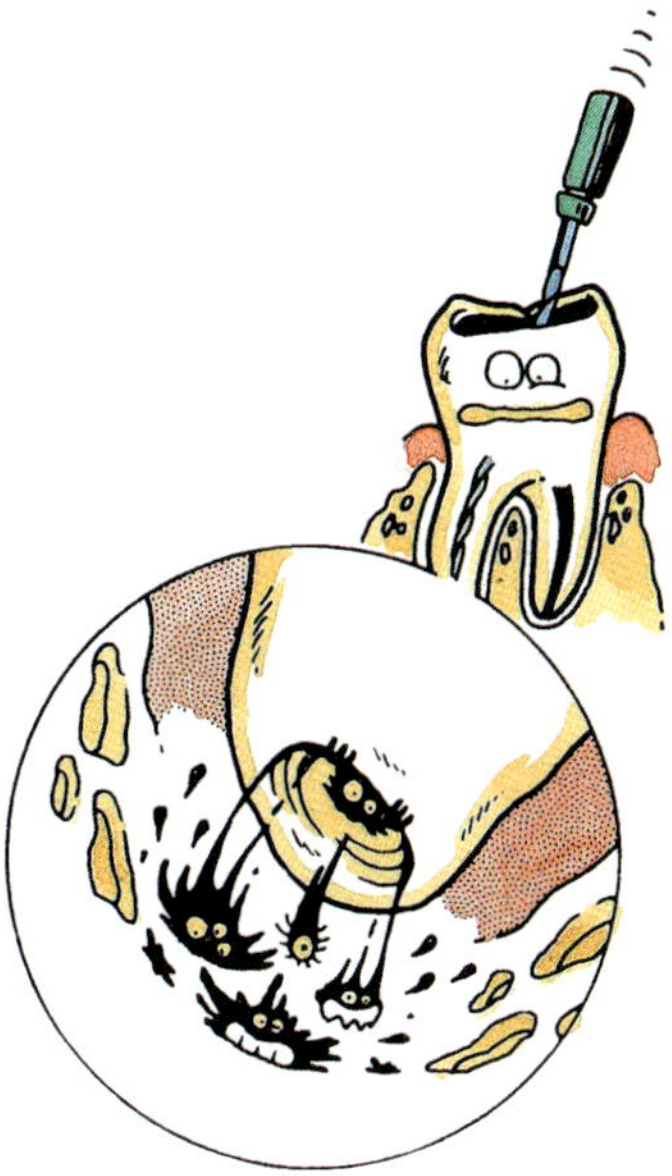

70 根管の化学的清掃剤にはどのようなものがあるか

現在我が国において繁用されている根管清掃剤には、有機質の溶解を主目的として使用するものと、無機質の脱灰を主目的として使用するものの2つに大別される。代表的なものとして、前者では局方歯科用アンチホルミン（次亜塩素酸ナトリウム3〜6％溶液）、後者にはEDTAがある。

理想的な根管清掃剤としての最も重要な条件は、有機質の溶解のほかに適当な脱灰作用があり、しかも、生体組織に対する為害作用が少ないことである。現在頻用されているアルカリ性剤（次亜塩素酸ナトリウム）は有機質溶解作用は強いが、無機質脱灰作用はほとんどない。

これに対してEDTAは組織に対する為害作用は少なく脱灰作用も期待できるが、他の薬剤と併用して清掃効果を高めるための発泡作用を得ることができない。その欠点を補う目的で、過酸化尿素を配合したものが使用されている。

このように根管清掃剤は、それぞれ特性を有している。ここでは、前述の有機質溶解剤である次亜塩素酸ナトリウムおよび無機質溶解剤であるEDTAの作用および使用法について述べる。

1 次亜塩素酸ナトリウム（NaClO）

歯科用としては1〜10％のものを使用する。次亜塩素酸ナトリウムは、有機質溶

◆**根管壁スミアー層**

根管を機械的に拡大・形成した結果、歯髄組織片や象牙質削片が根管壁に塗り付けられてできる層で、その厚みは1〜5㎛である。走査型電子顕微鏡で観察すると機械的清掃後の根管壁象牙細管は完全に覆われるとともに、象牙細管内へのスミアー層の陥入がみられ、その陥入深さは約40㎛に及ぶとされている。この層の存在は、根管が汚染されたままの状態になっているといっても過言ではない。

解作用が強力で、しかも過酸化水素水と併用すると発生期の酸素を遊離し発泡作用が生じるために清掃効果が高まる。また、殺菌、漂白作用を兼備している。$NaClO + H_2O \rightarrow NaCl + H_2O + 2(O)$

根管内へNaClOをルートキャナルシリンジなどを用いて注入し、根管拡大用器具を根管壁に沿って上下させつつ攪拌し、歯髄などの残存有機物質を溶解、除去する。その後に次亜塩素酸ナトリウムと3％H_2O_2による交互洗浄を行い、最後には水洗し拭去する。

2　EDTA（ethylendiaminetetraacetic acid）

EDTAは、最も一般的なキレート剤であり、カルシウムイオンと結合して水溶性のキレートカルシウムを形成する。すなわち、歯の硬組織中のカルシウムイオンとキレートすることによって象牙質を脱灰する。EDTAに室温で比較的安定な過酸化尿素を添加し、カーボワックスを基材としたRC-Prep®がしばしば使用されている。

RC-Prep®はEDTAの根管壁象牙質の脱灰作用、過酸化尿素の浸透作用と殺菌作用によってリーマーやファイルによる根管拡大・形成の補助を期待したものである。さらに、RC-Prep®の基剤であるカーボワックスが機械操作時の潤滑剤としてリーミングやファイリング操作を円滑にする役割を果たしている。またRC-Prep®はハイポーゲン®（2.5％次亜塩素酸ナトリウム）を併用すると発生期の酸素によって発泡し、根管内の切削片を浮き上がらせ、流し出すことができる。しかし、根管の拡大・形成中にファイル等で根管のフィン部に押し込められたRC-Prep®は根

◆NaClOの消毒作用

有機質溶解作用を有する根管清掃剤の次亜塩素酸ナトリウム（NaClO）は強い殺菌作用も示す。次亜塩素酸の殺菌作用は次亜塩素酸（HOCl）によるものである。その加水分解式は、$OCl^- + H_2O \rightleftarrows HOCl + OH^-$のようになる。次亜塩素酸塩からの次亜塩素酸（HOCl）の遊離は、環境が酸性に傾くにつれ増加し、その結果殺菌作用も強くなるが、アルカリ性に傾くと次亜塩素酸は減少し殺菌作用は低下する。

管洗浄を繰り返し行っても残存することが確認されており、根管の洗浄剤としては不向きな面もある。ところがその後、根管洗浄を目的としたEDTA溶液のスメアクリーン（日本歯科薬品株式会社製）が市販され、次亜塩素酸ナトリウム溶液との交互洗浄に臨床応用されている（図70－1）。

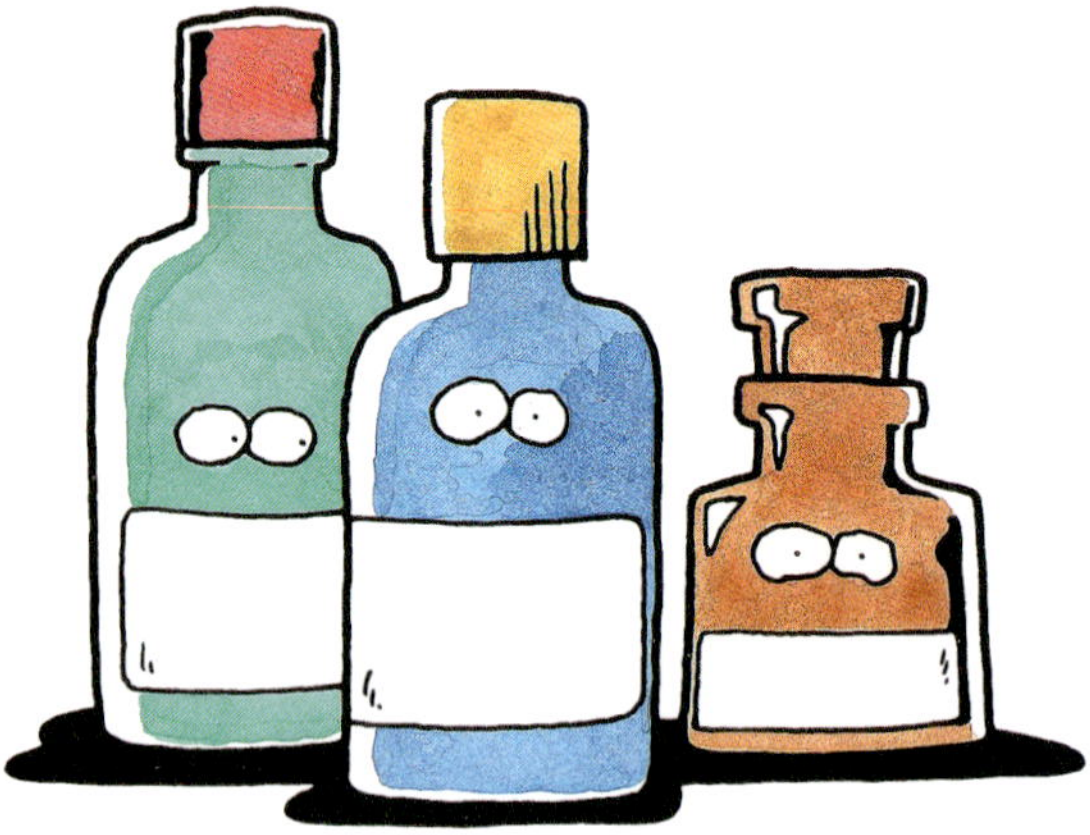

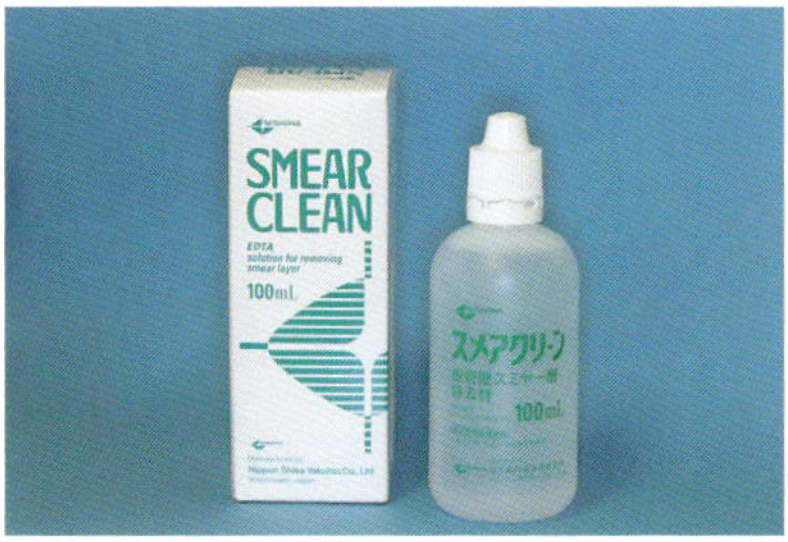

図70-1　根管洗浄に適したEDTA製剤（スメアクリーン）。NaOCl溶液と交互に使用し、最後はNaOCl溶液で終了する。

71 根管の化学的清掃の実際

根管内の清掃法には、リーマー、ファイルによる機械的清掃法（根管拡大）と、薬剤を用いる化学的清掃法とがある。

感染根管歯において、根尖歯周組織に刺激因子となるものの多くは、機械的清掃法によってそのほとんどが除去される。しかし、複雑な根管系において化学的清掃の持つ意義も決して無視し得ないものである。

根管清掃薬剤には有機質溶解剤と無機質溶解剤とがあり、それらは性質（pH値）によって酸性薬剤、中性薬剤およびアルカリ性薬剤に分類できる。その中で、一般に臨床で用いられている清掃剤には、酸性薬剤としてEDTA-2Na系薬剤（RC-Prep®）があり、アルカリ性薬剤として次亜塩素酸ナトリウム（ネオクリーナー、ハイポーゲン、アンチホルミン）がある。

次亜塩素酸ナトリウムは感染根管歯の髄室および根管内の感染物質の除去に大きな効果を発揮するが、生体組織にはかなり強い刺激性を示すものである。とくに、アルカリ性薬剤である次亜塩素酸ナトリウムは有機質溶解作用が強く、根尖孔外に溢出させると、根管内からの著明な出血と、激烈な疼痛および根尖部歯肉に腫脹が生じ、口腔内粘膜には広範囲にわたり出血斑を生じる。このような症状は約3週間から1か月間続くことがある。

根管清掃薬剤の根管内応用には、主としてシリンジタイプの器具が用いられている。通常、拡大された根管内にシリンジの先端部を挿入し薬液を根管内に注入する。

◆根管の化学的清掃剤

〈作用別〉

①有機質溶解剤

・次亜塩素酸ナトリウム

次亜塩素酸ナトリウムの消毒作用は塩素（Cl）によるものではなく、遊離した次亜塩素酸（HOCl）がその作用を示す。しかし、その消毒作用は有機質の共存下では減弱される。

②無機質脱灰剤

・EDTA（EDTAC, RC-Prep®）

〈性質別〉

①酸性薬剤

・EDTA（RC-Prep®, CEDTAC）

②中性薬剤

・EDTA（EDTA-2Na, EDTA-4Naを中性化）

③アルカリ性薬剤

・次亜塩素酸ナトリウム（ネオクリーナー、ハイポーゲン、アンチホルミン）

このとき、根管壁とシリンジとの間に空隙を作らなかったり、強圧でプランジャーを押すと、根尖孔外への薬剤の溢出が生じる。とくに、根尖病変を有する歯はエックス線写真では確認し得ないが根尖部歯質に吸収が生じている可能性を有し、そのような症例では正常歯に比べて根尖孔が大きく開口していることが多く、容易に根尖孔外への薬液溢出が生じる危険性がある。これらの事故を防ぐためには根管壁とシリンジの間に必ず空隙を保ち、また、外部からの吸引を励行すべきである。

根管清掃薬剤の中で、RC-Prep® はカーボワックスを含有してペースト状を呈しており、根尖孔外への溢出は注意すればある程度は防げる。しかし、この薬剤は殺菌作用を有していないEDTA-2Naが主成分であるため、それを補う目的で過酸化尿素が添加されており、3~10%の次亜塩素酸ナトリウム溶液を併用すると発泡作用が期待できる。

使用に際しては、少量のRC-Prep® をファイルの刃部にとり根管内へ挿入して根管の拡大・形成を行う。このとき、RC-Prep® の成分であるカーボワックスが潤滑剤として作用するため、ファイリング操作が容易に行える。ひとつのサイズのファイリング操作を終えたら、次亜塩素酸ナトリウムを用いて根管洗浄を行う。次いで1サイズ大きなファイルに変え、同様のファイリング操作を行い、拡大・形成終了後には、再度、次亜塩素酸ナトリウムで根管洗浄を行う。この操作を繰り返し行うことで、根管の機械的・化学的清掃が効率よく終了できるのである。

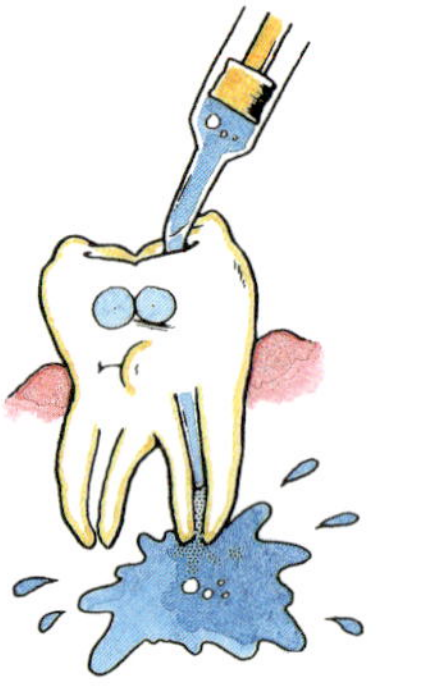

◆根管洗浄専用のニードル

従来の洗浄用ニードルの先端が封鎖され、側壁に2か所の開口をみるものが市販されている。この種のニードルを使用すれば、シリンジから押し出された根管洗浄剤は直接根管壁面に当たり、決して根尖方向へは押し出されない。使用に際して、根管の太さに応じたサイズを選択できるようにニードルの太さをISO規格に準じてカラーコード化されている。

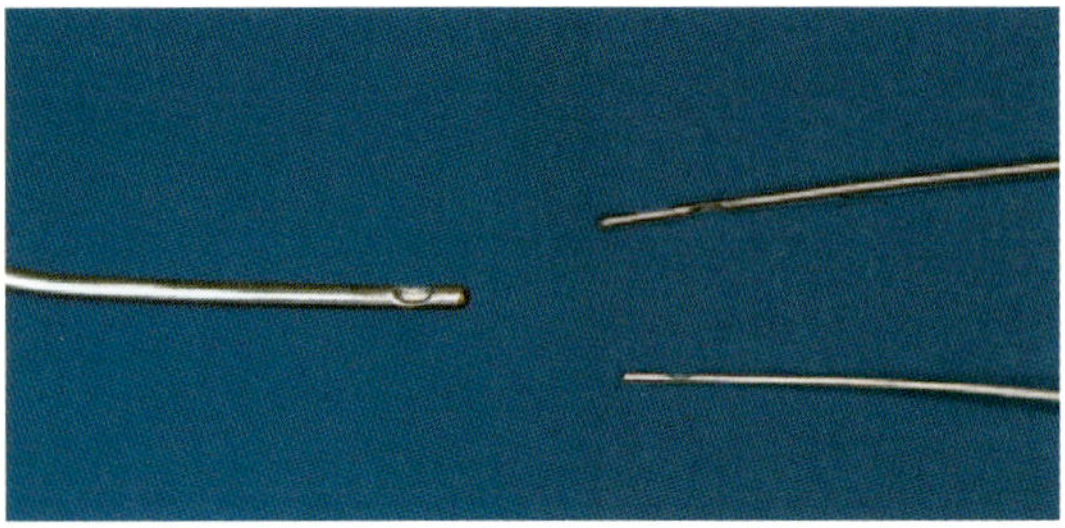

図71-1　根管洗浄用ニードル（クリーン・ウォッシングニードル®）：ニプロ㈱製、販売；デンツプライ三金㈱。先端は閉鎖され、側面に開口をみる。

72 根管壁のスミアー層とその除去

根管治療を成功させる要因のひとつに根管の徹底した清掃が挙げられる。この目的のために通常は根管用インスツルメントを使用して根管の機械的清掃が行われる。しかし、根管の機械的清掃のみでは決して根管内の清掃は十分に施されたとはいえない。図72－1は根管の機械的清掃を行う前の根管壁面を示すSEM像である。石灰化球と歯細管の開口が顕著に観察される。しかし、根管処置後の根管壁面を観察すると、図72－2のように根管拡大・形成前には明らかに開口が認められた歯細管もスミアー層によって覆い尽くされている。根管壁面上にみられるスミアー層は根管用インスツルメントによる機械的清掃後に産出される副産物である。このスミアー層は歯髄の壊死片、細菌あるいは象牙質切削片からなっている。電子顕微鏡を用いて根管壁面を観察すると、根管壁面を覆うスミアー層は歯細管の内部にまで一部陥入していることが明らかであり、その陥入深さは数μm～40μmにまで及ぶとされている。

アマルガム充填全盛期の頃は、窩洞形成後の窩底にみられたスミアー層をあえて取り除くことをせずに修復処置を終えていた。当時はこのスミアー層がアマルガム窩洞内に微少漏洩してくる細菌に対して一種のバリアーのような働きをして、象牙質中への細菌の侵入を防ぐものと考えられていた。しかし、最近の研究報告では、*A. viscosus*, *S. sanguis* および *Corynebacteriumu* といった一部の細菌はスミアー層を消化しながらさらに歯細管内へ侵入していくことが観察されている。また、根管

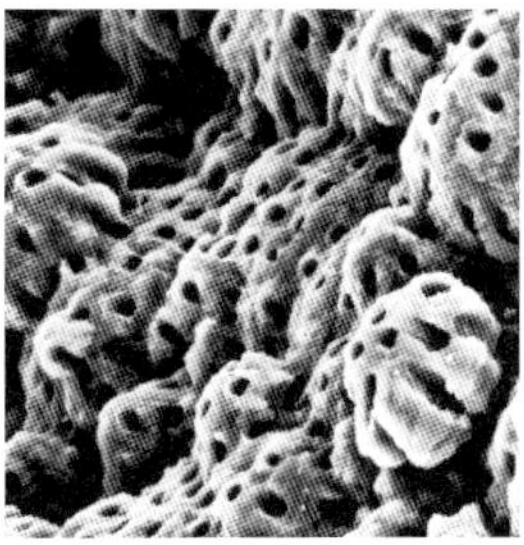

図72-1　根管拡大・形成前の根管壁面像。

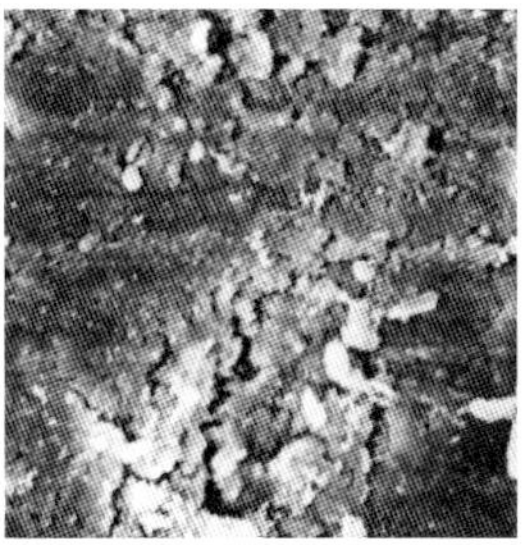

図72-2　根管拡大・形成後の根管壁面像。

充填時においても根管充填材（剤）と根管壁面との間に介在するスミアー層が根管用シーラーの壁着性を阻害するため、緊密な根管充填が期待できない。このような理由から根管治療時には必ず化学的清掃を併用し、いわゆるchemo-mechanical cleanningに努める必要がある。実際の臨床においては、根管内に3〜5％の次亜塩素酸ナトリウム溶液を満たした状態で根管拡大を行い、ひとつのサイズのリーミングあるいはファイリングが終了するたびに15％のEDTA溶液を用いて根管内を洗浄する。このような操作を繰り返し行うことで、根管拡大・形成時に根管内に産出する有機質および無機質からなる切削片やデブリーを効果的に溶解して根管内を清掃することができる。根管の最終拡大・形成が完了すると、最後に次亜塩素酸ナトリウム溶液を用いて根管洗浄を行い根管のchemo-mechanical cleanningを終了する。

図72－3は根管の拡大・形成時に次亜塩素酸ナトリウム溶液と15％EDTA溶液の交互洗浄によって根管を処理した後の根管壁面を示すSEM像である。象牙細管の開口が明らかに観察でき、スミアー層が効果的に取り除かれているのが観察される。

根管洗浄の方法には超音波発生装置の応用や根管用シリンジを用いる方法があるが、どちらの方法によっても洗浄効果は得られる。根管用シリンジを使用する場合は、先端が閉鎖し側方に小さな孔が開口した洗浄針の使用を勧める。

◆**スメアクリーン**（日本歯科薬品㈱）
国内で市販されている根管洗浄用のEDTA溶液である。次亜塩素酸ナトリウムと交互洗浄することによって、根管内のスミアー層が効果的に除去できる（164ページ：図70－1参照）。

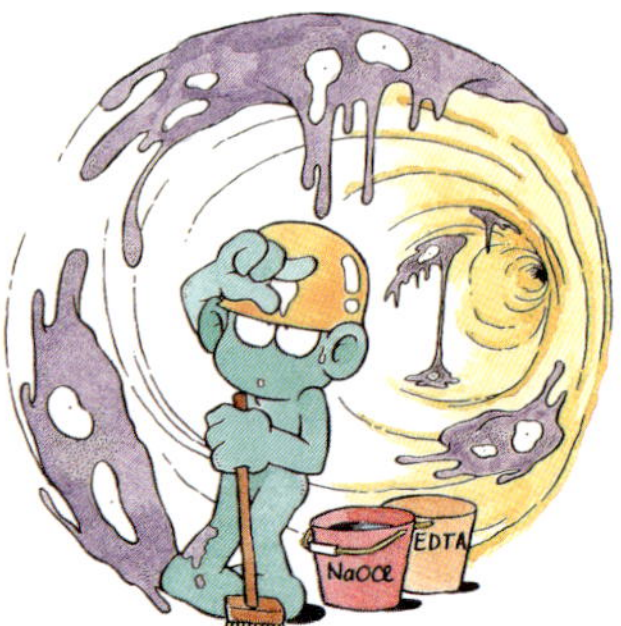

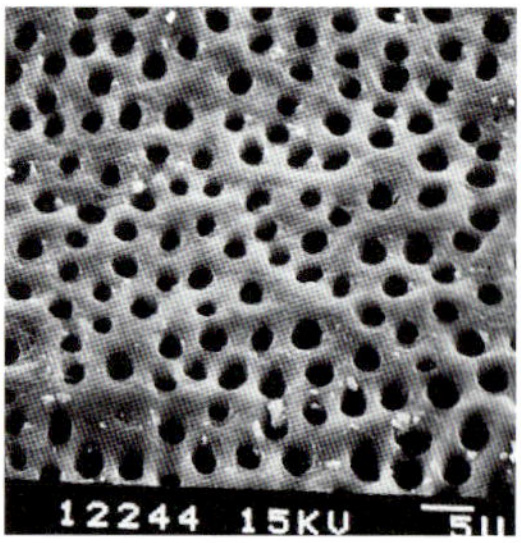

図72-3　次亜塩素酸ナトリウム溶液と15%EDTA溶液の交互洗浄後の根管壁面像。

73 強酸性水の歯内治療への応用

水道水の電気分解で得られる強酸性水（Oxidative Potential Water）が広範囲な殺菌作用を有するとともに、細胞毒性が低い水として注目されている。

さらに、強酸性水はその低いpHによってコンポジットレジン充填時のエナメル質および象牙質のコンディショニング剤としての応用の可能性が示唆されていることから、根管拡大・形成後に生じるデブリーや切削片の無機成分の溶解作用も期待できる。

根管の機械的清掃時には必ず化学的清掃剤の併用も必要で、従来から無機質溶解剤としてEDTA製剤、有機質溶解剤として3〜10％のNaClO溶液が用いられてきた。現在では、我が国においても根管洗浄が可能となったEDTA製剤（スメアクリーン：日本歯科薬品株式会社製）が市販されているが、これまで入手可能なEDTA製剤は、RC-Prep®およびモルホニン®のみであった。後二者の製剤は根管拡大・形成時のリーミングあるいはファイリング時の補助剤としては有効と思われるが、解剖学的に複雑な形態を示す根管系の内部を隅々まで洗浄する能力には欠けている。

そこで、強酸性水が有する脱灰作用に期待して根管洗浄にこの水を応用した研究報告を調べてみると、使用量と作用時間に考慮を払えば十分に臨床応用が可能であることがわかった。図73-1は根管拡大・形成時に5％次亜塩素酸ナトリウム溶液を併用しながらファイリングを終了した後、10ミリリットルの強酸性水を用いてシ

◆強酸性水使用後の根管壁面のSEM所見（図73-1、2）

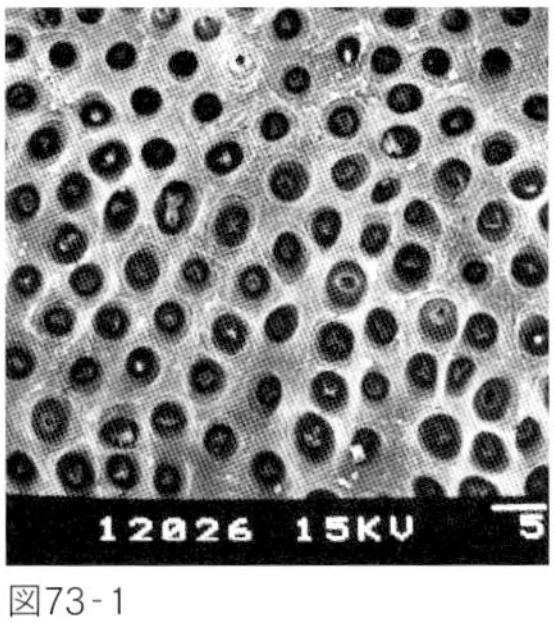

図73-1

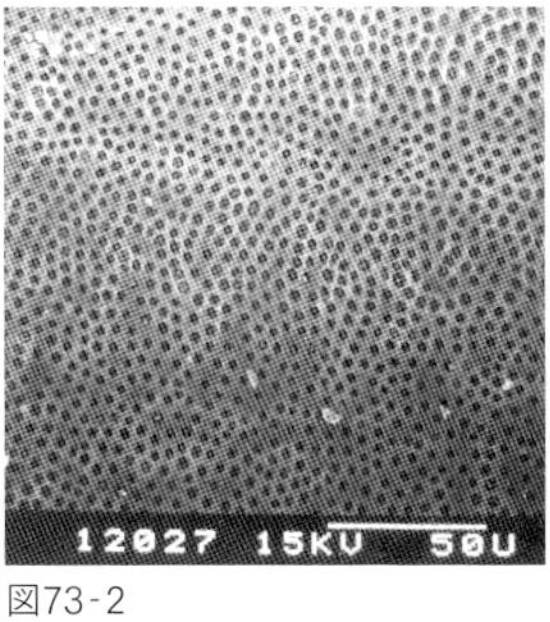

図73-2

リンジ洗浄した後の根管壁面を示すＳＥＭ所見である。また、図73－2は同様の方法で根管拡大・形成を行った後に強酸性水を用いて1分間超音波洗浄を行った後の根管壁面を示すＳＥＭ所見である。どちらの根管壁面においてもスミアー層が効果的に除去されており、歯細管の開口が観察されている。以上の所見から、強酸性水は根管治療においても応用価値があることがわかる。

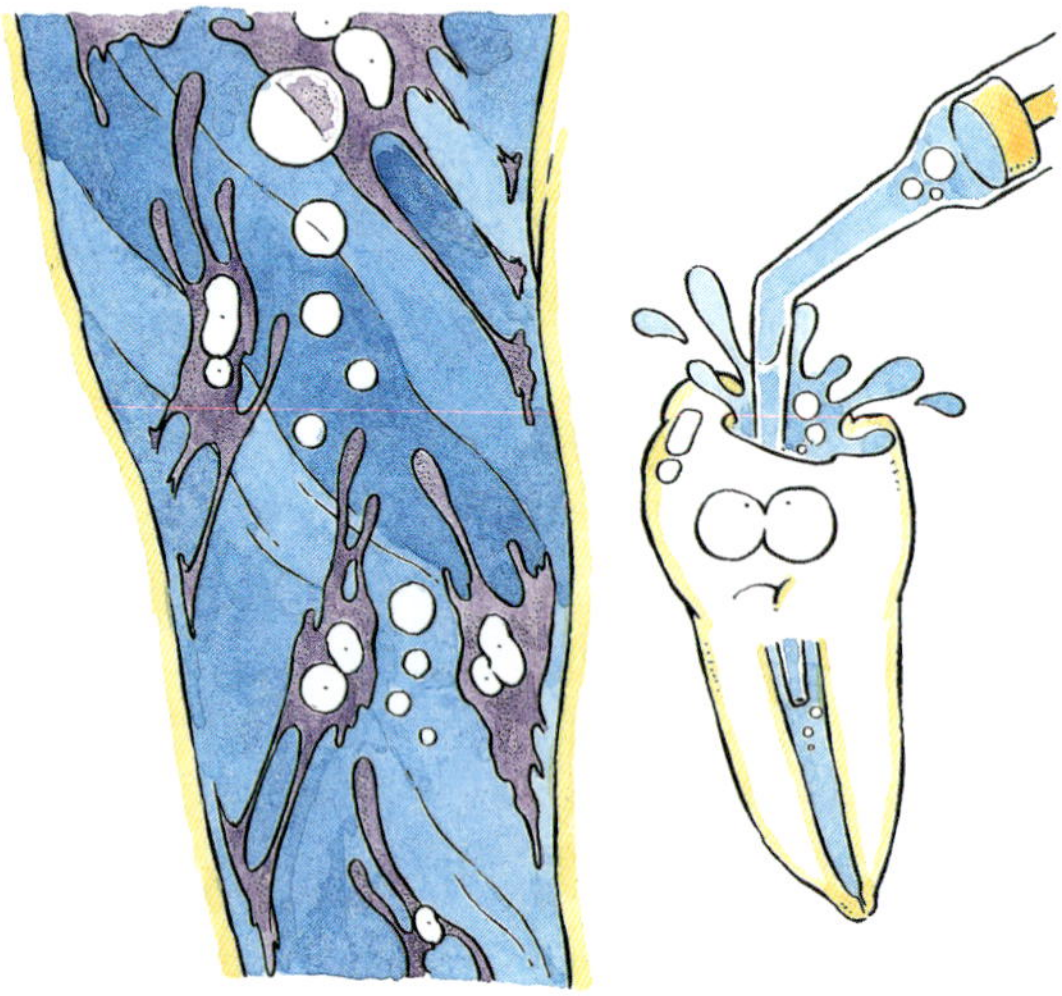

74　FCの使用について

FC（Formocresol）は1903年に米国の歯科医Buckleyによって根管消毒剤として処方されて以来、今日においても臨床で頻用されている薬剤である。

近年、多種多様の抗菌薬や消炎剤が開発されている中で、なぜ百年以上も昔に処方されたFCが今日においても感染根管消毒剤の主流をなしているのか。

処方からも明らかなように、FCの有する消毒作用はホルマリンが担っている。ホルマリンはホルムアルデヒドの35～38％の水溶液であり、常温で容易に気化してホルムアルデヒドガスを発生させる。この気化したホルムアルデヒドが解剖学的に複雑な形態を示す根管系に深く浸透していくために、根管用インスツルメントによる機械的清掃の行き届かない根管側枝や象牙細管などの狭細部にまで殺菌効果が期待できる。図74‐1はC^{14}‐ホルムアルデヒドを応用して処方したFCをヒトの抜去上顎中切歯に貼付後24時間後に調整したオートラジオグラフィー（ARG）である。フィルム上で黒化の部分がC^{14}‐ホルムアルデヒドの存在を示す。このARGからも明らかなように根尖⅓部を除いて、根管壁面から根表面に至るまでC^{14}‐ホルムアルデヒドの象牙質中への浸透が明らかである。根尖⅓部の根管象牙質は透明象牙質となり細管構造を有しないために、薬剤の浸透は認めないが、このような象牙質中には微生物の存在も認められない。図74‐2は同様の薬剤をネコの犬歯に抜髄後貼付して12時間後に調整した全身ARGである。このARGからも明らかなように根管内に貼付したFCは速やかに全身に移行するのである。イヌを実験動物にした研究

◆ホルモクレゾールの処方

・トリクレゾール	10
・ホルマリン	10
・エタノール	5

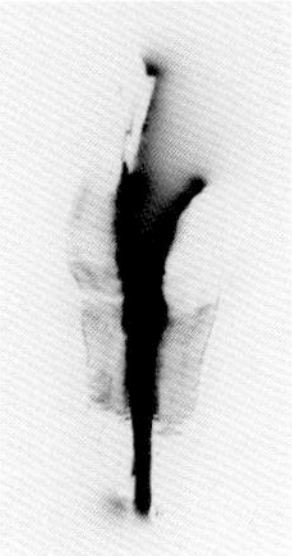

図74-1

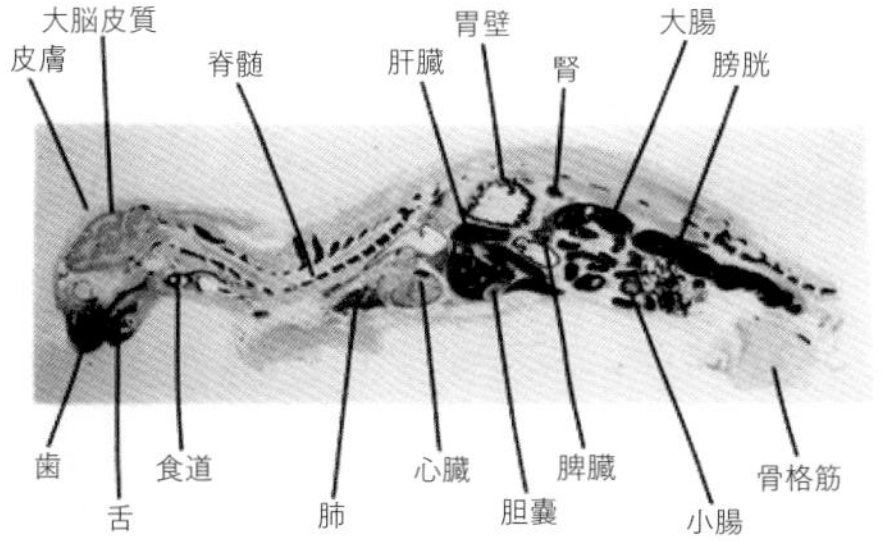

図74-2　（G. Hata et al., Journal of Endodontics, 1989 ; 15 : 539-543より）.

によれば、根管内に貼付したFCは15分後にはすでに血中および尿中に検出されているとの報告もみられる。

FCの使用量に関する研究報告によると、*Staphylococcus aureus* や *Sterptococcus faecalis* で実験的に感染させたヒト抜去歯の消毒に要する最少量は2.5 μℓである。この実験におけるFCの貼付方法は、FCを一定の大きさの綿球にしみこませて歯髄腔に挿入したもので、ペーパーポイントやブローチ綿花に薬液を浸し、これらを根管内に応用したものではない。前述のごとく、FCはホルムアルデヒドガスを発生させ、その殺菌作用は非特異的であるために、FC綿球を髄腔に置くだけで十分に根管内の隅々にまでこの気化作用が行き届き、種々雑多な混合細菌に対しても十分な殺菌効果が得られる。このような髄腔内貼薬法によると、たとえ根管拡大時にオーバーインスツルメンテーションが起こっていても、根尖孔外へFCを漏洩させ根尖歯周組織を損傷させることはない。FCは強い殺菌作用を有する反面、強烈な組織為害作用を有し、さらに最近の研究報告では発癌作用も認められているため根尖孔外への過剰貼薬は避けなければならない。FCの殺菌作用は薬液貼付後24時間までであり、48時間後になると静菌作用に転じるといわれている。

日常臨床では根管処置後次回来院時まで2日以上放置されることがあり、FCの根管内貼付後はストッピングのみで仮封を終えず、必ずZOEセメントを用いて二重仮封を施すべきである。すなわち、根管貼薬後ストッピングで髄腔のほぼ½を充塞し、引き続き硬く練和した（ちょうど練和したセメントを指先で丸められる硬さ）ZOEセメントで残りの髄腔を仮封する。この仮封法によるとFCがたとえ48時間後に静菌的な作用となっても、次回来院時まで根管を無菌状態に保持できる。

◆FCの変化

FCは密閉容器に入れて冷暗所で保存すると1年以上変化しない。室温でも遮光して密閉容器中に保存しておけば約1年間は安定である。診療室に置いた薬瓶に入れて常時使用する場合には1週間あまりでホルムアルデヒドの含有量が減少し、抗菌性が低下する（九州歯科大学薬理学教室黒木加代子氏らの報告による）。

FCは密栓できる褐色瓶に貯えて冷蔵庫に保管すること。診療室の薬瓶には少量のFCを入れておき、1週間以内に新しく入れ替えなければならない。

◆仮封用ZOEセメント

ユージダイン®（昭和薬品化工㈱）は除去の際に熱した練成充填器を使用すれば、セメントが軟化して容易に取り除くことができる。

75 歯内治療時における水酸化カルシウムの応用

水酸化カルシウムの歯科治療における応用の歴史は19世紀にまで遡り、１８３８年にJ. Nygreenが"fistula dentalis"の治療に、次いで１８５１年にW.W.Codmanによって罹患歯髄の保存処置のために応用されたのが初めとされている。その後、１９２０年にHermannによって水酸化カルシウムが歯科治療に紹介されて以来、この薬剤は多くの臨床状況において治癒を促進する治療薬剤と思われてきた。Hermannが１９３６年に発表した論文"Biologische Wurzelbehandlung"（生物学的根管処置）が公表されて以来、米国にもこの薬剤が導入されるようになった。その成果は１９３４年から１９４１年にかけて多くの研究発表がなされ、とくに第二次世界大戦以後に、その臨床応用が拡大し、この薬品が硬組織誘導能を示し、根尖部歯周組織の治癒を促進する最もすぐれた薬剤と考えられるようになった。

　このように水酸化カルシウムは1世紀以上にもわたり歯内治療領域で使用され続けてきた薬剤にもかかわらず、この薬剤の活性の全体としてのメカニズムは十分に解明されておらず、今までの研究発表では、Ca^{2+}とOH^-イオンに分離することによる生物学的な特性を述べているに過ぎない。すなわちCa^{2+}およびOH^-イオンの分離により、生活組織および細菌に対してこれらのイオン活性が硬組織添加および殺菌効果を招くとされている。また、水酸化カルシウムの殺菌作用はその高いpH（12.5〜12.8）によるものであり、感染根管治療において根管を生物・化学的に清掃した後、根管貼薬

◆水酸化カルシウムを取り扱った古い文献

- Nygreen J（1838）Radgivare Angaene Basta Sattet Att Varda Bevara Tandernas Fuskhet, Osv. Stockholm.
- Codman WW（1851）Ossification of the pulp of a tooth. Newsletter IV, 90：printed in Malo PRT, Kessler Nieto F, Vadillo MVM（1987）Hydroxide de calcio y apicoformacion. Revista Espanola de Endodoncia 5, 41 - 61.
- Hermann BW（1920）Calcium hydroxyd als mitten zum behandeln und fullen von Wurzelkanallen（dissertation）. Wursburg：printed in Malo PRT, Kessler Nieto F, Vadillo MVM（1987）Hidroxide de calcio y apicoformacion. Revista Espanola de Endodoncia 5, 41 - 61.
- Hermann BW（1930）Dentinobliteration der Wurzelkanalen nach Behandlung mit Kalzium. Zahnarztliche Rundschau 21. 888 - 99.
- Hermann BW（1936）Biologische Wurzelbehandlung. Frankfurt arn Main：W. Kramer.

剤として使用されたときの抗菌性については一部の研究者によって高く評価されている。しかし、１９９０年代になって一部の通性嫌気性菌および好気性菌に対して水酸化カルシウムの殺菌作用が無効であることが判明したために、抗菌スペクトラムを拡大するためＣＭＣＰをこのペーストに添加する必要性が唱えられてきた。ＣＭＣＰを添加することによって、カルシウムｐ－クロロフェノレートが産出され、パラクロロフェノールの遊離によって抗菌作用が長期にわたり期待できるとされている。

臨床応用では、滅菌精製水あるいは滅菌生食水で練和したものを使用するが、水酸化カルシウムは水に難溶性であり操作性が悪いことから、最近ではプロピレングリコールを溶媒として水酸化カルシウムを練和し、使用に簡便なようにシリンジに填入した市販品もある。

臨床応用では、直接覆髄剤として生活歯髄切断およびアペキソゲネーシス、根未完成失活歯のアペキシフィケーション、根管壁の穿孔を伴う内部吸収症例あるいは通常の根管治療時の根管内貼薬剤としても応用され、それぞれの成果が発表されている。

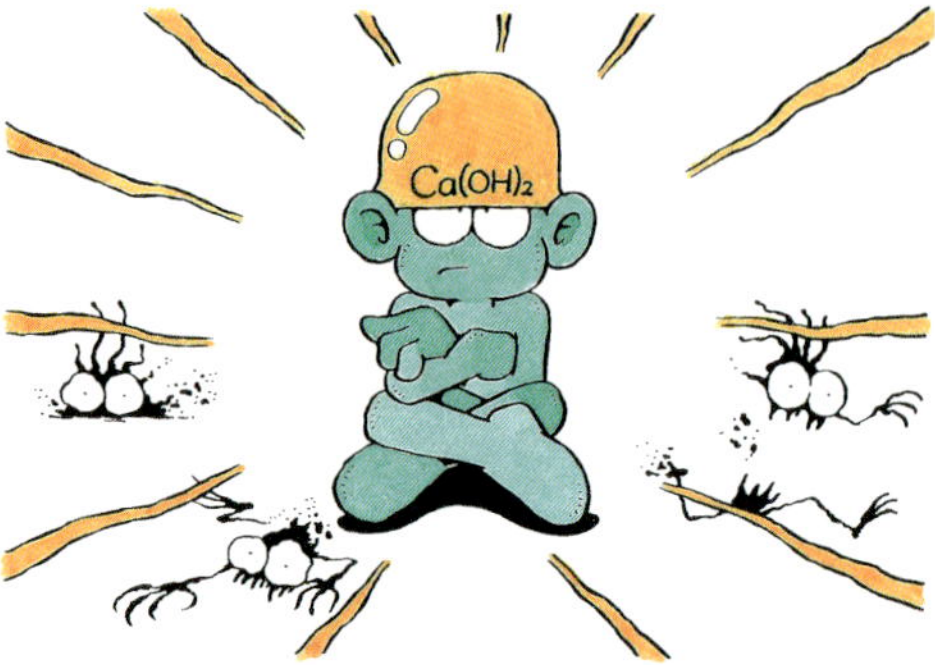

76　水酸化カルシウムペーストを調製するための溶媒は？

水酸化カルシウムは長年にわたって歯内治療に応用されてきた薬剤である。水酸化カルシウムのすべての生物学的活性は、Ca^{2+}とOH^{-}イオンに分離することによって進行するといわれている。それゆえ、水酸化カルシウムをペースト状にするための溶媒は、ペーストが歯周組織や根管内における溶解や、吸収の原因となるイオン分離の速度に影響を与える重要な役割を演じるといっても過言ではない。

そこで一般的には、水酸化カルシウムペーストのための溶媒には水性、ビスコースおよび油性の3種類のものが使用目的に従って使い分けられている。たとえば、歯の再植においては、置換吸収を避けるために急速なイオン解離が要求されることから、水性の溶媒によるペーストが使用されている。この場合の溶媒には、滅菌精製水、滅菌生食水、歯科用麻酔液あるいはメチルセルロース等が応用されている。これらの溶媒による水酸化カルシウムペーストは、組織あるいは組織液と直接接触すれば速やかに溶解され、吸収される。次にビスコースを溶媒とする場合には、グリセリン、ポリエチレングリコールおよびプロピレングリコール等が使用されている。これらの溶媒は水性のものと比較すると、高い分子量のために水酸化カルシウムの拡散を最小限に抑え、長期間に渡り応用した場所にペーストを維持させることができ、Ca^{2+}とOH^{-}イオンがゆっくりとした速度で放出されることになる。それゆえ、ビスコースを溶媒として調製された水酸化カルシウムペーストは根管治療時の貼薬

◆市販の水酸化カルシウムペースト

・カルシペックス®II（日本歯科薬品㈱）

構成成分：

水酸化カルシウム　24％

硫酸バリウム　24％

プロピレングリコール

精製水

その他

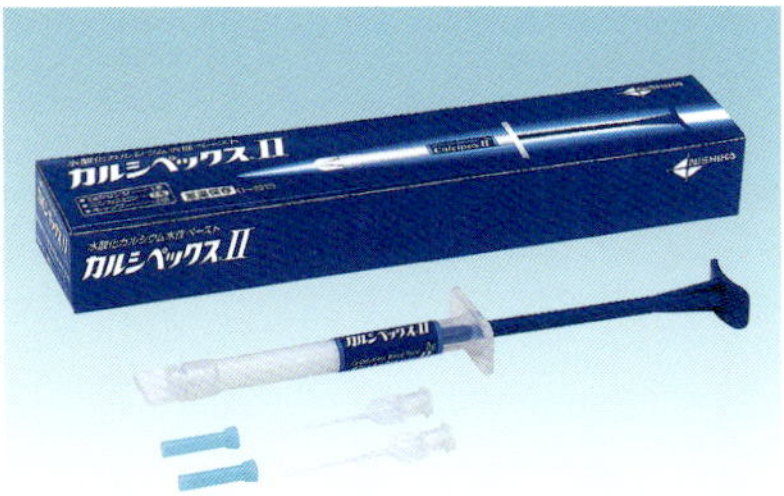

図76-1　カルシペックス® II。

剤として応用され、1～2か月間は根管内に残存することが可能なためにアポイントの回数を減らすことができる。

油性溶媒は組織内でさらに低い溶解性と拡散を約束するために、根未完成失活歯のアペキシフィケーション処置や内部吸収歯の穿孔症例には都合のよい溶媒となる。この目的のために応用される溶媒には、オリーブオイル、パラクロロフェノール、キャンホレーテッドパラクロロフェノール（CMCP）、メタクレシルアセテート等がある。これらの中でCMCPを溶媒とした水酸化カルシウムはアペキシフィケーション処置のために、1964年にFrankによって紹介され、アペキシフィケーション処置のガイドラインにまで記載されたペーストで、とくに米国において非常に一般的に応用された薬剤でもある。

このように歯内治療で用いられる水酸化カルシウムペーストの溶媒は、そのペーストの物性および化学的特性に大いに影響するため、使用する臨床状況に応じた溶媒の選択を心掛ける必要がある。

要約すれば、処置の初めで速いイオン解離を必要とする臨床状況では、ビスコースを溶媒とした水酸化カルシウムペーストが使用される。油性の溶媒からなるペーストは限られた使用で、非常にゆっくりとしたイオン解離を要する臨床状況にのみ使用されている。

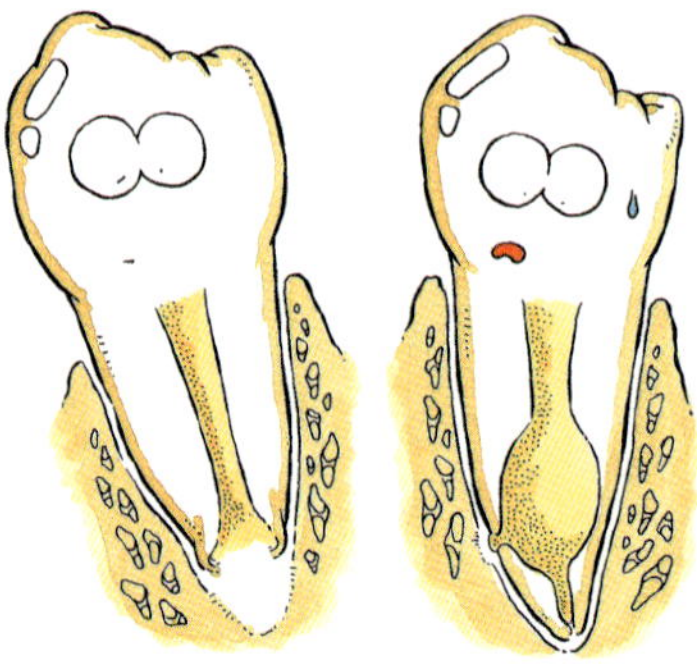

77　3Ｍｉｘと感染根管治療

根尖性疾患のほとんどが細菌感染によって引き起こされることは周知されている。これに対して、我々歯科医師は汚染物質や感染歯質の機械的除去（根管拡大）、根管洗浄や消毒薬剤の根管貼薬を施し、根管内細菌感染を排除することで治癒を得てきた。

根管貼薬剤として抗菌薬を用いようという試みは、早くから行われており、１９４１年にはペニシリンが根管内に投与されたことが報告されている。つづいてマイシリン、クロラムフェニコール、テトラサイクリンなど非常に多くの抗菌薬が試みられた。最も有名な根管治療用抗菌薬合剤はGrossmanのＰＢＳＣペースト、ＰＢＳＮペーストである。また、最近まで根管治療に適応であるクロラムフェニコール製剤が市販されていた。

３Ｍｉｘはメトロニダゾール（フラジール®）、セファクロル（ケフラール®）およびシプロフロキサン（シプロキサン®）を１：２：２の割合で合剤にしたものである。この処方による３Ｍｉｘは感染根管内から分離される細菌に対して広範囲に抗菌性を有することが確認されているが、真菌である*Candida albicans*はこの薬剤に感受性を示さないし、腸内細菌である*Enterococcus faecalis*の一部も感受性を示さない。臨床では、ホルモクレゾール、ホルマリングアヤコールやヨードチンキなどの強力な非特異的な消毒薬剤でさえ十分な作用を示さないことがある。細菌がバイオフィルムを形成していたり、根管の複雑な構造や歯根の微細破折部に定着し

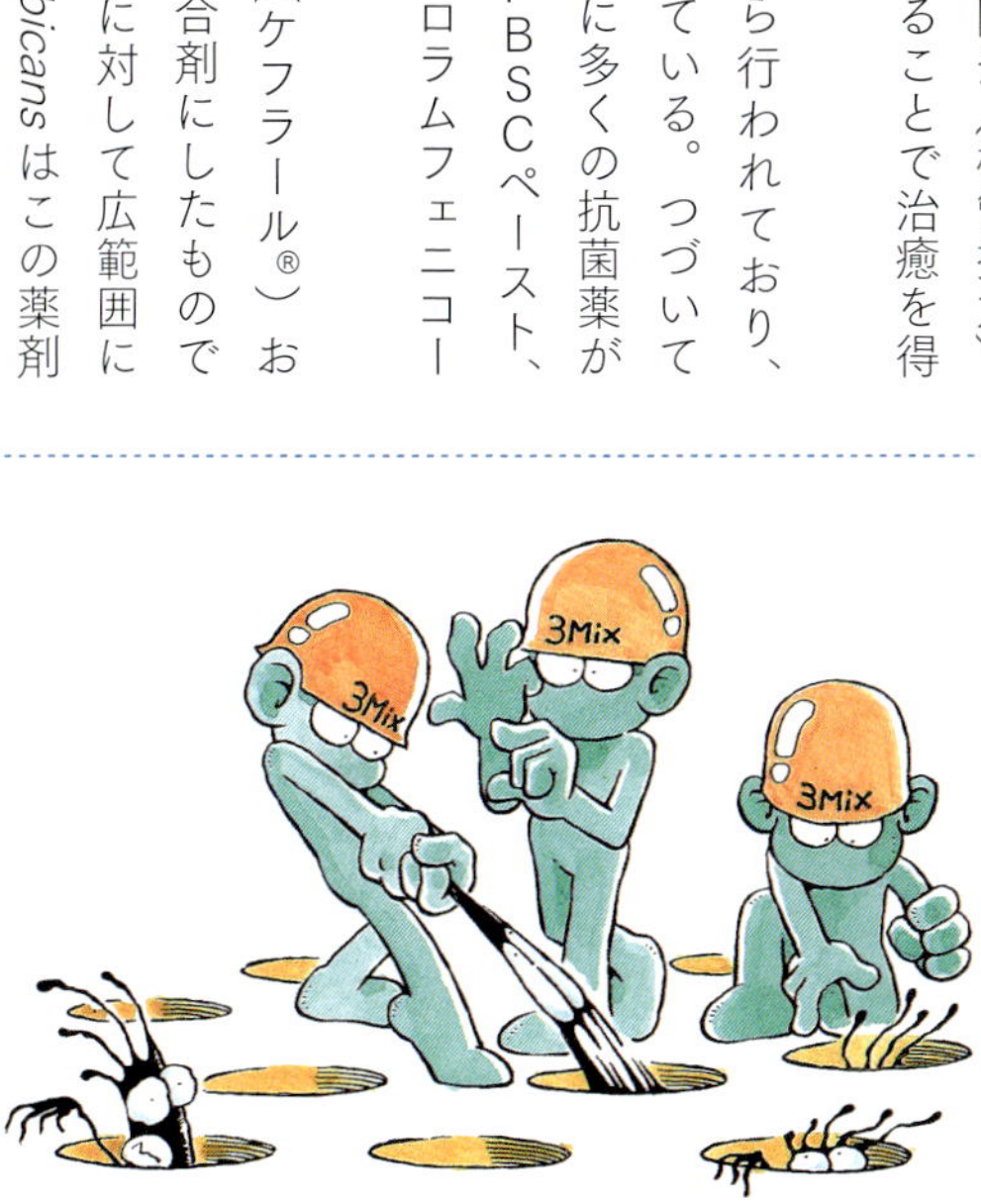

たりしていると薬剤の作用は十分に発揮されないからである。３Ｍｉｘに対しても同様のことが起こりうる。３Ｍｉｘは４Ｍｉｘや２Ｍｉｘとして処方の変更があって、より効果的な抗菌薬の選択が試みられてきたが、いかに効果的な薬剤であっても、薬剤の効果にのみ頼る治療はやめるべきであろう。

他の抗菌薬についてもいえることであるが、根管内に使用すると劇的に効果を見せることがある一方で、まったく効果が得られないことも多い。抗菌薬の作用は選択的であることを忘れてはいけない。抗菌薬はあくまで感染している細菌に対して有効なものを選択して使用するべきであり、いかに広範囲の抗菌スペクトラムを有する抗菌薬であっても安易に使用してはいけない。安易な抗菌薬の使用は耐性菌を生み、菌交代症を引き起こし難治化させるおそれがある。根管内細菌に感受性を示す抗菌薬を選択して根管に応用したとき、初めて治療効果を期待できるのである。

なお、３Ｍｉｘは市販品ではない。歯科医師の責任で調整し、十分な説明と同意を得たうえで、患歯に応用しなければならない。さらに保険適用はされないことを付記しておく。

◆菌交代症

通常は認められないか、ごく少数しか存在しない微生物が異常に増殖することによって引き起こされる。抗菌薬の使用により、病巣内で優勢であった細菌が抑制されるとその薬剤に非感受性または耐性を持つ微生物が優位を占めるようになる。これを菌交代現象という。もともと口腔内ではわずかしか認められない*Candida albicans*, *Pseudomonas aeruginosa*や*Enterococcus faecalis*による難治性根尖性歯周炎は、不用意な抗菌薬の使用による菌交代現象の結果として生じた菌交代症である可能性が高い。

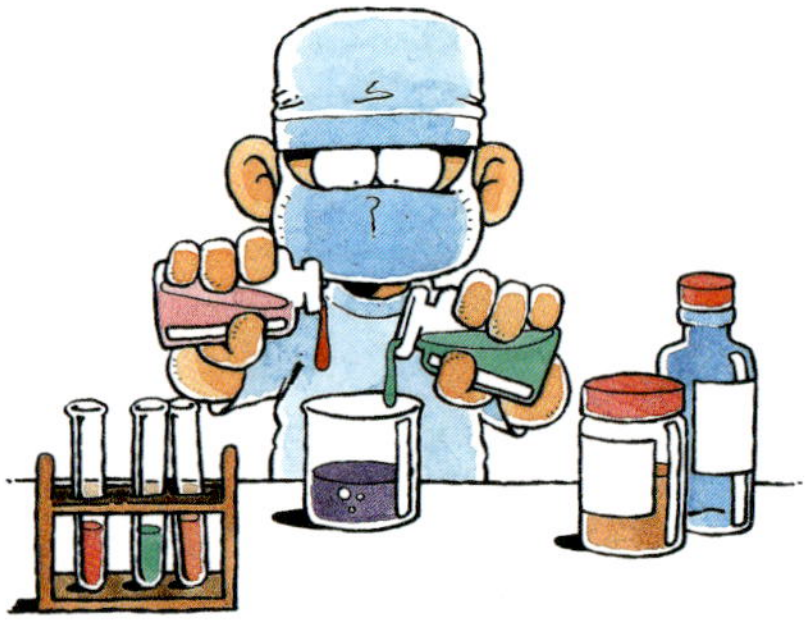

78 ヨードホルム系根管充填材（剤）のちょっと変わった使い方

根管充填の目的は外来刺激が根管を通じて根尖歯周組織へ波及するのを防止することと、生体内の死腔と考えられる根管を排除することにある。しかし、臨床の場においては、根管充填材（剤）が根管内の無菌化に関与し、さらには根尖部病変に積極的に働く（治癒促進）ものが望まれる。

根管充填材（剤）に根管消毒の目的で添加されている代表的なものがヨードホルムで、根尖部における石灰化を期待するものとしては水酸化カルシウムがある。これらの材料で現在市販品として臨床に応用されているものに、カルビタール®、ビタペックス®、Kri-1®あるいはカルシペックス®などがある。前二者はヨードホルムと水酸化カルシウムを主成分とし、Kri-1®はヨードホルムが主たる成分である。これらは、根管用シーラーとしてよりも糊剤根管充填材（剤）として単味で、乳歯に用いられることが多い。これは乳歯根の生理的な吸収に伴って根管充填材（剤）も組織に吸収されるという性質によるものである。

ヨードホルムはそれ自体殺菌作用を有していないが、組織液に触れるとヨウ素を徐々に遊離し、殺菌作用を呈するようになる。したがって、従来から、滲出液の多い感染根管治療に用いられてきた。ヨウ素は強い酸性を示し、その酸化作用によってタンパク質を分解して、殺菌作用、腐敗物質の溶解を示し、ときには正常組織をも分解する。

◆ヨードホルムを含む根管充填材（剤）

①カルビタール®（ネオ製薬工業㈱）
粉末　水酸化カルシウム：78.5グラム
　　　ヨードホルム：20.0グラム
　　　スルファチアゾール：1.4グラム
　　　など
液　　塩酸パラブチルアミノ安息香酸ジエチルアミノエチル：0.5グラム
　　　グアヤコール　など

②ビタペックス®（ネオ製薬工業㈱）
水酸化カルシウム：30.7％
ヨードホルム：40.4％
メチルポリシロキサン：22.4％
その他

③Kri-1®（丸善薬品産業㈱）
ヨードホルム：80.8％
パラクロロフェノール：2.0％
dl-カンフル：4.9％
l-メントール：1.2％
基材ラノリン：8.2％
基材グリセリン：2.8％

このように組織に対して強い作用を示すヨードホルムも用い方によっては病変の治癒促進によい結果をもたらすことがある。たとえば通常の根管治療を行ったにもかかわらず、臨床的不快症状が消失しない症例に対して、ヨードホルム系糊剤を根尖周囲組織内へ溢出させることによって生体為害性を示す物質を分解して組織への吸収を容易にし、異物排除の手助けになる可能性がある。ヨードホルムは組織に対し著明な酸化作用を示すものの、根尖孔外に溢出させたときには組織に速やかに吸収され、肉芽組織の新生、さらには骨組織の再生を促進するという報告もある。

このような物質を利用して、ヨードホルムを含む糊剤を根尖孔外に溢出させて、根尖孔外の為害物質を溶解し、治癒の促進を早める治療法が行われることがある。さらには、歯根嚢胞の上皮細胞を酸化作用で破壊し、いわゆる膿瘍を形成することによって治癒を促進する臨床報告もみられる。

ただし、ヨードホルムに対する過敏反応が認められるために、術前の問診を慎重に行う必要がある。また、他の器官への迷入、たとえば下顎では下歯槽管への迷入によって下唇部の麻痺が生じることがあるので、応用操作や症例の選択には十分な注意が必要である。

次頁に臨床例を示す。

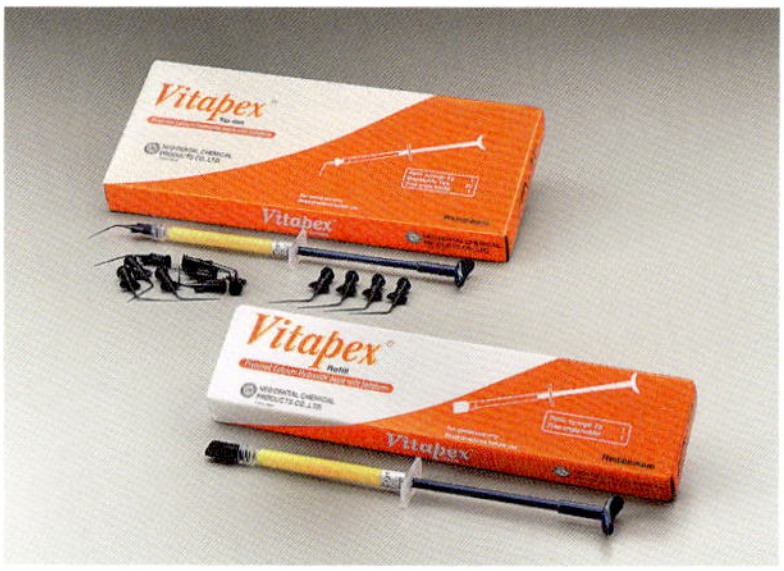

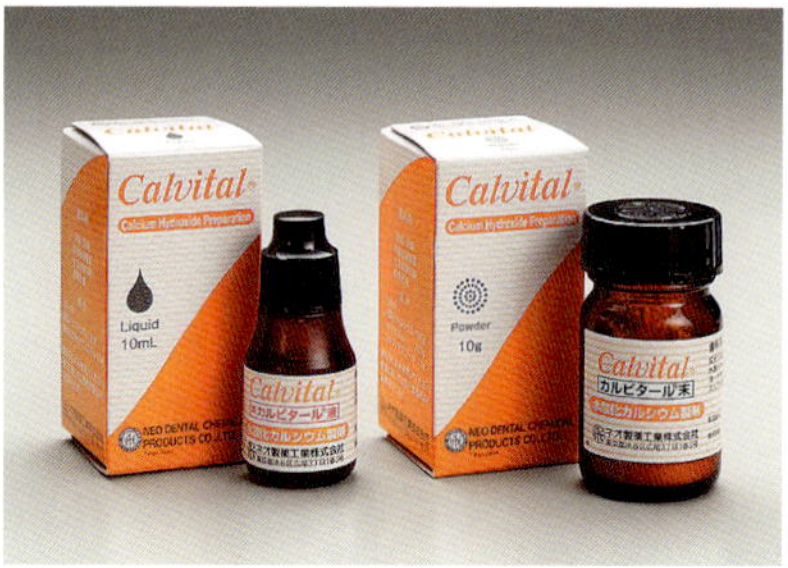

図78-1、2　ヨードホルムを含む根管充填材（剤）。カルビタール®（右）、ビタペックス®（左）。

◆臨床例（図78-3〜5）

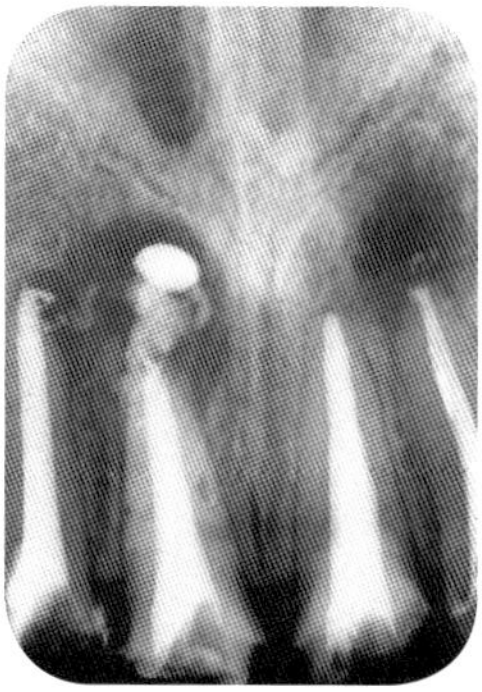

図78-3　19歳の女性。21|12の根管充填時に、1|の根尖孔外にヨードホルム系薬剤（ビタペックス®）を少量溢出させる。根管充填はガッタパーチャポイントと、酸化亜鉛ユージノール系シーラー（Tubliseal®）による側方加圧法を行っている。

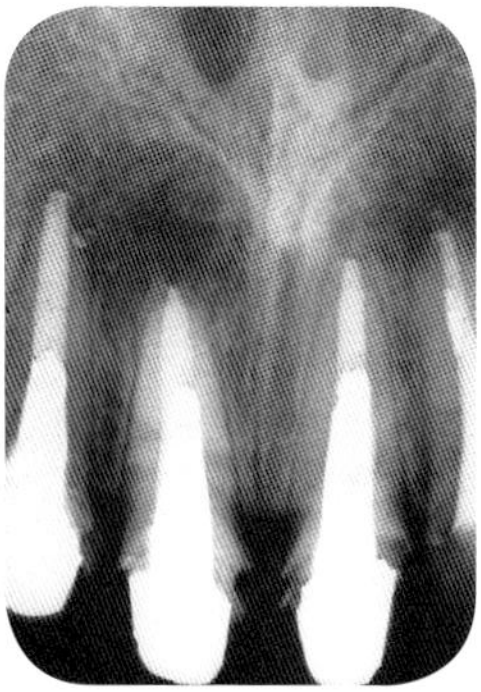

図78-4　根管充填後約１年経過のもの。根尖部のエックス線透過部位に、周辺部から骨の添加が行われているのが認められる。

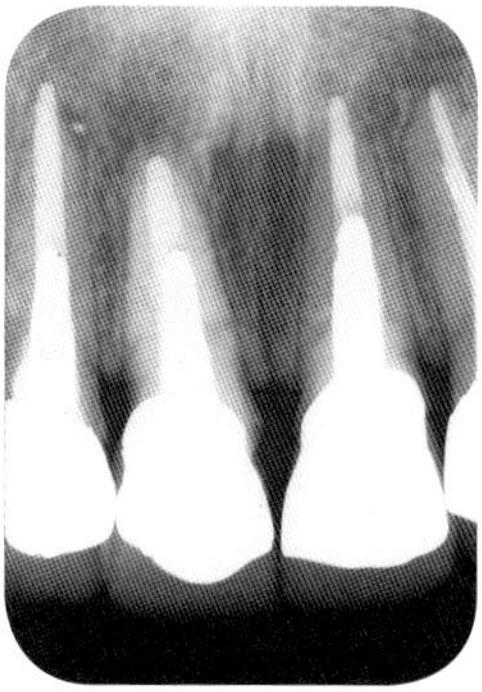

図78-5　根管充填後約４年３か月経過のもの。根尖部のエックス線透過部位は、完全に骨の添加が行われている。

◆症例のポイント

①根管充填時、ビタペックス® のシリンジを根尖近くまで挿入して、1目盛程度の極少量を圧を加えないようにして根尖孔外へ溢出させる。この間、患者さんが痛みを訴える場合には、その時点で注入を止める。ただし、注入・溢出時には患者さんは違和感を有するので、前もってこのことを伝えておくことが大切である。

②ヨードホルムの組織への吸収は、患者さんの年齢や症例によって期間の短長があるので、溢出後1週で患者さんを来院させ、問診とエックス線検査を行う。

③根尖部のエックス線透過部の骨の添加に要する期間も、患者さんの年齢や症例によって大きく異なる。したがって年単位の経過観察が必要となってくる。

79　効率的な根管充填材（剤）の除去法

再根管治療では不適切に根管形成され、さらに充填された患歯根管内から根管充填材（剤）を除去しなければならないことが大部分の症例にみられる。著者たちの大学卒業当時ではまだ糊剤（N_2）根管充填が一般臨床家の間でも多くなされており、時間の経過に伴い長時間経過したものでは根管内の糊剤が綿花とともに非常に硬く固化し、再治療のための除去に大変苦労をしたことがある。しかし、最近の根管充填の傾向ではほとんどの臨床家がガッタパーチャを使用した根管充填で処置を終えているため、その除去もさほど困難ではない。

我が国ではガッタパーチャの溶剤として、クロロホルムが臨床の場で頻繁に使用されてきた。しかし、クロロホルムの発癌性が認識されて以来、現在ではｄ－リモネンを主成分としたＧＰソルベント®あるいはユーカリ油を主成分とするユーカリソフト®がクロロホルムに代わるガッタパーチャ溶剤として使用されている。通常、根管内からガッタパーチャを除去するには、溶剤の応用によって軟化したガッタパーチャを、ファイリングを繰り返して取り除く。

根管内ガッタパーチャの除去手順は、患歯の修復物の除去後に髄室を開放し、鋭利な先端を持つエキスプローラーを用いて根管口部を明示する。この場合、髄床底部に残存するセメントが邪魔をして容易に根管口の明示が困難な場合は、超音波スケーラーを使用してセメントを取り除くと容易に根管口の明示が可能となる。根管口部の明示ができれば、ゲイツグリデンドリルの№３あるいは№４を使用して根管口部のガッタパーチャをドリル刃部の長さ（約2ミリ）だけ削除する。このように根管口部に少しの窪みを付与すれば、ピンセットの嘴部を使用して毛細管現象を利用して少量の溶剤をピンセットの先端に取り、根管口部のガッタパーチャに作用させることができる。

　次いで、エキスプローラーを用いて根管口部を数回突きながらガッタパーチャを軟化する。エキスプローラーに軟化したガッタパーチャが付着すれば、ヘッドストロームファイルを用いて軟化したガッタパーチャのみを除去する。この際、決してファイルを根管内で360度回転させて使用せず。¼回転でファイリングを行いながら根尖方向へファイルを押し進めて行くようにする。軟化した部分のガッタパーチャの除去を終えると、再度同じ要領で溶剤を根管内に作用させ、ファイルを用いて軟化したガッタパーチャを取り除く。このように注意深く作業を行っても、作業長の約1ミリ手前まで拡大操作が行われた時点で、最も多量の根尖孔からの根管内容物の溢出が実験的に報告されている。それゆえ、根尖から根管内容物を溢出させ、不用意に急性症状を引き起こすことのないように十分な注意が必要である。

　しかし、この方法では根管充填材（剤）除去に非常に多くの時間を要し、また、固化したガッタパーチャでは溶剤を作用させても容易にガッタパーチャの軟化はみられない。そこで、最近ある製造業者がガッタパーチャ除去用の超音波チップを開発し、近い将来市販に向け準備しているものがある。これには根管の太さによって3種類のチップが用意されており、先端部に根管内のガッタパーチャを絡ませるための戻りが付与されている（図79-1、2）。

　その使用手順は、注水下で根管口部のガッタパーチャに直接超音波チップを作用

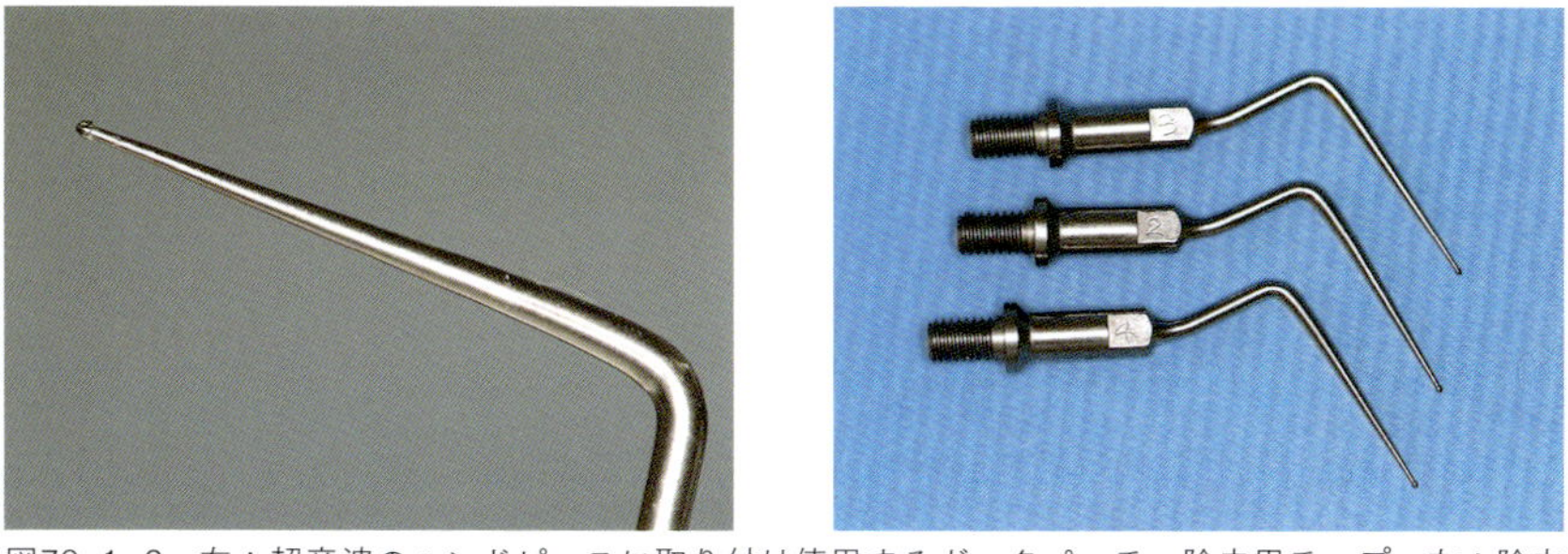

図79-1、2　右：超音波のハンドピースに取り付け使用するガッタパーチャ除去用チップ。左：除去用チップの先端部。ガッタパーチャを絡ませて取りやすくするために特殊な形態が付与されている。

させ、一部のガッタパーチャを取り除いた後、次に注水を行わずに溶剤を作用させながら再度ガッタパーチャ除去用チップを根管口部に挿入し超音波を作用させると、発生熱と溶剤の作用でガッタパーチャの軟化が急速に始まり、その除去を容易にする。根尖部根管内を除いてほとんどの根管内ガッタパーチャが除去できると、溶剤を再度根管内に応用しながら、手用ファイルに換え、根尖部までのガッタパーチャの除去を完了する。この方法では、すべてを手指によって行う機械的除去法に比べ、根管内容物の溢出も少ないようである。

再治療の対象となる根管はすべてストレートな根管とは限らず、彎曲を示す根管もみられる。そこでガッタパーチャ除去に従来のステンレススチール製のファイルと比較して数倍の柔軟性を示し、彎曲根管への追従性もすぐれているニッケル・チタン製ファイルで、ガッタパーチャ除去用にデザインされたファイルも市販されている（図79-3）。

この種のファイルは先端がカッティングチップとなっており、ハンドピースに装着して低回転（約300rpm）で使用する。

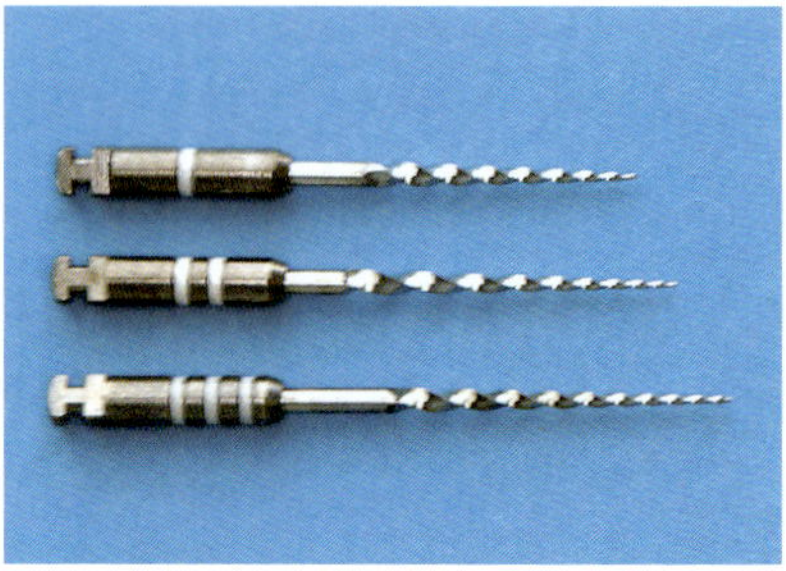

図79-3　ガッタパーチャ除去用のニッケル・チタン製ロータリーファイル（デンツプライ・メルファー社）。３サイズあり、写真上からサイズ１、サイズ２およびサイズ３となる。サイズ１のファイル先端部はカッティングチップとなっており、積極的に根管内ガッタパーチャを切削しながら除去が可能である。ある程度根管中央部付近までのガッタパーチャが除去できれば、ノンカッティングチップのサイズ２およびサイズ３へと変えながら根尖部付近までのガッタパーチャを除去する。

80　根管充填の時期を決定する臨床上の基準

根管充填は根管治療の最終処置であり、十分かつ適切に拡大・形成され、かつ消毒された根管を、根尖部の象牙-セメント質境で緊密に封鎖し、これによって口腔から根尖歯周組織への感染経路を遮断し、同時に歯を歯周組織に対して無害なものとして保存する処置である。

この根管充填の時期を的確にとらえることは、根管治療に要する期間の短縮が図れるばかりでなく、根管治療を成功に導くうえで重要である。

抜髄根管では、根管が十分に拡大・清掃され、抜髄後の反応性炎症が消退した時点、また、感染根管では、根管内の感染源が完全に除去・消毒され、根尖歯周組織の炎症が消退した時点に根管充填が行われるべきである。これらを総括すれば、根管充填の時期を決定する臨床上の基準は次のようになる。

①髄室および根管が完全に清掃・消毒され、かつ根管拡大・形成が十分に行われていること。
②自発痛および打診に対する異常反応がないこと。
③根管からの排膿、出血および多量の滲出液がないこと。
④根尖部歯肉に発赤、腫脹および圧痛がなく、また瘻孔が消失しているか、消失傾向にあること。
⑤根管内綿栓が乾燥状態で、腐敗臭や着色がないこと。
⑥根管内細菌培養検査が陰性であること。

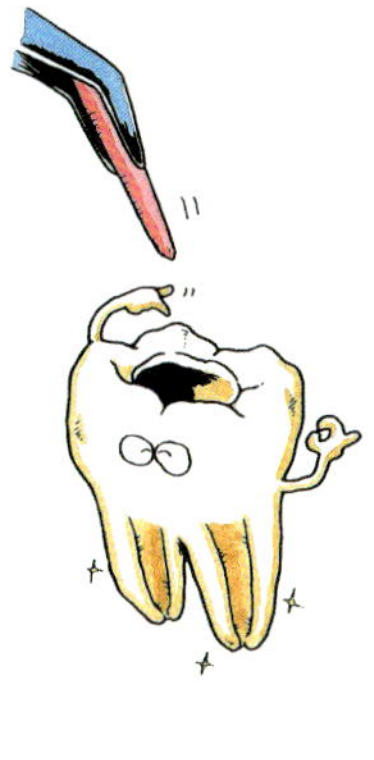

81 臨床で根管内細菌の培養検査は有効か

一般的な根管内細菌培養検査は根管内無菌試験である。その目的は根管充填を行う時期を決定することである。機械的・化学的根管清掃や根管貼薬によって根管内が無菌的になったことを細菌検査で確認し、その上で根管充填を実施することは根管治療の原則である。

一般的に根管内無菌試験には増菌用液体培地が使用される。滅菌ペーパーポイントを滅菌生理食塩水で湿潤し、試験する根管内に1分間挿入しておく。このペーパーポイントを試料として（釣菌法）培地内に投入し、48時間好気条件下で培養するのが通法である。臨床で多く使用されている液体培地のプラディア®はヘミンやビタミンK_1など偏性嫌気性菌の発育に必要な栄養素が強化されているだけでなく、L-システインなどの還元剤と少量の寒天を添加することで好気培養でも培地底部では嫌気性菌の発育が可能となる工夫がなされている。しかし、現実にはこの根管内無菌試験が臨床ではそれほど活用されていない。1960〜1970年代に盛んに議論され、偽陰性や偽陽性が避けられないことなどが問題点として挙げられた。

これに対し、歯内治療の治療指針を得るために開発された「チェアーサイド嫌気培養システム」では培地には血液寒天培地を使用して、嫌気条件下で培養を行っている。試料は根管から直接採取した膿汁、滲出液や根尖部削片である。このシステムでは偏性嫌気性菌、通性嫌気性菌、好気性菌や真菌まで培養可能である。また、培養結果は培地上に形成されるコロニーで観察できるため、どのような微生物がど

◆**チェアーサイド嫌気培養システム**
「チェアーサイド嫌気培養装置」を用いた根管内細菌検査の結果を歯内治療の指標とすることで、治療効果を客観的に評価しながら治療を進めていくシステムである。「細菌感染を除去し、患歯が再度感染源とならない状況を作り出すこと」を歯内治療の基本としている。通常の根管治療では細菌感染が除去できない場合は、検出された細菌に対する抗菌薬感受性試験を行い、局所投与することもある。

◆**PCR**（Polymerase Chain Reaction）
DNAの特定の部位を増幅する手法である。増殖したい部位の両端に相補的になる（塩基対を形成できる）ように人工的に合成したプライマー、耐熱性DNAポリメラーゼ（Taqポリメラーゼが有名）、dNTP（DNAの材料）と増殖しようとする（鋳型となる）DNAを混合しておく。まず、96℃程度の高温にすることでDNAは熱変性し1本鎖DNAになる。次に温度を55℃程度に変化させると、この1本鎖になった鋳型DNAとプライマーが塩基対を形成して結合（アニーリング）する。この後、温度を72℃

の程度感染しているのかを知ることができる。治療にともなうコロニーの種類と数の変化を観察することで現在行っている治療の有効性も判定できる。さらに抗菌薬感受性試験を行うことができるなど多くの利点を有し、歯内治療の指標として用いることが可能である。事実、難治性の根尖性歯周炎症例の治療に応用され、その有効性が報告されている。

近年、遺伝子解析とＰＣＲ技術の発達によって培養することなく細菌の同定が可能になった。この手法は短時間に結果を得ることができるだけでなく、非常に敏感で、分離培養が困難な菌についても同定できることで注目されている。しかし、歯性感染症のように多菌種による混合感染では、その結果をどのように臨床的な意味に結びつけるかはこれからの課題である。また、ある環境下に存在する全細菌集団のゲノム全体をひとつの集合体とみなし、その構造や機能特性を解析するメタゲノムという手法も注目されている。分離培養することなく全体の細菌組成、遺伝子組成や相互作用を解明するものであるが、近い将来には根管や根尖病変（巣）という環境内に実際に生息している細菌とその働きの全体像が明らかになるかもしれない。これら分離培養によらず遺伝子情報を解析する手法の登場によって多くの難培養菌の存在を知ることが可能になってきた。難培養菌が根尖性疾患の成立や伸展に関与する可能性については否定できないが、現在のところその存在の意味合いは明らかではない。これからの研究の行方を見守っていきたい。

現在のところ、臨床での細菌培養検査の価値は決して損なわれるものではない。歯内治療の臨床で明確な指標を得るためにも細菌培養検査はもっと活用されるべきである。

程度まで上げると耐熱性ＤＮＡポリメラーゼがアニーリングしたプライマーから5'→3'方向にＤＮＡ合成する（伸長反応）。この一連の手順で目的のＤＮＡを2倍に増やすことができる。この手順を繰り返せば、短期間に目的のＤＮＡを幾何級数的に増幅できる。20回で100万倍以上に増幅できるといわれている。

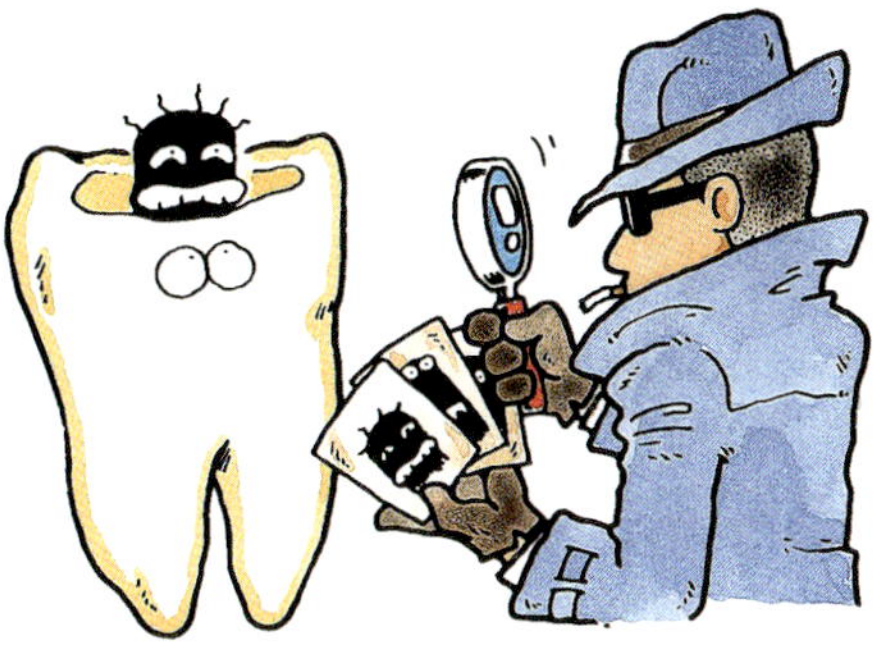

82 側方加圧根管充填の方法と利点

根管充填は、口腔から根管を経由して根尖歯周組織に感染など種々の刺激が加わらないように、感染経路を遮断することを目的としている。このためには根管に微少漏洩のない充填を施すことが第一の前提条件となるが、ガッタパーチャポイントを用いる加圧根管充填法が一般的で、かつ、効果的な方法である。この加圧充填法のひとつに側方加圧根管充填法がある。

側方加圧根管充填法の術式は次のとおりである。根尖部根管の拡大・形成を行った最終のリーマーまたはファイル（マスターアピカルファイル）と同じサイズのガッタパーチャポイントを選択する。根管形成に先だって測定した作業長に合わせてポイントを切断し、その長さまで根管に挿入して確認のためにエックス線写真を撮影する。根尖部での適合が良好であれば、すなわち、ポイントの先端がエックス線的根尖より約1.0～1.5ミリ歯冠部寄りに位置していることになる。次に根管充填用シーラーを練和し、ポイントにその少量を付着させて根管に挿入する。このときに、根管壁にシーラーが均一に行きわたるようにポイントを根管壁に沿って動かすとよい。しかし、決してポイントを上下させながら根管に挿入してはならない。ポイントがピストンのように働いて根管充填用シーラーを根尖孔外に圧出させることになる。

ガッタパーチャポイントを根尖部まで確実に到達させた後、根管壁との間にルートキャナルスプレッダーを挿入してポイントを根管壁に圧接する。圧接して作られ

◆スパイラルフィラー

根管に根管充填用シーラーや糊剤を送入する器具である。我が国においては一般的な呼称として〝レンツロ〟と呼ばれているものである。レンツロを使用した根管充填では回転速度や付着量に注意をしないと根尖孔外にシーラーや糊剤を溢出させる危険性がある。

◆レンツロ

根管に根管充填用シーラーや糊剤を送入する器具である。根管充填時にレンツロを使用するときは、使用するシーラーや糊剤の量に注意をはらわなければ、根尖孔外に溢出する場合が生じる。

た空隙に、先端にシーラーをつけたアクセサリーポイント（補助ポイント）を挿入し、ふたたびスプレッダーで側方に加圧して空隙にアクセサリーポイントを追加挿入する。アクセサリーポイントを追加するための空隙ができなくなるまで、この操作を繰り返した後、加熱したキャナルプラガーを根管口部に押し当て、根管口からはみ出たガッタパーチャポイントを除去する。その後、根管口部のガッタパーチャ断端をキャナルプラガーで垂直方向に加圧し、より確実に緊密な根管充塞ができるようにする。

大臼歯の場合は残りの根管用シーラーを髄床底部に少量塗布した後、ストッピングを窩洞内に填塞し、練成充填器を用いてさらに垂直方向へ加圧を繰り返すと、髄床底部にみられる髄管も効率良くシーラーによって充塞されることになる。

側方加圧根管充填法は最も一般的に行われている根管充填法である。根管は根尖部根管に限りほぼ正円形に形成されているが、根管は根尖端から歯冠部にかけてフレアーに形成されている。したがって、単一ポイント法ではシーラーを用いたとしても緊密な根管充填を行うことは困難であるので、アクセサリーポイントとシーラーを併用した側方加圧充填法を応用する必要がある。側方加圧充填法の応用によって、かなりの確実で緊密な根管閉塞が得られる。

◆**カラハン法**

カラハン（CALLAHAN）法とは、クロロパーチャ（ガッタパーチャをクロロホルムに溶かし液状としたもの）にロジンを添加し、これをシーラーとする根管充填法である。この方法を用いると根管側枝も充填できると報告されている。

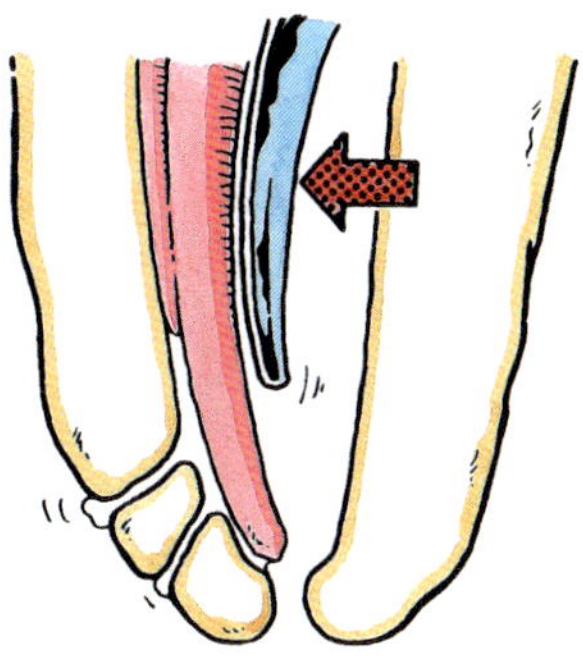

83 マスターポイントの適合状態が根管充填の良否を決める

緊密な根管充填を行うためには、根管に適合したマスターポイントを選ぶことが大切である。

マスターポイントの選択は、拡大・形成された根管の太さに基づいて行う。すなわち、原則として根尖部の根管拡大・形成に使用した最終リーマーあるいはファイルと同サイズのものを選ぶ。そして、それを根管内に試適し、適合状態をチェックする。

チェックの方法には、視覚によるもの、手指の感覚によるもの、エックス線写真によるものなどがある。

視覚による方法とは、根管内に挿入したマスターポイントの長さと作業長とを比較して、マスターポイント先端の根尖部への到達度を判定する方法である。この際、マスターポイントが作業長まで挿入できない場合には、最終リーマーあるいはファイルで作業長に従って形成をやり直し、再度ポイントを試適する。

ポイントが作業長まで到達した場合には、作業長に合わせてマスターポイントを切断しておく。こうしておけば、マスターポイント挿入時のガイドとして役立つばかりでなく、加圧根管充填を施した際のマスターポイントの浮き上がりを容易に確認できる。

次に、手指の感覚による方法とは、根管内に挿入したマスターポイントの先端と

◆ガッタパーチャポイントの成分

ガッタパーチャ8～20%、酸化亜鉛61～75%、ワックスおよびレジン1～4%、重金属硫酸塩2～17%、メーカーの製品によって、組成に多少の差があり、これがポイントの硬さに関係している。これは根管充填の良否には、ほとんど関係はなく、使用する人の好みに影響を及ぼしている。

◆マスターポイントの別称

これ以外にプライマリーポイント(primary point)、イニシャルポイント(initial point)あるいはメインポイント(main point)などと呼ばれている。

◆エンドゲージの使い方

ISO規格の根管用インスツルメントおよびガッタパーチャポイントが規格に合っているかどうかを確認するためにエンドゲージを用いる。メルファー社製エンドゲージには規格番号と同時に規格サイズに適合した2%のテーパーが付与された深さ3ミリの円筒が設けられている。市販されているISO規格のガッタパーチャポイントにはサイズに多少のバラつき(±0.05ミリ程度)をみるものもあるため、選択したガッタパーチャポイントがISO規格に適合したものかどうかを確認する必要がある。それゆえ、エンドゲージの規格番号が記載されている側からガッタパーチャ

アピカルエンド（根管の根尖部分の形成端）の根管壁との抵抗を手指によって感じとる方法である。これは、試適したマスターポイントを根管内から引き抜く際に、軽い抵抗感（tugback）を覚えることにある。また、マスターポイントを抵抗なく作業長まで挿入できる場合は、マスターポイントが細いので、一サイズ太いものを試適するか、抵抗感が出てくるまでポイントの先端を切り取って試適を行う。

　視覚および手指の感覚によってマスターポイントの適合状態が確認できれば、エックス線写真によって最終チェックを行う。ポイント試適のエックス線写真は、これまで行ってきた根管治療のすべての処置をチェックする最終的な機会でもある。根管に対するマスターポイントの適合状態の判定は、視覚や手指の感覚によるものよりも、エックス線写真による判定のほうがより優れている。以上、規格ポイント（規格マスターポイント）の根管への適合状態のチェックについて述べてきたが、規格ポイントによって充填できない場合がある。すなわち、根管が太くて規格サイズでは適合が無理な場合には、根管に適合したポイントを作製する必要がある。その方法としては、コールドローリング法、ウォームローリング法およびクロロホルムによる軟化法などがある。

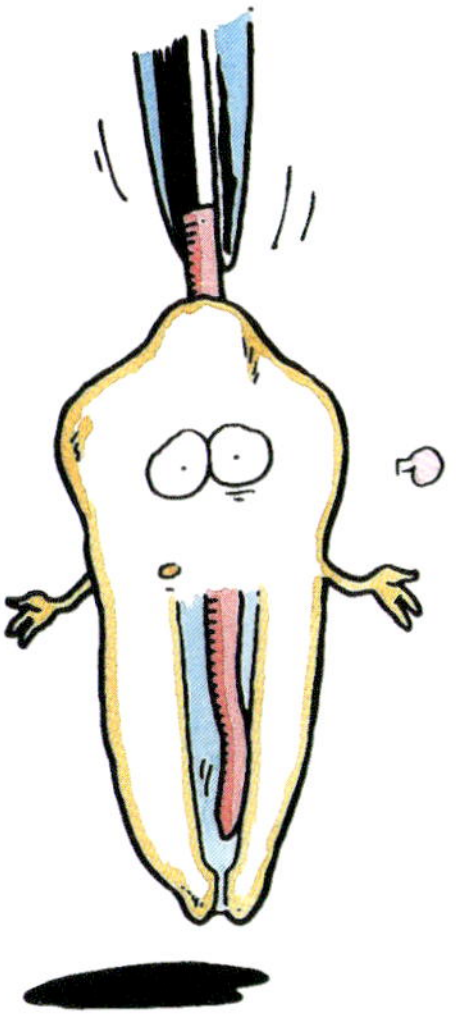

ポイントを挿入し、これらの先端がゲージの底面と一致するもの（図83-1の上）は規格に適合したものとして使用できる。しかし、ガッタパーチャポイントがゲージの底面から1〜2ミリ程度突出するもの（図83-1の下）は規格よりわずかに細いサイズのポイントとなるため、ゲージの底面から突出した部分を鋭利な刃物で切除し規格に適合するように調整する必要がある。

　このようなエンドゲージの使用法によって、規格ポイントのサイズ不足時に新たに不足分の規格ポイントを調製することができる。たとえばマスターアピカル・ファイルのサイズが#40であるのに対し、診療室に#35のガッタパーチャポイントしかない場合には#35のポイントをエンドゲージの#40の規格の穴に挿入し、エンドゲージの底面から突出したポイントを底面に沿って切断すれば#40の規格サイズに適合したマスターポインが作製できる。

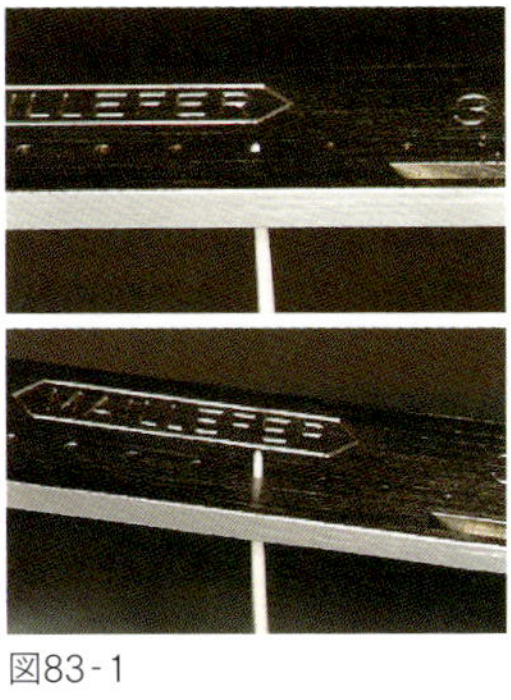

図83-1

84 スプレッダーの上手な使い方

側方加圧根管充填によって根管を緊密に充填するために、スプレッダーはなくてはならない器具である。一般的にはハンドスプレッダーが頻用されているようであるが、ハンドリーマーによく似た形のフィンガースプレッダーも使用されている。

正しく形成された根管にはテーパーが付与されており、また、根管は必ずしも正円形ではないので、マスターポイントと根管壁との間には必ず空隙が生じることはいうまでもない。この空隙はアクセサリーポイントとシーラーによって補填されることになるが、その大部分は固形充填材すなわちアクセサリーポイントで満たされなければならない。スプレッダーは、ガッタパーチャポイントを根管壁に対して加圧し、圧接することによって、根管壁とガッタパーチャとの間にアクセサリーポイントをさらに挿入していく余地を作る目的で使用する。

根管充填を行う根管の太さにもよるが、通常はハンドタイプのものではD11Tのサイズが頻用されている。最近は、このハンドスプレッダーにニッケル・チタン製のものもみられ、彎曲根管の根管充填には非常に都合のよい柔軟性を示している。

フィンガータイプのスプレッダーでメルファー社製のものには太さによって、A~Dの4種類のものがあり、アクセサリーポイントについても同様にA~Dの4種類の太さのものが用意されている。フィンガースプレッダーは細い根管に対して操作性がよく、とくに後方臼歯における使用は大きなハンドタイプのものより根管内への挿入が容易である。ただし、フィンガースプレッダーを用いて根管充填を行う

◆ニッケル・チタン製手用スプレッダー

ナビフレックス（販売：㈱ヨシダ）は超弾性を示すニッケル・チタン合金から作られているため、彎曲根管の側方加圧に適したスプレッダーである。根管の太さによって使い分けができるように2つのサイズ（NTD11TならびにNT4SP）が用意されている。

D11Tのサイズは最も標準的に歯内治療専門医によって使用されているサイズのスプレッダーである（図84-1）。

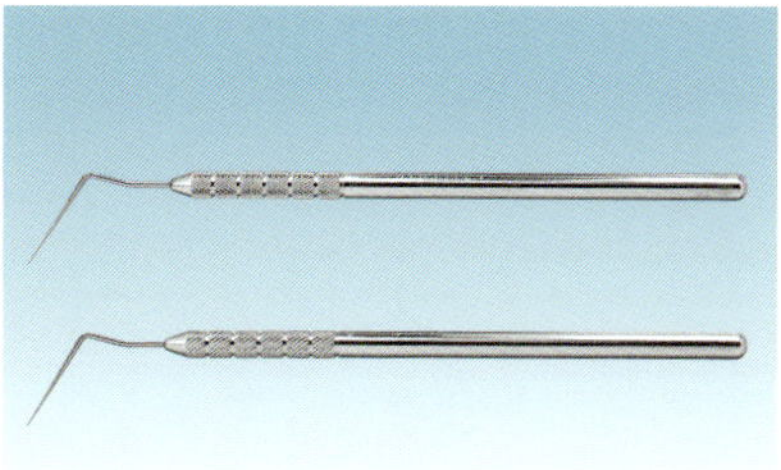

図84-1　ナビフレックス。

際、側方加圧を行ったのち根管からスプレッダーを引き抜くときにガッタパーチャポイントも同時に根管外へ引き抜かれることがある。臨床の場でときどき見受けられるが、その原因は以下に述べる事柄が原因していると思われる。

スプレッダーが清掃されていない場合：スプレッダーに根管用シーラーが付着し、硬化した状態ではスプレッダー表面が凹凸を示すために細いガッタパーチャポイントが付着し、スプレッダー除去と同時に根管内のガッタパーチャポイントも引き抜かれる。スプレッダーは常に、清潔な状態で使用する。

スプレッダーが曲がっている場合：根尖部付近で彎曲を示す根管に対してスプレッダーを使用すると、スプレッダー先端部付近が曲げられることがある。また、彎曲根管で使用する場合には、スプレッダーを故意にプリベンドして使用することもある。この彎曲させた状態のスプレッダーをストレートな根管に使用すると、すでに挿入されている根管内のガッタパーチャポイントに突き刺さり、スプレッダーとともに根管内からガッタパーチャポイントが引き抜かれることになる。

使用するスプレッダーの選択には、マスターポイントの圧接のために根管内に挿入する際、作業長の約1ミリ手前まで挿入できるものを選ぶ。

スプレッダーを用いて側方加圧を行った後は、根管から引き抜いた後にできる空隙に対し少量の根管用シーラーを塗布したアクセサリーポイントを追加挿入する。この操作を繰り返し行い、作業長の1/3部にまでスプレッダーの挿入ができなくなったときを目安として側方加圧を終了し、過熱したプラガーを使用して根管口部で過剰なガッタパーチャポイントを切断する。次に根管口の直径よりやや細いプラガーで垂直方向に数回加圧を加え、根管充填を完了する。

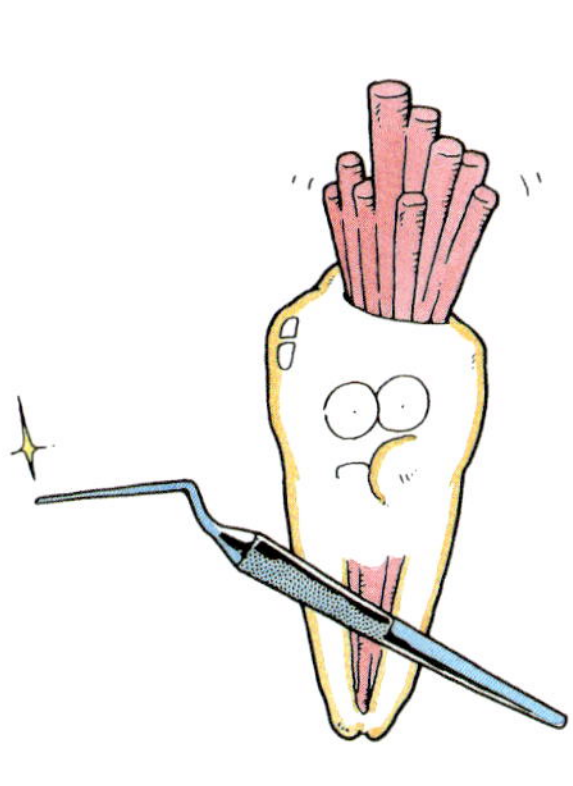

85 垂直加圧根管充填の方法と利点

歯内治療では、象牙－セメント境をアピカルエンド（根尖部における限界）として機械的および化学的に清掃・消毒された根管を緊密に充塞することによって、種々の刺激や感染から根尖歯周組織が護られ、良好な予後を得ることができる。したがって、拡大・形成を終えた根管は緊密に充塞されねばならない。このために最も適した根管充填法は加圧根管充填であり、垂直加圧根管充填法も緊密に根管を充塞できる方法のひとつである。

垂直加圧根管充填法の要点は次のとおりである。

根管の拡大・形成が終われば、最終リーマーよりもやや太目のガッタパーチャポイントを試適して、ポイントの先端がエックス線的根尖より約2ミリ短く位置していることを確認する。確認ができればポイントの先端に少量のシーラーを付けて根管内に挿入する。根管口付近でポイントを焼き切り、続けて加熱したヒートキャリアーで根管内のポイントをできるだけ深部まで加熱軟化し、根管の径にあった太さのプラガーで垂直的に加圧する。このときに、根管口からプラガーを挿入することができる位置までのガッタパーチャは除去する。さらに、その位置から根尖孔にかけて挿入されているガッタパーチャをヒートキャリアーで過熱、軟化し、ガッタパーチャが軟らかい間に前回に使用したプラガーよりひとまわり細いプラガーを用いてガッタパーチャを垂直方向へ加圧する。この操作によれば、根管の形状がどのような形態を呈していても根尖部まで緊密に充塞できるようになる。

◆垂直加圧根管充填法の欠点

垂直加圧充填法は側方加圧充填法よりも緊密な根管充填が可能であり、副根管や側枝にもガッタパーチャが圧入されやすいという長所を有している。しかし、根管内のガッタパーチャを加熱軟化するには約380℃にまで加熱したヒートキャリアーを根管内で操作するため、非常に危険を伴う方法でもある。また、根管充填材（剤）を過剰に根尖孔外へ圧出しやすい術式でもあるので、操作は慎重を要し、術中には何度もエックス線写真撮影を行い、各ステップの確認を行わなければならない。

根尖部の根管がこうして充塞されれば、続いて根管中央部の充塞を行う。すなわち、根尖部根管が充塞されれば、新しいガッタパーチャポイントを根管に挿入してヒートキャリアーで軟化し、プラガーで垂直加圧する。この操作を繰り返して、根尖部から根管口付近までの根管腔全体を緊密に充塞する。

加圧根管充填法のひとつである側方加圧根管充填法は比較的容易に緊密な根管の充塞を得ることができるが、垂直加圧根管充填法はそれよりもさらに確実な根管の封鎖性を得ることが可能な根管充填法である。垂直加圧根管充填法はガッタパーチャを加温、軟化して充填操作を行うために、副根管や根管側枝にまでガッタパーチャが圧入されるという特徴を有しており、死腔を生じにくいという最大の利点がある。

しかし、根管が根尖孔を超えることなく象牙－セメント境まで確実に形成され、かつ、そこに明確なアピカルステップができあがっていなければ、垂直加圧によってガッタパーチャが根尖歯周組織内に圧入されてしまうことになる。したがって、側方加圧根管充填法も同様ではあるが垂直加圧根管充填を行うためには、とくに、象牙－セメント境を形成の限界とした的確な根管形成が要求される。

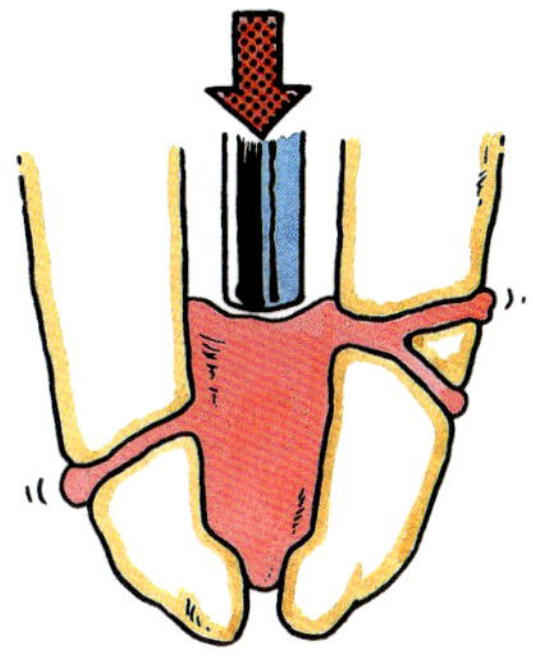

86 加圧根管充填時に疼痛がある場合の理由とその対処の仕方

加圧根管充填は緊密な根管充填を行うために必要である。しかし、根管充填時に、側方または垂直方向にガッタパーチャポイントを圧接すると患者さんが疼痛を訴えることがある。このようなときに、疼痛の原因を追求することなく根管充填を続行すると根管治療処置の予後を不良にするような結果を招くことが多い。そこで、根管の化学的、機械的な処置を終えて根管充填を行うべき臨床的諸条件が整ったと判断されたときに、根管充填を妨げるような疼痛が生じるのは何に起因するのか、また、このようなときにはどのように対処すればよいのか。

根管充填の原則に従って、まず、マスターポイントを根管に試適してエックス線撮影を行う。このエックス線写真上でマスターポイントの先端が根尖1.0～1.5ミリ、すなわち、根管の最狭窄部に位置しているか否かを確認することが重要なポイントのひとつである。ところが、このような状況下でも側方加圧のために繰り返し行われるスプレッダーの挿入に伴って、マスターポイントが徐々に根尖孔から突出（0.5～1.0ミリ程度）することが確認されている。言い換えれば、作業長どおりに何ら抵抗感もなく根管内に試適できたマスターポイントを使用した側方加圧充填では、必ず根尖孔から少しオーバーした根管充填に仕上がるのである。それゆえ、マスターポイントの試適においては、作業長より約0.5ミリ短く、タグバックを感じ取れるサイズのガッタパーチャポイントを選択すべきである。

◆**歯内治療と歯周治療どちらが先か？**

歯根膜空隙が拡大し、根尖部の透過像と歯根膜空隙とが連続した像がエックス線写真上で観察される場合は、根管由来の病変と考えて歯内治療を優先する。

歯根膜空隙が拡大されていても、根尖部の透過像と連続していなければ、歯周疾患と根尖歯周疾患とはそれぞれ独立した疾患で、処置を急ぐべきほうから着手する。

また、根管充填に併用する根管用シーラーの応用時においても、根管内にシーラーをレンツロで多量に送り込むとマスターポイントがピストンの働きをして根尖孔外にシーラーを圧出し、強い疼痛を引き起こすことがよくある。マスターポイントの先端部分にだけ適度の量のシーラーをつけて根管に挿入し、決してポンピングをしてはならない。このようにしても、稀にシーラーが根尖孔付近に存在する生活組織に接すると一過性の疼痛を引き起こすことがある。このときに疼痛があるからといって加圧を加減すると緊密な根管の充填が得られないので、加圧時に疼痛が生じることとその理由を患者さんに説明したうえで、十分に加圧すればよい。しかしながら、根尖孔部の組織の表面に防御層としての凝固壊死層が形成されていれば、シーラーの刺激などがある程度遮断されるので通常の加圧操作では疼痛は生じないはずである。

次に、加圧根管充填時に疼痛がみられる症例として、残髄させた場合がある。残髄させないためには、局所麻酔下に抜髄する際に、正しく測定した作業長を守ることはいうまでもない。さらに、抜髄と同時に根尖孔の大きさ、根管の太さに応じたサイズまでファイリングを交えながら根管全体を拡大・形成してしまわなければならない。不幸にして残髄したときにこれを確認するには、根管の疼痛または知覚のある位置までマスターポイントあるいはリーマーやファイル等の根管用インスツルメントを挿入し、エックス線撮影を行って根尖部における到達度をみればよい。作業長を誤って根管を短く形成していたならば、局所麻酔下に正しい作業長で再度抜髄と根管形成を行ってから根管を加圧充填する。

このような症例のほかに加圧充填に際して疼痛を引き起こす原因に、根尖孔部の

◆ブラッギング

根管を形成する際に、削除された感染していない健康な自己の象牙質削粉をK-ファイルやリーマーを用いて根尖部根管に意図的に填塞して根尖孔を閉鎖すること。自己の健康な象牙質であるために根尖部の歯周組織に刺激性を示さないという利点がある。しかし、封鎖性に劣るとの実験結果も報告されている。

微細な破折を挙げることができる。根管が比較的直線に近くても、根尖孔付近で彎曲している可能性は高い。このような根管をリーミングだけで拡大・形成すると、大きなサイズのリーマーを使用したときに根尖孔付近のセメント質の破折を招くような場合がある。破折を生じたときにはあまり出血せず、細かい破折のためにエックス線写真上では確認できないこともあって、対策に苦慮することが多い。根管形成中に患者さんから瞬間的な鋭痛を訴えられたり、パチンというような乾いた音がした記憶があるときには、根尖部に微細な破折が生じていることを疑ってもよい。根尖部の歯質の破折による不快症状はかなり長期間にわたって続く。

破折を生じたときには、作業長を0.5～1.0ミリ短く修正して根尖部の形成をやり直す必要がある。

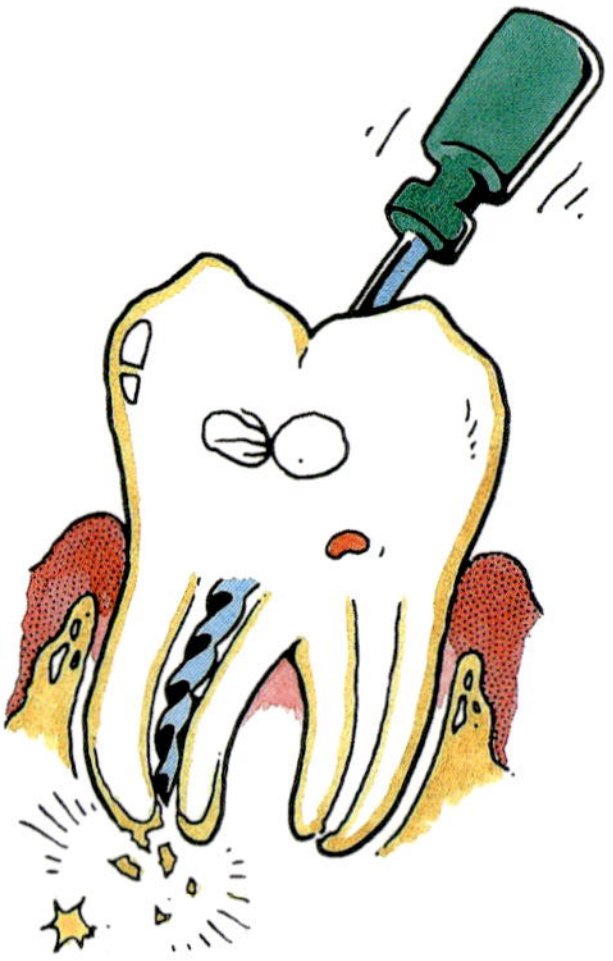

87 根末完成歯の根管充填はこのように

根末完成歯とは、歯根が発育途上で、根尖の開いた状態のものをいい、俗に〝ラッパ状根管〟を呈するものをさす。根管充填に際して、これが問題となる点は、根管が根尖に向かって太くなっていることである。歯内治療の成否は、根管（とくに根尖部）が緊密に充塞できるか否かに関係し、根尖の開いた歯の根尖部根管を緊密に充塞することはきわめて困難である。

エックス線的に根尖の形態を確かめて、これに適合するように既製のポイントを逆に用いる逆ポイント法か、また、根尖が開きすぎて最も太い（#140）ポイントを逆に用いてもまだ間隙ができるような場合には、ガッタパーチャポイントを数本たばねて過熱軟化し、適当な太さのポイントを作製して使用すればよい。これには、ガラス練板上で加熱したセメントスパチュラを用いるか（図87-1）、あるいは加熱したガッタパーチャポイントを2枚のガラス練板によってローリングさせればよい（ロールガッタパーチャ法）。

このようにして適当な太さと形態のポイントが得られたなら、側方加圧充填法の術式に従って根管充填を行う。この場合に用いるシーラーとしては、根尖部の骨性瘢痕治癒促進作用を持つ水酸化カルシウム系製剤を用いるとよい。

根管充填に際して、ここで注意せねばならないのは、根尖周囲の生活組織中に、ポイントの圧入やシーラーの溢出をさせないようにすることである。この意味からも、垂直加圧充填法は避けるべきである。

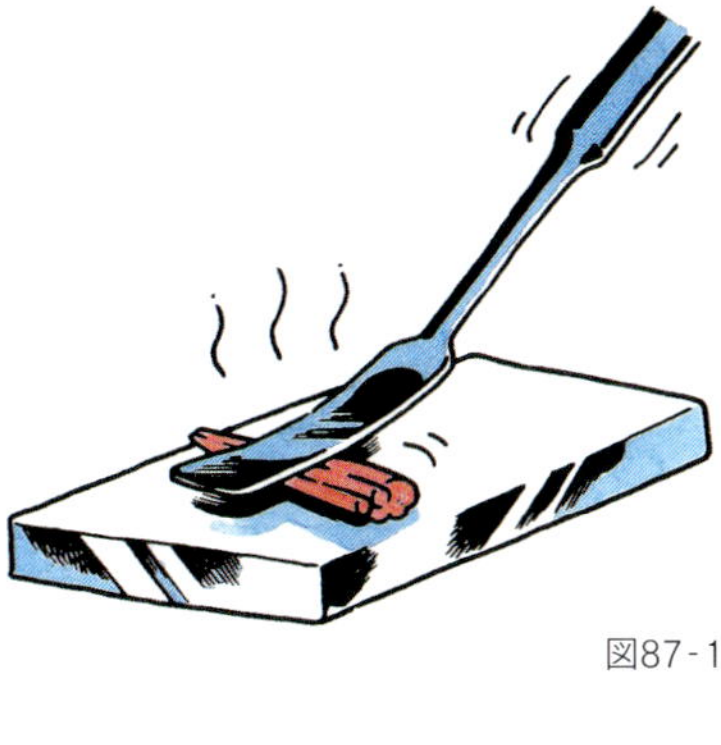

図87-1

根尖未完成歯の根管では、アピカルシートの形成が行えないので、こういった歯に対する根管充填には十分な注意が必要である。

〈逆ポイント法と逆根管充填法〉

逆ポイント法とは根尖未完成歯の根管充填において、規格化されたガッタパーチャポイントを逆に用いて充填する方法のことであり、よく似た語に逆根管充填（retrofilling）がある。これは根尖切除術の際に、根尖切除部に形成した窩洞にアマルガムや複合レジンを充填するものである（最近ではアマルガムや複合レジンの代わりに、窩洞にMTAを充塞する方法がとられている）。

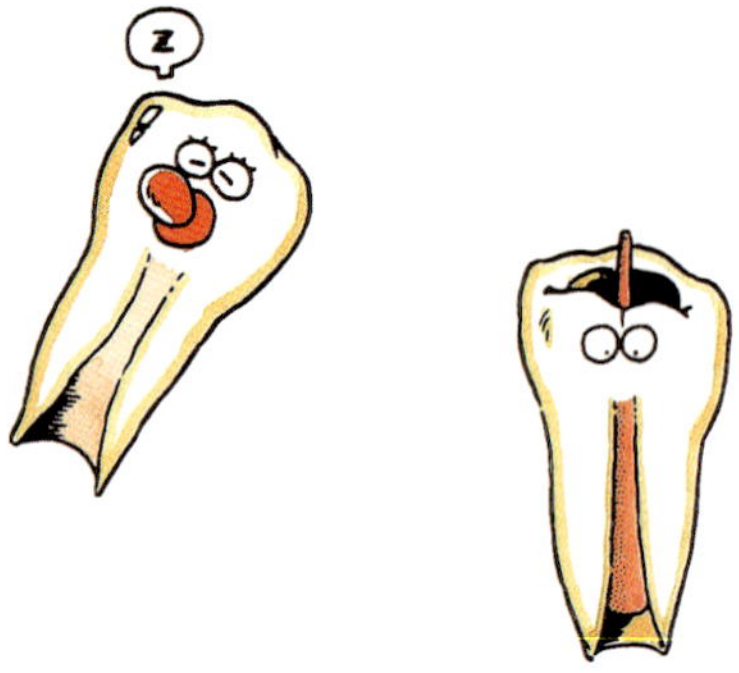

◆歯根形成完了時期

上顎中切歯	10年
上顎側切歯	11年
上顎犬歯	12〜13年
上顎第一小臼歯	12〜13年
上顎第二小臼歯	12〜14年
上顎第一大臼歯	9〜10年
上顎第二大臼歯	14〜16年
上顎第三大臼歯	18〜25年
下顎中切歯	1〜9年
下顎側切歯	10年
下顎犬歯	12〜14年
下顎第一小臼歯	12〜13年
下顎第二小臼歯	13〜14年
下顎第一大臼歯	9〜10年
下顎第二大臼歯	14〜15年
下顎第三大臼歯	18〜25年

88 熱可塑性ガッタパーチャによる根管充填の長所と短所

歯内治療の最終目的は根管を象牙－セメント境まで緊密に充塞することである。しかし、根管充填処置が不備なために歯内治療が不成功に終わる割合は全失敗例の約60％にも及ぶといわれている。現在、最も一般的な根管充填法は根管用シーラーを併用した側方加圧充填法であり、多くの臨床家はこの方法で根管充填を終了している。ほとんどの根管系はこの方法で根尖まで緊密に根管充填されるといっても過言ではない。

しかし、一部の歯内治療専門医によると、側方加圧充填法による根管充填では根管内で単にガッタパーチャポイントが根管用シーラーによって束ねられているにすぎないと指摘している。また、内部吸収を示すような根管系では、根管が不規則な形態を示すために側方加圧充填法では十分に根管内を充塞できない。

そこで、ガッタパーチャを加熱軟化させ根管内で垂直方向へ加圧を繰り返しながら根管を充填する垂直加圧充填法が考案された。しかし、根管内でガッタパーチャを加熱軟化させるために約380℃に熱したヒートキャリアーを口腔内で操作するリスクは避けられない。さらに、余分な垂直方向への加圧力によって歯根破折も生じかねない。そこで、現在ではガッタパーチャを口腔外で加熱し、流動性を示したものを根管内へ注入する熱可塑性ガッタパーチャ充填法が幾人かの研究者によって考案され、臨床応用されている。

◆熱可塑性ガッタパーチャ充填法によるアンダーフィリング、オーバーフィリングの予防法

熱可塑性ガッタパーチャ充填法で過不足のない根管充填を終了するため、根管充填前に根管拡大・形成に使用したマスターアピカルファイルを根管内へ作業長どおりに挿入してエックス線撮影を行う。このエックス線写真が側方加圧充填法におけるマスターポイントの試適のエックス線写真撮影に相当する。この時点で、仮にファイルが根尖端からオーバーしたり、アンダーの場合には再度根尖部根管の形成をやり直す必要がある。

代表的なシステムには、Obtura system（図88-1）およびUltrafil systemがある。前者はガッタパーチャを約160℃、また後者は約70℃で軟化し、根管内に注入する方法である。

使用に際しては、根管用シーラーを根管内に適度に塗布した後、軟化したガッタパーチャを根管内に注入し、プラガーを用いて根尖方向に加圧しながら根管を充塞するため、きわめて短時間内にしかも安全に根管充填を終了することができる。

一方、ガッタパーチャ注入法とはいえないが、加熱軟化したガッタパーチャを、ISO規格に準じたキャリアーで根管内に搬入する方法として、Thermafil Plusがある（図88-2）。このシステムに使用されているガッタパーチャは、α-相ガッタパーチャで加熱されると、根管用シーラーのように流動性のよい性状を示すようになる。Thermafil Plusは、このα-相ガッタパーチャを、ISO規格に準じたプラスチック製のキャリアーにコーティングしたもので、使用に際しては火焔上もしくは専用のヒーターを用いて加熱軟化し、根管用シーラーを塗布した根管内へ作業長まで挿入するのみで根管内が三次元的に緊密に充塞される。

根管内へ挿入後はガッタパーチャの冷却を待って、根管口部でキャリアーを切除し、余剰のガッタパーチャを取り除いた後、プラガーを用いて垂直方向へ加圧して根管の充塞が完了する。

このように、Obtura system, Ultrafil systemあるいはThermafil Plusでは、根管の形態がどのような形状であっても、短時間のうちに根管内には緊密に充塞可能となる。ところが、このような方法にも思わぬ欠点がみられる。それは、根管充填前に側方加圧法のようにマスターポイントの試適が行えないことである。側方加圧充

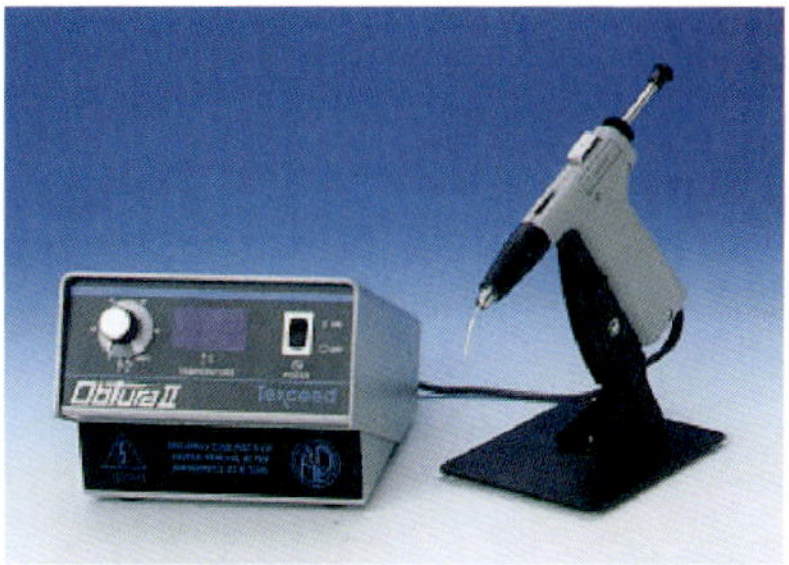

図88-1　Obtura-II（オブチュラスパルタン社製）。

填法では、根管充填を行う前に必ずマスターポイントの試適を行い、根尖部付近での根管充填材（剤）（ガッタパーチャポイント）の到達程度が根管充填前に把握できる。それゆえ、この時点で必要ならば根管形成の修正が可能となる。しかし、前述の熱可塑性ガッタパーチャ応用による根管充填法では、根管の拡大・形成が適切に処理されていなければ過不足な根管充填に終わってしまう。

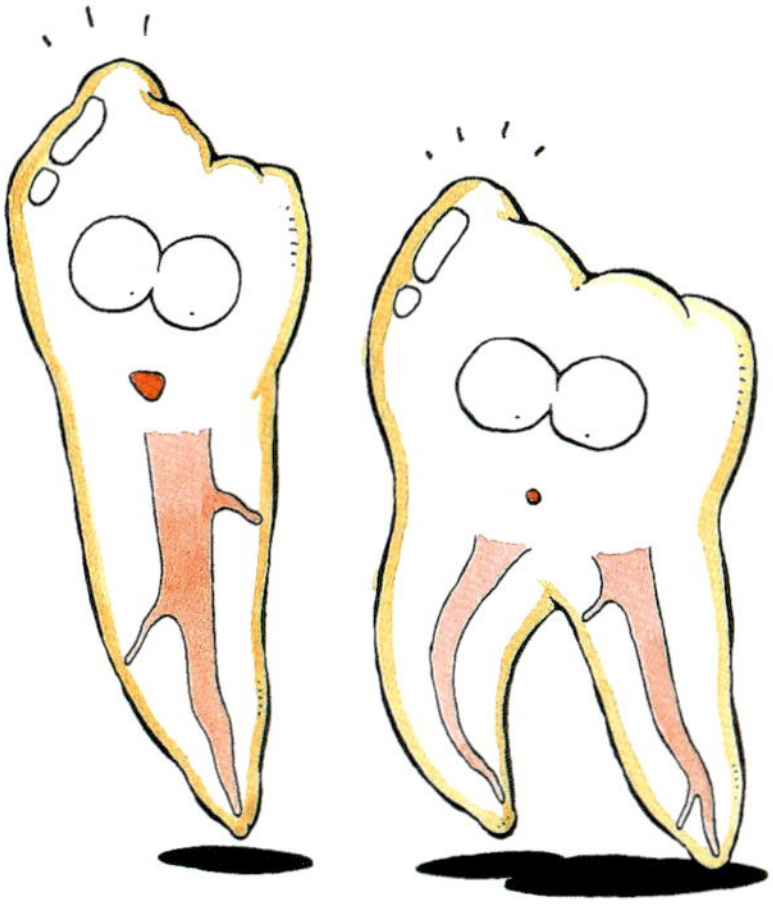

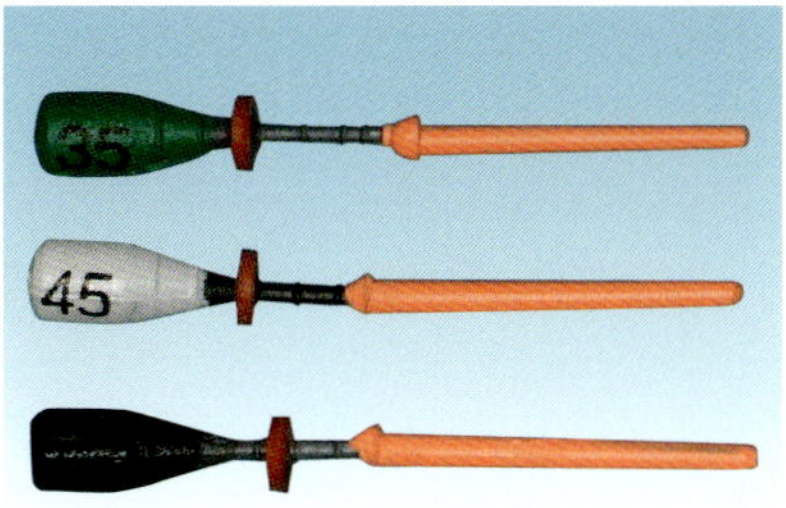

図88-2 Thermafil Plus（デンツプライ・タルサ社製）。

89 熱可塑性を示したガッタパーチャ注入時のオーバーフィリング防止策

歯内治療処置歯の予後を左右する因子は、如何に根管内を緊密に充填できたかによる。その目的のための最終処置としての根管充填にはさまざまな方法があり、大きく側方加圧充填法と垂直加圧充填法とに分けられる。しかし、一部の歯内治療専門医によると、側方加圧充填法では根管内でガッタパーチャポイントが根管用シーラーによって束ねられているにすぎないと指摘している。一方、熱可塑性を示したガッタパーチャの垂直加圧法によれば、内部吸収を示すような不規則な根管形態を示す根管に対しても満足できる根管充填が可能になる。しかしながら、この方法では根管充填材（剤）を受け入れる根管が適切に処理されておれば問題はないが、根管拡大・形成時にオーバーインスツルメントされた経緯があれば根管充填材の根尖孔外逸出は決して免れないものとなる（図89 - 1）。そこで、根管充填材（剤）の根尖孔外への逸出を防止するための策として、少量のガッタパーチャで根尖部にアピカルプラグを付与した後、加熱軟化したガッタパーチャを根管内に注入する方法によれば根尖孔外へオーバーフィリングを生じさせないで根管充填を終えることができる。

この目的のために著者らは、System-B® を用いて根尖部にガッタパーチャをダウンパックした後、残余の根管に対してObtura-II® を用いて根管充填を完了させるといったハイブリット法を応用することがある。現在、このハイブリット法

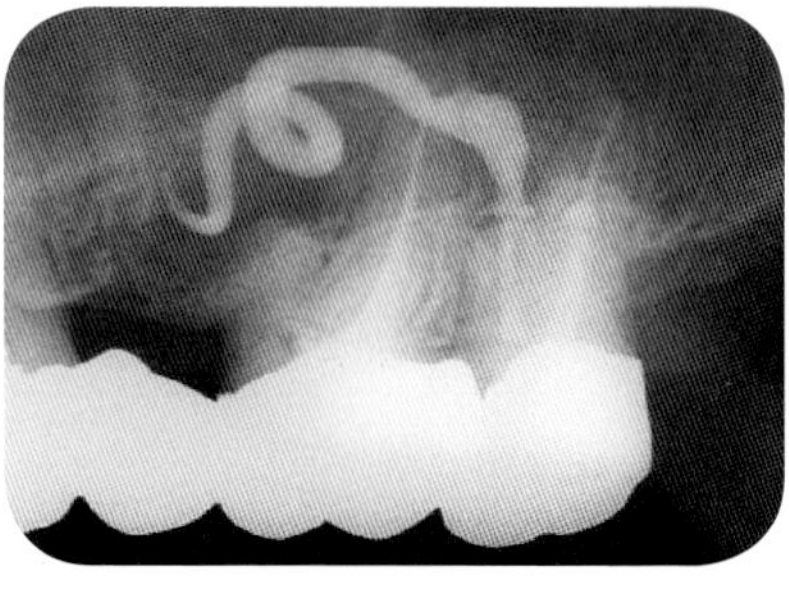

図89-1　上顎左側第二大臼歯に対し近心頬側根管から根管充填剤の根尖孔外溢出を認める。

はガッタパーチャを根管内で加熱・軟化し、垂直加圧による根管充填が安全かつ容易に達成できるため、多くの歯内治療専門医に愛用されているシステムである。Obtura-II® とともに使用するSystem-B® には4種類のそれぞれテーパー度が異なるヒートプラガーならびに専用のガッタパーチャポイントが用意されている。ヒートプラガーは専用のハンドピースに装着して使用し、ハンドピースの把持部先端のコイル状スイッチに触れれば一瞬のうちにヒートプラガーが加熱される。通常、臨床応用時には200℃に設定して使用する。それではこのハイブリッド法の手順について述べることにする。

〈ハイブリッド法の実際〉

①根管拡大・形成が終了し、根管充填を行う準備ができればガッタパーチャポイントの試適を行う。この時点で選択するガッタパーチャポイントは、ポイント試適時のエックス線写真上でポイントの先端がアピカルエンドより1～2ミリ手前で止まるものを選ぶ。

②次に、ガッタパーチャを加熱・軟化し、根尖方向へと加圧するためのヒートプラガーの準備を行う。使用するヒートプラガーは4種類のサイズの中から、アピカルエンド数ミリ手前で止まるサイズのものを選んでおく。使用するガッタパーチャポイントとヒートプラガーが決定すれば、根管用シーラーを塗布したガッタパーチャポイントを根管内に挿入し、ハンドピースに装着したヒートプラガーを200℃の加熱と同時に根管壁とガッタパーチャポイントの間に挿入する。プラガーは加熱されているため、根管内のガッタパーチャを軟化しながら根尖方向へ進む

が、事前にアピカルエンド数ミリ手前で止まるサイズのものを選択しているため、ある一定の位置まで挿入されるとそれ以上は根尖方向へは進まない。根管内挿入時にヒートプラガーは加熱されているため、ガッタパーチャは加熱・軟化されながら根管用シーラーとともに根尖方向へと押しつけられる。ヒートプラガーを根尖方向へ挿入した後は熱源を〝オフ〟にし、約10秒間プラガーを押し付けたまま加圧を持続する。10秒経過後はヒートプラガーを再度加熱し、一気に根管内から引き抜くが、加熱プラガーを挿入して、アピカルエンドまで押し込められたガッタパーチャはそのまま根尖部に残存する。

③次に、コールドプラガーを用いて根尖部に残る軟化したガッタパーチャをダウンパックして根尖部根管の充填をしっかりと行う。この時点で根尖部での正確な封鎖ができているかどうかをエックス線写真で確認しておくとよい（図89－2）。

④根尖部根管の充填が確認できれば、Obtura-II® を用いて熱可塑性を示したガッタパーチャを残余の根管に注入すれば根尖からガッタパーチャを溢出させることなく根管を緊密に充塞できる（図89－3）。

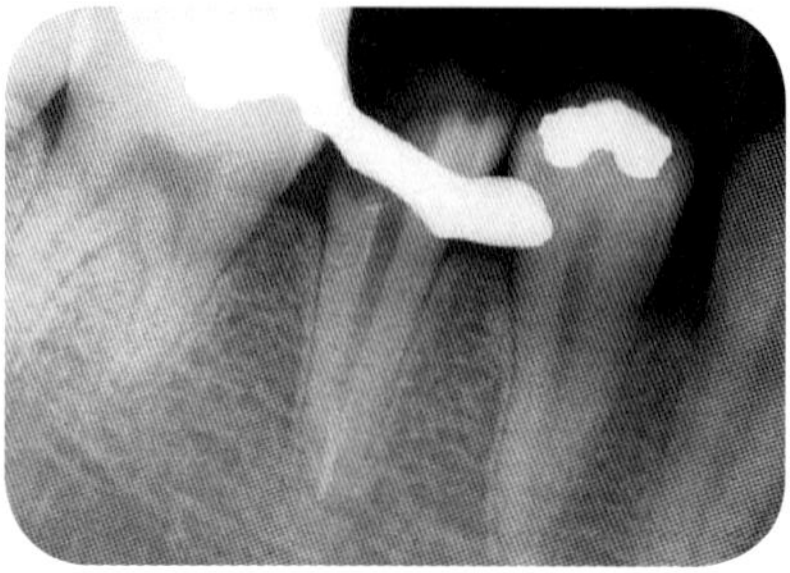

図89-2　根尖部根管のダウンパック。

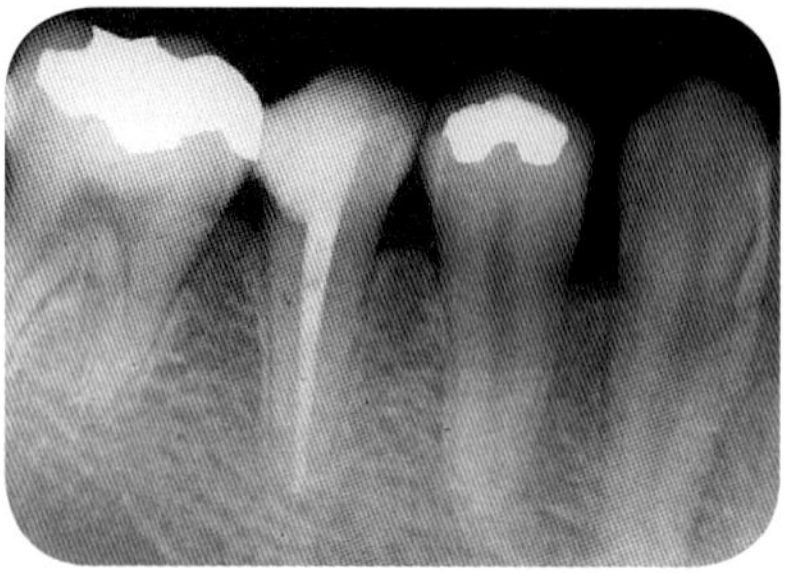

図89-3　バックフィリング終了時。

90　ポイント根管充填と糊剤根管充填

　根管充填の目的は、抜髄または感染根管処置後の根管を緊密に充塞し、口腔と根尖歯周組織の間の通路を遮断して歯根を無菌状態に保ち、根尖歯周組織に生じる疾患を予防し、または、すでに生じている根尖部病変の治癒を図ることにある。このような根管充填の目的から、根管充填材（剤）の所要性質は決定されるが、以下にポイント根管充填と糊剤根管充填の特徴と相違点について述べる。

　ポイント根管充填には、過去の一時期、シルバーポイントが彎曲した細い根管の根管充填時にかぎって頻用されたこともあるが、今日ではガッタパーチャポイントが使用されている。ガッタパーチャポイントは組織刺激性を示さず、緻密で、根管との適合性に富んでいる。また、不変性で歯を着色させることもなくエックス線不透過性である。しかし、根管壁に対する接着性はなく、根管充填用シーラーを併用しなければならない。また、消毒作用は有さず、骨性瘢痕治癒を促進させる性質も持っていない。

　根管充填用糊剤にはヨードホルム製剤、水酸化カルシウム製剤およびパラホルムアルデヒド製剤などがある。ヨードホルム製剤には優れた消毒作用があり、水酸化カルシウム製剤には硬組織形成促進作用がある。ヨードホルムと水酸化カルシウムのそれぞれの薬効を期待して、この両者の合剤が製品化されており、乳歯の抜髄根管および感染根管に、また、根未完成永久歯のアペキシフィケーションに頻繁に応用されている。

◆**死腔**（dead space）

　根尖性歯周組織炎の原因のひとつに考えられている。

　根管充填時に根管充填材（剤）と根管壁との間に生じた空隙のことをいい、緊密なる充塞ができなかったために生じるものである。この空隙が根尖部付近にある場合には、組織液がこの部に滲出し、さらに肉芽組織の侵入を生じ、これらの変性によって根尖部歯周組織に反応性炎症を惹起する。

パラホルムアルデヒド製剤は乾屍作用があり、組織の修復機転は失活抜髄に類似するものと考えられる。

最近では、ヨードホルム製剤と水酸化カルシウム製剤で硬化しないものは根管消毒剤として、またパラホルムアルデヒド製剤で練和して硬化するものは根管充填用シーラーとして使用されている。

これらの糊剤はそれぞれ異なる薬効を有し、それぞれが歯内治療学的に価値を有してはいるが、糊剤による根管充填は一般的には暫間的な処置とみなされている。糊剤根管充填剤がいかに優れた薬効を有していても、時間の経過とともに糊剤は組織液によって溶かされ、さらに吸収されてしまって、根管に根尖性歯周疾患の原因となる死腔を作ってしまうことがある。

したがって、歯根が完成した永久歯の根管充填には糊剤根管充填が適切なものであるとは考えられていない。あくまでも永久歯の根管充填はガッタパーチャポイントを使用して（シーラーを併用することが多い）加圧根管充填を行い、根管を根尖孔部において緊密に充塞することが原則である。

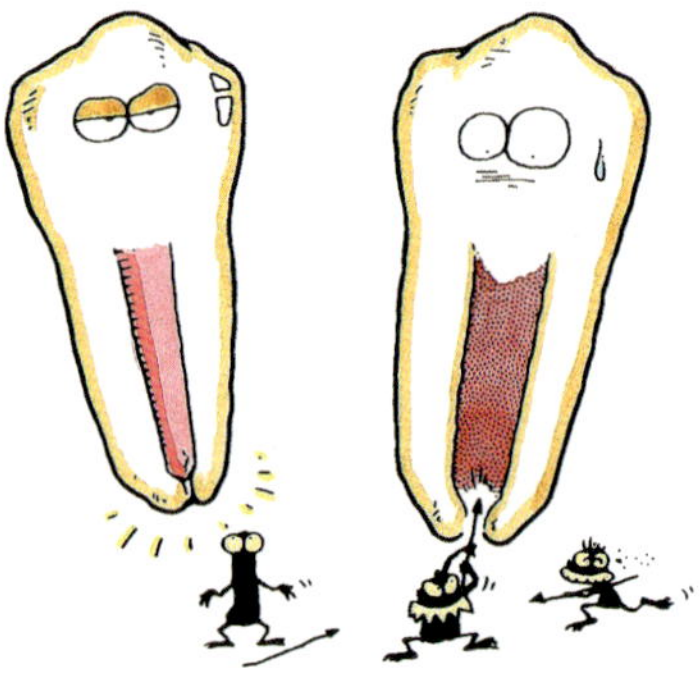

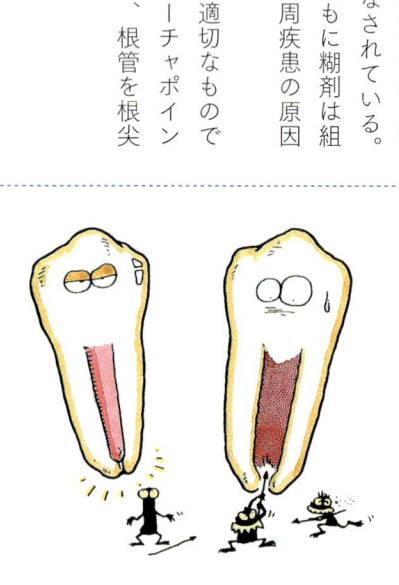

91 糊剤根管充填はダメか

根管充填の目的は根管封鎖と根尖病変の治癒促進である。根管を三次元的に閉鎖することによって細菌、刺激の根尖周囲組織への影響を遮断することには根管充填材（剤）としての物理・化学的性状が大きく関与する。これに対し、治癒促進には根管充填材（剤）としての薬理的効果が関与する。糊剤充填材（剤）には骨性瘢痕治癒促進や持続的殺菌効果を期待してそれぞれ水酸化カルシウム、パラホルムアルデヒド、ヨードや銀などが成分として添加されていることが多い。根管充填材（剤）が薬理効果を発揮しようとするならば、根管充填材（剤）の一部は組織中に溶解することになり、恒久的に緊密な充填状態を維持するとは考えにくい。充填された根管内の糊剤が根尖孔から吸収されて、根管に死腔ができる結果を招くおそれもある。また、糊剤充填材を根管に填入する際に、レンツロなどの器具を使用したとしても、根管内に気泡を残してしまうことも十分考えられる。つまり、糊剤充填は緊密な封鎖よりも、治癒促進や持続的殺菌作用などの薬理効果を期待して用いるものである。

マスターガッタパーチャポイント、補助ポイントと板管用シーラーを用いた規格根管充填と糊剤根管充填の予後とを比較、観察した結果が過去に多数報告されており、規格根管充填法での歯内治療成功率は90数%以上であるのに対して、糊剤根管充填での成功率は60%～70%であるとされている。ポイント根管充填法による予後成績が糊剤根管充填のそれに比べて優れていることは確かであり、根管充填においては充填材（剤）の薬理効果に頼るよりも封鎖性に重点を置いたほうが良いという

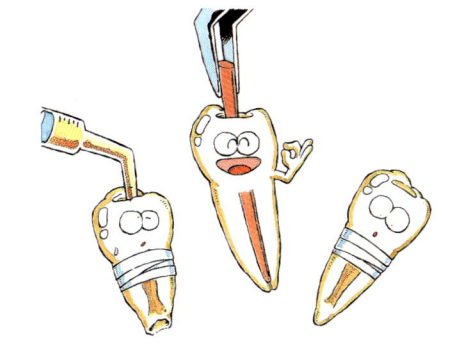

ことである。

　根管充填ではないがアペキソゲネーシスやアペキシフィケーションにも「ペースト状の水酸化カルシウム」が用いられる。うまくいけばアペキソゲネーシスでは歯根が完成し、アペキシフィケーションでは硬組織で根尖孔封鎖される。しかし、アペキシフィケーションの処置でも、一度の糊剤根管填入で短期に根尖孔封鎖が生じるわけではない。根尖孔が閉塞するまで長期にわたって一定の間隔でペーストの追加、交換を行う必要がある。また、この硬組織による根尖孔閉鎖も緻密なものではなく、根管の封鎖性を保障するものではない。このことから、糊剤充填材が吸収されるまでに根尖孔が硬組織で完全に封鎖される偶然を期待してもその可能性は著しく低いといわざるを得ない。

　抜髄根管でも、感染根管でも、根管内汚染物質を完全に除去し、恒久的に根管空隙を緊密に封鎖することが、歯内治療の最終処置である根管充填の大原則である。

　糊剤による根管充填は根管の極端な彎曲、石灰化による閉塞や除去できない根管内での器具破折などの理由で十分な根管治療を行えない症例や、歯内治療が効果を示さないような症例に対しその薬理効果に一縷の希望を託す治療法である。「糊剤根管充填はダメか？」ではなく、「ダメか？」と思ったときに最後に試すのが糊剤根管充填かもしれない。

第4部

外科的処置に強くなる

92　開窓療法とは何か

歯根嚢胞はその腔内にコレステリン結晶を混じた内容液を含んでいる。その嚢胞内容液は徐々に浸潤してくるために、嚢胞腔の内圧が緩徐に高くなり、周囲を圧迫し続けるようになる。また、嚢胞腔の内圧は極めて緩徐に亢進するので臨床的自覚症状はないといってよい。しかし、病変が大きくなるにつれ、また内圧の亢進によって周囲の歯槽骨が圧迫されるようになる。そして、嚢胞周囲の歯槽骨に吸収が生じて、エックス線写真上で大きな歯槽骨吸収像を認めるようになる。

根尖病変の治療として最初に行うことは根管治療であり、エックス線写真上で根尖病変が徐々に小さくなり、消失すればその治療は成功である。しかし、歯根嚢胞に対して根管からの処置では、速やかな病変の縮小あるいは消失が困難なことが多い。そのために、歯根嚢胞は外科的に摘出し、同時に根尖掻爬、あるいは、根尖切除が行われる。

しかし、あまりにも嚢胞が大きいと嚢胞を摘出した後の歯槽骨の欠損が大きく、あるいは、上顎洞を損傷する可能性があるので、嚢胞を摘出しないことがある。そのときには、嚢胞の一部だけを切除して嚢胞腔を口腔内に開放し、内容物を排出してその貯留を防いで治癒を図る。こうして、嚢胞の周囲に徐々に新しい骨が形成され、嚢胞が縮小することを期待する。これを「開窓療法」と言い、一般にはPartsch第1法（副腔形成法：図92－1）に準じた方法がとられることが多い。

歯槽骨の再構築を誘導するためには嚢胞腔の内圧軽減が条件である。したがっ

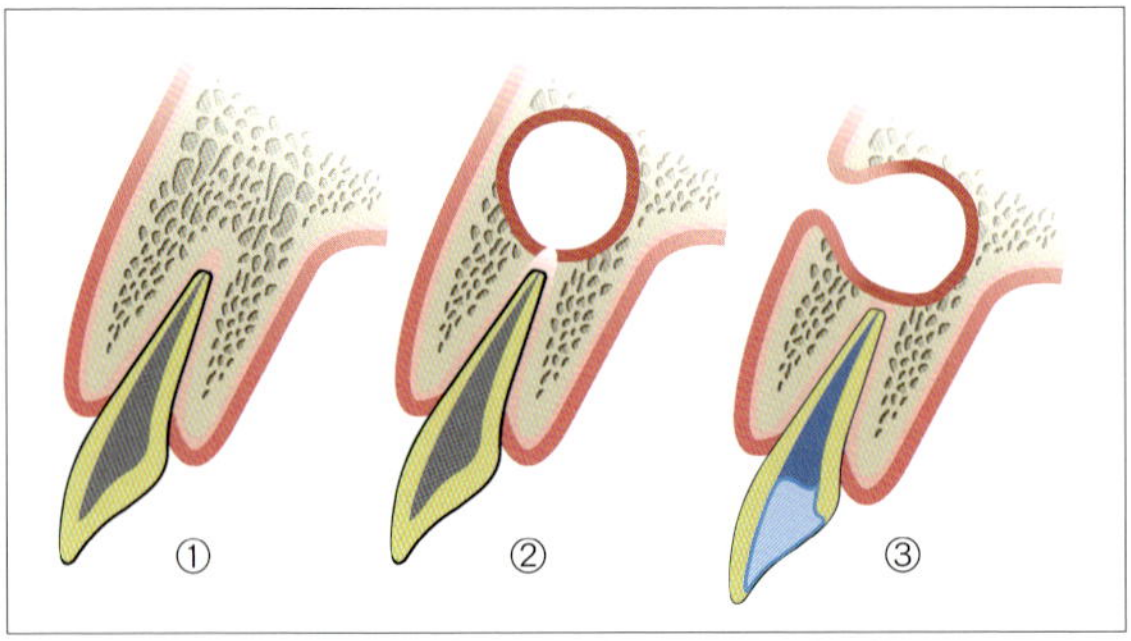

図92-1　Partsch第1法。①正常、②嚢胞（術前）、③術後。

◆Partsch第1法、第2法

顎嚢胞摘出手術の一方法で、第1法は口腔側の嚢壁の部分を骨質とともに広く切除して、嚢胞腔を口腔の副腔とし（開放創）、自然縮小を図る方法である。

第2法は、嚢胞全摘出後に剥離粘膜をもとの位置に戻し、粘膜縫合を行って閉鎖創とする方法である。

て、大きな嚢胞でも嚢胞の内容液が排出されれば内圧が下がって嚢胞が縮小していくので、歯槽骨の回復が期待できる。髄室開拡して根管治療を行ったうえで根尖孔から根管内に嚢胞内容液が浸潤してくるなら、根管に挿入できる径の中空のアルミ製チューブをポストとして用いた暫間歯冠（図92-2）を即時重合レジンで製作し、装着するとよい。嚢胞の内圧が高い間は嚢胞内から内容液が根管からチューブを通って排出され、徐々に内圧が軽減されていく。開窓療法を行うまでもない症例では、この中空チューブによる嚢胞内容液の排出は効果的である。

エックス線写真上で、同じように根尖部歯槽骨が吸収されている慢性化膿性根尖性歯周炎で急性に転化した症例では、穿刺や切開による排膿は容易である。しかしながら、急性化膿性根尖性歯周炎の第1期（歯根膜期）、第2期（骨内期）および第3期（骨膜下期）では根管内から排膿させられないことが多い。この中で第1期と第2期には、機械的根管処置と抗菌薬および消炎剤の投与で炎症諸症状の消退を図っても急性炎症の症状が激しく、かつ、根管内から排膿させることができないとき、局所麻酔下で根尖相当部の歯肉粘膜を剥離して滅菌ラウンドバーで根尖まで穿孔し、人工的に瘻管を形成する。このようにして、根尖部の内圧軽減を計り、症状の軽減を図り、また、炎症の進行を防ぐ方法がある。内圧の軽減を図る必要がある症例で行う最後の手段として頭の片隅に置いておくとよいかもしれない。

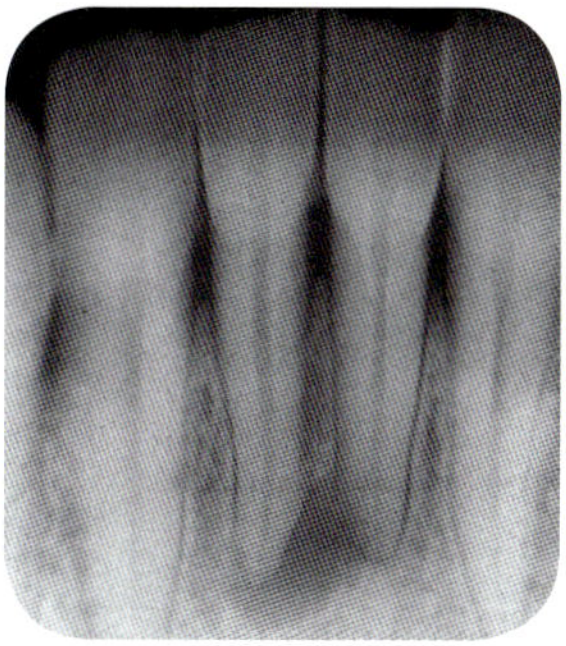

図92-3　打撲の既往があり歯髄壊疽から慢性化膿性根尖性歯周炎に移行。

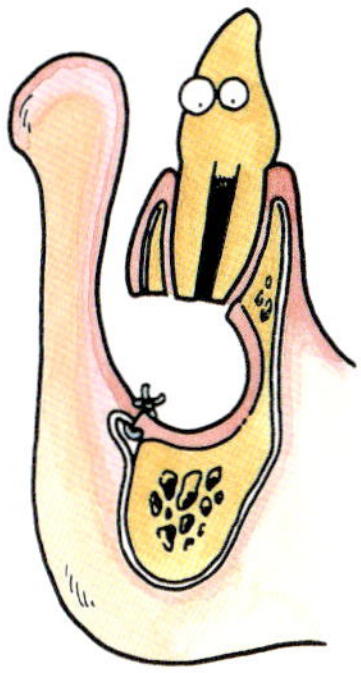

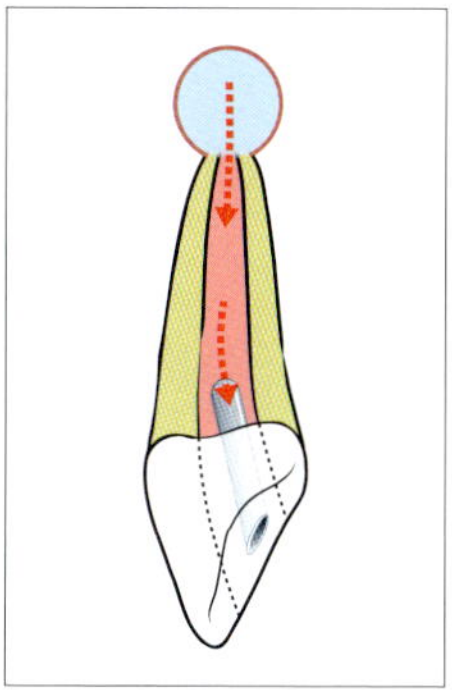

図92-2　中空のアルミ製チューブをポストとして用いた暫間歯冠。

93 歯根尖切除術 vs 歯根尖搔爬術

歯内治療における器具・材料の改良・開発、さらには処置法と治療概念の進歩によって、患歯の口腔内保存率は格段に向上している。しかし、実際の臨床においては歯内治療だけでは完治せず、いわゆる外科的歯内治療を必要とする症例が存在するのも事実である。外科的歯内治療の中で、よく用いられる術式として歯根尖切除術および歯根尖搔爬術がある。歯根尖切除術や歯根尖搔爬術は、種々の理由によって根管からのアプローチ（通常の歯内処置）が困難なために、根尖部における緊密な根管充塞が期待できない症例あるいは通法の根管治療のみでは予後が思わしくない症例に対して行われる。歯根尖切除術は、根尖部付近の病的組織とともに根尖部歯質を切除する方法である。たとえば、従来から、歯根嚢胞と診断された症例に対してしばしば本術式が適用されてきている。その理由としては、根尖部歯質を切除することによって、病的組織、とくに上皮細胞組織の徹底的除去が行え、再発を防止できるとされているためである。

しかし、根尖部歯質の切除は歯根長の短縮を生じさせることになる。また、逆根管充填が必要となることが多く、この逆根管充填も手術野の狭小性や出血などによる術式の困難性、さらには切断面に充填材が根尖周囲組織に露出することによる封鎖性と組織に対する刺激性が問題となる。

また、歯根尖切除術を行った症例の組織学的検討では、ほとんどの症例になんらかの炎症症状を示す所見が認められている。これらの観点から歯根尖切除術の実施

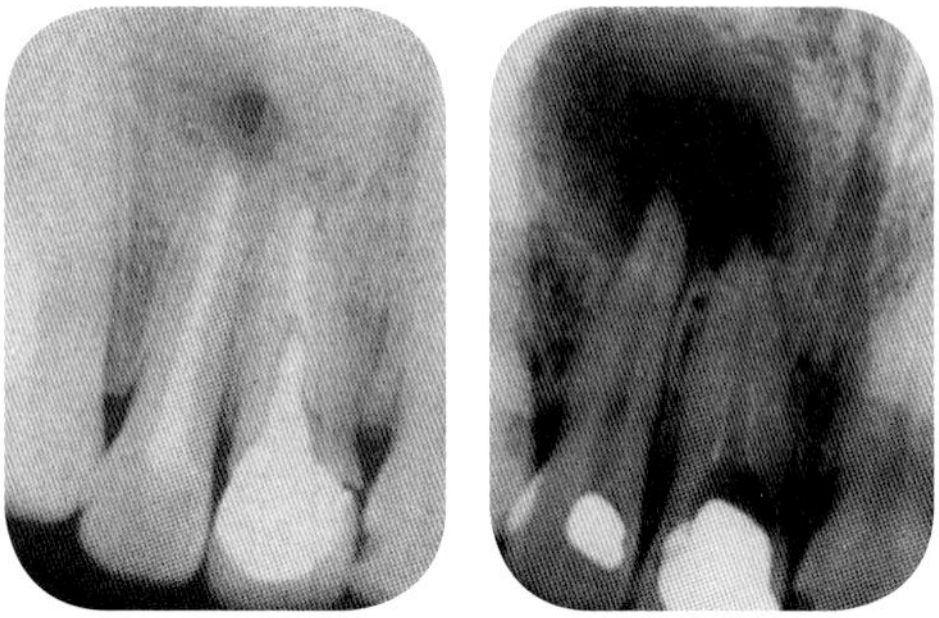

図93-1、2　臨床的に歯根嚢胞と診断され、通法による根管処置後、歯根尖搔爬術を施した症例のエックス線写真（右：術前、左：術後）。

には問題が残る。一方、歯根尖掻爬術は、歯根尖切除術のように根尖部歯質を切除することなく、根尖周囲の病変組織のみを掻爬摘出するものである。それゆえ、歯根長は本来の長さを保つことができ、逆根管充填も必要としない。また、歯根尖掻爬術だけでは病変部組織の取り残しが考えられるが、通常の外科器具に加え、種々な形態を有する歯周用鋭匙を適時選択して使用することによって根尖周囲組織の掻爬を比較的確実に行うことができる。

歯根尖掻爬術の実施においては、根管の緊密充塞が行われていなければならない。もし、根管からのアプローチが不可能で根管充填ができないときは、歯根尖切除術と逆根管充填を施さなければならない。また、なんらかの理由から徹底的な組織除去が不可能なとき、あるいは再発の可能性がある症例には歯根尖切除術を応用して徹底的に組織を除去する必要がある。

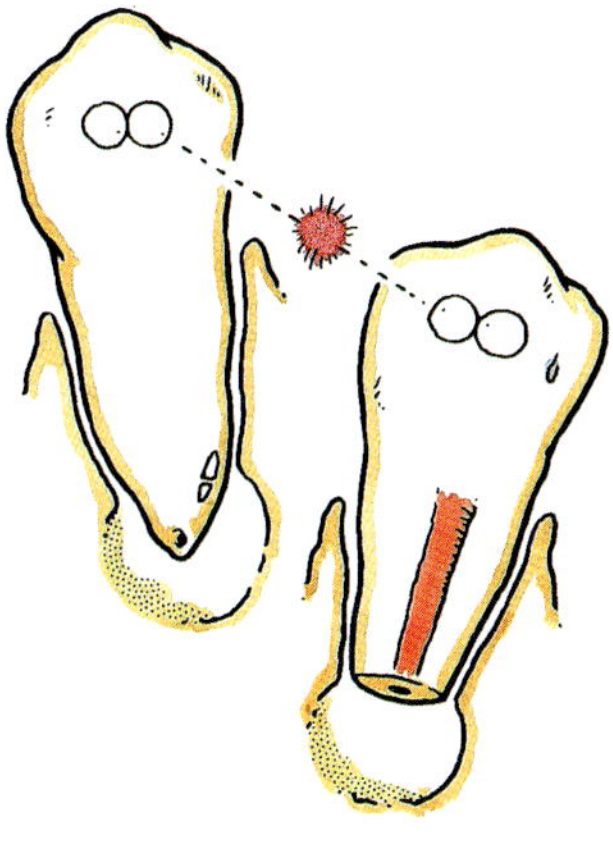

◆歯冠－歯根比

歯冠－歯根比は、歯の機能を維持するうえで重要である。とくに、ブリッジの支台歯や、パーシャルデンチャーの鉤歯となる場合には問題となるが、天然歯列においても、咬合関係の点から保存可能か否かに大いに関係がある。通常、前歯、臼歯を問わず1：1の比を基準とする（コーエン&バーンス最新歯内療法学より）。

◆鋭匙の選択

根尖掻爬には一般に両頭鋭匙が使用されているが、歯周治療用のキュレットスケーラーも有用である。

・ユニバーサルタイプ：刃部の角度は頸部に対して90度。刃部両側が切縁。
・グレーシータイプ：刃部の角度は頸部に対して60～70度まで種々ある。刃部の一側のみが切縁。

94 歯根尖切除に伴う逆根管充填について

根尖部組織に対して外科的歯内治療のひとつである歯根尖切除術が施されるのは、歯冠および根管口からのアプローチが不可能で、十分な根管清掃および緊密な根管充塞が期待できない症例においてである。また、通法の歯内処置のみでは、良好な予後が望めない症例などにも多く用いられている。歯根尖切除を行った歯に対しては根尖部歯質切断面に窩洞を形成し、種々の材料で逆根管充填を行わなければならない。

逆根管充填材としては、アマルガム、金箔、ポリカルボン酸セメント、水硬性仮封材、強化型酸化亜鉛ユージノールセメント、グラスアイオノマーセメントなど数多くの報告がある。しかし、近年、根尖部周囲組織に生物学的活性（セメント質の新生・添加）を有すると報告されているＭＴＡが注目を集めている。また、生体親和性、接着性および封鎖性に優れ、さらに組織内において安定性のある4-META/MMA-TBBレジンに関する報告がみられる。

逆根管充填の術式に関しては多くの歯内治療の成書に詳しく述べられているので、ここでは以前の方法と近年の方法にわずかに違いがみられるため、それについて述べてみる。

従来、逆根管充填材としてアマルガムが広く応用されていた。しかし、アマルガムの組織刺激性や歯質との接着性および封鎖性が劣ること、また、術式的に困難な充填窩洞の形成が必要とされるなど問題点が多く示されている。

◆歯根尖切除術の歴史

歯根尖切除術は１８８０年代米国のFarrar, J. N.およびBrophy, T. W.らによって行われている。しかし、この時期にはあまり一般化されず、１８９０年にRhein, M. L.によって広められ、現在は歯内療法医および口腔外科医によって広く行われている。

最近、外科的歯内治療において顕微鏡下での処置が行われるようになってきた。逆根管充填窩洞の形成に際し、超音波装置に超音波レトロチップを装着して行う方法で、このチップの先端にはダイヤモンドがコーティングされている。さらにさまざまな角度を有しているので、歯根の切断面にわずかな斜面形態を付与するか、あるいは斜面形態を付与する必要性がない窩洞の形成が可能である。すなわち、根尖部歯質の切断量が少なくてすむ。

ただし、1根で、頬舌的に2根管を有する歯に対しての窩洞形成では図94-1のように窩洞内に含まれない根管が生じることがあり注意を要する（上顎第二小臼歯、時には下顎中・側切歯など）。このような症例では、根尖部を視認するためのレトロミラーを活用し、十分に診査して必要があれば斜面形態を付与すればよい。

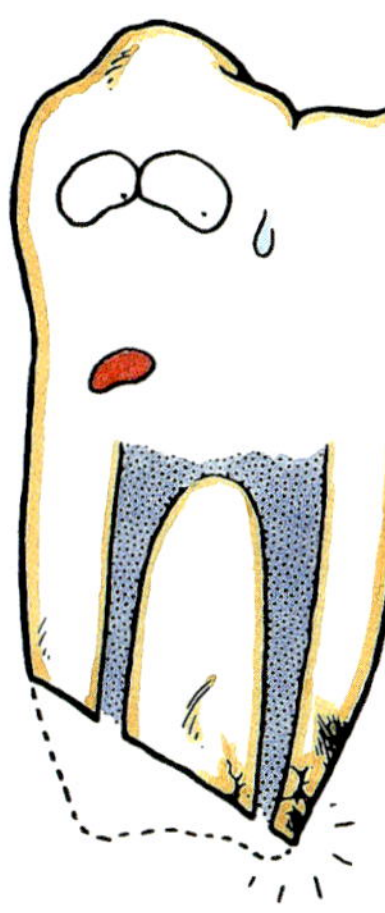

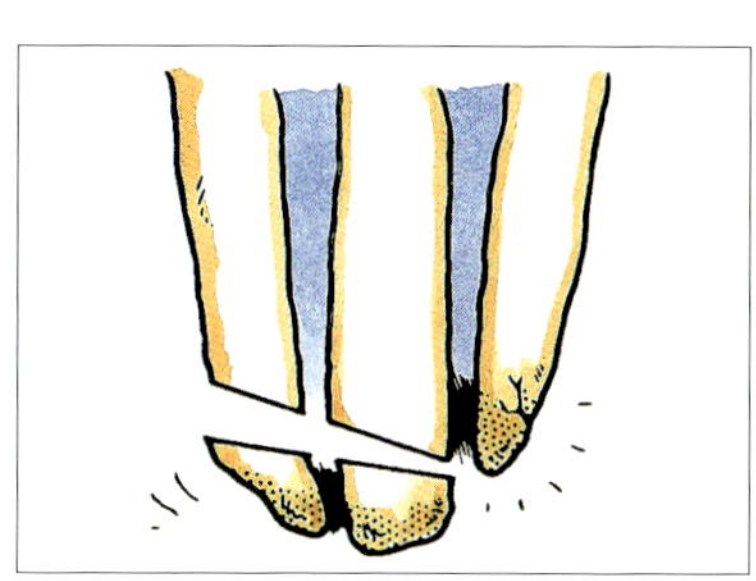

図94-1　1根に2根管を有する歯では、1根管を取り残して根尖歯質を切除するおそれがある。頬舌的に根管が位置するときにはとくに注意しなければならない。また、根尖切除に起因する歯質の破折の有無を確認しなければならない。

95 最近の逆根管充填材（剤）

歯内治療の術式の進歩および新しい材料の開発で歯内治療後の治癒率は非常に高くなってきている。しかし、通常の歯内治療だけでは良好な予後が期待できない症例、あるいは通常の歯内治療を行うことが不可能な症例には外科的歯内治療を適用することがある。

外科的歯内治療のひとつに歯根尖切除術がある。そして、この処置を行ったときには根尖部での封鎖のために逆根管充填を行うことが多い。

逆根管充填材（剤）は組織と広く、そして長期にわたり接触する。したがって、象牙‐セメント境で根管充填されたときの根管充填材（剤）よりも、さらに厳しい所要性質が必要とされる。

所要性質としては次のようなことが挙げられる。

①組織親和性を有していること
②組織内において長期間安定性を有していること
③硬化後、変形（膨張、収縮など）しないこと
④封鎖性がよいこと
⑤操作性がよいこと

など、これらのことがとくに必要とされる。

逆根管充填材（剤）として応用されてきたものとしてはスポンジゴールド、ガッタパーチャ、グラスアイオノマー、強化型酸化亜鉛ユージノールセメントおよびア

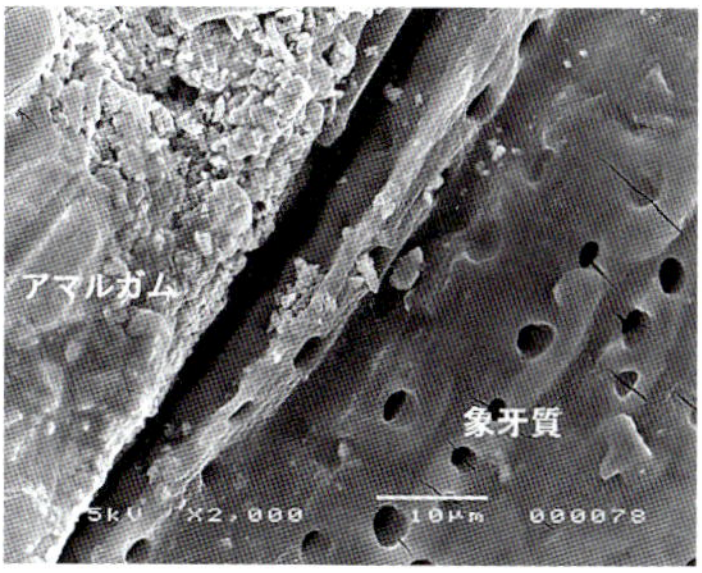

図95-1　アマルガムを逆根管充填材（剤）としたときの歯質との界面（SEM像）：空隙がみられる。

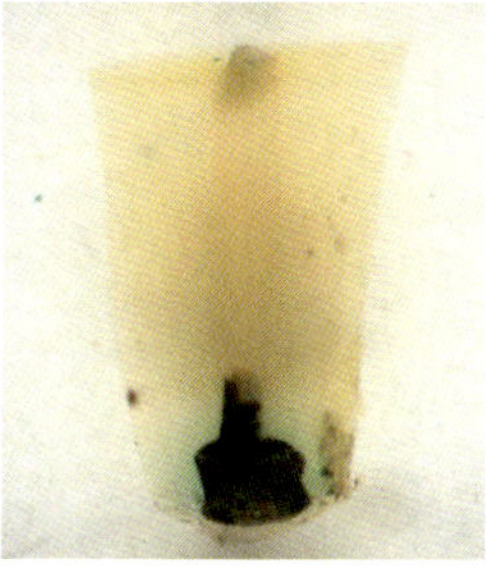

図95-2　アマルガムを逆根管充填材（剤）としたときの色素浸透実験での透明標本：色素（墨汁）の浸透がみられる。

マルガムなどがある。

アマルガムは広く臨床に用いられてきたが、組織刺激性を有していること、封鎖性（図95－1、2）が劣ること、さらに術野でのアマルガム散乱に起因する歯肉の着色などの理由からあまり用いられなくなっている。最近は、生物学的活性を有するとされるmineral trioxide aggregate（MTA）が逆根管充填材（剤）として注目されているが、操作性に問題があるという報告がみられる。

近年、レジンを基剤とする根管充填用シーラー（スーパーボンド根充シーラー、アクセル®）が臨床で用いられており、逆根管充填材（剤）としてもその有用性が示唆されている。

この材料は、4－META／MMA－TBBレジンを基剤としており、組織刺激性が少なく、レジンと象牙質との境界部で樹脂含浸層の形成やレジンタグの形成（図95－3）による接着性および封鎖性が優れていると報告されている（図95－4）。

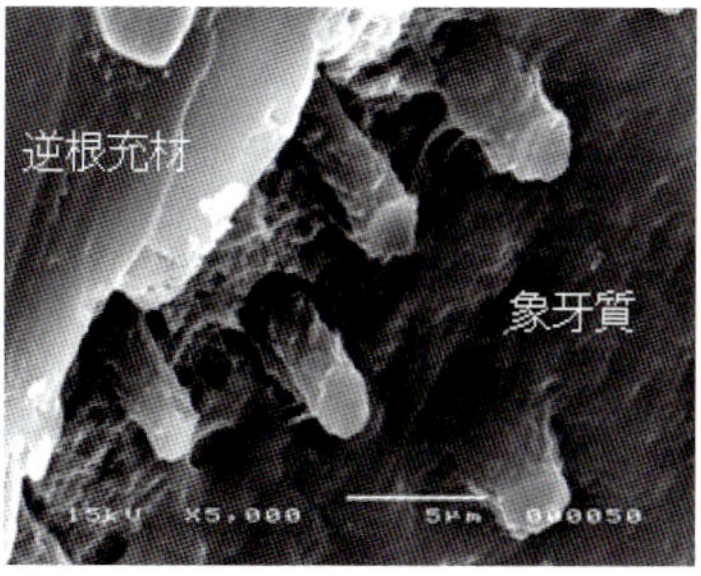

図95-3　4-META/MMA-TBBレジン系の根管充填材(剤)を逆根管充填材(剤)としたときの歯質との界面(SEM像)：樹脂含浸層とレジンタグがみられ空隙は存在しない。

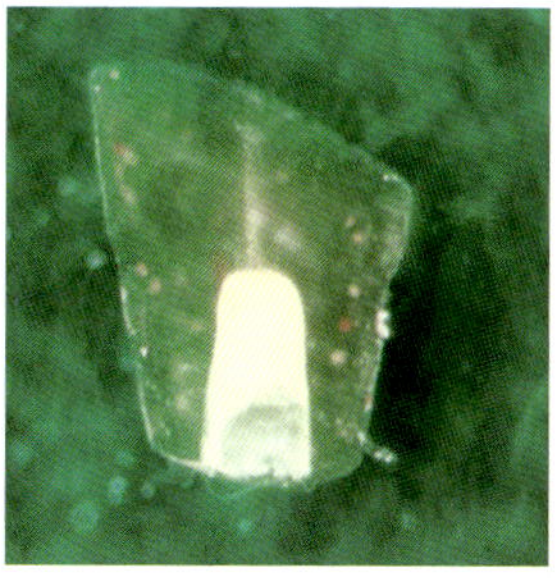

図95-4　4-META／MMA-TBBレジン系の根管充填材（剤）を逆根管充填材（剤）としたときの色素浸透実験（墨汁）での透明標本：色素の浸透がみられない。

また、窩洞象牙質の完全な乾燥を必要としないとされている。

操作性については、逆根管充填を行う術野は狭小で、術野を長時間開放しておくことはできない。それゆえ操作が困難、あるいは硬化に時間を要するものは適した材料といえない。しかし、このレジン系の材料は混和皿の温度を変えることにより硬化時間を調節することができる。もし、治療操作に時間がかかりそうなときには混和皿を冷却し、そして、治療に時間がかからないときには室温状態の混和皿を使用すればよい。

図95－5（エッチング用器材）に示すような器具を用いて窩洞の処理（10％クエン酸と3％塩化第二鉄溶液）を行うとさらに接着性および封鎖性が向上する。材料の窩洞への填入には図95－6に示すような器具を用いると容易に行える。さらに、この材料には造影剤が含有されており、エックス線的に充塞状況を確認することができる。

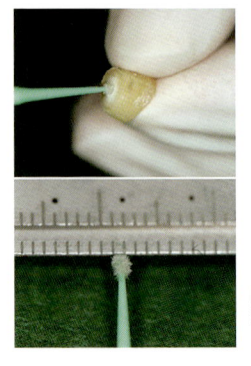

図95-5　窩洞処理を行うエッチング用器材。

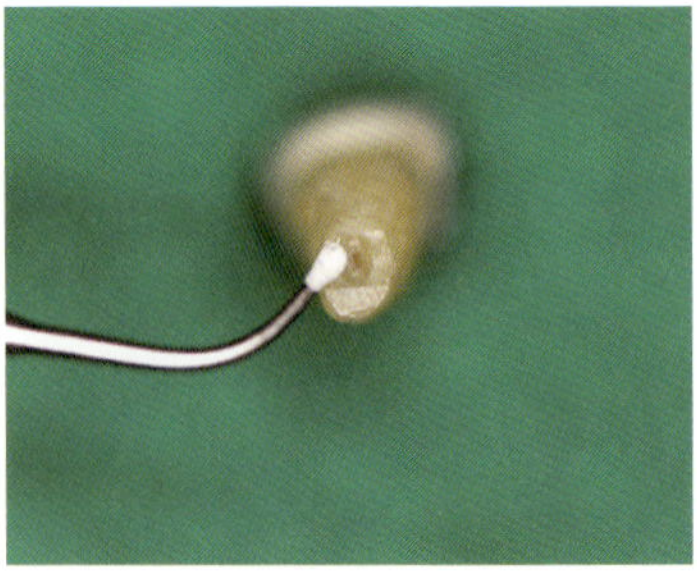

図95-6　逆根管充填時の充塞用器具。

96 根分岐部病変の処置

根分岐部病変とは、多根歯の根分岐部に発生する辺縁性歯周病変のことであり、多根歯の2根分岐部や3根分岐部の歯周組織に炎症性病変や外傷性病変が起こり、骨吸収が認められる状態をいう。したがって、この病変が辺縁性歯周疾患に合併して発症したものも認められる。

辺縁性歯周疾患が原因の根分岐部病変の処置は別として、ここでは歯内治療処置を行わねばならないものについて簡単に説明する。

①髄腔あるいは根管の状態に由来するもの（壊疽性歯髄炎、歯髄壊疽および感染根管など）
②前記の①と歯周疾患が合併して発症したもの
③医原性ともいえる齲窩の開拡および根管拡大・形成時など髄床底部および根管口付近に生じた偶発的穿孔が原因したもの
④感染根管治療時に、菲薄な髄床底部に貼用した薬剤の影響で発症したもの

などがある。

①の根分岐部病変は、髄腔内の感染、あるいは刺激物質が、髄床底に認められる髄管を経由して分岐部に病変が生じている。また、感染根管に由来する根尖病変が根分岐部まで波及した症例では、髄腔内の清掃と通常の感染根管治療を行うことによって分岐部病変は消失する。

②の症例に対しては、通常、主原因の診査結果から歯内処置と歯周処置のいずれ

◆歯頸部付近の歯根周囲組織（いわゆる歯根膜）

歯頸部付近にはマラッセの残遺上皮が多いといわれており、髄床底穿孔や髄管経由の刺激が根分岐部に及ぶと上皮の増殖が生じ、時として治癒が遅延するか、あるいは治癒しないことがある。それゆえ、穿孔あるいは髄管の存在に起因する病変は、慢性化する前に処置すべきである。

を優先させるか、あるいは歯内処置と歯周処置を平行して行うかを決定する。なお、どちらかの疾患が急性炎症状を示すときは、それに対する処置を優先すべきである。

③の症例では、まず髄室の清掃を確実に行い、その後に髄床底あるいは根管口付近の穿孔部を封鎖する。封鎖材としては、アマルガムが広く用いられてきたが操作性、あるいは封鎖性に問題があるとされ、近年、水酸化カルシウム系製剤、リン酸カルシウム系製剤、4-META/MMA-TBBレジン系材料そしてMTAが多く応用されている。

④の症例に対しては、刺激因子と考えられる薬剤の使用を中止し、他の薬剤に変更するか、あるいは髄床底象牙質表面をコンポジットレジンなどで被覆することによって薬剤刺激を遮断する。

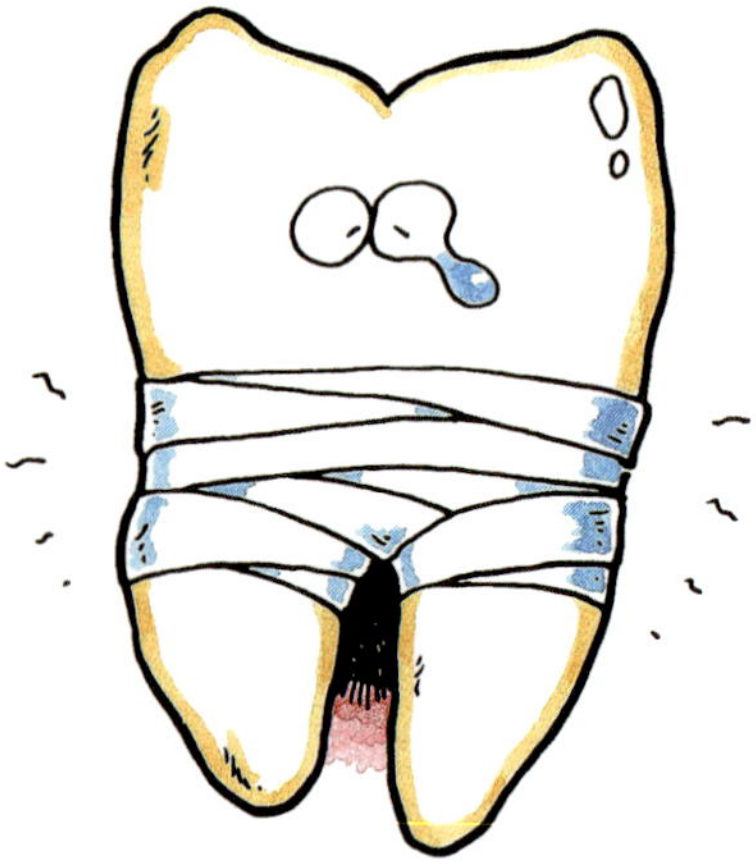

97 歯根嚢胞は根管治療で治癒するか

歯根嚢胞には、上皮細胞層が存在するために通常の根管治療だけでは治癒が困難であるとされ、歯内治療学的見地からは嚢胞壁の上皮組織をいかに破壊するかということが問題となる。

そこで、歯根嚢胞と診断された症例に対しては、歯内治療が可能であれば歯内治療を行い、その後、根尖搔爬や根尖切除術（逆根管充填を併用する）を施すことが多い。また、歯根嚢胞の上皮細胞層を破壊すると肉芽組織の増殖が始まり、やがて歯槽骨の添加が起こって治癒に向うとされている。そのために、以前は、嚢胞壁の上皮組織を、根管を通じて薬剤によって破壊するケミカルサージェリー（ヨードホルム、次亜塩素酸ナトリウムなどを用いる）が行われていた。しかし、このような処置は危険を伴うことを認識しておかなければならない。たとえば、患歯が上顎洞や下歯槽管に近接していると薬剤による重篤な障害が生じることがある。また、故意に根尖孔外にオーバーインスツルメンテーションを行い、炎症を惹起させ上皮組織を破壊する方法も行われている。

しかし、Seltzer や Bhaskar は、外科的処置を行うことなく、通常の根管治療のみで歯根嚢胞が消失する可能性を示唆している。

歯根嚢胞に対しては、外科的な観血処置が広く行われているが、歯内治療のみで治癒する可能性も認められ、比較的小さなもの、あるいは歯根嚢胞が急性炎症を発症したものでは上皮の破壊が考えられ、まず、根管治療を行って経過を観察することである。

◆**歯根嚢胞の構造**

歯根嚢胞には、通常、慢性炎症性細胞の浸潤が多数認められる。また、嚢胞壁あるいは嚢胞腔内にコレステリン結晶が沈着することがある。さらに、上皮層内には硝子様物質からなるラッシュトン小体が存在する。

組織学的には（左図参照）、嚢胞壁は内側より外側に向かって3層に区別される。

①上皮層
②肉芽組織層
③線維性結合組織層

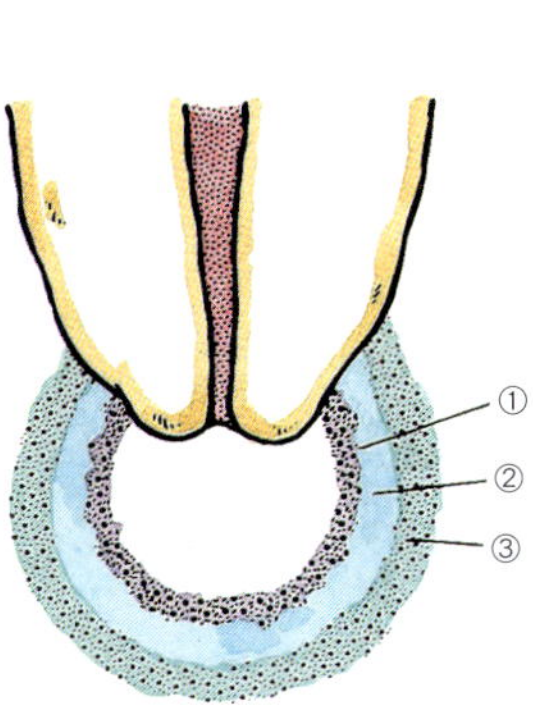

98 大きな根尖病変を有する歯の治療法と外科的歯内治療

根尖部に歯原性と思われる比較的大きな病変を有する症例に対し、問診、視診、触診およびエックス線検査などの診査を十分に行ったにもかかわらず歯根嚢胞と歯槽膿瘍あるいは歯根肉芽腫との鑑別が困難なことがある。

臨床上、エックス線画像において直径が約5ミリ以上で境界明瞭な透過像を示すものの多くは歯槽膿瘍、歯根肉芽腫あるいは歯根嚢胞であるといわれている。歯槽膿瘍および歯根肉芽腫は通常の歯内治療によって治癒する。しかし、根管治療だけで歯根嚢胞が治癒したとする臨床報告例がみられるが、通常、歯根嚢胞は根管処置だけでは治癒しにくいとされている。

このように根尖部に比較的大きなエックス線透過像（根尖病変）を有する歯に対する治療方針としては次のようなものが考えられる。

①歯内治療のみ
②歯内治療と外科的歯内治療
③外科処置のみ（たとえば、抜歯）

まず①の歯内治療のみの場合であるが、SeltzerやBhaskarは、患歯が歯根嚢胞を伴っていてもかならずしも失敗の原因とはならず、それよりも不十分な根管充填が患歯の予後に影響を与える大きな因子となると述べている。それゆえ、数歯にわたるような透過像を呈する症例を除いて、観血処置を行うことなく歯内治療のみを行い、治療後の経過観察を行うのもひとつの方法と考えられる。

次に②の場合は、歯内治療を行った後、経過観察を行い予後が思わしくなかったり、あるいは、根尖部透過像が数歯にわたる症例に対し、外科的処置（外科的歯内治療：歯根尖切除術や歯根尖掻爬術）と根管治療を併用するものである。病変が大きく外科的侵襲が隣在歯に及ぶ恐れがある場合、隣在歯が生活歯であれば将来歯髄壊疽あるいは壊死に陥ることがあり、このような症例では注意深い経過観察を行わなければならない。ときには、あらかじめ隣在歯の歯内治療をも行わなければならないことがある。

③については、歯内治療を行うことが可能であっても（根管充填まで可能）、周辺組織（たとえば上顎洞）に及ぼす影響が著しいときには保存処置の適応症とはならないであろう。

〈外科的歯内治療〉

歯内治療の手技・材料の向上によって多くの歯が保存可能となった。しかし、重篤な急性炎症状の速やかなる消退、あるいは根管口からの歯内治療が不可能、さらには偶発事故などによって通法の歯内治療では治癒が得がたい症例に遭遇する。そして、このような症例には外科的歯内治療を施し歯の保存を試みる。

外科的歯内治療には次のような種類がある。

1　排膿路の確保

疼痛を和らげるために、根尖周囲組織の内圧の軽減と治癒の促進を目的として根

◆再植のための脱臼歯の保存

脱臼歯にはまず再植を試みなければならない。しかし、再植が成功しても徐々に歯根の吸収が進み、いずれ解剖学的歯頸部付近まで吸収し、抜歯せざるをえなくなるケースが多い。再植の成功は歯根表面の根尖周囲組織（いわゆる歯根膜）をいかに正常に保つかにある。ゆえに、脱臼歯の歯根表面をむやみに擦過するようなことは避けるべきである。そして歯根表面の保湿に努めなければならない。保存法としては、特殊な保存液があるが、身近なものでは、生理食塩水や牛乳が良いとされている。

また、口腔内に保存する方法もあるが誤嚥下あるいは気管への吸引の恐れがあり注意すべき保存法である。

尖病変に達する排膿路を人工的に確保する。
①膿瘍切開：排膿によって内圧の軽減と治癒の促進。
②穿孔法（人工的瘻管形成術）：内圧の軽減に効果的である。
しかし、炎症の増悪あるいは組織へのダメージは大きい。

2 根尖部に対する外科的処置

①根尖掻爬術：歯根長に変化はない。
②歯根尖切除術：歯根長が短縮し、逆根管充填が必要となることが多い。

3 その他の外科的処置

①歯根分離法：主として2根性（下顎の大臼歯、ただし第二大臼歯は樋状根を呈することがあり注意を要する）の歯の根分岐部病変を有する歯が対象となる。
②ヘミセクション：歯根分離法と同様、下顎大臼歯の2根性歯の1根の保存が不可能な症例に適用する。
③歯根切断法：主に3根性の歯（上顎大臼歯）の1根が保存不可能な症例に適用する。
④再植術：歯根周囲組織、いわゆる歯根膜をいかに正常に近い状態に保持できるかによって、予後に大きな影響がある。

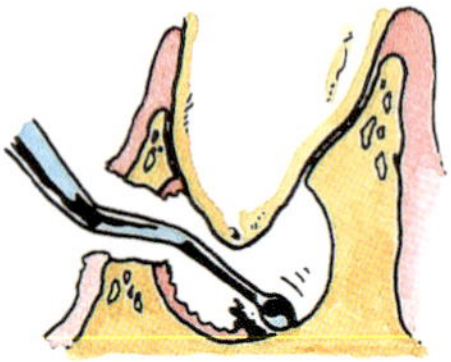
根尖掻爬術

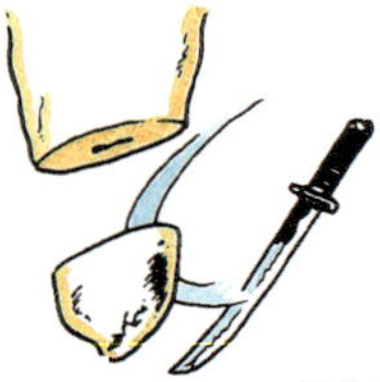
根尖切除術

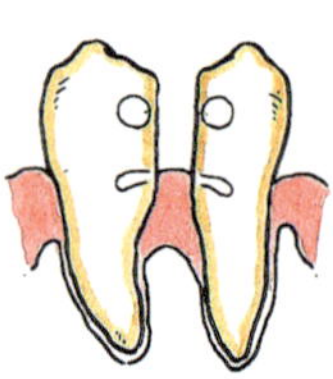
歯根分離法

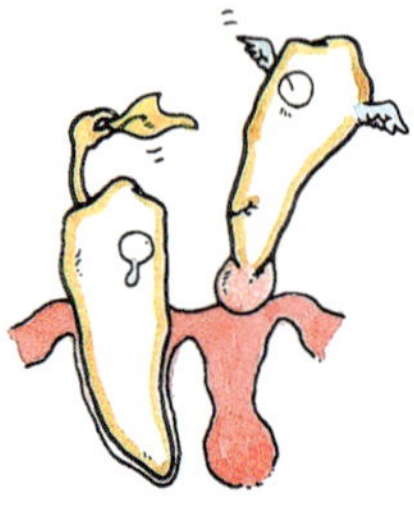
ヘミセクション

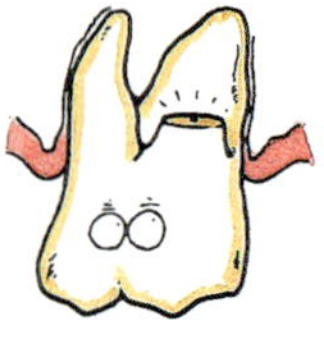
歯根切断法

99 歯根挺出法

歯冠が歯槽骨縁からわずかに下方で喪失したり、歯冠部歯質の保存が不可能な場合、残存する歯根を修復可能な位置まで挺出させる治療法がある。

歯の破折には、その方向および部位によって種々に分類され、それぞれの破折に対する治療法がある。そして、歯根挺出法が適用されるものとしては水平方向に歯根が破折し、歯冠部側$\frac{1}{3}$の歯質が喪失したときに応用される。

また、歯頸部付近の大きな齲蝕あるいは歯頸部付近での外部吸収、髄室開拡や根管口形成あるいはポスト形成時の穿孔などの偶発事故に対しても歯根挺出法が適用される。

歯根挺出法は、基本的にはすべての歯に適応できるが、主として単根歯が望ましい。さらに、適用されるには次のような条件が必要である。たとえば、辺縁性歯周疾患が著明でないこと、両隣在歯が存在し、それぞれの両隣在歯の歯根が、患歯歯根を挺出するための維持歯として矯正力に耐えうる健全な骨植を有する歯であることなどが挙げられる。さらに、最終的に歯根を挺出したとき、修復歯冠と歯根との長さの比についても考慮し、患歯歯根が極端に短くないことが望ましい。歯根が短いとき将来隣在歯とのスプリントも考えられるが、このような症例では抜歯の適応症といえる。

また、歯根の長さは十分であっても、断面の直径が小さいと、歯冠修復物歯頸部付近の形態が隣在歯と調和が取れず、審美的な問題が生じたり、ときには咬合圧に

◆歯の外傷の分類

1 WHOの分類

(1)歯の破折

①エナメル質に限局したエナメル質の喪失
②歯髄に達しない歯冠部破折
③露髄を伴う歯冠部破折
④歯根破折
⑤歯冠・歯根破折
⑥複雑破折
⑦分類不可な破折

2 Andreasenの分類

(1)歯の亀裂と破折

①エナメル質の亀裂
②エナメル質の破折
③エナメル質‐象牙質破折（非露髄、露髄）
④不完全歯冠‐歯根破折（非露髄）
⑤完全歯冠‐歯根破折（露髄）
⑥歯根破折（斜め方向と垂直方向）

(2)歯の脱臼と陥入

①震盪
②弛緩
③脱臼
④側方脱臼
⑤陥入
⑥完全

耐えることができないことも考えられる。

通常、歯根挺出を行う歯には歯内治療を施す。歯頸部付近の穿孔などのときには残存する歯質にブラケットを装着し、矯正線で歯を牽引したり、歯の破折で歯冠部歯質が喪失しているときには根管充填後根管内にポストあるいはフックを装着し矯正線あるいはエラスティックバンドで牽引する。

歯根挺出法は、適切な治療方針に従い治療を行えばその多くは成功するが、矯正装置あるいは矯正力などに関しては専門医の意見を参考にすべきであろう。また、歯根吸収が生じるとする報告も認められ、患歯の定期的な診査が必要である。

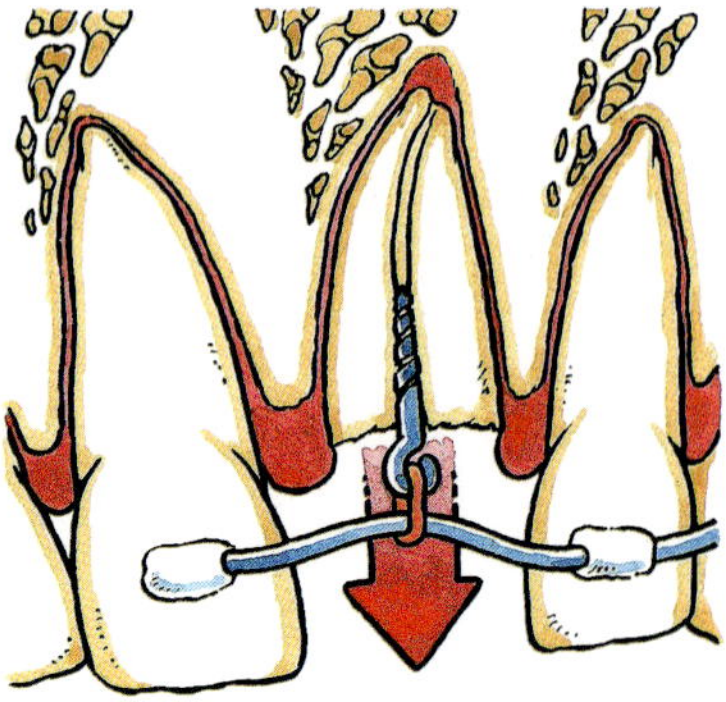

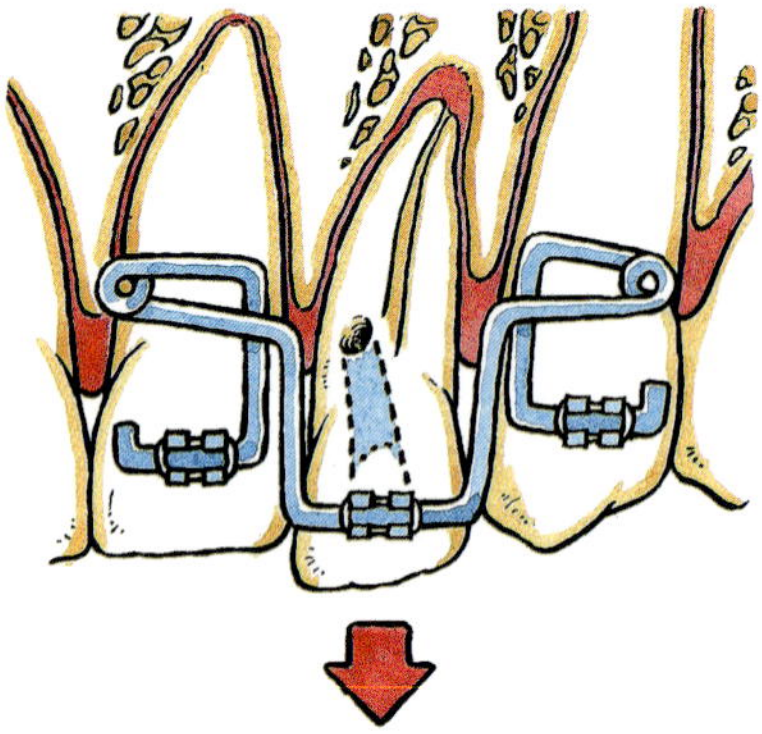

100　破折歯の保存法

従来、前歯や小臼歯の歯冠部に限局した破折は保存可能であるが、歯根に及ぶ破折がある場合は一部のものを除いてほとんどが抜歯の適応症とされてきた。また、大臼歯では破折が歯冠部に限局している場合は保存可能であるが、破折が歯根に及ぶ場合には、上顎歯では近遠心的破折で破折が根分岐部を通るもの、また下顎歯では頬舌的破折で破折が根分岐部を通るものについては、歯根分離法やヘミセクションを適応し、歯の全部または一部を保存することが可能である。破折が前歯や小臼歯に生じた場合、仮に患歯が抜去されても隣在歯が健在であれば、ブリッジなどの処置によって審美的にも、また機能的にも十分にその目的を達成することができる。しかし、大臼歯とくに最後臼歯が抜去されると補綴的処置によっても十分な機能の回復は望めなくなる。

ここでは、破折歯の保存でとくに問題となる大臼歯に生じた縦破折の場合の保存の仕方について述べる。

上顎大臼歯の頬舌的破折や、下顎大臼歯が近遠心的破折でそれぞれ2分割された場合には、まず針金で結紮を行って根管処置を実施する。その後、支台築造時に上顎歯では頬側根、舌側根が、また下顎歯では近心根、遠心根が離開しないような配慮を行い（根管ポストと複合レジンを用いたコアーの調整、あるいは金属製鋳造コアーを用いて破折片を強固に連結する）、さらに全部被覆冠を装着して破折歯の保存と咀嚼機能の回復を図る。

◆接着性レジンセメント

①コンポジット系レジンセメント
- パナビア® F2.0（クラレメディカル㈱）
- リンクマックス（㈱ジーシー）
- ビスタイトII（㈱トクヤマデンタル）
- リライエックス™ ARC（3Mヘルスケア㈱）

②MMA系レジンセメント
- レジセム（㈱松風）
- スーパーボンドC&B（サンメディカル㈱）（図100-1）
- マルチボンドII（㈱トクヤマデンタル）

③セルフアドヒーシブルーティングセメント
- クリアフィル® SAルーティング（クラレメディカル㈱）
- G-ルーティング（㈱ジーシー）
- マックスセム エリート™（サイブロン・デンタル㈱）
- リライエックス™ ユニセム（3Mヘルスケア㈱）

Yokoyama（1998年）は、上顎大臼歯に生じた近遠心的破折の処置法として、歯冠部の頬側面、舌側面に浅い窩洞とその底面にそれぞれ2個の小孔を形成し、ここに矯正用ワイヤーを通して頬側で結紮し、この部分にレジンを充塞した後、歯冠形成を行い、全部被覆冠を装着して破折歯を保存する方法を報告している。なお、根管処置については水酸化カルシウムで約1か月間根管充填を行い、その後ガッタパーチャポイントとシーラーを用いて再根管充填を行っている。

前記の方法は下顎大臼歯の頬舌的破折の場合にも適応可能であると考えられる。最近では、保存修復の分野で広く使用されるに至った歯質接着性に優れたコンポジットレジンや接着性レジンセメント（Super Bond C&B、サンメディカル㈱）がこの破折歯の保存に応用されている。

また、破折歯をいったん抜去し、口腔外で破折部を接着性レジンセメントによって接着し、ふたたび抜歯窩に植立する方法（再植）も症例によっては行われている。

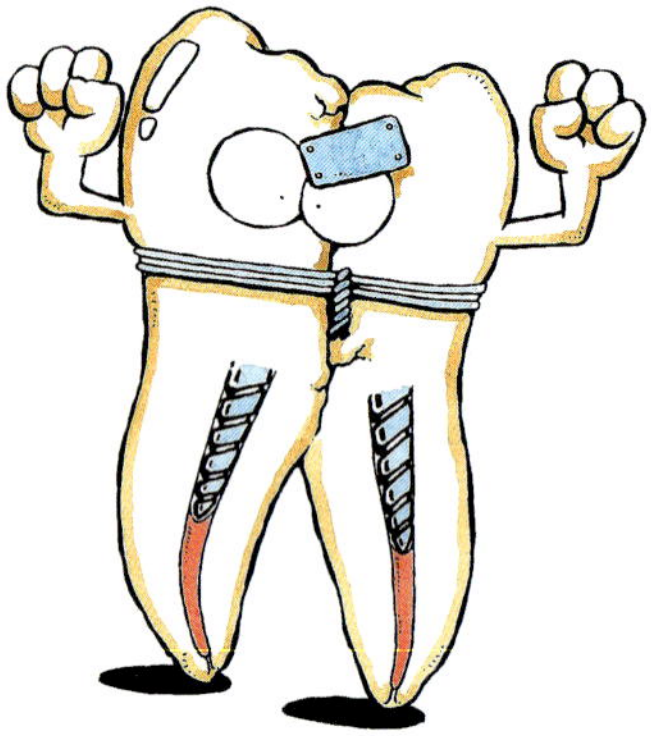

引用文献

①Yokoyama K, Matsumoto K, Kinoshita J, Sasaki H, Komori T, : Treatment of maxillary molars with vertical fractures. Endod Dent Traumatol 14, 287 - 289, 1998.

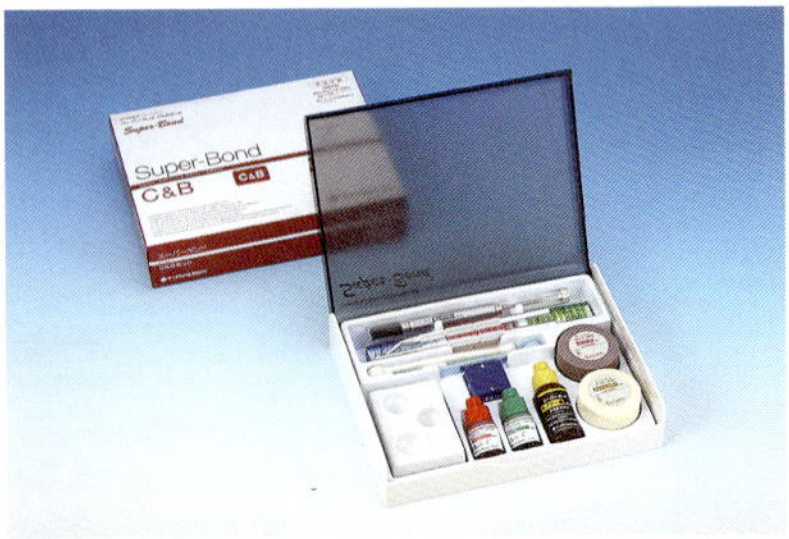

図100-1 スーパーボンドC&B。

101 外傷による脱落歯の再植

外傷を被った患者さんが来院した場合、外傷歯が歯槽窩に存在し亜脱臼（不完全脱臼）の状態にあるときには、まずエックス線写真を撮影して、歯槽骨の骨折、歯根の破折などの有無を確認する。次に、骨折や歯折がない場合には亜脱臼歯を元の位置に整復して、隣在歯とのコンポジットレジンによる固定を行う。さらに、咬合関係をチェックし、必要な投薬を行って、4～5日後に再来院してもらい経過観察を行う。植立歯が安定した後に、歯髄の生死を判定し、必要に応じて根管処置を施す。

完全脱臼の状態にある場合には、亜脱臼の場合と同様の術前診査・検査を行った後、脱臼歯に歯根の破折がなければ再植を行う。

脱落歯は、ハイパール液中に浸漬し消毒を行う。この間に、患部を消毒し、局所麻酔を施す。麻酔の奏効を確認したならば、再植歯を滅菌生食水中へ移して、十分清掃した後、元の歯槽窩内に植立する。このとき、歯冠の近遠心幅径が両隣在歯間の幅と一致することを確かめ、もし合致しないときには再植歯の両隣接面を削合して幅径を合わせておくようにする。歯槽窩に血餅が満たされている場合には、再植歯を徐々に挿入し、元の位置におさめるようにする。さらに、咬合関係をチェックして、光重合型コンポジットレジンを用いて隣在歯に固定する。再植歯の根管処置は通常再植後7～10日目に行われている。

また、固定は最小限（1週間程度）にすべきであるが、いずれもケースバイケー

◆市販されている移植・再植用歯の保存液

・歯の保存液「ネオ」（ネオ製薬工業㈱）（図101-1）

この保存液は、移植・再植歯の歯根に残存する歯根膜組織を保護するために開発されたもので、歯根膜の乾燥を防ぎ、浸透圧とpHの安定化によって歯根膜を構成する細胞の活性を維持するとされている。

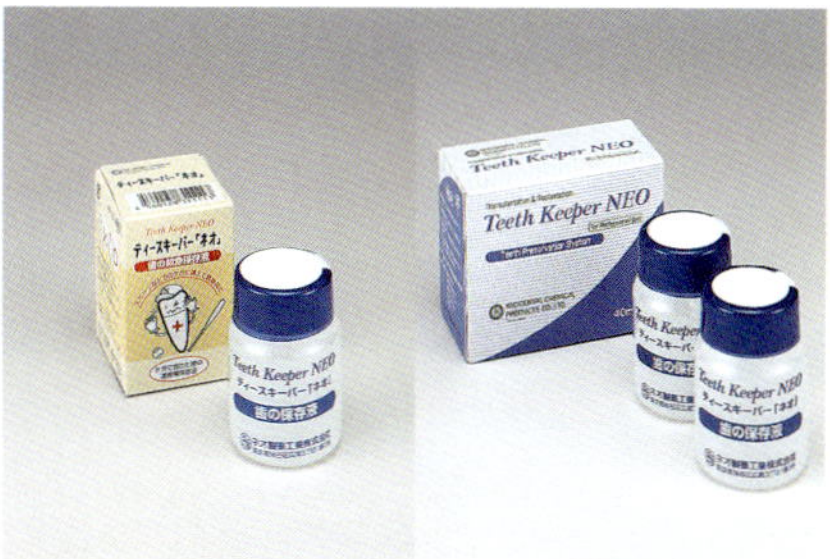

図101-1　歯の保存液。ティースキーパー「ネオ」。
右：歯科医院用、左：一般用。

スである。重度の骨破壊が認められる症例では3～4週間あるいはそれ以上の固定期間が必要な場合もある。また、再植歯の歯根膜を除去して根面を化学的に処置した（1～2%フッ化ナトリウム溶液に4分間ほど浸漬して、歯根吸収の程度を減少させる処置）場合には、6週間の固定期間を置くのがよいとされている。

次頁に臨床例を示す。

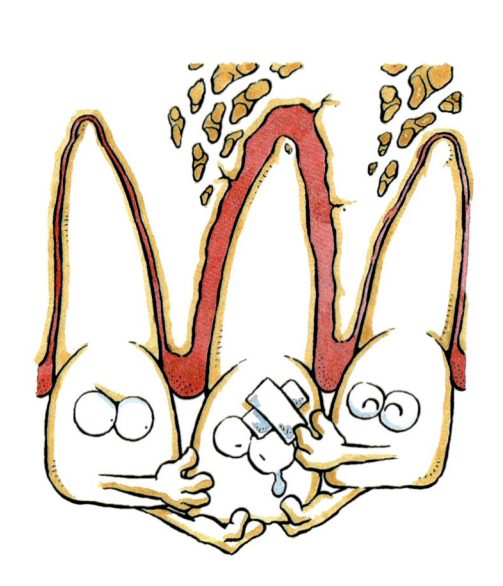

◆**再植歯の根吸収**

脱臼歯にはまず再植を試みなければならない。しかし、再植が成功しても徐々に歯根の吸収が進み、いずれ解剖学的に歯頸部付近まで吸収し抜歯せざるをえなくなるケースが多い。再植後の歯根吸収の程度をわずかでも減少させるために、脱臼歯は1～2%フッ化ナトリウム溶液に4～5分間程度浸漬するとよい。吸収を生じない場合には歯根と歯槽骨の癒着が起こる。

打撲によって陥入した歯を矯正的に復位させても、同様の経過をたどる。

◈外傷による脱落歯の再植（図101-2～9）

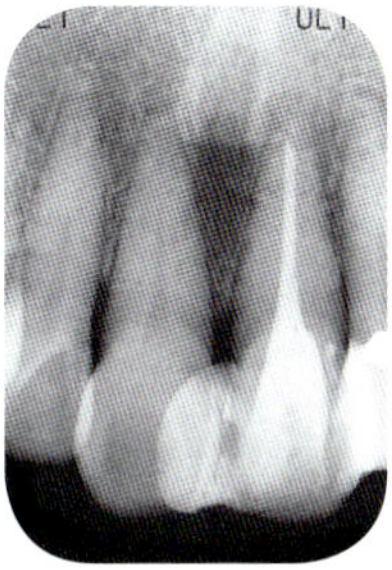

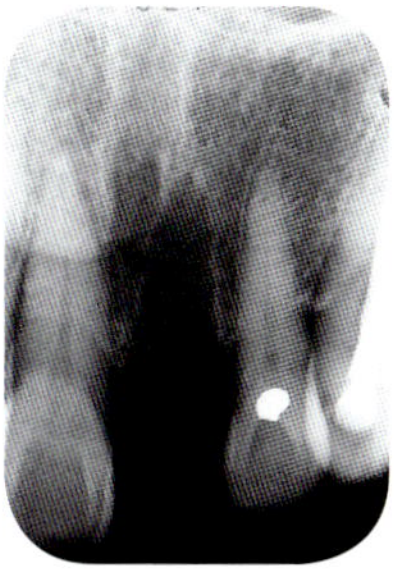

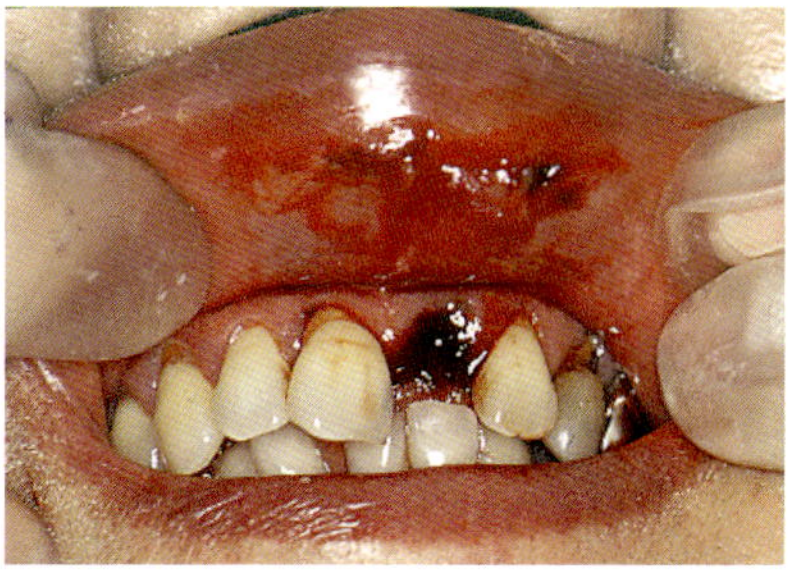

図101-2、3　68歳の女性。⌊1に外傷を受けた直後の口腔内写真とエックス線写真。⌊1は完全脱臼しているが、歯槽骨骨折は認めない（右、中央）。

図101-4　⌊1の再植・固定49日後に根管充塡を行う。根管充塡直後のエックス線写真（左）。

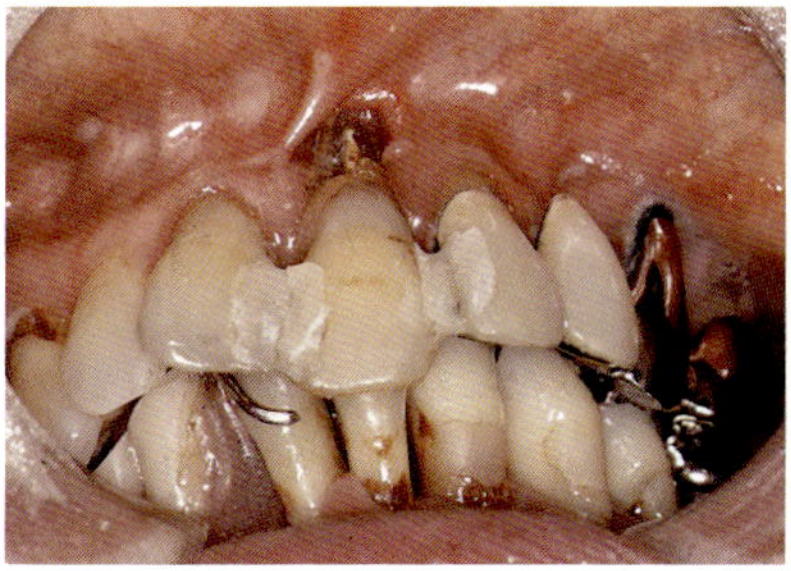

図101-6　再植後約９年６か月経過の口腔内写真。唇側歯肉の退縮と歯根露出が認められる。

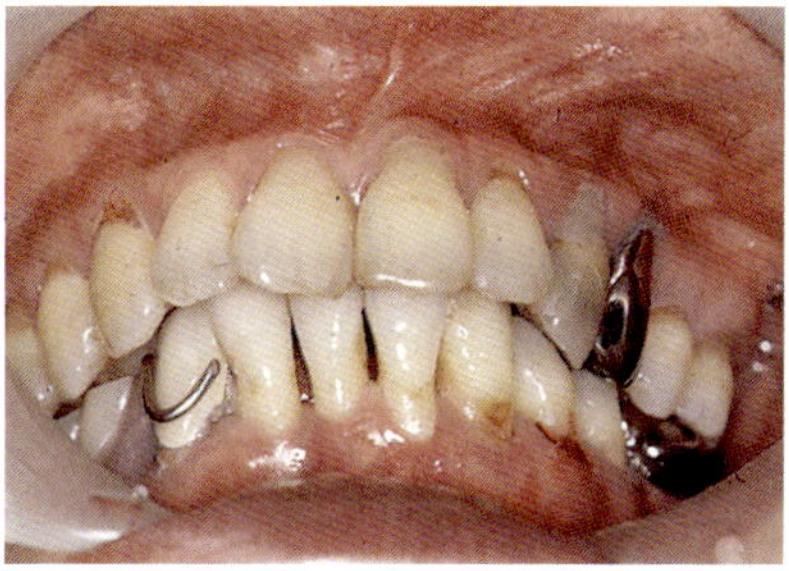

図101-5　再植後１年42日経過の口腔内写真。再植歯に動揺もなく、経過は良好である。

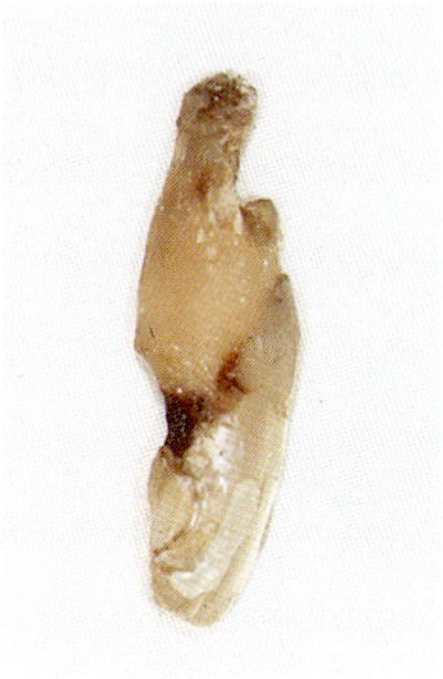

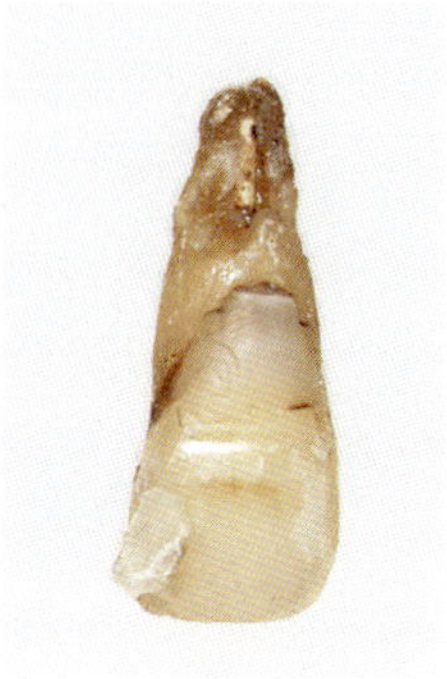

図101-8、9　抜去した⌊1の唇面観と近心面観。著明な歯根吸収が認められる。

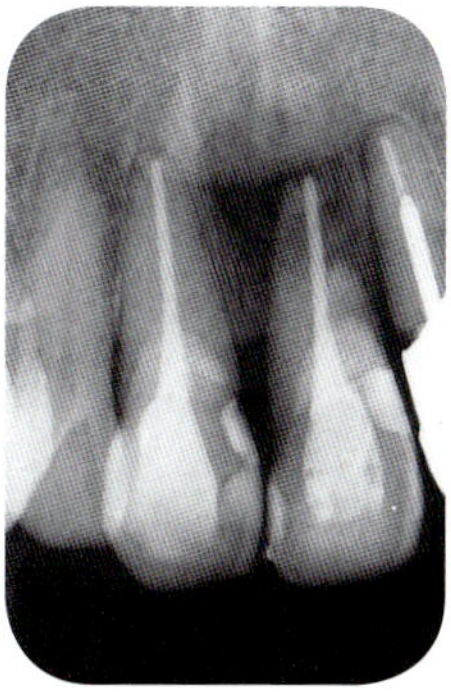

図101-7　同エックス線写真。

102 脱落歯の再植までの保存法

交通外傷、スポーツ外傷あるいはその他種々なる原因による外傷など、近年外傷を被る機会は増加の一途をたどっている。歯が外傷を被った場合、歯には種々なる程度の損傷が生じ、これに対して単なる保存修復から歯髄処置を伴った歯冠修復さらには補綴処置、あるいは再植などの治療法が行われている。外傷による完全脱臼歯に対しては、通常、再植し固定が施されるが、再植の予後は再植歯の歯根に残存している歯根膜の量や傷害程度、受傷から再植までの時間とその間の歯の保存状態などに影響される。

外傷を被った患者さんから連絡があった場合は、できるかぎり早く来院させて前述の外傷の程度に応じた処置を行うべきである。なお、完全脱臼歯にあっては、水道水などの流水下で汚れを落とし、滅菌綿花（滅菌綿花がない場合は清潔なものであればよい）、または清潔なティッシュにくるみ、乾燥させないように水気を含ませた状態で持参させるか、牛乳中に浸漬した状態で来院させるように指示するのがよい（次頁の脚注および図102－1を参照）。

外傷は学童が学校内で被る機会が多く、学校歯科医は学校の保健室内に移植臓器搬送用の保存液（たとえばビアスパン：ViaSpan™）や牛乳あるいは生理食塩水を常備するように学校側に働きかける必要がある。

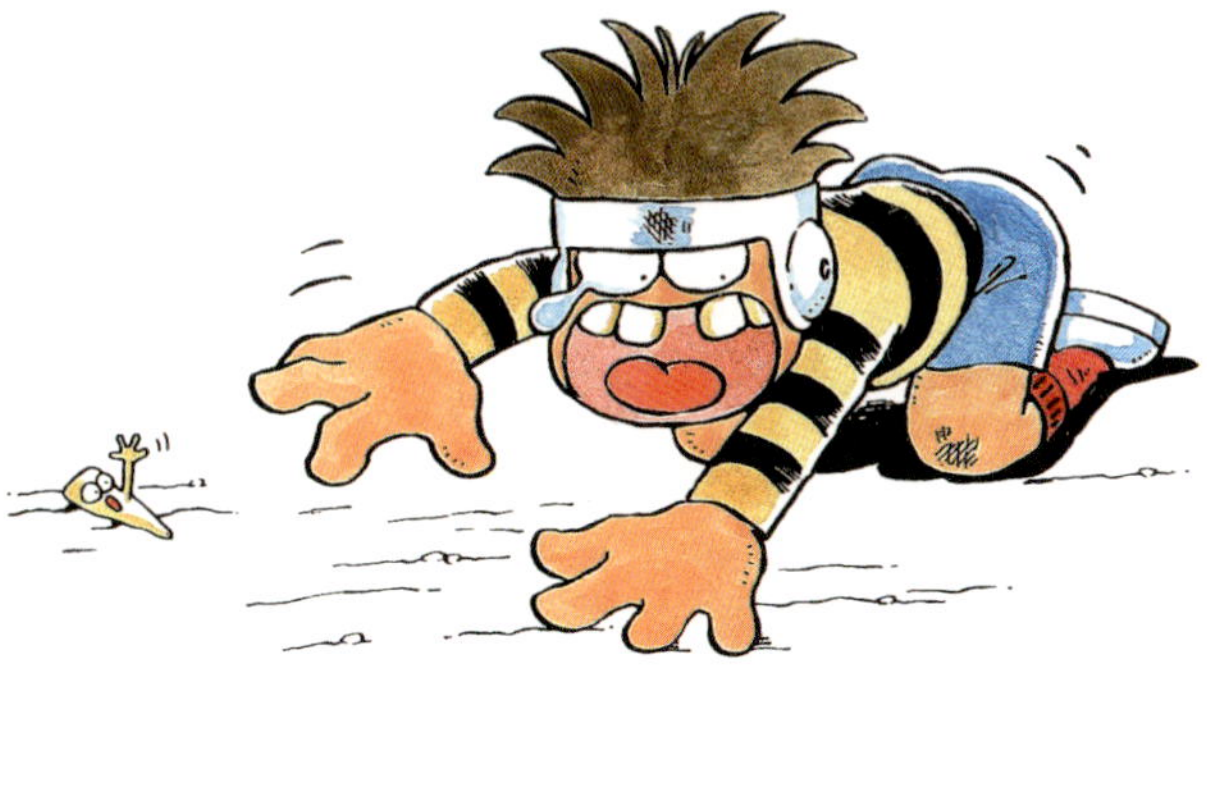

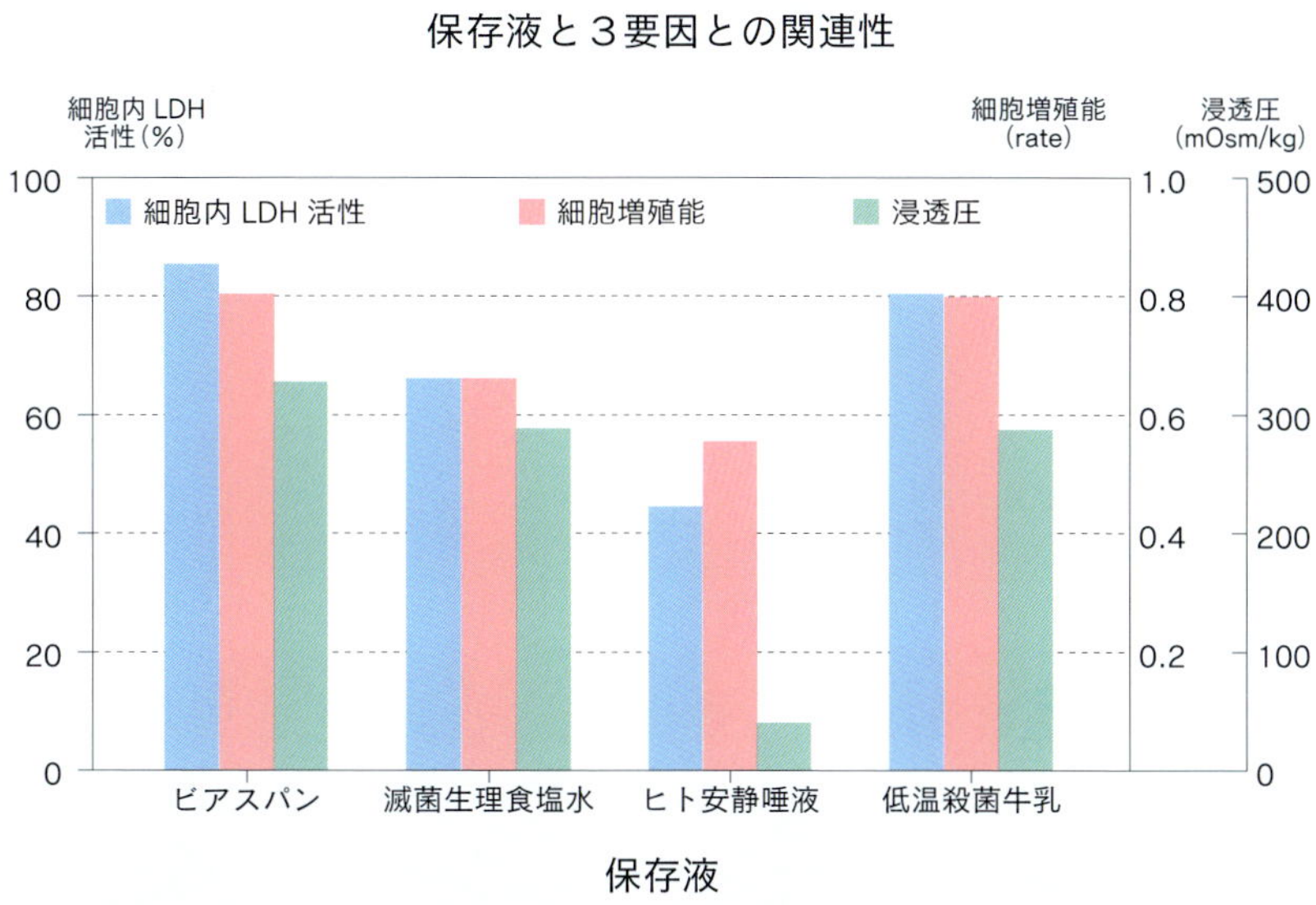

図102-1 （巌恭輔．ヒト歯根膜細胞への影響からみた再植歯保存液の有用性（*in vitro*）．日歯保歯39（1）；110-127, 1996より引用・一部改変）

本 *in vitro*の実験結果から、牛乳の再植歯保存液としての有用性がきわめて高いことが示唆される。これに対して、唾液は再植歯を暫時保管する目的で使用される程度の有用性であることがわかる。なお、滅菌生理食塩水は両者の中間的な有用性を示している。

◈再植歯保存液の有用性について

巌は、身近にあるもの、入手が容易であるもの、あるいは臓器保存液として話題になっているものなどの4種類の液体の再植歯保存液としての有用性を検討した結果、ヒト安静唾液で10分以内、滅菌生理食塩水で30分以内、ビアスパンで60分以内、また低温殺菌牛乳で120分以内の浸漬保存であれば、再植の成功に大きく寄与するであろうと述べている。

第5部

トラブルに強くなる

103 歯内歯の処置法

歯内歯は、歯冠部の象牙質の一部が表層のエナメル質とともに石灰化以前に歯髄腔内に陥入したものである。これは上顎側切歯に観察される盲孔の発育したものと同様の形態を示している。しかし、陥入の程度は種々で、歯冠部に限らず歯根部さらには根尖部から歯周組織にまで陥入したものが認められている。Oehlersは、このような陥入の程度を次の3つのタイプに分類している。

タイプI：エナメル質の陥入がエナメル-セメント質境の位置にまで達していないもの。

タイプII：エナメル質の陥入がエナメル-セメント質境を越えているもの。

タイプIII：エナメル質の陥入が根側部あるいは根尖部で開孔し、あたかも第二の根尖孔を作るかのような形態を示すもの。

このように歯冠部への陥入の形態が複雑であるために齲蝕の罹患率が高く、齲蝕から歯髄炎、歯髄壊死へと移行し、さらには根尖病変（巣）の成立も認められている。それゆえ、歯冠陥入部が無傷のままで発見されることは非常に稀であり、たいていの場合は口腔検査時のエックス線検査によって偶然的に発見される。歯内歯は今まで多数の研究者によって報告されており、その出現率は被験者の0.04～10.0％の範囲で認められている。この数値の幅は歯内歯の判定基準が研究者によって異なるた

◆歯内歯の出現頻度

日本人ではきわめて稀であり、11，283名の児童の口腔診査では、乳犬歯に一例（0.01％）の歯内歯が認められたに過ぎないと報告されている。しかし、白人では2％に認められている。好発部位は上顎側切歯である。

◆歯内歯（タイプIII）（図103-1～3）

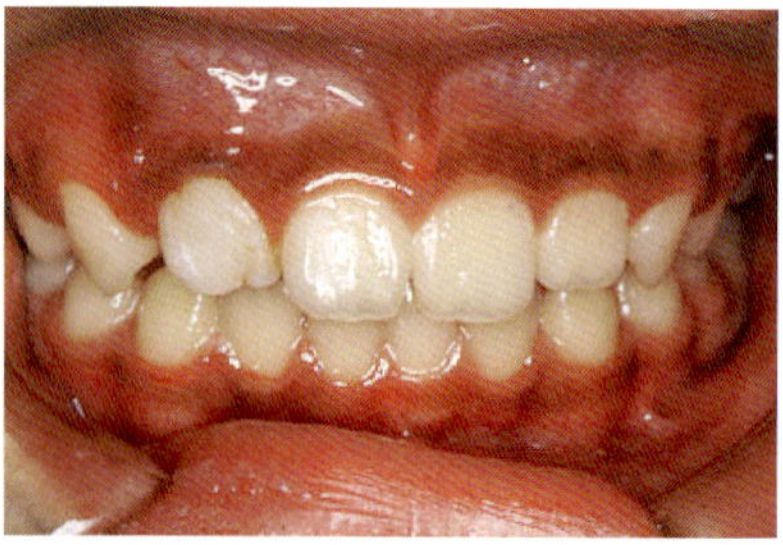

図103-1　上顎右側側切歯は左側側切歯より歯冠の幅径が大きい。

めである。歯内歯はとくに上顎側切歯に高頻度に観察されている。
　タイプⅠおよびタイプⅡの歯内歯では、陥入部も含め髄腔開拡を行うことが可能であり、通常の歯内治療が実施できる。ただし、陥入部には食片の残渣や壊死に陥った結合組織などによる不潔域が歯髄と隣接しているために、歯の萌出後数年には歯髄感染を被っている。このような症例では、根尖未完成の状態で根尖病変が発生する。それゆえ、アペキシフィケーションを期待した歯内処置を施さなければならない。また、タイプⅢの歯内歯では陥入部が根尖歯周組織と交通していることもあり、根管系は非常に複雑な形態を呈している。それゆえ、タイプⅢの歯内歯では緊密な根管充填を施すことがきわめて困難であり、根尖掻爬とともに逆根管充填が必要となる。

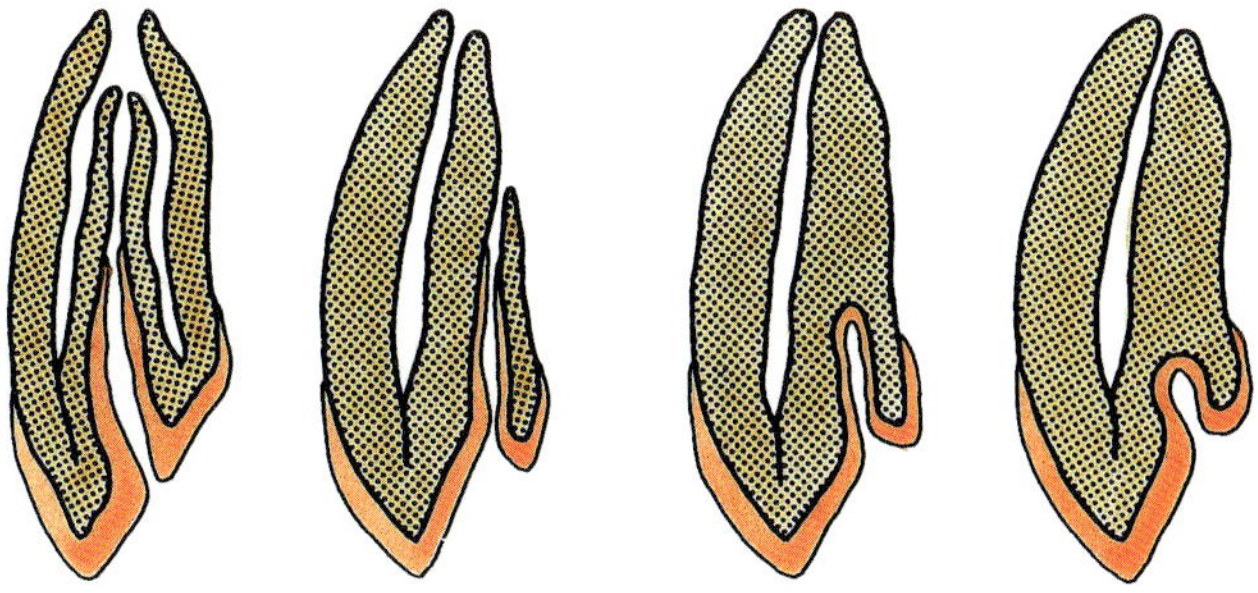

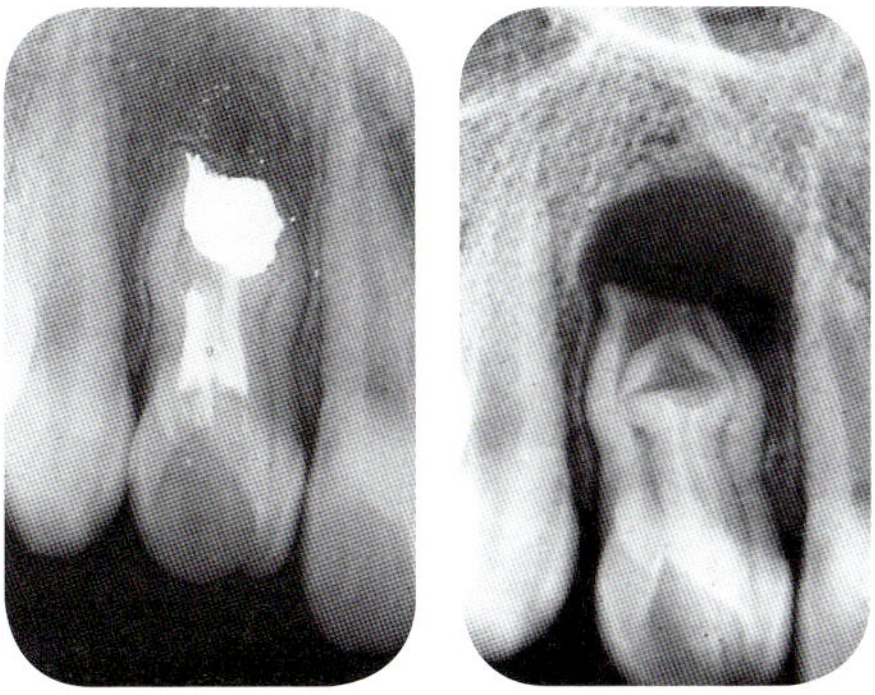

図103-2　上顎右側側切歯にみられた歯内歯（タイプⅢ）の一症例（右）。

図103-3　根尖掻爬とアマルガムによる逆根管充填後6か月の所見（左）。

104 中心結節を有する歯の処置

中心結節は臼歯咬合面に発現する形成異常のひとつで、咬合面中央部に象牙質とエナメル質が突起した状態を呈する。歯髄腔が内部に入り込んでいない結節もあるが、結節の外形と相似形に歯髄腔が突起内に入り込み、髄角を形成していることが多い。このような中心結節は歯内治療上、重要な意味を有する。

歯が萌出するときにすでに中心結節は形成されており、萌出直後に咬合、あるいは咀嚼によって結節が破折する可能性がある。歯髄腔が中心結節内部にまで入り込んでいると、破折に伴って露髄し、歯髄は感染する。また、咬耗が進んで第二象牙質の形成が追いつかない場合にも露髄を生じる。露髄した初期には接触痛を生じるかもしれない。歯髄腔は開放されているので、食渣が滞留して急性発作を生じるほかには急性歯髄炎症状が現れることは少なく、露髄は見過ごされやすい。

露髄した結節をそのまま放置すると、根尖が完成するまでに歯髄は感染して徐々に失活する。中心結節に破折や咬耗で露髄を生じると、多くの場合にその歯髄は壊疽に陥り、やがて、慢性化膿性根尖性歯周疾患を継発する。その結果、根尖部に明瞭な病変（巣）としてのエックス線透過像が認められるようになる。

根尖未完成歯は、歯髄が生活していてもエックス線写真で根尖病変（巣）と誤りやすい所見を呈することが多い。正常像と根尖病変（巣）との鑑別を慎重に行わなければならない。

中心結節を有する歯、とくにエックス線写真で髄角が結節内に認められる歯に対

◆臨床例（図104-1～4）

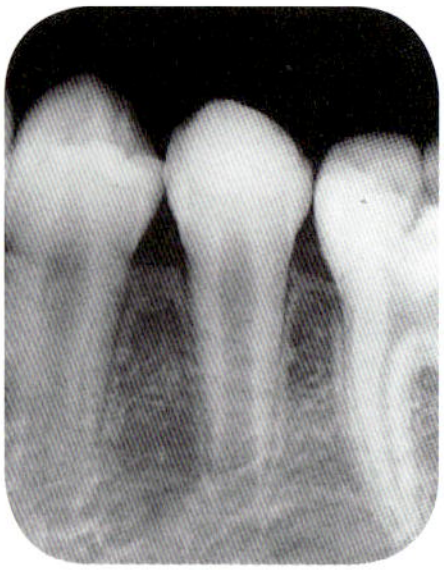

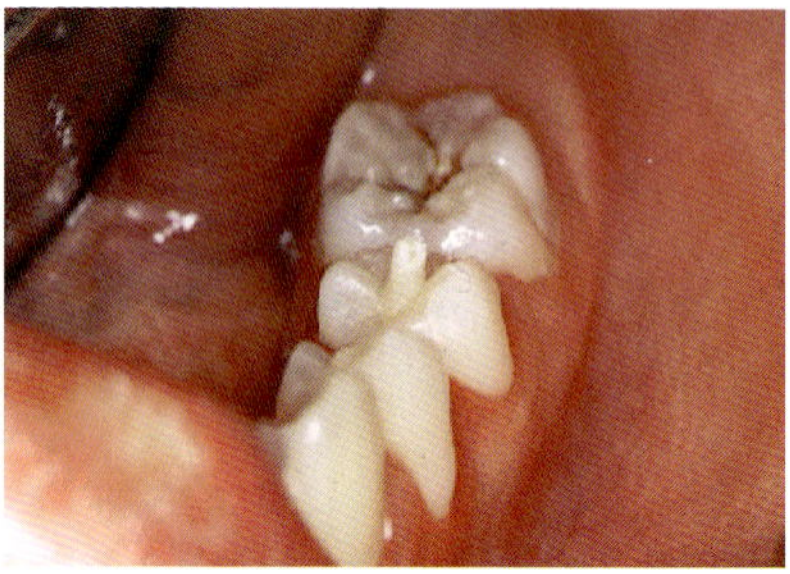

図104-1、2　下顎左側第二小臼歯咬合面に中心結節が認められるが、EPTの結果、生活歯で無傷のまま経過している。

する最も重要な処置は、その結節を破折または咬耗から保護することである。そのための処置として、咬合面の裂溝にグラスアイオノマーセメントや接着性レジンなどの硬度に優れた材料を選択し、それを裂溝に填塞して結節と辺縁隆線との間を埋め、結節が破折しにくいように、また、咬耗しにくいようにする。

不幸にして破折や咬耗で結節に露髄を生じたとき、生活歯髄を有する根尖未完成歯ではアペキソゲネーシス、根尖未完成歯で歯髄が失活していたならばアペキシフィケーションの概念に従って、根尖の完成を図る。

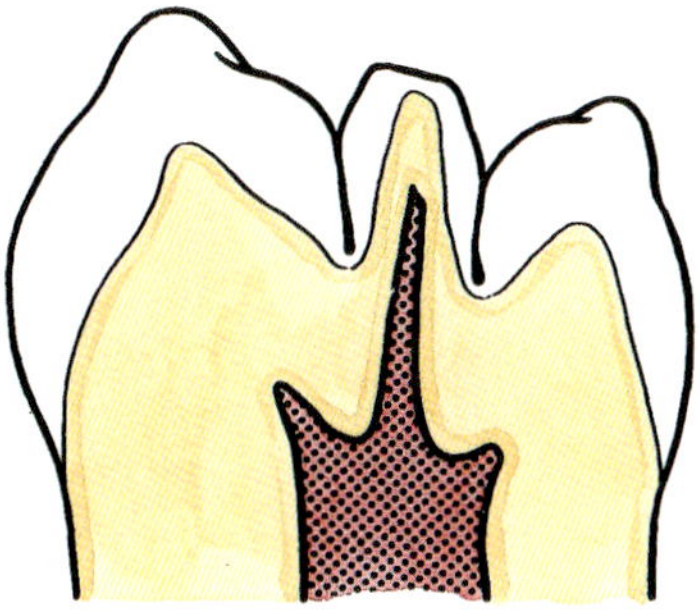

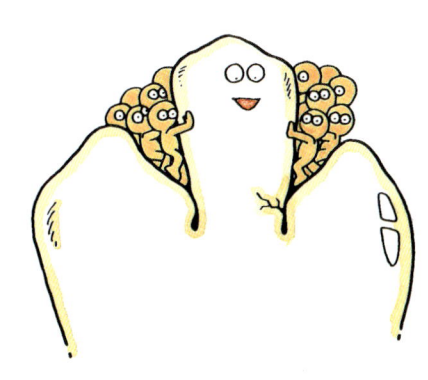

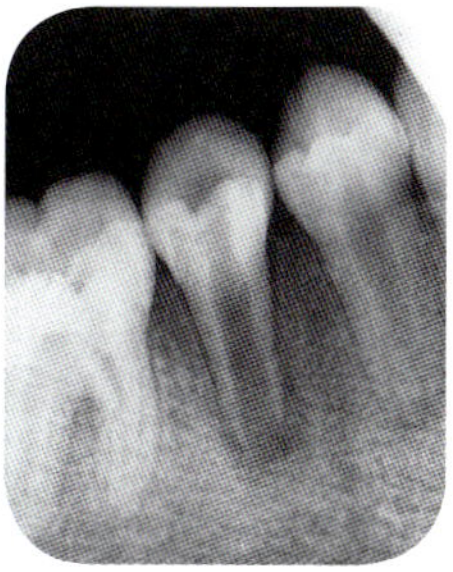

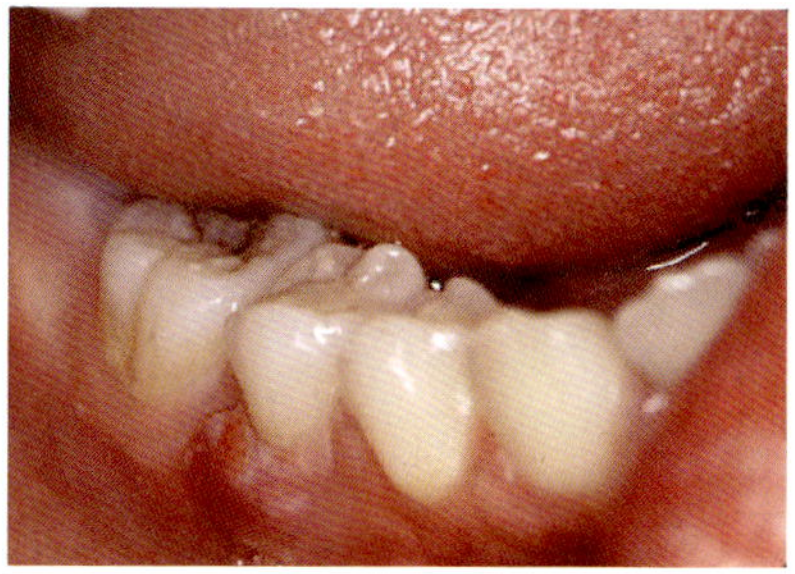

図104-3、4　同一患者の反対側の第二小臼歯にみられた中心結節の破折例。中心結節破折に伴い、歯髄壊死に陥っている。

105 歯内吸収歯（歯の内部吸収）の処置法

歯の内部吸収の原因としては慢性の刺激が長期間続いた歯髄に肉芽組織が生じ、破歯細胞が象牙質を吸収するといわれている。とくに、外傷の既往歯に発生すると報告されている。

通常、自発痛や誘発痛はなく、無症状に経過するが、内部吸収が歯頸部に発症したときにはピンク色の変色部分（ピンクスポット）が認められる。そして、患者さん自身が歯の変色に気付き受診することがあるが、歯頸部以外に発症したものは、たまたま他の歯の治療に際して撮影したエックス線画像で、歯質の吸収が発見される。歯内吸収像は、髄室壁あるいは根管壁が陥凹面を呈することが多い。

歯内吸収を発見したときには、直ちにその歯の処置にかからなければならない。歯髄は生活しているので吸収は速やかに広がり、外部と交通するようになるからである。

歯内吸収歯には、麻酔抜髄を行うのが処置の基本である。吸収部は象牙質が陥凹している。それゆえ、吸収部にはリーマーやファイルを接触させることが困難で、歯髄組織を機械的に除去できないことがある。その場合には、まず、根尖孔まで歯髄除去を行った後、有機質溶解作用を有する次亜塩素酸ナトリウム溶液を根管内に数分間満たして、化学的に歯髄組織を溶解・除去する。その後、根管消毒薬剤を貼付する。水酸化カルシウム製剤の応用が効果的であろう。再来院時に、問題がなければ、根管充填を行うが、根管壁の陥凹部を確実に充塞するためには水酸化カルシ

◆ピンクスポットとは

歯の内部吸収に好発部位はない。内部吸収が歯冠部、とくに歯質が菲薄な歯頸部付近に生じるとピンク色を呈する。これは、内部吸収が生じているところの組織は肉芽組織で毛細血管に富んでいるためにピンク色を呈する。

外傷直後に歯冠が赤色（ピンク色）を呈することがあるが、これは歯髄内での出血が原因であることが多く、ピンクスポットとはいわない。時間とともに色が変わり歯の変色の原因となる。

ウム系シーラーを併用しての熱可塑性ガッタパーチャ法が推奨できる。

内部吸収が進行して歯髄腔が外部と交通している場合には、やむを得ず抜歯しなければならないこともある。しかし、機械的・化学的に歯髄を完全に除去し、水酸化カルシウム単味あるいは水酸化カルシウム製剤を根管に填入して、歯周組織との交通部に硬組織の新生・添加を図ることが第一の選択である。このような処置を行った後は数か月間の経過観察が必要であり、3～4週間ごとに根管内の水酸化カルシウムを填塞しなおさなければならない。なお、水酸化カルシウムを穿孔部から歯周組織内に大量に溢出させないように処置すべきである。硬組織の添加が認められれば、前述のとおり、熱可塑性ガッタパーチャ法で緊密な根管充填を実施する（88を参照）。

また、外科的に歯根の外部から穿孔部を封鎖するのも選択肢のひとつといえる。

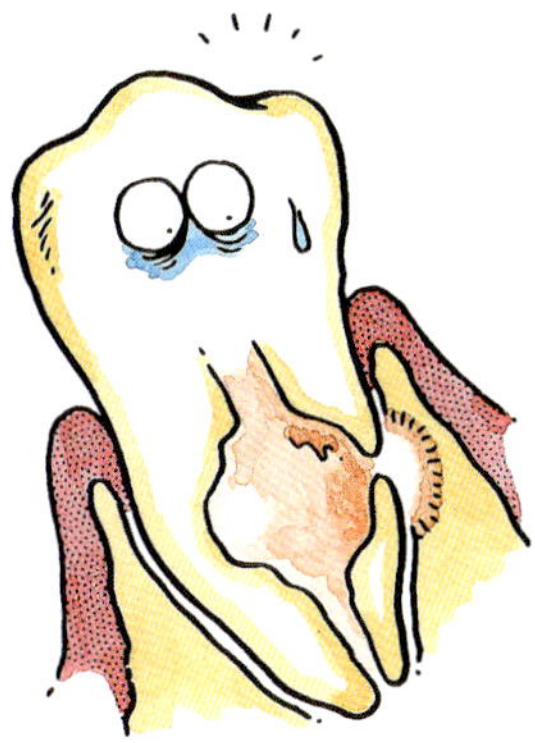

106 歯性病巣感染とは何か

１８０１年、Benjaminは、股関節リウマチの患者さんに治療を試みたが効果がなく、疼痛のある歯を抜去したところ、股関節の痛みが数日以内に消失し、再発しなかったことを報告している。このことから口腔の慢性疾患と身体の他の疾患との間に重大な関わりがあると思われた。

１９１２年にBillingsが、このような現象を病巣感染と名づけた。

病巣感染の定義は次のとおりである。〝病巣感染とは、通常たいした症状を呈さない慢性限局性病巣（原発巣）の細菌によって引き起こされる疾患である。このような病巣と直接に連絡のない遠隔臓器に一定の器質的な組織変化あるいは機能障害を呈する反応（第二次病巣）が起こることがある。このような反応性疾患を指して病巣感染といっている。〟このうち、とくに口腔感染を原発巣として病巣感染が成立した場合を「歯性病巣感染」という。

病巣感染の成立機序は、原発巣に存在する菌が血行中に流入して成立するという菌血症説、細菌菌体分解産物が血行やリンパ行に吸収されて抗原となるとするアレルギー説、原発巣で産生された物質が神経の末端を刺激し、これが全神経の変調を生じさせるとする神経説あるいは原発巣は生体に生じたストレッサーであり、これが長期間にわたるとストレッサーに適応する疾患を生じさせるとするストレス説などがある。

病巣感染の二次疾患には心内膜炎、腎炎やリウマチなどが多く、原発巣としては

◆病巣感染と抜歯

１９４０年頃までは病巣感染の原因が根尖病変（巣）を有する歯にあるとされ、抜歯が頻繁に行われてきた。しかし、１９５０年代に入ってGrossmanが抜歯を行っても二次病巣の改善がなされないことに気づき、以後に患歯に対して、根管治療が施されるようになり、今日に至っている。

扁桃の感染から起こるもの（63％）がもっとも多く、次いで歯の感染から起こるもの（22％）が多いとBillingsが報告している。ただし、実際には内因感染として無数にある歯の疾患中、原発巣となるものは非常に少ないことも事実である。歯科治療では抜歯、歯周外科処置だけでなく歯内治療においても一過性の菌血症を起こすことはよく知られている。しかし感染性心内膜炎を引き起こすためには感染性心内膜炎を来しうる病原微生物の菌血症が持続することが必要であるといわれていることから、歯科治療が直接的に感染性心内膜炎を引き起こす可能性は低いと考えられている。むしろ、口腔内が不潔で慢性の歯性感染症を放置していることが問題である。

しかし、人工弁置換患者と感染性心内膜炎の既往を有する患者さん、心房中隔欠損症を除くほとんどの先天性心疾患、後天性弁膜症、動脈肺動脈短絡作成術後の患者さんは感染性心内膜炎のハイリスク患者であり、合併症が重篤化しやすく死亡率も高い。また間質性肺炎や膠原病のためにステロイド剤の大量投与を受けている患者さんも重篤化しやすいといわれている。これらの既往を持つ患者さんへの歯科治療が感染性心内膜炎を引き起こす確率は低いとしても、結果は重大であり歯科治療にあたっては予防を行う必要がある。また、人工ペースメーカー植え込み患者は必ずしも感染性心内膜炎を引き起こす可能性が高いことは証明されていないが、予防を行うほうがよいと考えられている。

いずれにしても、歯性病巣感染の可能性がある限り、口腔内の慢性疾患は放置せずに治療し、治療の際には処置の1時間前に成人ならばアンピシリン2.0g（小児では50mg／kg）の経口投与を行うとともに、起炎物質を他の組織に移動させないように慎重に行うことが大切である。

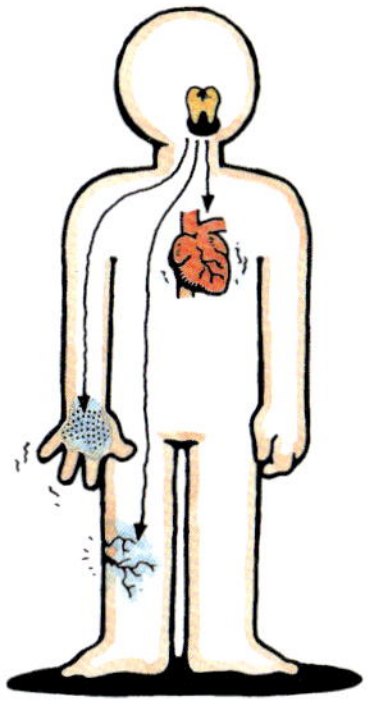

107 上行性歯髄炎とは何か

齲蝕がなく一見健全歯であるにもかかわらず、挺出感や打診に対する強い反応を有し、またエックス線写真で根尖部に透過像を認めることがある。このような場合には上行性歯髄炎（上昇性歯髄炎、逆行性歯髄炎）を疑ってみる必要がある。

上行性歯髄炎とは、歯髄が歯周疾患に伴う歯周ポケットの深化や歯周治療による侵襲など、また隣在歯の根尖病変（巣）の拡大によって根管側枝や根尖孔から逆行性に、またアナコレーシスによって炎症に陥った場合をいう。また、歯の動揺によって根尖部血管の押しつぶしや引きちぎりが起こり、歯髄への栄養供給が障害されることによって、歯髄壊死の転帰をとることがある。

上行性歯髄炎は、急性化膿性歯髄炎様症状を呈し、挺出感や打診反応陽性を示す。また、炎症が進むにつれて冷・温刺激に対して過敏となり、多くは歯髄壊死に陥る。このような症例では、患歯に深いポケットが存在したり、隣在歯の根尖病変（巣）の拡大などがみられることがある。処置としては、歯内治療と歯周治療とを併用しなければならないが、どちらを先にすべきか、あるいは同時にすべきかは症例によって異なる。歯内治療としては、炎症が根尖孔や側枝から上行性に根部歯髄から冠部歯髄へと波及するため、歯髄の全部除去療法すなわち抜髄処置を適用する。

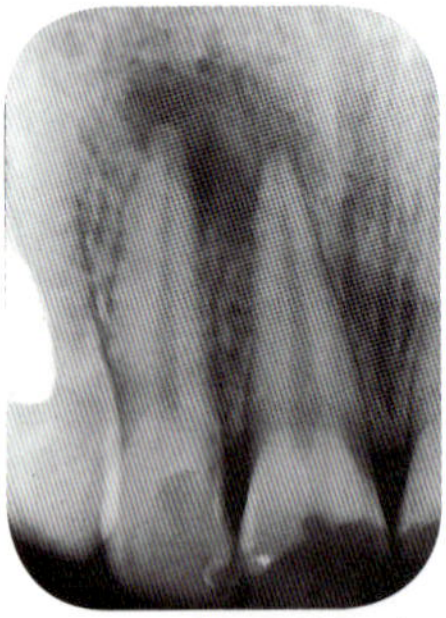

図107-1　26歳女性。1⏌の根尖病変が2⏌根尖部にまで拡大・波及している。2⏌の上行性歯髄炎が疑われる。

◆アナコレーシス

外傷などによって歯髄内に炎症反応が生じると、細菌が血液を介して歯髄内に運び込まれてくることがある。もし細菌に発病力があり、宿主側に細菌を排除するに十分な抵抗力がなければ、これらの細菌および毒性産生物が存続し破壊的な炎症を引き起こす。このように細菌が損傷を被った歯髄に血行性に付着する現象をアナコレーシスという。

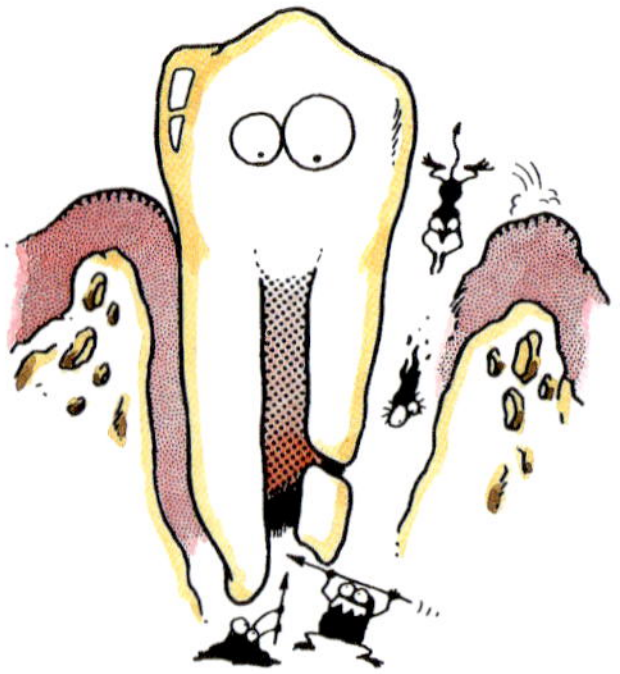

108 瘻孔の原因歯の決定法は？

次項（109）の解説で述べたように、瘻孔は患者さん自身が目で確認でき、さらにその治療効果も瘻孔の縮小、消失によって患者さん自身の目で確認することができる。そこで、この腕のみせどころである瘻孔の原因歯を見つけ出さなくては腕の奮いようもない。

瘻孔は常に患歯の根尖相当部に生じるとは限らず、周囲歯槽骨の厚みや上顎骨と下顎骨との解剖学的違いによって瘻孔の出現する部位が異なってくる。上顎、下顎とも唇・頬側に出現する頻度が高い。しかし、上顎でも側切歯や臼歯の口蓋側にみられることもある。また、瘻孔は患歯から少し離れた部位に出現することもしばしばある。さらに、急性や亜急性の歯槽膿瘍が未処置の場合、顔面表皮にまで及ぶこと（外歯瘻）がある。

そのほかに、根尖病変（巣）以外の原因で瘻孔を生じる場合がある。それには、歯の破折や穿孔あるいは歯周疾患が原因となっている。

瘻孔の原因歯は慢性化膿性根尖性歯周炎に罹患しているので、当然のこととして失活歯である。それゆえ、まず最初に失活歯を見つけることからはじめる。そして失活歯が判明したら、次にエックス線撮影を行い、原因歯と思われる歯の根尖部の状態を調べる。このとき疑わしい病変を有する歯が1本であればすぐにこれだとわかるが、2、3歯が根尖部に病変を有する像があらわれた場合には判定をつけかねる。このような場合、瘻孔の開口部よりガッタパーチャポイントや細い結紮線を挿

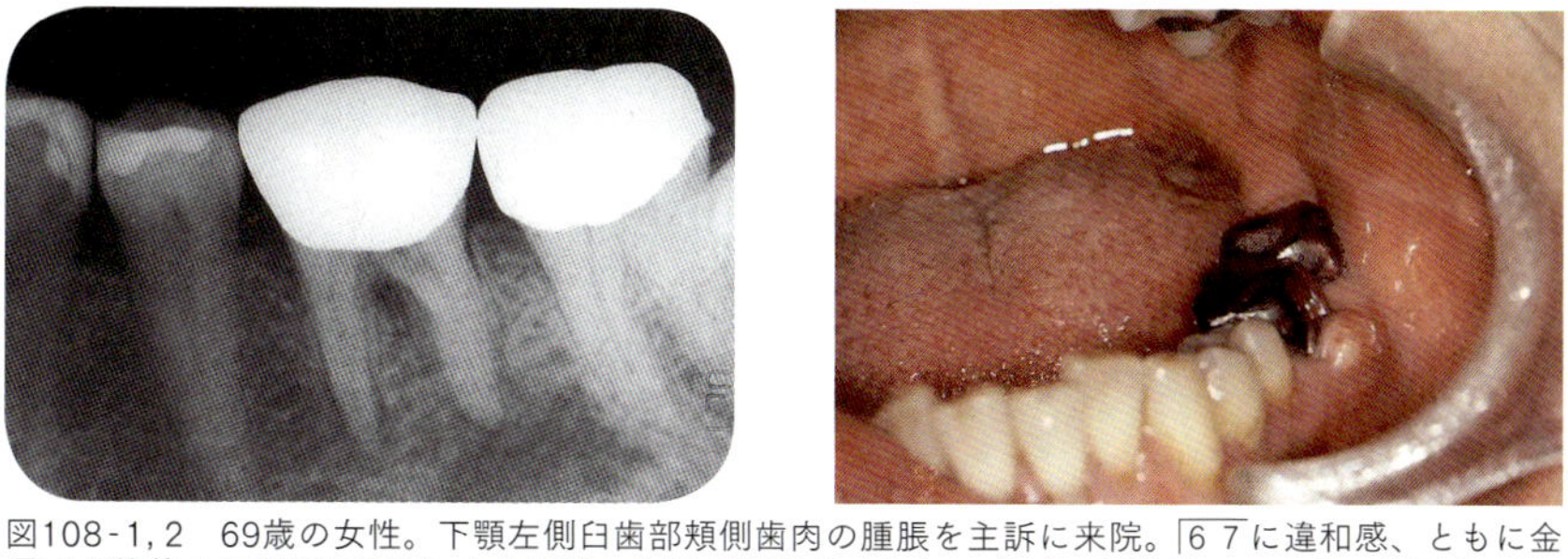

図108-1,2　69歳の女性。下顎左側臼歯部頬側歯肉の腫脹を主訴に来院。⌈6 7に違和感、ともに金属冠が装着され歯髄電気診による歯髄の生死の判定ができない（右）。初診時のエックス線写真では、⌈6の遠心根根尖部から⌈7の近心根根尖部にかけてび漫性の透過像が認められる（左）。

入してエックス線撮影を行い、原因歯を判定する方法がある。この際、注意しなくてはいけないことは、弾性のないもろくなったガッタパーチャポイントは使用しないことである。これはポイントが途中で折れ、組織内に迷入することを防止するためである。また、ポイントやワイヤーを挿入する際には無理に力を入れるのではなく、抵抗のない所を探りながら挿入を行わなくてはならない。なぜなら、瘻孔はいつも根尖病変（巣）からまっすぐに形成されているのではなく、くねくね曲がりながら開口部に達している場合があるからである。ポイントやワイヤーを挿入し、もうこれ以上進まなくなったときにエックス線撮影を行って原因歯を決定する。

他方、ポイントやワイヤーを挿入するかわりに瘻孔開口部より造影剤を注入する方法がある。一般臨床医では造影剤が常備されているものではないから、造影性のよい歯科用薬剤、たとえばヨードホルム系薬剤（ビタペックス®）などを開口部から注入しエックス線撮影を行う方法を用いればよい。この場合、患者さんがヨードに対して過敏反応を示さないことを確かめておかねばならない。

このようにして原因歯を発見したならば、次項の「109　瘻孔の存在する感染根管治療は歯科医の腕のみせどころ」の方法で腕を奮っていただきたい。

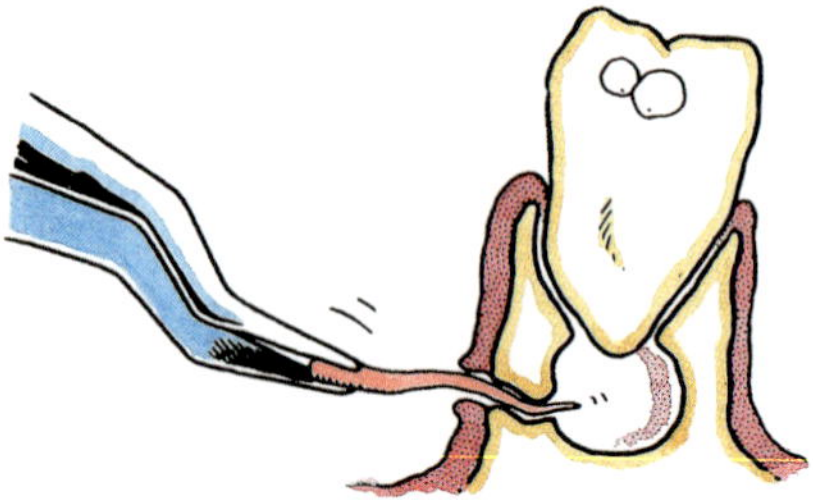

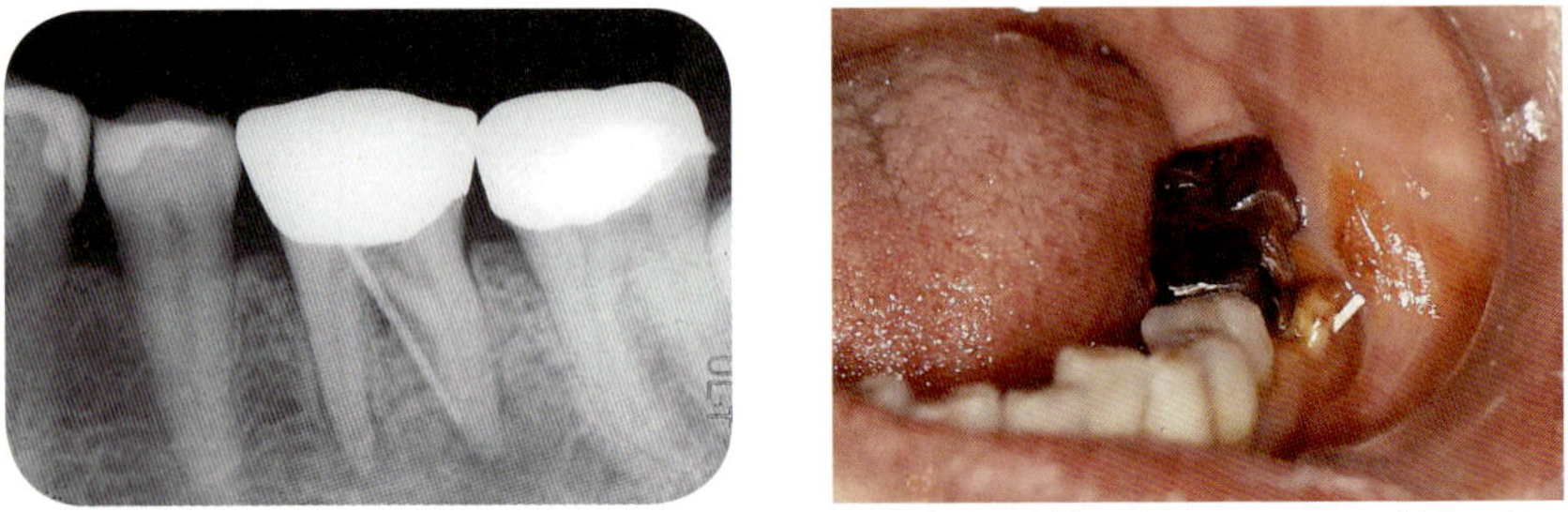

図108-3、4　瘻孔からガッタパーチャポイントを挿入して患歯の判定を行うとしている（右）。ガッタパーチャポイントの先端が⌈6の遠心根根尖部に達し、瘻孔の原因歯が⌈6であることが判明（左）。診断名：⌈6の慢性化膿性根尖性歯周炎、処置：⌈6の感染根管治療。

109 瘻孔の存在する感染根管治療は歯科医の腕のみせどころ

瘻孔を有する感染根管歯に対して、患者さんに痛みを与えることなく瘻孔の閉鎖が生じれば、その時点で患者さんが歯科医によせる信頼は絶大なものとなり、将来十分な機能を営ませることができればその信頼は確実なものとなるであろう。

瘻孔の存在する感染根管の治療方針は、まず瘻孔を有する原因歯を見つけることが重要である。通常は、瘻孔に近接する歯が原因であることが多いが、時として瘻孔の存在している位置から少々隔たった歯が原因であることもある（図109-1、2）ので、近接した位置に治療済みの歯が多数ある場合などは、慎重に原因歯を見つけることが大切である。これには、術前のエックス線写真が有力な手段となるが、これに加えて、歯髄電気診を行ったり、瘻孔からガッタパーチャポイントやゾンデを挿入して、それがどの歯に達するかを見極めて、原因歯を確定することが必要となる。

瘻孔の多くは根尖部の病変が原因（根尖性）であるが、時に根分岐部病変や根管の穿孔が原因のこともある。前者であれば通常の感染根管治療を行えば治癒に向かうものであるが、後者のときは、これに加えてペリオ的な治療が必要になるので、瘻孔の原因歯を確認すると同時に、その原因が何によるのかも診断することが大切である。また、瘻孔の原因が歯根の破折や亀裂などによる場合には、保存不可能で抜歯しなければならないこともあるので注意が必要である。

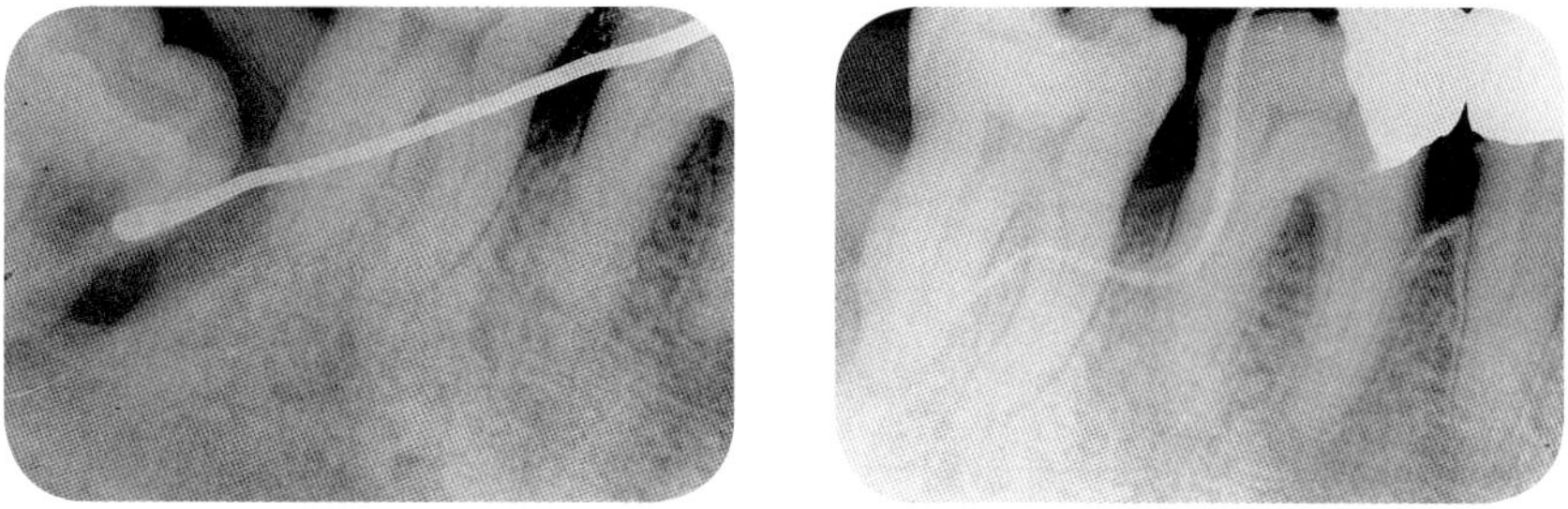

図109-1、2　71歳の男性。6|の頬側歯肉からの排膿が主訴。76|は電気診に陽性反応を示す。No.40のガッタパーチャポイントを瘻孔に挿入して撮影したエックス線写真（右）。消息子（ゾンデ）を瘻孔に挿入して再撮影した（左）。消息子の先端が埋伏智歯に達し、智歯周囲炎が原因の瘻孔と考えられる。

瘻孔が根尖性の症例では、通常の感染根管治療を行えばよい。すなわち、完全防湿下で、作業長を決定し、これに基づいてリーマー、ファイルによる根管の拡大・形成および清掃剤による根管の化学的清掃を行う。そして、根管消毒剤を包摂して根管系の消毒をはかる。多くの症例では、短日時で瘻孔は消失あるいは縮小するものであり、その後根管内の無菌性を確認し、根管充填を行い根管処置を完了すれば、瘻孔は閉鎖し治癒する。しかし、時として瘻孔の消失、縮小が思わしくない症例が存在することがある。このような場合は、瘻管形成を呈することが多く、これには瘻管の内壁が肉芽組織で覆われている場合と、上皮組織で被覆されている場合とがある。前者は通常の根管処置によってほとんど治癒するが、後者は通常の根管処置に根管通過法を併用しても治癒を望むことは困難である。

しかし、これらを臨床的に鑑別することは非常に困難であるので、瘻孔の消失、縮小が思わしくない症例では、とりあえず根管通過法を行ってみるとよい。これには洗浄液を根管から注入して瘻管を通過させて局所を洗浄する方法で、通常の根管洗浄のみの場合と比較して、根尖まで十分に洗浄液がゆきわたり、根尖病変（巣）や瘻孔部に存在する汚物、壊死物質あるいは滲出液などを洗い流すことができるので、治癒が早いといわれている。実施にあたっては、洗浄液を歯槽骨内に圧入する危険があるので、根管と瘻孔とが連続していることを確かめてから洗浄液の注入を行う。

洗浄液としては、①生理食塩水、②0.5％クロラミン液、③0.1％アクリノール液、④ペニシリン溶液あるいは、⑤60℃に加温したスルホンアミド剤溶液などがある。

術式は、通法の根管の拡大清掃後、ゾンデを瘻孔から挿入して当該歯の根尖まで

◆アピカルロケーター®

外科的歯内療法処置である骨穿孔開窓術、根尖掻爬術、根尖切除術、逆根管充填あるいは歯内骨内インプラントなどを行う場合、患歯の根尖あるいは根尖病変（巣）の位置を歯肉上に印記する器具である。また、唇側歯槽骨の厚さも測定することができる。

◆sinus tract と fistula

瘻孔とその原因歯の根尖病変（巣）を連絡する瘻管について、英語では2つの語句で区別している。すなわち、本文でも明記しているように、瘻管が肉芽組織で充塞されているものをsinus tract、瘻管の内壁が上皮組織で被われているものをfistulaとしている。

達していることを確認する。

洗浄用針を彎曲させて根管に挿入し、針と根管とが密着するようにストッピングを針の側方周囲に圧入固定する。次いで、生理食塩水を入れた洗浄用注射筒を針に接続し、静かにピストンを押して瘻孔から液が流れ出すのを確認する。痛みを起こすことなく生理的食塩水が通過したならば、所定の洗浄液を用いて数回洗浄する。洗浄後の清拭、貼薬および仮封は通法に従う。

以上の治療方法を行っても、瘻孔の治癒が望めない場合には、瘻管の内壁が上皮組織で被覆されている場合であったと考えて、瘻管の外科的掻爬を行うことが必要となる。

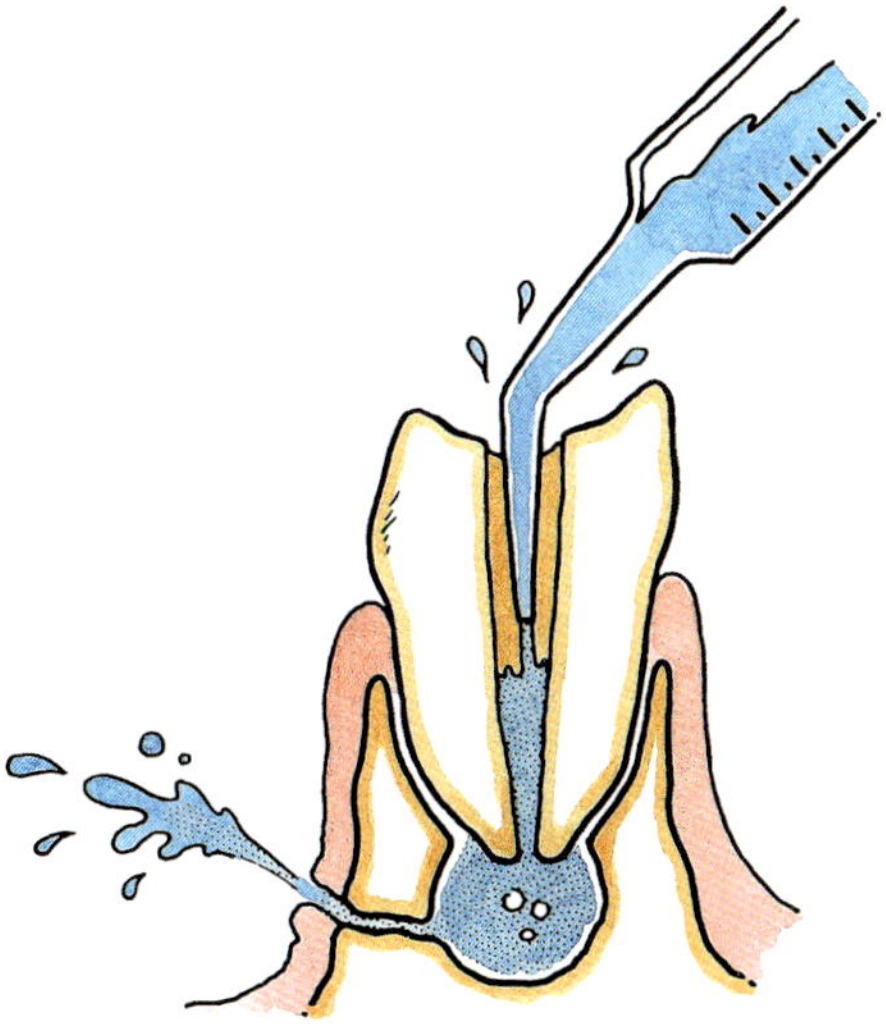

◆瘻管の簡易掻爬

根管通過法を行っても瘻孔が消失しない場合は外科的に瘻管を掻爬せねばならない。最も簡易な方法として、患部の麻酔奏功後に滅菌ラウンドバー（バーの大きさは瘻孔の大きさに比例して選ぶ）を瘻孔の開口部より低回転させながら挿入し、瘻管を掻爬する方法がある。

110 外歯瘻（Extra oral sinus tract）

急性化膿性根尖性歯周炎では、歯根膜期から骨内期、骨膜下期を経て粘膜下期に至ると口腔粘膜が発赤・腫脹し、触診で波動を触れるようになる。この腫脹が自潰することになれば、排膿路となる瘻孔が形成されるために激しい拍動性の自発痛は速やかに消失し、腫脹も縮小して、急性炎症は慢性炎症に移行する。慢性化膿性根尖性歯周炎（慢性根尖膿瘍）の急性発作（フェニックス膿瘍）を生じたときも、同様に排膿路が確保されると炎症はふたたび慢性化する。

排膿路が顔面あるいは顎下部の外皮に進んで皮膚に瘻孔が形成されたものを外歯瘻（図110－1、2）という。

一般に下顎、とくに前歯が原因歯であることが多い。視診で開口部、すなわち、瘻孔がオトガイ部付近下顎骨下縁の皮膚に認められる。

外歯瘻およびその原因歯の診断の要点は問診、視診、エックス線検査による患歯の特定であり、必要なら歯髄の生死判定を行う。

外歯瘻が形成されるまでに局所に拍動性の強い自発痛や腫脹を自覚することが多いので、問診では患者さんにそれらの既往を問う。現症としては、病勢は慢性化しているので自覚症状がほとんどなく、患者さんは外歯瘻の存在を認識しているにすぎない。視診で、外歯瘻からの出血、排膿あるいは滲出液が認められる。

歯肉粘膜に生じる〝瘻孔〞と同様に外歯瘻の原因歯を特定するための重要な診査の一つがエックス線検査である。

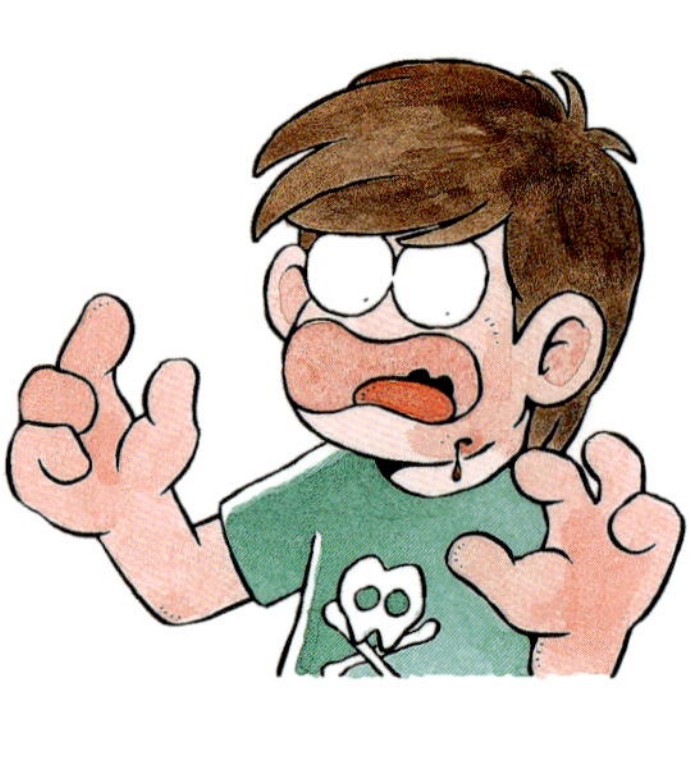

根尖部にエックス線写真で骨透過像が認められるとき、その歯の慢性化膿性根尖性歯周炎から外歯瘻が形成されたと推測される。原因歯を確定するために、〝外歯瘻〟孔からゾンデあるいはガッタパーチャポイントを挿入してエックス線写真撮影を行い、その先端が到達する部位をエックス線写真上で確認する。一方、急性化膿性根尖性歯周炎が進行した結果として外歯瘻が形成された症例では、根尖部に顕著な骨透過像が認められない。この場合には、〝外歯瘻〟孔の開孔部に近い数歯について歯髄の生歯を判定する。失活歯が原因になっている可能性が大である。さらに、〝外歯瘻〟孔からゾンデあるいはガッタパーチャポイントを挿入してエックス線写真撮影を行い、原因歯を確定する。

外歯瘻および原因歯の処置は〝瘻孔〟を有する歯の根管処置法に準じて行う。原因歯を確定したあと、根管を機械的および化学的に拡大・清掃し、必要ならば根管通過法を行って根尖病変内の汚染物質を瘻孔から排除する。〝外歯瘻〟孔の縮小傾向、あるいは、瘢痕化が認められるようになれば、根管充填を実施して、経過を観察する。ときには、外科的に瘻管を除去しなければならない症例もある。

〝外歯瘻〟孔は急性化膿性炎で膿が産生された結果生じる顔面・顎外皮の損傷といえる。歯肉粘膜に生じた瘻孔の消失に比べると、〝外歯瘻〟孔が周囲の皮膚とほとんど見分けがつかなくなるまでにはかなりの期間を必要とする。したがって、歯内治療後、〝外歯瘻〟孔は長い間、瘢痕として残ることを患者さんによく説明しておく必要がある。

◆外歯瘻（図110-1、2）

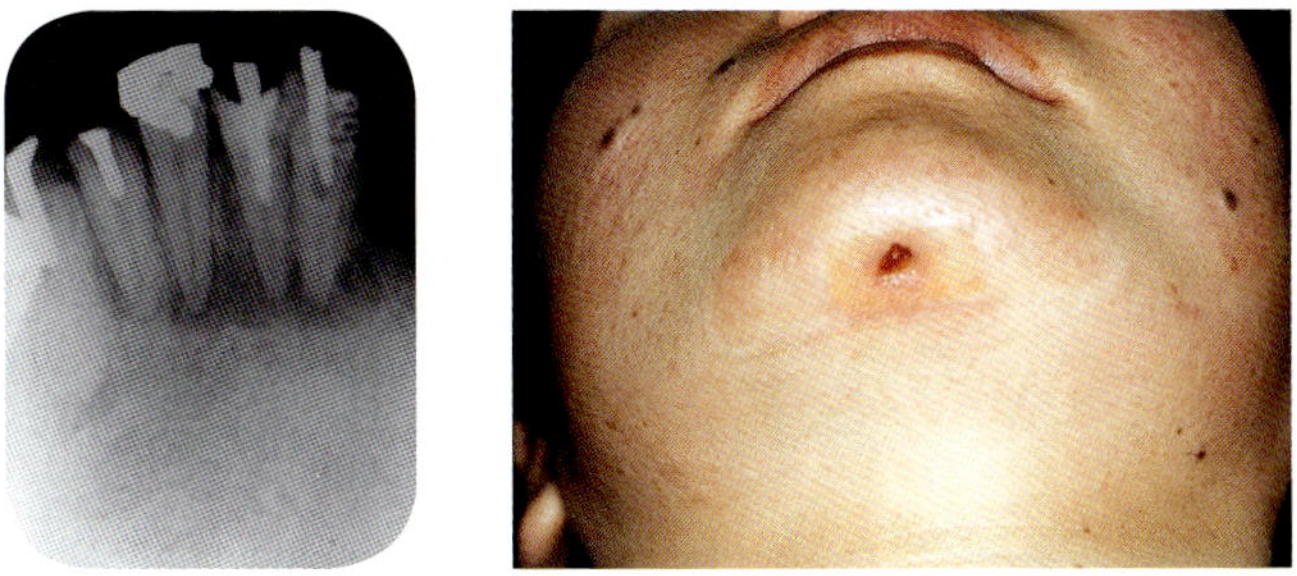

図110-1、2　42歳の女性。オトガイ部からの滲出液の排出が主訴。外歯瘻を認める（右）。1|1 2の根尖部を含む慢性化膿性根尖性歯周炎と診断（左）。

111 難治性根尖性歯周炎とは？ 遭遇したらどうする？

歯内治療で難治症例というと根管の著しい彎曲、石灰化による根管狭窄やファイルの折れ込みなどの技術的治療困難症例が思い浮かぶが、歯科医師を悩ませる難治症例はこれらだけではない。日常の臨床では、とくに問題もなく処置できているにもかかわらず排膿が止まらない、打診痛や根尖部違和感がいつまでも残る、あるいは何度根管治療と根管充填を施しても繰り返し急性化するような症例に遭遇する。このような症例を難治性根尖性歯周炎といっている。根尖性歯周疾患は根尖周囲部の炎症過程であり、物理・化学的根管清掃、根管貼薬とその後の根管充填という一連の歯内治療によって感染は消散し根尖病変（巣）は修復するのが通常である。ところが難治性の症例では根管処置しても思うような結果が得られないことに戸惑い、ついには歯内治療自体に不信を持ち、「歯内治療なんてこんなものだ」とあきらめるようになる歯科医師が多い。しかし、歯内治療で治療効果が得られないのには理由があるのである。

根管治療に反応しないこれらの症例には、すべて根管処置後に微生物が残存しており、そのためにいつまでも感染が持続していることが明らかになっている。この感染は、場合によっては根管治療後何か月あるいは何年も、執拗に持続することになる。

根管治療後に残存しやすい微生物種としては *Enterococcus faecalis*, *Candida al-*

◆難治性根尖性歯周炎

歯内治療で遭遇する難治症例のうち、とくに歯内治療が困難である臨床的因子が見当たらないにもかかわらず、治療効果が得られない症例を難治性根尖性歯周炎という。

原因は歯内治療後の細菌感染残留である。臨床でしばしば問題にされる、歯根の複雑な形態、マイクロクラック、根管側枝の存在、死腔の存在や大きな根尖病変（巣）などは細菌残留を助長する誘因であると考えるべきであろう。

bicans や *Pseudomonas aeruginosa* などが挙げられている。これらの微生物は抗菌薬や消毒薬剤に抵抗性であるだけではなく、根管や根尖表面でバイオフィルムを形成する。このため、いったん蔓延してしまうと通常の根管治療では排除しにくいことから「治療抵抗性微生物」といわれる。また、患歯の臨床的状況や患者さんの全身的状況などが治療後に微生物が残存するのを助長することがある。根管充填後の死腔、根尖部破折、穿孔、異物、壊死組織や腐骨などの存在は多くの微生物を貯留し、歯内治療の影響や宿主の抵抗力から微生物を守る。また、宿主の抵抗力が働きにくい大きな慢性の根尖病変（巣）では、根尖から離れた場所にいったん感染が確立してしまうと、歯内治療の効果は期待できない。さらに、重度の糖尿病や免疫疾患に罹患している患者さんへの歯内治療は全身状態の影響を強く受け、感染の排除は著しく困難なものとなる。まずは通常の治療でも細菌を残留させないように心がけるべきである。不用意な根管開放、抗菌薬の乱用、患者さんの全身状態と根管内細菌の状況を無視した画一的な治療が、難治性根尖性歯周炎を作るのである。

しかし、難治性根尖性歯周炎といって、あきらめることはない。原因は微生物がしつこく残存しているためなのだから、排除すればよいのである。徹底的な根管清掃と的確な抗菌薬や消毒薬の使用で、多くの症例を治癒させることが可能である。このとき、臨床症状の変化だけでなく細菌検査で治療の効果（影響）をモニターするとよい。治療効果は臨床症状の改善と検出される微生物の種類やコロニー数の減少として認められるはずである。数回治療を試みても臨床症状と細菌検査の成績に改善がみられない場合は、残念ながら歯内治療では治療効果がないことが明らかなのだから早めに外科的な治療に切り替えるべきである。

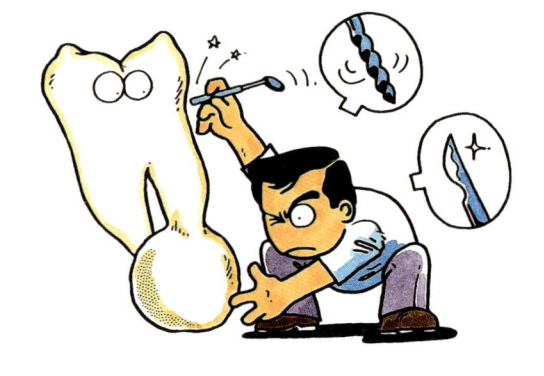

112 バイオフィルムと根尖病変（巣）

バイオフィルムは水と微生物が付着する基質とがあればどこにでも存在する。洗い場、排水溝や川の石などのヌルヌルは最も身近なバイオフィルムである。すべての細菌の99％以上はこのようなバイオフィルム社会に生存しているといわれている。基質表面にイオンや有機質が付着し条件が整うと微生物が付着を始め、やがて定着しマイクロコロニーを形成すると微生物から菌体外多糖（ＥＰＳ）が分泌され始め、さまざまな微生物が付着と遊離を繰り返しながらコロニーは巨大化する。隣接するコロニーが融合し、その上にさらに微生物が付着と遊離を繰り返して内部の密度を高め多層化しながら栄養、情報の経路となる水路を発達させバイオフィルム社会が形成される。バイオフィルムは成熟していくと徐々に細菌を放出するようになる。数時間から数週間で成熟バイオフィルムが形成されるといわれている。このように、おなじみのバイオフィルムであるが医学領域では厄介者となる。いったん形成されたバイオフィルムは菌体外多糖で覆われた塊であり、深部の微生物は休眠状態で生存しているため薬剤や生体防御能の影響を受けにくい。さらに、バイオフィルム内の微生物は細胞間で情報伝達物質のやり取りをすることでＤＮＡの発現を変化させ（クオラムセンシング）病原性を増すといわれている。バイオフィルムを除去することは非常に困難で、いまだにカテーテルなどの体内に留置する器具の表面に形成されるバイオフィルムは問題になっている。

歯科領域でデンタルプラークがバイオフィルムとして認識されたのは比較的最近

◆クオラムセンシング

さまざまな細菌がクオラムセンシングを行うが、それに関与する情報伝達機構は共通している。細胞内で産生される特定のタンパク合成を制御する物質であるオートインデューサー（ＡＩ）（グラム陰性菌では、アシルホモセリンラクトン：ＡＨＬが代表的）は菌体外に分泌され他の細菌にも作用する。細菌密度が低い環境ではオートインデューサーは拡散し、各細胞内の濃度も低いため強く作用しない。細菌密度が高くなると、環境内のオートインデューサーが濃度も高まり、各細胞内での濃度も高くなっていく。細胞内のオートインデューサーが一定の濃度以上に達すると転写が促進され特定のタンパクが産生される。ＡＩによってＡＩ自体の合成も促進される。細菌が多数になり、安定して増殖できる環境が整った時点でクオラムセンシングを行い、一斉蜂起することで病原性を示すようになると考えられている。たとえば緑膿菌では、このクオラムセンシングによってバイオフィルムをはじめとするさまざまな病原因子が産生されることも知られている。

のことであり、歯内治療領域でも感染をバイオフィルムと関連付けて考えるようになってきた。

従来、根管内は汚染物質に満たされており、象牙細管に多量の細菌が侵入しているというのが漠然とした感染根管のイメージであった。この細菌から生じる為害物質で根尖病変（巣）が生じるのであり、根尖病変（巣）内には細菌はいないと考えられてきた。

しかし、1990年にこのイメージを覆す論文が相次いで発表された。Fukushimaらは根尖病変（巣）を伴う無症状な症例において根管充填物と根尖孔との間の根管に成熟した歯垢を思わせる細菌塊が存在していることを報告した。Tronstadらは歯内治療の効果がないため切除した歯根端の表面に歯垢状の細菌が付着していることを報告した。この細菌塊は現在ならばバイオフィルムというべきものであり、これらの細菌塊は根管治療後に残存しているもので長期にわたって持続的な感染状態をもたらすと考えられている。当然、根管にもバイオフィルムは形成される。RicucciとSiqueiraは明確な根尖病変（巣）を有する106歯を調べたところ77％の根管にバイオフィルムが認められてことを報告しており、バイオフィルムは大きな病変（巣）および嚢胞などの長年にわたる病態過程に関連して形成される可能性があると述べている。このように根管、根尖部根管や根尖周囲に形成されたバイオフィルムは歯内治療による細菌感染の排除を困難にし、疾患の難治化をもたらす。

バイオフィルムの形成を避けるためには、最初の歯内治療において（とくに抜髄根管で）根管だけでなく根尖周囲にも細菌を残留させないことが重要である。

113 急性化膿性根尖性歯周炎の治療法

根尖性歯周疾患の多くは歯髄疾患に由来し、細菌あるいは歯髄の腐敗分解産物が主な原因となる。そして、感染根管治療の原則は、汚染された根管を歯周組織に対し無害となるようにこれら原因物質を除去することにある。

急性化膿性根尖性歯周組織炎（急性歯槽膿瘍、急性根尖膿瘍）は、その臨床症状によって、第1期：歯根膜期、第2期：骨内期、第3期：骨膜下期、第4期：粘膜下期に分類される。腫脹は、第1期および第2期においては認められず、第3期に入り認められるようになり第4期で最大となる。そして、すべての期間、臨床的に強い自発痛と打診痛が認められ、患者さんにとって大きな苦痛となる。これらの時期においては、感染根管治療の原則である原因除去療法は必要であるが、患者さんの苦痛を取り除くための緊急処置（対症療法）を併用（優先）する必要がある。

緊急処置（対症療法）には次のようなものが挙げられる。

①局所および全身の安静

これには、患歯の咬頭（切端）削除、歯の動揺を防止する固定法、そして全身的栄養の補給および安静などがある。

②罨法

2種類あるが、行う時期に注意しなければならない。

冷罨法：炎症の拡散防止、局所の鎮静、消炎などを目的とし、主に炎症初期に行う。

温罨法：局所の血液循環、代謝亢進など治癒の促進作用を期待し、主に急性炎症

◆抗菌薬の投与

化膿性炎症に対して抗菌薬を投与する場合、感染因子が投与する薬剤に対して感受性をもつか、あるいは耐性を有するかを調べる必要がある。これを感受性試験という。しかし、急を要する場合には多くの細菌に効果のある、すなわち広域（抗菌）スペクトルを有する抗菌薬を投与するのが賢明である。ただし、耐性菌の出現を考慮し速やかに原因菌を確定する必要がある。

の後半に行う。

③投薬

抗菌薬、消炎剤ときには鎮痛薬の投与を行う。

④内圧の軽減

著明な疼痛の原因として、根尖部組織内圧の上昇が挙げられる。そこで、内圧を軽減するために、第1期から第2期では根尖孔の穿通、第3期から第4期では切開などの処置を行う。切開排膿は膿瘍などの異物を速やかに排除することにより、内圧の軽減および治癒を促進する効果もある。

このように、急性化膿性根尖性歯周炎に対しては、患者さんの苦痛を取り除くための緊急処置（対症療法）を併用すべきである。

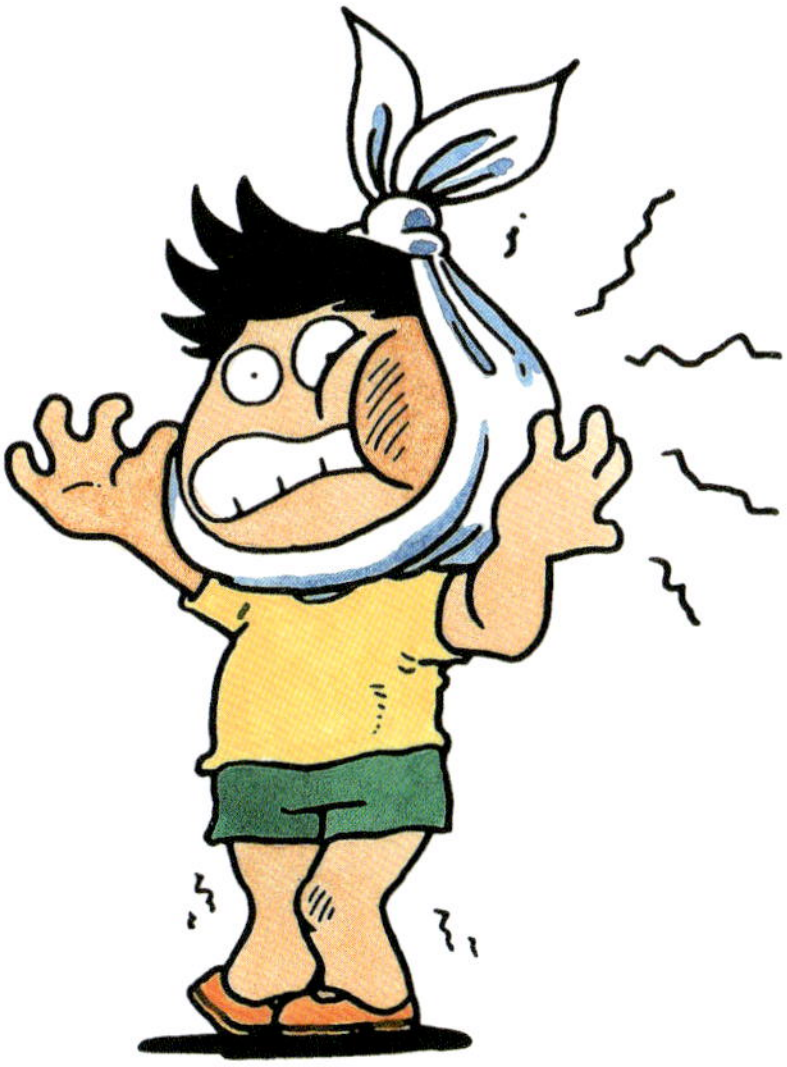

114 急性症状を示す根尖性歯周炎の仮封は？

歯内治療で、仮封処置は頻繁に行う操作であり、これをおろそかにすると根管清掃に費やした苦労が水の泡となる。

歯内治療（根管治療時）における仮封の目的は、①口腔との連絡を遮断し食片圧入、唾液、細菌などの侵入を防ぎ、感染を予防すること、②薬剤の口腔内への漏洩を防ぎ、根管内における薬効を高めることにある。

仮封材の所要性質として、①唾液や異物の侵入をさせないために緊密な封鎖が可能であること、②咀嚼圧あるいは咬合圧で変形や破壊が生じないこと、③唾液などによって変質しないこと、④歯を変色させないこと、⑤除去が容易であること、などが挙げられる。しかし、現在のところこれらの事項を完全に満たす理想的な材料はない。

現在、歯内治療で仮封材として用いられているものに、ガッタパーチャ（ストッピング）、酸化亜鉛ユージノールセメント、リン酸亜鉛セメント、銅セメント、口腔内の水分と反応して硬化する水硬性仮封材ならびにサンダラックなどがある。

また、仮封法には次のようなものがある。

①単一仮封

単一材料による仮封。

②二重仮封

現在、歯内治療において最も効果的な仮封法として、広く行われ、封鎖効果が優

◆抜髄後の根管開放の是非

抜髄後に生じる疼痛の多くは残髄炎、オーバーインスツルメンテーション、または、根管治療に使用する薬剤（化学的清掃剤、消毒薬など）による根尖歯周組織への刺激に起因する炎症が原因である。いずれも、適切な根管治療と患歯の安静を図ることによって、症状は消退する。とくに、根管の開放を必要とはしない。ただし、抜髄症例であっても、壊疽性歯髄炎では根管内に感染物質が多量に存在していることがあり、これらの根尖孔外への溢出に起因する炎症と判断されたときには内圧軽減のための仮封法を選択すべきである。

れたものである。

方法は、まず、ガッタパーチャ（ストッピング）を髄腔に填入し、その上に酸化亜鉛ユージノールを充塞する方法である。

また、近年、ガッタパーチャと水硬性仮封材での仮封を二重仮封と称されている。

③ワイザーの仮封（穿通仮封法）

根尖周囲組織に急性の炎症が存在するか、あるいは慢性炎症であっても急性発作の発現が予測される症例に用いる。

方法は、仮封材を充塞する前に髄室内にリーマーあるいはブローチなどを挿入しておき、仮封材の充填後これらを除去する。これによって、仮封材に小孔が形成され、内圧軽減および滲出物の排出に効果がある。

以上のように、仮封材あるいは仮封法にはいくつかの種類があり、それぞれの特徴を理解し症例に応じたものを選択しなければならない。たとえば、水硬性仮封材は、酸化亜鉛ユージノールに匹敵する封鎖効果を示すが、硬化するまでにかなりの時間が必要である。それゆえ、歯質の崩壊が大きい歯では硬化するまでに脱落する恐れがあり、症例の選択および患者さんへの説明が必要である。

また、ガッタパーチャは、細菌レベルから考えるとほとんど封鎖効果は得られない。しかし、内圧の軽減を目的とするときには選択する余地はある。通常、根尖部に急性炎症が認められるときは、サンダラック仮封か、ワイザーの仮封を行うべきである。

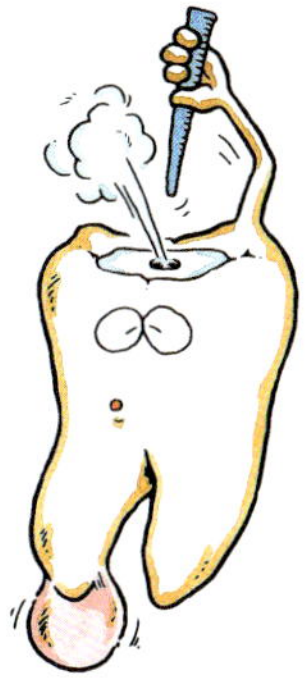

115 フェニックス膿瘍とは

自覚症状のない歯の根管治療の直後に急性炎症の症状が発現することがあり、20数年前に欧米でその症例について論文が発表されている。細菌感染等の外来病原的刺激の強さと生体の抵抗性が平衡状態にある慢性炎症が、何かのきっかけによって一気に燃え盛る火のように激しい急性炎症に転化する。この状態を「不死鳥」に例えて「フェニックス膿瘍（phoenix abscess）」と呼んでいる。このフェニックス膿瘍の語は歯科領域に限らず、医科領域でも用いられている。

歯内治療において、フェニックス膿瘍とは、慢性化膿性根尖性歯周炎に罹患した歯の根管処置を行った直後に生じる急性化膿性炎の症状をいう。根管治療時に根管内の汚染された内容物を拡大・形成の機械的操作によって根尖孔外に誤って押し出した結果、根尖歯周組織に組織抵抗性を越える病原物質が送り込まれて均衡が崩れ、慢性炎症が急性炎症に転化する。もちろん、フェニックス膿瘍が宿主である患者の全身的、局所的抵抗力の低下で自然に発生することもあるが、慢性化膿性根尖性歯周炎を有する歯の歯内処置を行って発症することが多く、慢性化膿性根尖性歯周炎で治療する根管の内容物の病原性を十分に注意して処置を行う必要がある。

フェニックス膿瘍では急性化膿性根尖性歯周炎と同様に、拍動性自発痛、根尖部歯肉腫脹、咬合痛などの局所症状、そして、ときには発熱、頭痛、悪寒、全身倦怠などの全身症状が現れる。そのときには、根管を開放して排膿を図り、抗菌薬と消炎剤を投与して感染防御と炎症の緩解に努めるなど、急性化膿性根尖性歯周炎の骨

◆臨床例（図115－1、2）

下顎右側中切歯、左側中切歯と側切歯とを含む骨透過像が認められる。症状は急性化膿性根尖性歯周炎とほとんど同様である。

過去に左側中切歯を打撲した既往がある。打撲によって歯髄が壊死そして壊疽を起こし、数年を経る間に歯槽骨が徐々に吸収されていたことになる。壊疽に陥った歯髄組織が病原的に働いて慢性化膿性根尖性歯周炎を生じさせたが自覚症状がないままに経過したため、この症例では根管が触れられていない。

慢性化膿性根尖性歯周炎の状態であったが、宿主の組織抵抗と細菌感染の強さとのバランスが崩れて、急性化膿性炎を発症した結果である。唇側歯肉の軟性腫脹が顕著。

膜下期や粘膜下期に準じて対処する。

フェニックス膿瘍の発症を防ぐためには、エックス線的根尖部透過像を有する歯の修復物を除去し、コアーやポストを除去したとき、根尖部まで根管を機械的に処置することは控えて、まず、根管口にホルモクレゾールなどの根管消毒薬剤を応用して根管内細菌の減少を図り、髄室を緊密に封鎖するにとどめる。そして、次回の来院時にはじめて注意深く根管充填材（剤）を除去し、根管長測定を行って根管拡大を行う。こうして、根管内の病原性物質の総量を減じるように処置をしてフェニックス膿瘍の発生を防ぐ。

なお、根管の機械的拡大にあたって、根管に生理食塩水、アクリノール、次亜塩素酸ナトリウム、あるいは希ヨードチンキなどを満たしておく。ファイリングによって相当量の根管内容物および象牙質削粉が液中に浮遊してくるので根尖孔外に溢出する汚染物質の量を格段に減少させることができる。

こうすることによってフェニックス膿瘍を引き起こす危険性はかなり小さくなる。

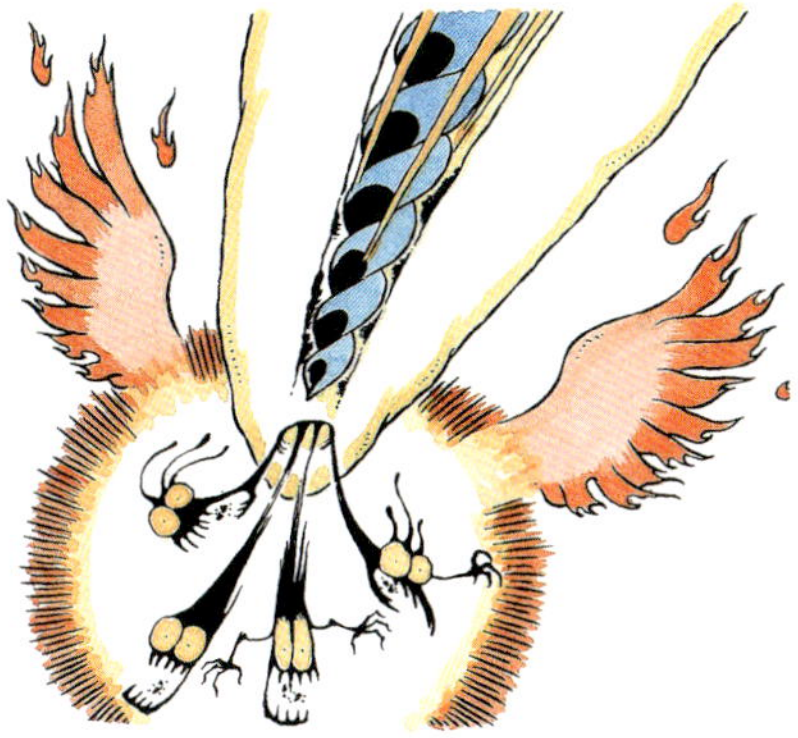

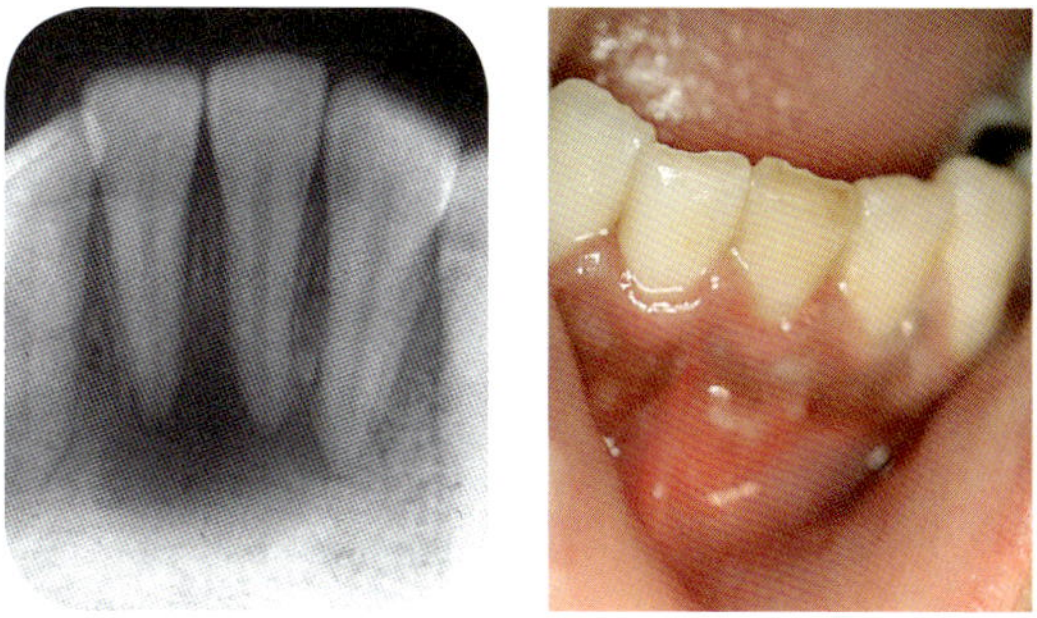

図115-1､2　フェニックス膿瘍（慢性化膿性根尖性歯周炎の急性発作）の口腔内写真（右）とエックス線写真（左）。

116 咬合痛や打診痛がとれない症例

初診時には咬合痛や打診痛がなかったにもかかわらず、歯内治療を始めた後に咬合痛や打診痛が発現した場合には、処置に不手際があったといわざるを得ない。しかし、その原因が認識できていれば、疼痛の原因を解消するための適切な対応をとって、症状の緩和・消失を図ることは可能である。

しかし、外傷によって打撲した歯、抜髄処置や感染根管処置を受けた歯などに、長期間にわたって咬合痛や打診痛が続いてその対応に苦慮することがある。長期にわたる咬合痛や打診痛が歯内治療を行っても改善されないときの主な理由と対応は次のとおりである。

①『外傷の既往』がある

打撲によって動揺や不完全脱臼した歯は整復・固定される。固定を終えて歯内治療が行われたあとも、咬合痛・打診痛が消失しないことがある。

一瞬であっても打撲によって患歯は歯槽窩内で想像を超えた動きを強いられ、そのときに歯根膜腔が拡大されて損傷が残る。その部を通って細菌が根尖歯周組織に至り、その結果感染が生じる。歯根の周囲組織の損傷が修復される前に固定が終わってはずされると、ふたたび外力が加わって損傷の修復が遅延して、長期にわたって咬合痛・打診痛が残る。

咬合痛・打診痛が続いているにもかかわらず、すでに固定がはずされているならば、打撲による患歯の歯周組織の損傷を考慮し、接着性レジンなどを利用して再度

◆歯の動揺度測定器について

歯の動揺度を客観的に測定できる動的歯周組織診断装置〝ペリオテストM〟(Salvin社)が市販されている。かつての〝ペリオテスト〟はハンドピースとマイクロプロセッサを内蔵した本体とからなっていたが、〝ペリオテストM〟は一体化されたハンディタイプになっている。実際の測定では『-9から+50』までの範囲で表示される値を〝ペリオテスト値〟とするもので、動揺度が数値で客観的に表される利点がある。

歯周病に罹患した歯の動揺度だけでなく、インプラント体の骨との固定の程度を調べるために使用されている。

の固定を行う。それだけでも咬合痛・打診痛の消退が期待できるので、歯内治療を行いながら経過を観察すればよい。しかし、数週程度の短い期間に症状が消退すると考えてはならない。少なくとも数か月は経過を観察する必要がある。また、受傷後の期間が長ければ症状の消退も遅れる傾向にある。

患歯の根管が適切に拡大・形成されており、かつ、細菌検査が陰性であれば、根尖歯周組織を過剰に刺激しないために機械的根管処置を頻繁に行う必要はない。根管に水酸化カルシウムあるいは同製剤を応用して緊密に仮封しておく。

歯内治療に際して、また、経過を観察するときに、外傷を受けた際に歯根膜空隙の拡大による感染があったことを考え、希ヨードチンキやヨードグリコールパスタ、あるいは、アクリノールなどを用いての消毒も必要である。

②抜髄後の咬合痛・打診痛の発現

（1）残髄：短かった作業長

作業長を短く設定して抜髄・根管形成を行うと残髄が生じる。その残存歯髄が感染し、あるいは変性すると、病原的に働く原因物質になり、根尖歯周組織に炎症を引き起こす。そして、咬合痛・打診痛を発現させることになる。

このようなとき、残存歯髄を除去し、根尖部根管の最狭窄部まで適切に根管形成をすれば、咬合痛や打診痛は根尖歯周組織の炎症の消退とともに徐々に軽減され、やがてなくなる。

なお、自発痛を伴う残髄は残存歯髄組織が急性炎症を生じているためで、残存歯髄を除去すれば自発痛そのものは速やかに消失する。しかし、咬合痛・打診痛は徐々に緩和され、根尖歯周組織の炎症が消失した時点で、咬合痛・打診痛もなくなる。

◆気が付かないで細い根管を残してシマッタ!!（図116-1、2）

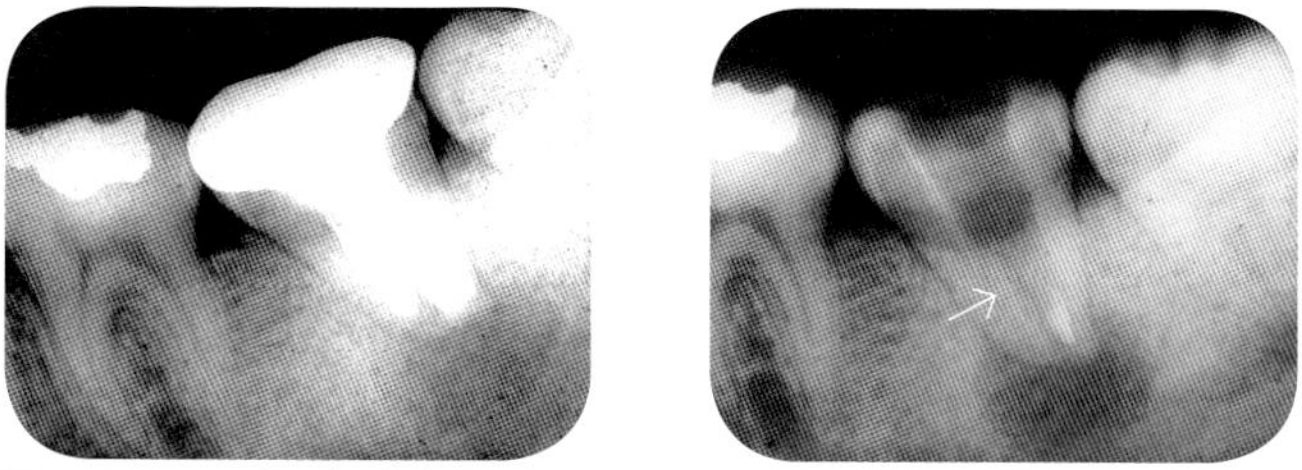

図116-1、2　右：初診時のエックス線写真。根管充填と腫脹、そして、歯内治療を繰り返していた（フェニックス膿瘍）。近心に手が加えられていない細い根管（→）が存在する。根尖に大きな骨透過像（慢性化膿性根尖性歯周炎）。左：残されていた根管を処置して根管充填を行った２か月後。樋状根管のために根管が太く形成されているように見える。根尖部の透過像は消失した。

（2）残髄：気がつかなかった第二の根管

板状根で2根管あるにもかかわらず1根管を処置して他方の根管の存在を見落とすと、その根管全体に歯髄を残すことになる。歯髄が健全な状態であれば、すぐに臨床症状が現れることはない。しかし、残された歯髄まで急性炎症が拡がってきていると自発痛を生じ、根尖歯周組織まで急性炎症が波及すると自発痛や打診痛を引き起こす。残された歯髄を除去することによって根尖歯周組織の炎症が徐々に消退し、同じように咬合痛や打診痛も徐々に軽減される。

③歯の破折・亀裂（図116-3、4）

歯が破折していると咬合痛や打診痛があるのは当然である。破折の位置によってその歯を保存するか、あるいは、抜去するかの対応が異なる。歯冠から根尖への垂直破折では抜去のほかに選択肢はほとんどない。咬合負担の軽い歯に生じた場合には、〝垂直破折した歯を抜去し、チェアーサイドで内面を清掃して破折片の断面を合わせて接着性レジンで接合し、抜歯窩に戻して固定、歯の保存に努める〟方法がある。

歯冠から根尖方向への斜断破折では、臨床的歯頸部からわずかに根尖寄りまでの破折なら歯の保存が可能であり、歯内処置を施して歯冠修復する。臨床的歯頸部から極度に根尖寄りに破折していると、保存は困難である。

④穿孔を伴う歯

穿孔の位置によっては咬合痛や打診痛が現れないことがあるが、解剖学的歯頸部直下の頬・舌側や大臼歯の髄床底などの負荷がかかる位置での穿孔では咬合痛や打診痛を生じる。穿孔の確認にはエックス線写真も役立つが、インピーダンスを利用

◆歯の破折（図116-3）

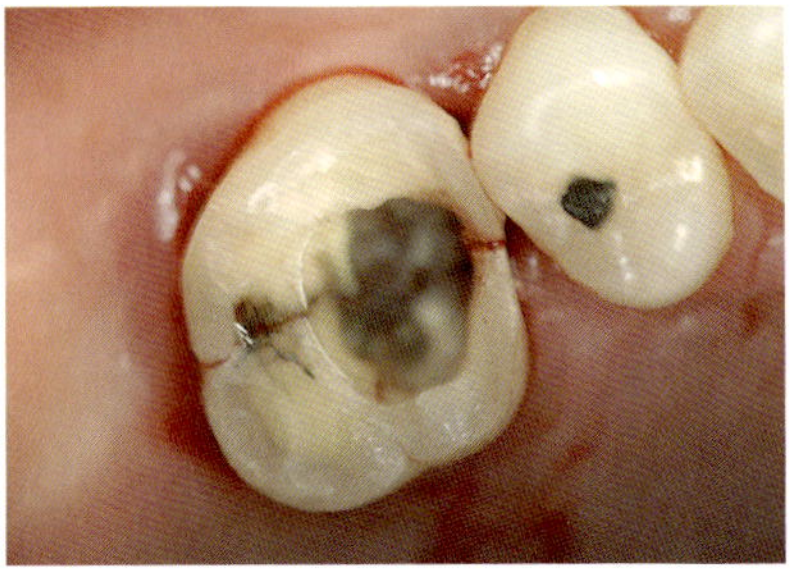

図116-3　近遠心的な破折線が辺縁隆線に明瞭に認められる。アマルガム修復がなされていたが、二次齲蝕が進行していた。咬耗が顕著なことから、二次齲蝕で構造的に脆弱になっていた歯冠が強い咀嚼圧で破折したと考えられる。

した根管長測定器を使用すると穿孔の存在とその位置を確実に知ることができる。

⑤根尖孔付近の構造破壊

誤って根尖孔外にインスツルメントを突出させて機械的処置をし、その結果、根尖孔を大きく拡大したとき、頑固な咬合痛や打診痛が残ることがある。

そのときには、まず速やかな根尖孔の線維性瘢痕治癒を期待しなければならない。根尖歯周組織にさらに機械的刺激を加えることがないよう、改めて短く作業長を決定して根管形成し、確実にアピカルストップを形成する。そして、根尖歯周組織に刺激性の少ない薬剤を貼付して治癒を図り、咬合痛や打診痛の消失を待つ。経過をみて、根尖孔を越えないように根管充填を行う。

⑥根管内容物

抜髄で止血が不完全であれば、血球成分が根管に残り、変性して根尖歯周組織に為害性に働くので、止血と根管とくに根尖部根管の清掃を確実に行わなければならない。

また、壊疽に陥った歯髄あるいは根管内汚染物質を根尖孔外に押し出さなかったかが重要である。歯髄壊疽であるのに生活歯髄と同様の術式で処置すると、機械的根管拡大・形成で壊疽歯髄組織を根尖孔外に押し出すことになる。根管の拡大・形成中に感染物質を根尖孔外に押し出し、また、根尖部根管内に汚染物質とくに感染象牙質を残すと、処置後に咬合痛や打診痛を生じさせる。

機械的根管処置を始めるにあたって、まず、次亜塩素酸ナトリウム、希ヨードチンキ、あるいは、アクリノールなどの消毒薬を根管に満たした上で、根尖孔外に根管内容物を押し出さないように注意して機械的処置を行う。このような注意をする

◆歯の破折（図116-4）

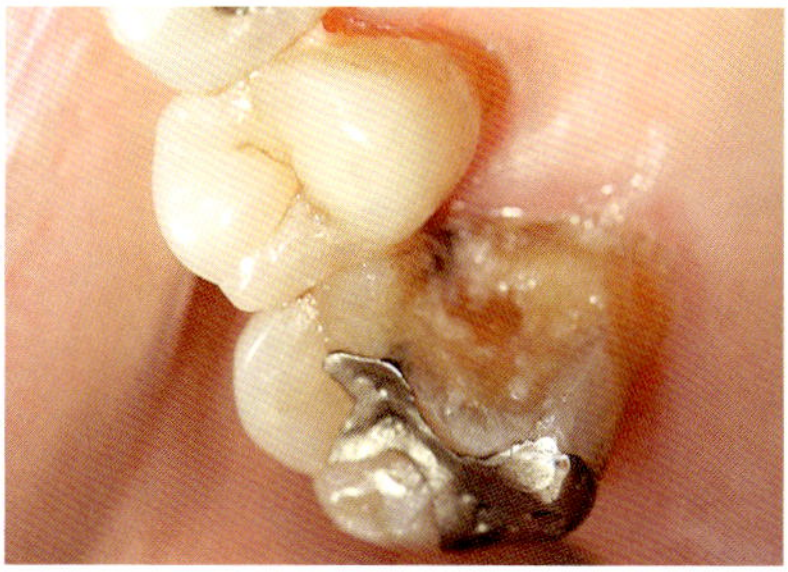

図116-4　舌側咬頭が大きく破折して露髄を認める。亀裂を生じてから徐々に破折が進んでいたようで、咀嚼痛が続いていたという。図116-3と同様、破折は上顎第一大臼歯に生じており、第二大臼歯が欠損している共通点がある。上顎第一大臼歯の機能咬頭である舌側咬頭が破折するほどの大きな咀嚼圧が集中したのだろう。

だけで、処置後の咬合痛や打診痛、さらには自発痛の発現を防ぐことができる。

咬合痛や打診痛がある症例では、咬合調整して患歯の安静を図った後、必要に応じてアピカルステップの位置の修正、残存歯髄組織の除去、そして、根管内で変性に陥った血液成分の除去などを行う。感染根管では根管内汚染物質を徹底的に除去するとともに、必要に応じて抗菌薬および消炎剤を投与する。

根管が適切に拡大・形成され、感染根管であれば細菌検査で陰性が得られた後に、ヨードホルム製剤（ビタペックス®など）や水酸化カルシウム製剤（カルシペックス®など）を根管内に充塞する。そして、緊密に仮封して1～2か月の間、根尖歯周組織を安静にして打診痛や咬合痛の消失を待つ。ヨードホルム製剤は消毒作用を有するとともに、肉芽組織の新生を促進する。水酸化カルシウムは滲出液に触れて消毒作用を発揮し、また、硬組織形成を促進する作用がある。これらの薬剤は根尖部の創傷治癒に効果的である。

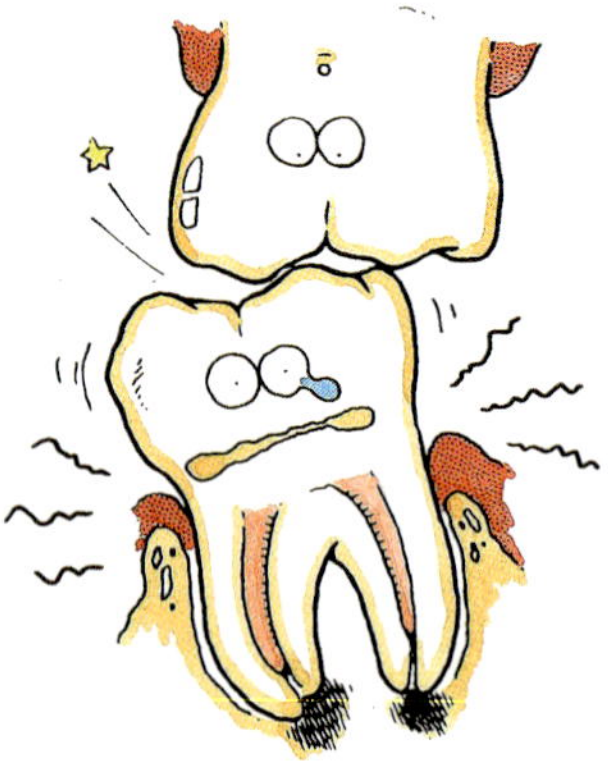

◆インピーダンス（電気抵抗値）測定検査でわかること

①齲蝕の進行程度を判定できる。
600 kΩ以上：正常
600～250 kΩ：エナメル質齲蝕
250～15.1 kΩ：象牙質齲蝕

②露髄の有無が判定できる。
齲窩の電気抵抗値：15 kΩ以下で露髄または仮性露髄

③根管長（作業長）測定ができる。
ファイル先端が根尖歯周組織に達するとアラーム音：6.5 kΩ

④穿孔が判断できる。
穿孔部にファイルなどが到達するとアラーム音：6.5 kΩ
口腔粘膜と根尖孔周囲組織との間のインピーダンス値は、人種、年齢、歯種にかかわらず、ほとんど一定の値（6.5 kΩ）である。

・電気的根管長測定
単一周波数測定器であった根管長測定器が普及した後、2種類の異なる周波数を用いたより正確な根管長測定器が発売された。現在、得られた値を補正してさらに精度を高めた根管長測定器が発売されている。

117 過去にエンドしている歯なのに温熱痛が・・・

歯髄を除去すると冷温刺激での誘発痛はなくなるのが普通である。しかし、抜髄して全部鋳造冠が装着されていても温熱刺激に誘発痛を訴えるケースがある。

〈症例1〉

軽度の自発痛を伴う齲蝕のために、抜髄処置を受けて全部鋳造冠が装着された上顎左側第一小臼歯に、処置後約2か月で温熱刺激に対して誘発痛が発現するようになった。打診には響く程度の反応で、近心歯冠乳頭部が軽度に腫脹していたが歯肉溝の深さは正常であった。エックス線写真で不足根管充填を認めたことから、全部鋳造冠とコアーを除去し、根管充填材（剤）を除去していくうちに頬側根管に根尖約3ミリの位置で知覚があり、局所麻酔を施して根尖部の残存歯髄を除去した。その後、症状は完全に消退した。

〈症例2〉

慢性閉鎖性歯髄炎で抜髄処置の後、全部鋳造冠を装着した直後から、温熱に誘発痛を生じ、やがて持続性の自発痛を発現した上顎右側第一大臼歯で、辺縁性歯周疾患を疑ったが歯周疾患に対する処置では症状の変化あるいは改善がみられず、全部鋳造冠とコアーの除去に踏み切った。その結果、近心頬側根にまったく処置がなさ

◆2根管性の歯根を有する歯（藤田より改変：図117-1〜4）

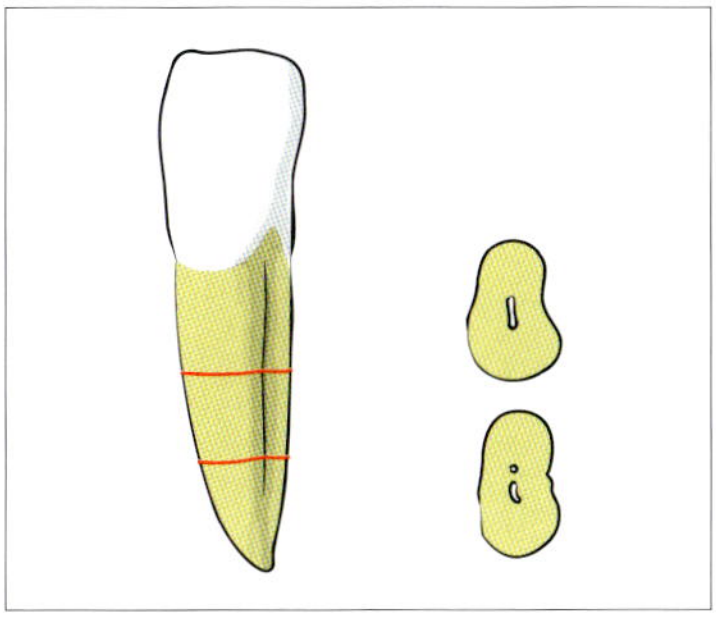

図117-1　下顎切歯。

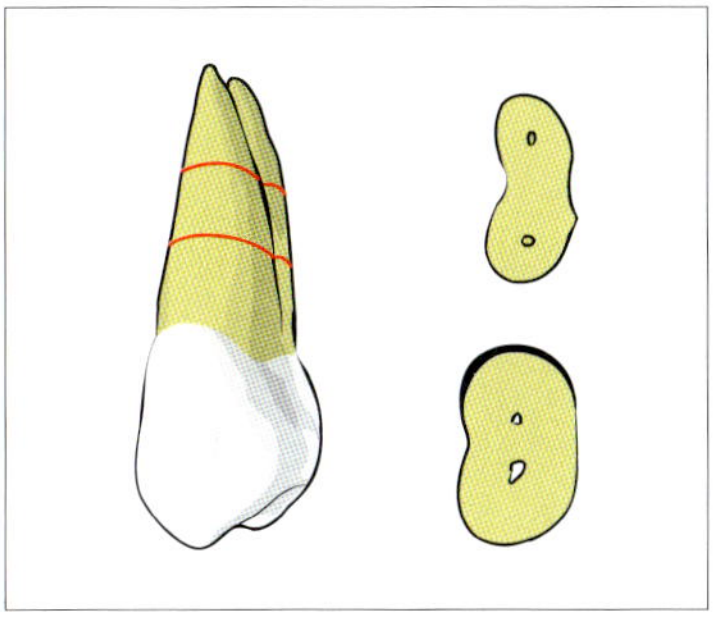

図117-2　上顎第一小臼歯。

れていない第2根管（第4根管）の存在が認められ、局所麻酔を施して根尖まで適正に処置を行った結果、症状は消失した。

既根管充填歯で温熱による誘発痛を生じることは、通常、考えられることではない。しかしながら、実際の臨床では、アンダーな根管充填（不足根管充填）歯で根尖部に残存する歯髄が温熱刺激に反応することを経験することがある。既根管充填歯であっても、残髄している歯は温熱に反応する可能性があることを念頭に置くべきである。

また、上顎第一大臼歯の近心頬側根の第2根管に限らず、複根管歯で1根管が処置せずに残されることがあると、炎症に陥って温熱に反応し、やがては、自発痛を生じる。未処置の根管を残して歯髄炎症状を発現させることがないように、それぞれの歯種と歯根の数、さらにそれらの歯根と根管数を考えて根管処置を行うべきである。

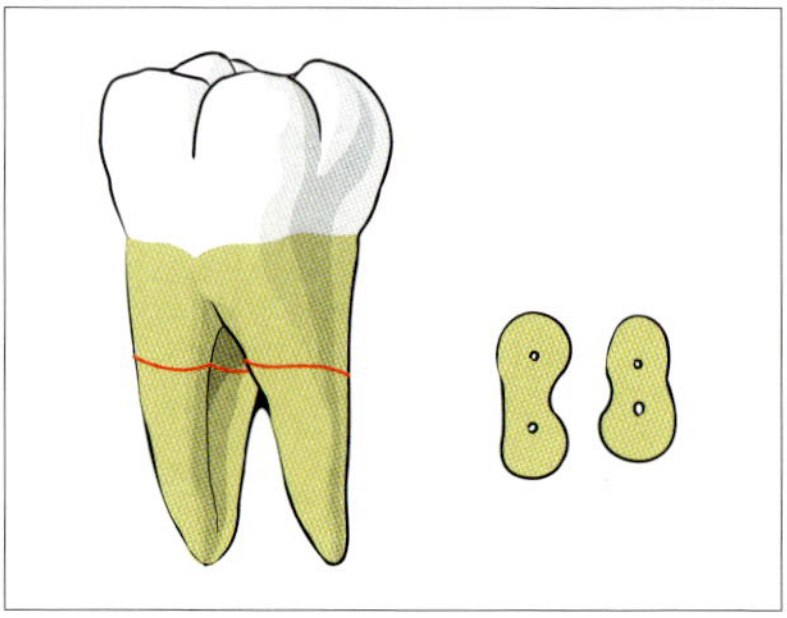
図117-3　下顎第一大臼歯。

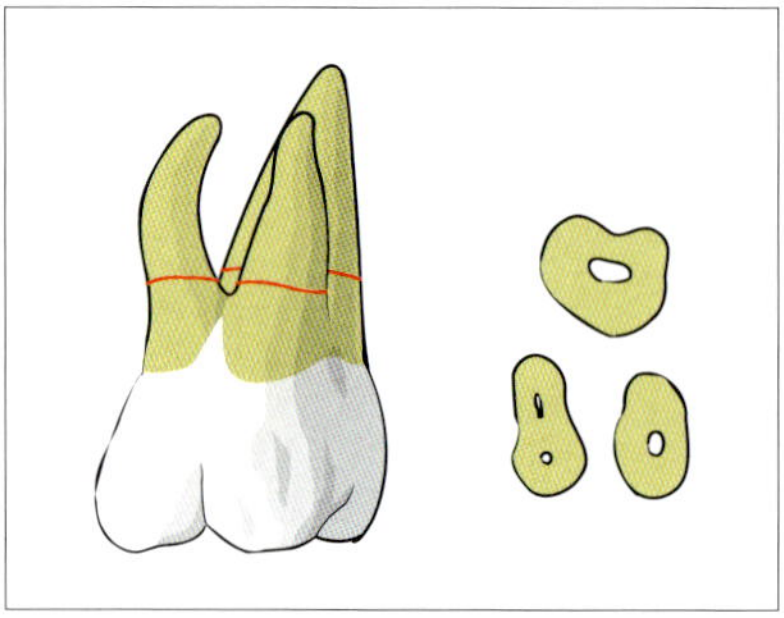
図117-4　上顎第一大臼歯近心頬側根。

118 薬剤に頼る態度を改めない限り、根管治療の上達は望めない

現在の歯内治療、とりわけ抜髄根管治療においては、根尖部の象牙‐セメント境での抜髄後、リーマー、ファイルによる適切な根管拡大・形成およびガッタパーチャポイントと根管用シーラーによる加圧根管充填がうまく行えれば、なんら根管治療薬剤は必要でない。感染根管治療では無症状に経過したものについては、仮にエックス線写真上で根尖部に透過像を有していても、リーマー、ファイルによる根管の拡大・形成に補助的に根管清掃剤を応用し、その後FCなど象牙細管内への浸透性に優れた根管消毒剤を根管内に包摂して、根管系の消毒を図れば、根管充填は抜髄時となんら変わるところはない。

腐敗臭を有する感染根管、根管からの出血、排膿あるいは滲出液のみられる感染根管についても、治療の原則に変わりはないが、根管に用いる薬剤の種類（タンパク凝固の強いといわれるFCの貼用は避けるようにする）、開放か仮封かの是非、仮封する場合にはその時期や仮封方法などについての配慮が必要になってくる程度のものである。瘻孔を有する感染根管歯の治療についても、前述の感染根管治療を行えばよい。この場合には瘻孔という排膿路があるので、開放にする必要はない。通法どおりの感染根管治療を行えば、瘻孔は閉鎖するものであるが、瘻孔の閉鎖が思わしくない症例においては、根管通過法という補助的手段を用いればよい。

根管治療で使用する主な薬剤は、根管清掃剤、根管消毒剤、根管充填材（剤）な

◆**機械的根管拡大による根管の無菌化**

根管内に消毒薬を貼薬することなく、リーマー、ファイルによる十分な拡大（機械的根管清掃）のみによって、感染根管の約80％が細菌培養検査陰性となる。FCを貼薬して二重仮封を施すのは、次回来院までに新たな感染を受けないようにするためと考えて、機械的根管処置を的確に行うことが重要である。

どであり、これらの薬剤について2種類ずつほど薬理作用の異なるものを知っていて、それを使いこなせば十分である。

よく臨床家の先生から、〝なかなか疼痛（何に基づく疼痛か不明）がとれないが、どんな薬がよいか？〟、〝抜髄後の打診反応がなかなか消失しないが、いい薬はないか？〟、〝根充後に疼痛や打診痛を訴えられるが、よい根充剤はないか？〟などと質問を受けることがある。なぜか薬効に頼ろうとされる傾向にあるように感じられてならない。このようなときは往々にして、使用薬剤が原因であったり、症状の軽減の妨げとなっていることがあり、〝薬を洗い流して、しばらくの間、薬は何も用いないで症状の推移を観察してください〟と申し上げることにしている。治療経過が思わしくないときには、基本に基づいて、各段階の処置が正しく行われているか否かを再チェックして、適切でないと考えられる場合には、再度はじめからやり直すと、症状が驚くほど短時日のうちに軽減するものである。極論すれば、通常の根管治療には特殊な薬剤は必要でない。このことは、Buckley（１９０４年）のＦＣが現在でも、臨床で広く使用されていることを考えれば理解できることであろう。

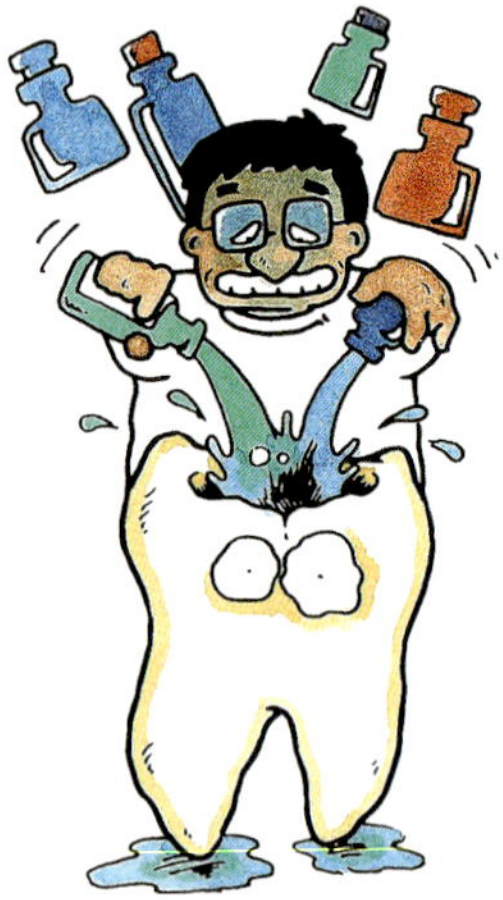

◆**歯内治療の三大要素**

①診断――疾患の症状と治療方針を決定するための診断

②原因除去―根管の機械的・化学的清掃

③終末処置―象牙-セメント境での緊密な根管充填

119　滲出液の止まらない根管の処置

日常の臨床で通常の根管処置を行っても根管からの滲出液や排膿が止まらない場合、あるいは前回処置時の綿栓に少量の滲出液や膿が毎回付着してくる場合（過酸化水素水にて確認）がある。こういった場合、術者は根管充填に踏みきれないことがある。

化膿性根尖性歯周炎の場合には、十分なる根管拡大・清掃を行いヨードホルム系薬剤、あるいは抗生物質などを根管へ貼用することも有効な方法である。

また、慢性化膿性根尖性歯周炎（慢性歯槽膿瘍）で瘻孔のある場合には、根管通過法（キャナルシリンジなどを使用し、根管を通じて0.1％アクリノール液などで数回病変（巣）部および瘻管を洗浄することによって腐敗物質などを洗い流してしまう方法）を併用すると非常に有効なことが多い。

辺縁性歯周炎が根尖部近くまで及んでいる場合に、ポケット内の滲出液や膿が根尖孔を通じて侵入してくる場合が稀にあるので、抜髄の場合は可能ならば即日根管充填を施し、感染根管の場合には歯肉剥離掻爬術の後に根管充填を行うとよい。

また、ごく少量の滲出液などが清拭時に認められるときには、綿栓やペーパーポイントを用いて乾燥後すばやく根管充填を行えば比較的予後は良好である。

歯根嚢胞が存在する場合には、嚢胞摘出時に根管を清掃・乾燥後に根管充填を行えばよい。

以上のような処置を行っても症状が改善されない場合には外科的歯内療法（歯根

◆二重仮封とは

歯内治療では、治療中に髄室や根管が食片や唾液によって汚染・感染されたり、逆に髄室・根管に貼付した薬剤が口腔内へ漏出するのを防ぐために、また治療中の歯の保護と咬合の維持のために行う緊密仮封のことをいう。2種類の仮封材を用い、それぞれの長所をいかした仮封法で、内層（下層）に薬剤と化学反応を起こさないストッピングを、外層（上層）に壁着性に優れ、咬合にも耐える酸化亜鉛ユージノールセメントや仮封用銅セメント、あるいは水硬性仮封材を用いる。

尖切除、歯根尖掻爬）を併用すべきである。

これら滲出液の止まらない症例に対する仮封法としては、患歯が急性炎症状を呈しない限り、緊密なる仮封（二重仮封）を行うべきである。最近、滲出液の止まらない根管に対して水酸化カルシウム療法と称して、水酸化カルシウム粉末を滅菌生食水で練和したペースト状のものや、市販の水酸化カルシウム製剤を根管に充塞して、一定期間経過観察を行う治療法も応用されている。

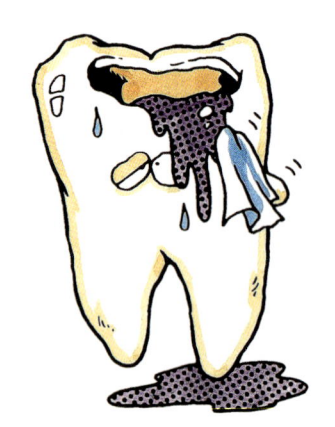

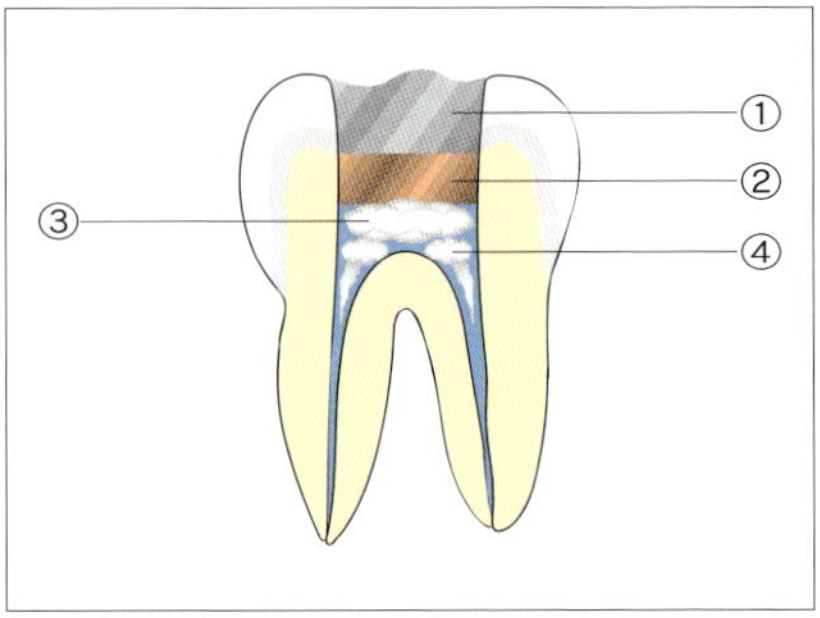

図119-1　二重仮封法。①外層（上層）：酸化亜鉛ユージノールセメント、仮封用銅セメント、水硬性仮封材、②内層（下層）：ストッピング、③緩衝綿花（球）、④貼薬綿栓。

120 根管治療時の〝イオン導入〟はどのように応用するか

根管の形態は、単根歯であっても三次元的には非常に複雑な形態を示すものである。したがって、機械的あるいは化学的清掃を行い、さらに根管消毒薬を応用しても根管内を無菌にすることが困難なことがある。また、そのために臨床的不快症状の消退が思うように進まないことがある。このような症例に対して、通常の根管処置以外に数種類の〝感染根管治療の補助療法〟がある。

これら補助療法のひとつに〝イオン導入法〟がある。感染根管治療におけるイオン導入法は、機械的および化学的清掃ならびに根管消毒薬の効果が及びにくい複雑な根管、根管側枝、根尖分岐や象牙細管深部への薬剤の浸透を可能にしている。

〈イオン導入法〉

根管内に電解質溶液を満たす。そして、電導子（関電導子：溶液の種類により異なる）を挿入し、患者さんには不関電極を把持させる。この間に直流通電を行う。電解質溶液として用いられているものに次のような薬液がある。

①ヨードヨード亜鉛溶液

結晶ヨウ素	0.6グラム
ヨウ化亜鉛	15.0グラム
蒸留水	50ミリリットル

◆感染根管の補助療法

・イオン導入法
・根管通過法
・ジアテルミー療法
・吸引洗浄法

根管内に薬液を満たし、治療椅子に付属する吸引装置に、図120-1に示すマルチサクションを装着し根管内内容物を強力に吸引・排出する。

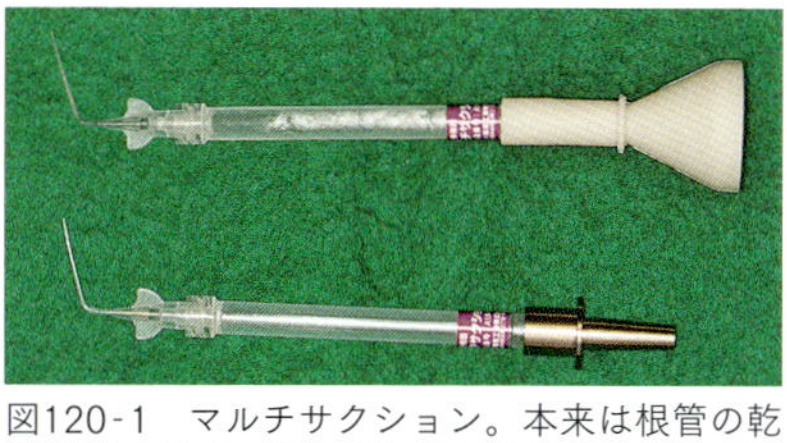

図120-1　マルチサクション。本来は根管の乾燥用器具だが，滲出液などの根管内内容物の吸引にも使用できる。上：本体に排唾管用アダプターを装着。下：本体にバキューム用アダプターを装着。

この場合の関電導子は亜鉛を用い、通電は徐々に行い、患者さんに疼痛が生じたら少し電流量を減少させる。通電時間は50ミリアンペアを基準として、通電値で50を割った値を時間（分）とする。

なお、分割通電も可能である。

②アンモニア銀溶液

硝酸銀　0.4グラム
蒸留水　5ミリリットル

アンモニア水を滴下し白濁が消えたとき蒸留水で全量を10ミリリットルとする。関電導子には銀を用い、通電量は25ミリアンペアを基準とし、分割して行ってもよい。そのほかに、フッ化ナトリウム溶液も用いられる。

イオン導入法を行うにあたって注意すべきことは、重篤な心疾患、とくにペースメーカーを装着している患者さんへの応用には十分な注意が必要である。

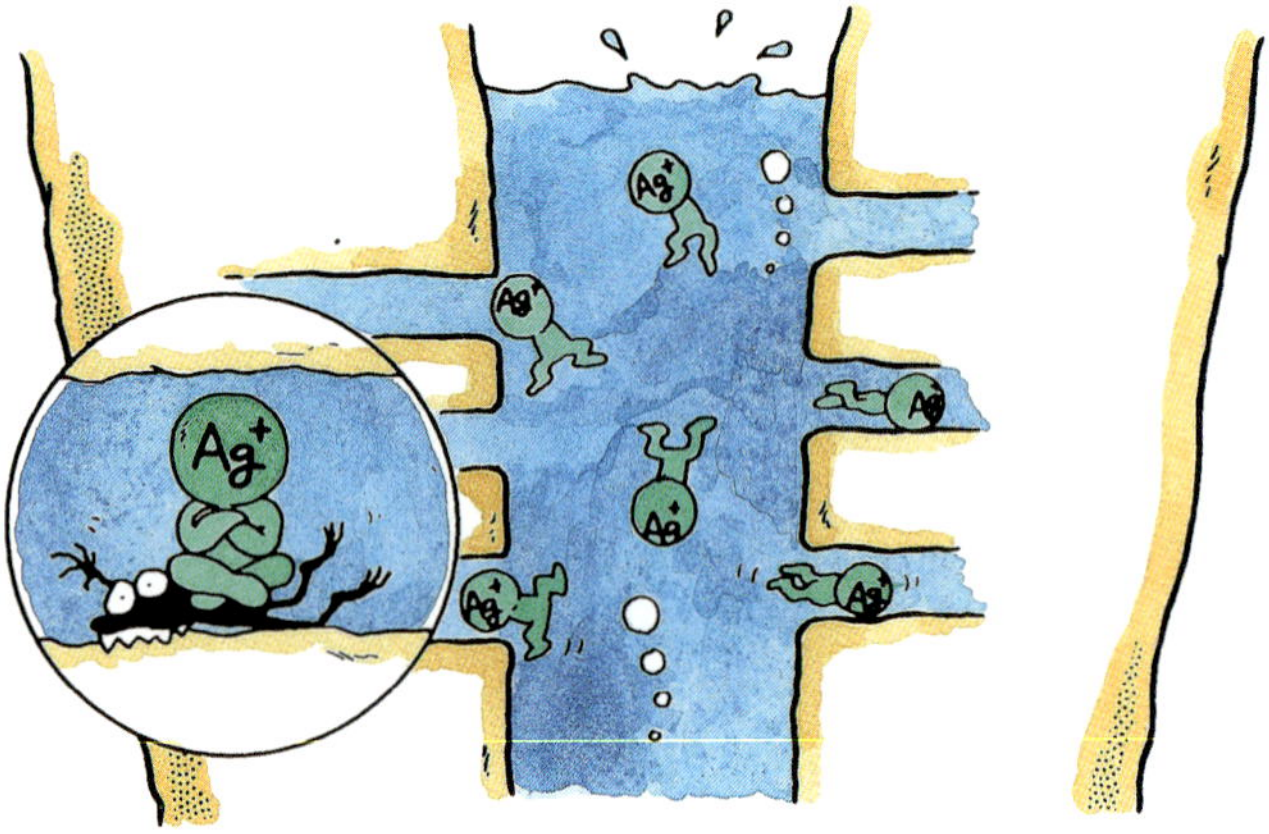

◆ジアテルミー療法

生体に107ヘルツ程度の高周波を通じることによって発生するジュール熱を応用して、根管内消毒効果を高めようとする治療法である。温度を高めると消毒薬剤の効果が高まるほかに、歯周組織の血管が拡張して血液循環もよくなる。なお、45℃を超えると不可逆性の損傷が生じるので温度の上昇に十分留意しなければならない。

◆イオン導入装置

・パイオキュアー（㈱ナルコーム製作所）
根管治療、齲蝕予防
・フロリアート10：フッ素イオン導入装置（㈱ナルコーム製作所）
齲蝕予防
・カントップ・ジュニア（㈱三栄通信機工業）
象牙質知覚過敏症、根管治療

121 レーザーの根管治療への応用

近年、レーザーが歯科臨床の治療分野で広く使用されるようになってきた。すなわち、保存領域では齲蝕予防のための小窩裂溝部エナメル質へのレーザー照射、初期齲蝕病巣の蒸散とレジン充填窩洞の形成、歯周ポケットの治療と除石に、また、口腔外科領域ではレーザー照射による初期癌病巣の蒸散、レーザー切開、止血などがある。

レーザーの歯内治療への応用については、根管が狭小で複雑な形態を呈していることから研究が遅れていたが、最近になってレーザーを導くファイバーの開発が急速に進み、とくに柔軟性に富む細いファイバーが開発されるに至って、レーザーの歯内治療への応用が可能になった。

レーザーの根管治療への応用については、その主目的はレーザーの特性からレーザーの熱作用による感染根管内の細菌の殺滅であるが、レーザーは直進性を有するために根管内全周に照射することがごく最近まできわめて困難と思われていた。しかし、最近ではファイバー（200㎛）の先端を加工することによって、レーザーがファイバー先端から前方だけでなく、側方へも照射が可能となり、感染根管の無菌化に効果が期待されている。

感染根管治療では、根管の清掃・拡大後に、根管消毒薬を貼付して根管の無菌化を図っていたが、数回の治療によっても無菌化が得られなかったり、薬剤による根尖歯周組織の為害作用が懸念される場合があったりして、根管充填に至るまでに

◆レーザーとは

レーザーとは、light amplification by stimulated emission of radiation の頭文字（Laser）をとって名付けられたもので、気体分子や固体の中の電子を励起状態にし、そのエネルギーを単一波長で位相のそろった光として外に放出（誘導放出）する光の増幅器または発振機のことである。レーザーの発明はアインシュタインが予言し、量子力学と先端科学技術とが結合して達成されたもので、20世紀の科学の成果といえる。

レーザー媒質の種類によって、固体レーザー（Nd：YAG レーザー、Ti：サファイアレーザーなど）、気体レーザー（炭酸ガスレーザー、アルゴンイオンレーザー、ヘリウム - ネオンレーザーなど）、半導体レーザー、色素レーザー、エキシマ - レーザー、自由電子レーザーなどがある。

レーザーは、他の光源の発生する自然放出光とちがって、ほとんど完全に位相のそろったコヒーレントな光波（コヒーレント光）を発生するために、レーザー光はスペクトル幅のきわめて狭い単色光で、干渉性が著しく、指向性の鋭い細い

日数を要することがある。このような症例でレーザー照射による根管の無菌化が可能となれば、レーザー照射後直ちに根管充填が行え、感染根管の1回治療（次項122参照）の機会がさらに増すことになる。

歯科用レーザー（国内認可）

レーザーの種類	製　品　名	社　名
CO_2	GCナノレーザー	㈱ジーシー
	BEL-LUXAR	タカラベルモント㈱
	LAZAWIN CH S	㈱モリタ
	Panalas CO5Σ（mobile）	パナソニック デンタル㈱
	OPELASER PRO	㈱ヨシダ
	LESAC CO_2-25	㈱レザック
Nd・YAG	パワーパルス1	SLT Japan
	ネオキュアハイパー（7400）	SOKKIA／松風
	STREAK	アルテック㈱
	インパルス デンタルレーザー	Incisive Co.／アストラテック㈱
	Manipulaser Nd	MANI
	PowerLase ST4	LARES/Weavelength
Er・YAG	アーウィン アドベール	㈱モリタ
	オサダエルファイン400	長田電機工業㈱
半導体	オサダライトサージ3000	長田電機工業㈱
	P-LASER	パナソニック デンタル㈱
	トリンプルD（Coldlaser）	㈱ヨシダ

ビームとなっている。

　レーザーの有する特徴から、レーザーは色々な分野で利用されており、原子・分子・固体・液体・プラズマ・生物体などの研究に、また産業界では計測、通信、加工などの分野に応用され、医学の領域では計測、診断、治療に応用されている。

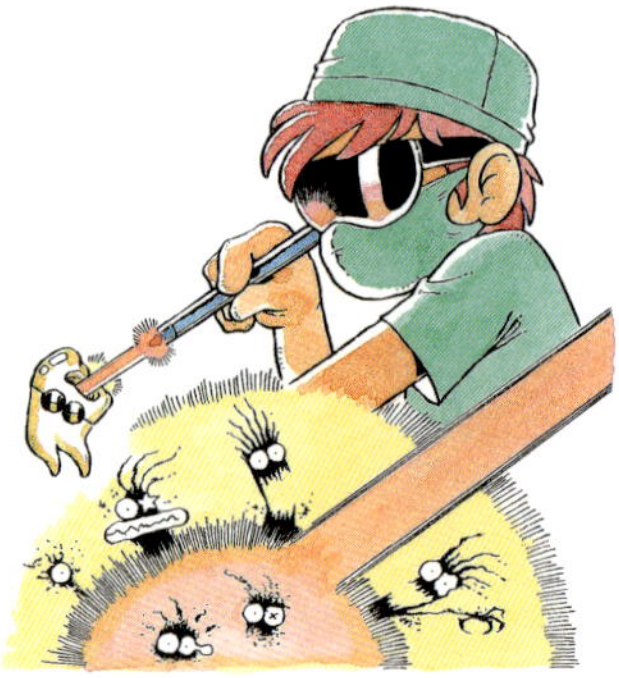

参考文献

①神川喜代男：レーザー医学の驚異　どんな治療にどう使う？ 講談社，東京，p.5－46，1992.

②長倉三郎，井口洋夫，江沢　洋，岩村　秀，佐藤文隆，久保亮五編集：岩波理化学辞典第五版，岩波書店，東京，p.1493，1998.

122　感染根管の1回治療について

日常の臨床で感染根管治療は困難な処置のひとつであり、時には来院回数が多くなることがある。また、補綴処置のようにその仕上がり状態を目で確かめることができないことから、患者さんから不満の声を聞くことがある。

感染根管とは根管が汚染、感染し根尖部歯周組織に為害作用を与えるものをいう。すなわち、この感染根管の内容物である食物残渣、変性歯髄、血液成分や滲出液、さらには、細菌および細菌の産生物質が根尖歯周組織に病変を起こす原因となる。これらの原因によって生じた根尖部の病変は、根尖孔からの刺激の害力と個体の抵抗力のバランスの上に形成されており、このバランスが崩れて急性化したりする。感染根管治療はすべての症例において数回の治療を必要とするのであろうか。1回の治療で終わることのできる感染根管はないのであろうか。急性症状を有している場合にはむろん1回治療など考えも及ばないが、慢性化の状態にある感染根管では可能であるかもしれない。

感染根管治療の要諦は、①根管の機械的拡大と化学的清掃、②根管系の消毒および③根管の緊密な充塞であり、①と③は必須であるが、②は時によって省略することが可能である。ここにおいて、感染根管の1回治療の可能性が生じてくる。すなわち感染根管を有する歯が、感染根管からの刺激因子と生体の防御反応との間でバランスのとれている状態（臨床的症状がない状態）のときに、攻撃側である根管内の汚染物質を一気に除去すればこのバランスは生体側に有利に展開するものと考え

◆**機械的清掃の効果**

慢性根尖性歯周組織炎の場合、機械的清掃によって、細菌培養検査の陰性転化率が64％、また、歯髄壊疽（necrosis）では培養陰性転化率が28.6％であると報告されている。疾患の種類によりかなりの相違が認められ、臨床上注意すべきものといえる。

られる。このような考え方に基づいて、感染根管の1回治療が実施されている。術式は通常の根管処置の場合と同様、正確に測定された作業長に基づく確実な根管の機械的および化学的な清掃を行い、根管の乾燥後拡大・形成された根管を象牙－セメント境で緊密に根管充填することである。

以上のように根管の拡大・形成、根管充填を行えば、根尖部の病変は原因となる因子が除去されているので、根尖部周囲組織の治癒能力によって治癒に向かうであろう。

感染根管の1回治療は、根尖部歯周組織における根管からの攻撃と生体側の防御のバランスがとれている状態のときに行うべきもので、攻撃側が優位な急性期に行うべきものではない。また、歯髄壊死などで腐敗臭のある場合には、1回治療は絶対に避けるべきである。

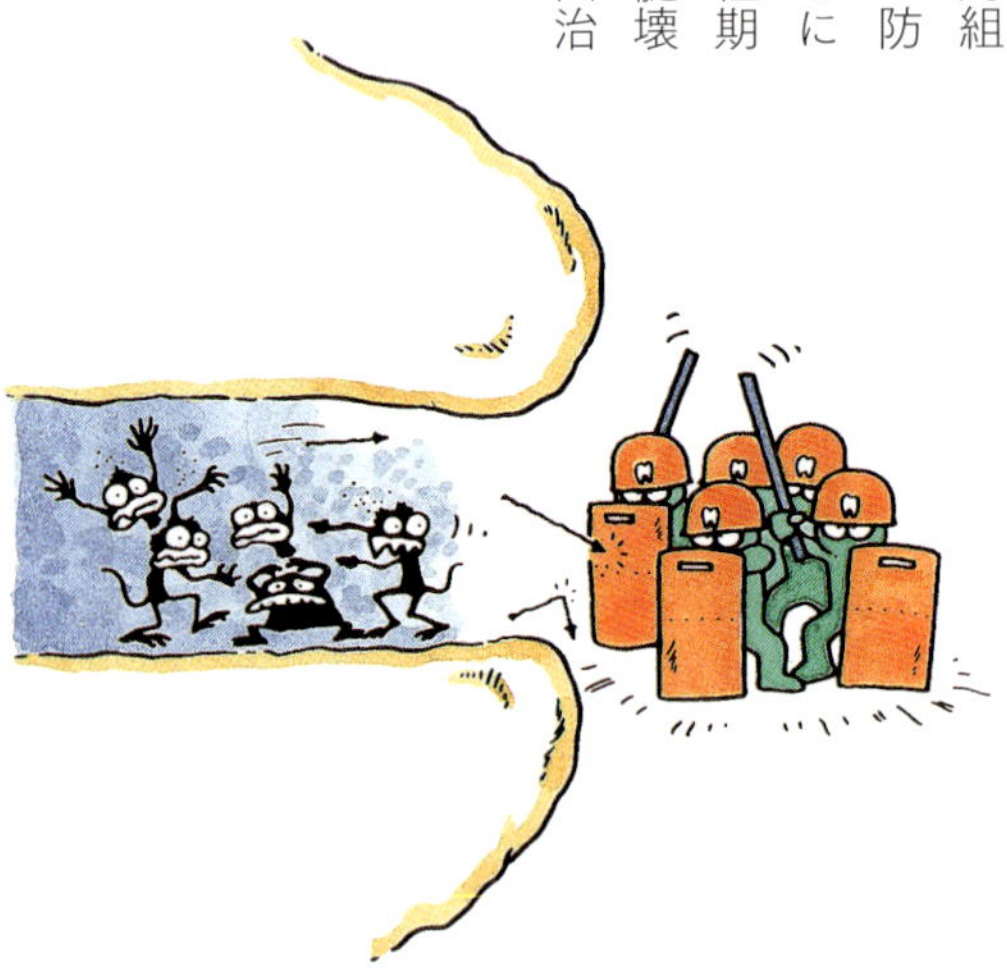

123 慢性化膿性根尖性歯周炎に処置は必要？

慢性化膿性根尖性歯周炎は、脱離した歯冠修復物の合着や隣接歯の治療の際に撮影したエックス線写真で発見されることが多い。偶然に発見された場合に、自覚されることがない慢性化膿性根尖性歯周炎を処置するべきであろうか。

慢性化膿性根尖性歯周炎は、自覚症状も他覚症状もなく、あったとしても違和感程度であり、エックス線写真で根尖部に歯槽骨の透過像を認めるのが唯一の診断の根拠である。

根管を介して根尖歯周組織に軽度の感染が長期間にわたって持続しているために、あるいは、根管内に存在する病原性物質が根尖歯周組織に微弱な影響を及ぼし続けて、根尖部に病変が生じるのが慢性化膿性根尖性歯周炎である。細菌などの病原性物質の病原力と宿主である根尖周囲組織の抵抗力とが拮抗していると、根尖病変は治癒せずに同じ状態を長く保つことになる。

慢性化膿性根尖性歯周炎が発症する理由として、①齲蝕などで露髄した歯髄が感染し、さらに壊疽に陥って感染がそのまま根尖部に波及し、根尖部に病変が成立する場合、②抜髄後の根管充填が不適切で、根管を介して根尖歯周組織に感染を生じて根尖病変が成立する場合、あるいは、③病変を有する歯の根管治療が過去に施されたものの治癒に至らず、根尖部の病変が残っている場合、などが挙げられる。根尖病変を認めれば、いずれの場合でも感染根管治療を施して徹底的に根管を清掃・消毒し、緊密に根管を充填して病変を治癒させるべきである。しかし、自覚症状を

◆慢性化膿性根尖性歯周炎（図123－1、2）

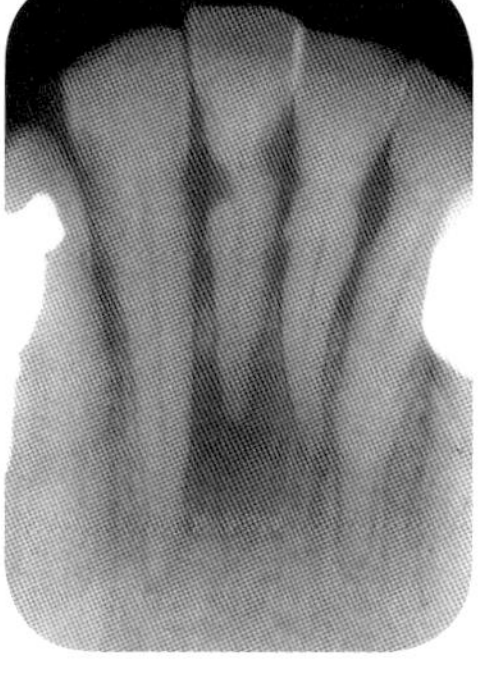

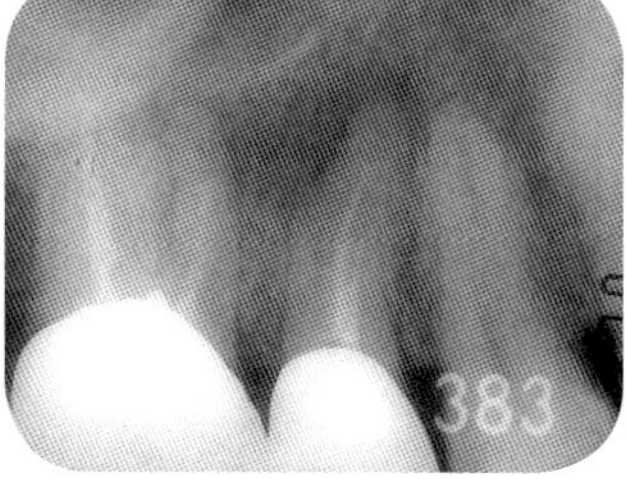

図123-1、2　右：上顎右側第二小臼歯。歯冠修復がなされている。根管充填は不十分で、根尖病変が認められる。左：下顎右側中切歯。近遠心の歯頸部齲蝕から歯髄が感染して壊疽に陥り、根尖病変を成立させた。

欠く慢性化膿性根尖性歯周炎では、歯内治療を行うための動機づけに乏しいことがある。動機づけが乏しいときの治療に対しては、患者さんの心情に十分な配慮が必要である。

歯髄壊疽から慢性化膿性根尖性歯周炎に進行した歯に対して歯内治療が必要であるのはもちろんである。このような歯の多くには歯冠部の欠損や変色があって歯冠修復が必要になる。歯冠修復するには、歯を長く保存して機能させるために根管内の治療を行わなければならないとの納得いく動機づけができる。抜髄の既往歴があって自覚症状なく経過している歯で、近接歯の治療のために撮影したエックス線写真で偶然に根尖部の透過像が発見される症例も多い。このときに歯冠修復がなされていると「修復物を撤去してまで治療をするのは…」と、治療を受けることに消極的であっても不思議ではない。治療しようとする動機が乏しいときには、根尖病変の存在とその進展について、また、慢性化膿性炎が急性に転化する可能性について説明したうえで、意思を尊重して治療するか否かを決定すればよい。

鋳造冠やメタルボンドでの修復が治療計画にあるとき、当該歯に慢性化膿性根尖性歯周炎を認めるなら、感染根管処置を施して根尖病変の治癒を図らなければならない。たとえ根尖病変が認められなくても、不完全な根管処置がなされている歯については根管内が汚染されていることを前提にして、歯冠修復による咬合機能が改善された状態を長く維持させるために、完全な根管処置を行うべきである。

124 歯内治療中にファイルの破折を生じたら
―そのときの対応と除去法―

熱心に歯内治療を行った結果、不幸にして根管内にファイルの破折を生じさせることがある。とくに臼歯で狭窄した彎曲根管の処置時に生じることが多く見受けられる。このような場合には必ず患者さんにファイル破折の事実を告げ、破折ファイルの撤去に努めなければならない。また、再感染根管治療時で、前医による破折ファイルが認められても慎重に言葉を選び、決して前医を批判するようなイメージを患者さんに与えないよう患歯の状況について説明を行うようにする。仲間意識で前医を変にかばうことで破折ファイルの存在を患者さんに説明しなくても、再治療後にふたたび急性症状を自覚し、患者さんが別の歯科医院で再治療を受けた際、決してその歯科医院の院長は前医をかばってくれず、事実無根の罪を自分に負わされることになりかねない。それゆえ、術者自身がファイルの破折を生じさせたものでなくても、再治療を行う根管内に破折ファイルの存在を確認すれば、再治療を開始する前にその事実を患者さんに説明しておく必要がある。

歯内治療中に根管内でファイル破折をきたした症例についてその予後を観察した研究報告によれば、ファイル破折が根尖側1/3部に位置し除去不可能な症例でも、破折片断端部より上部の根管を十分に拡大・形成し、消毒後、緊密な根管充填を行えば予後良好となることが証明されている。破折ファイルの除去は根管内での破折位

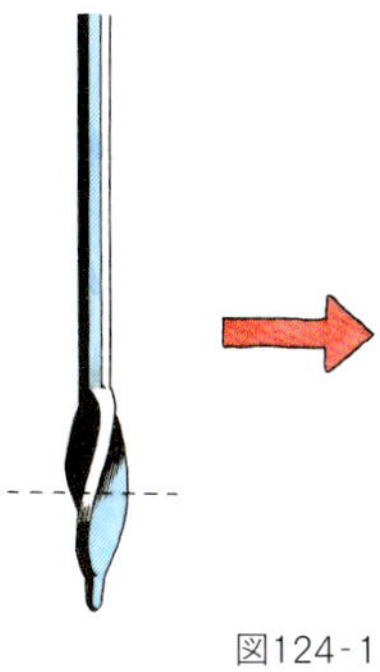

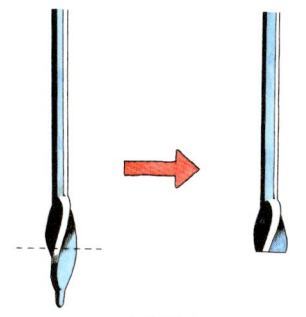

図124-1

置によっては撤去不可能な場合もあり、いたずらに根管壁面を削除しすぎて穿孔をきたしても意味のないことである。しかし、最近では手術用実体顕微鏡の普及と超音波チップの改良・開発によって破折ファイルの破断面を顕微鏡下で確認することができる。

　このような症例においては、改良したゲイツグリデンドリル（#3〜4）（図124－1）で破折ファイルの破断面が中心に来るように破断面の位置で根管象牙質を削除した後（プラットホーム形成後）（図124－2）、ファイル周辺の象牙質をバイパス形成するように超音波チップで切削し、ファイル破断上部を根管内に浮き上がらせるようにする（図124－3）。ファイル周辺の象牙質を全周にわたり削除できれば根管壁と破折ファイルとの間にさらに超音波チップを挿入し、弱い出力で超音波振動を加えれば根管内に嵌入した破折ファイルが緩み根管内で浮き上がり撤去することが可能となる。

　このテクニックは２００２年にRuddleによって提案され、〝プラットホームテクニック〟と呼ばれ広く臨床家の間で応用されている。

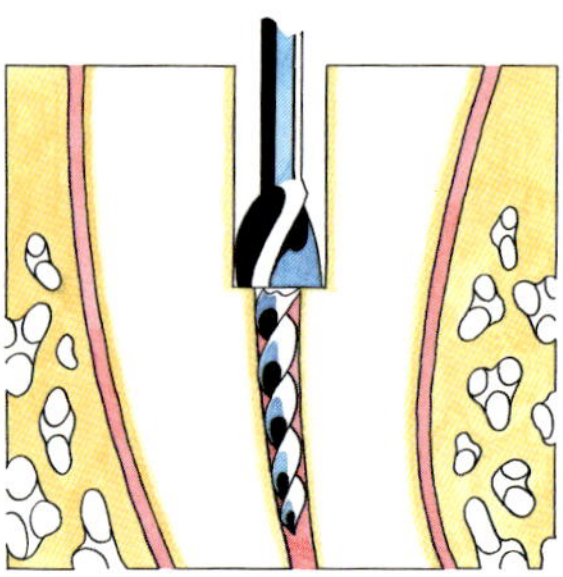
図124-2

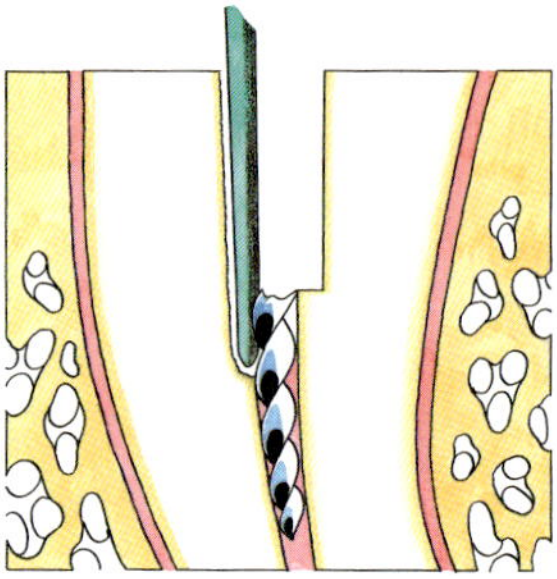
図124-3

125 根管内の破折リーマー、ファイルは除去しなければならないか

根管充填の目的は外来刺激を遮断するための根管の緊密な封鎖と、生体内（根管）の死腔の排除にある。それゆえ、結論からいえば、リーマーやファイルでは根管内を緊密に充塞することおよび死腔の排除は期待できないために除去しなければならない。さらに、上下顎臼歯部においてこれら根管用小器具が破折し、根尖孔外に溢出したときには、上顎洞あるいは下歯槽管への刺激による影響を防止するためにも除去する必要がある。しかし、日常の臨床においては種々なる理由によって除去が不可能か、あるいは除去することによって偶発事故が生じることもある。たとえば、強い彎曲や極度に狭窄している根管、あるいは患歯の捻転・傾斜が強いために除去器具の使用が不可能な症例、さらに上下顎大臼歯の近心根などは除去器具の挿入が不可能なことがある。このような症例では、破折器具の除去を試みた結果、髄床底あるいは根管側壁への穿孔、さらには破折片の根尖孔外への溢出という偶発事故が生じ、処置がさらに複雑になるおそれがある。

以上のようなことから、破折片の除去が不可能なときには、①破折片の側方にバイパスを形成し通法の根管拡大・形成を行い根管充填を行う。②バイパス形成が不可能ならば、通法の根管内消毒に加え、根管治療の補助療法であるイオン導入法を行う。③臨床的不快症状が消失しないときには、根尖切除、ヘミセクションあるいは歯根切断などの外科的歯内治療を行うことが必要となる。

◆ファイルの根管内破折（図125-1～9）

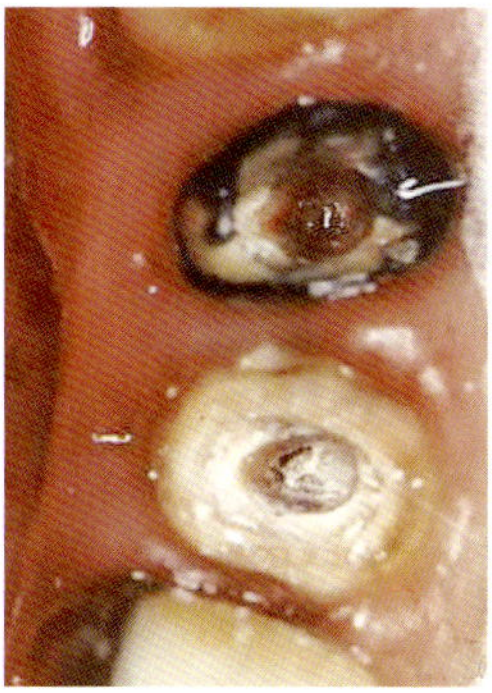

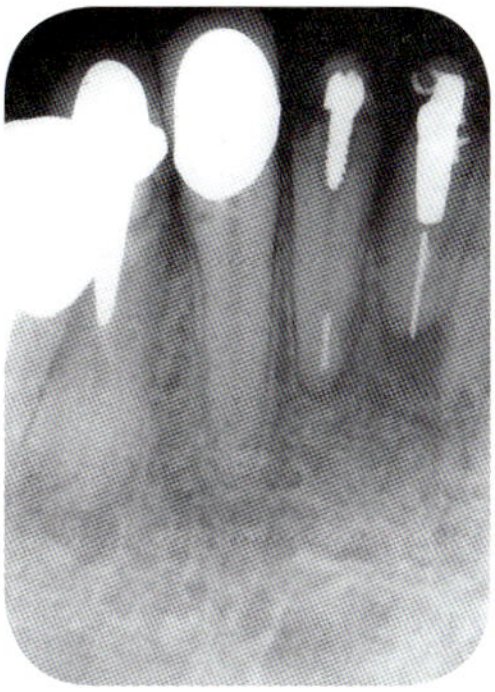

図125-1　54歳の女性。下顎右側前歯根尖部の違和感を主訴に来院。初診時のエックス線写真では、21の根管内に破折器具の存在を認める（右）。

図125-2　補綴物を除去して根管清掃すると破折器具の断端がわずかではあるが確認できる（左）。

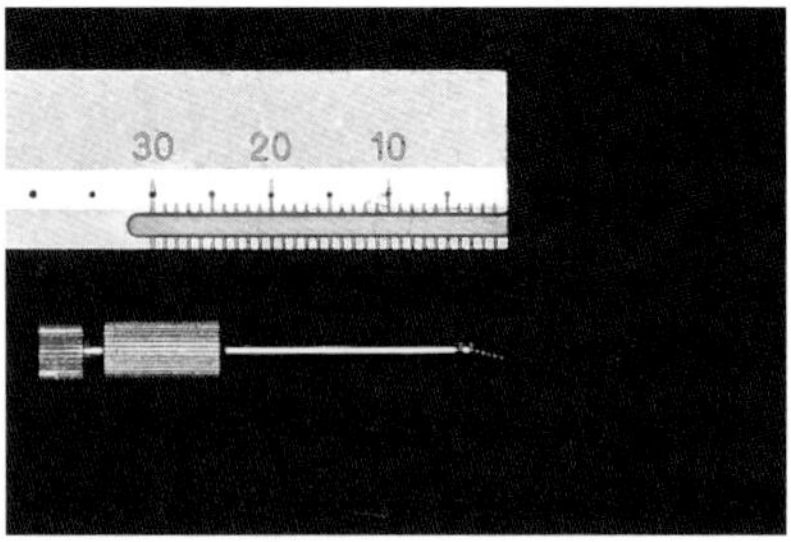

図125-3　2|の根管をトレパンバーで破折器具の周囲歯質を削除して、エクストラクターで破折器具を把持して除去したところ。

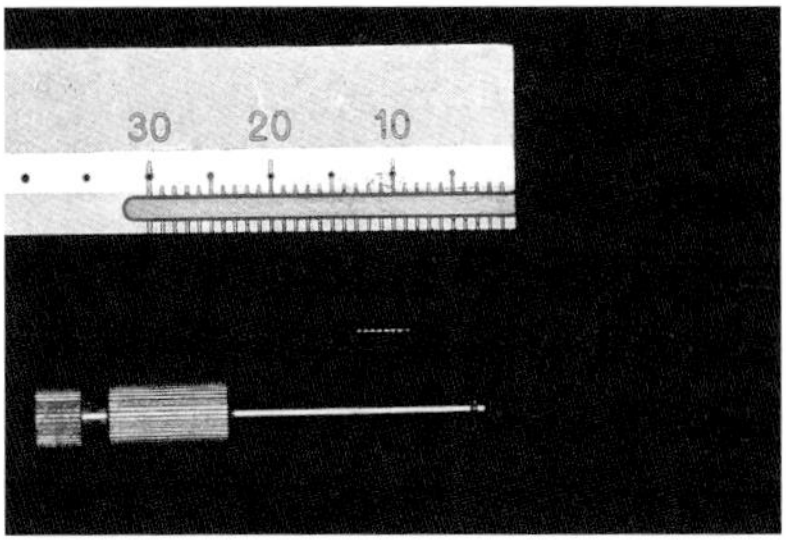

図125-4　破折器具と除去に用いたエクストラクター。

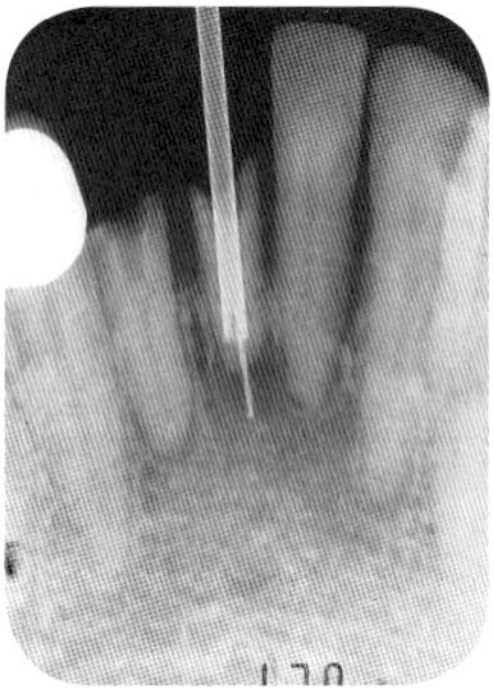

図125-5　つづいて1|の破折器具の除去を行っている。手用のトレパンバーで破折器具の周囲歯質の削除を行っている。破折器具が根尖孔から圧出されている。

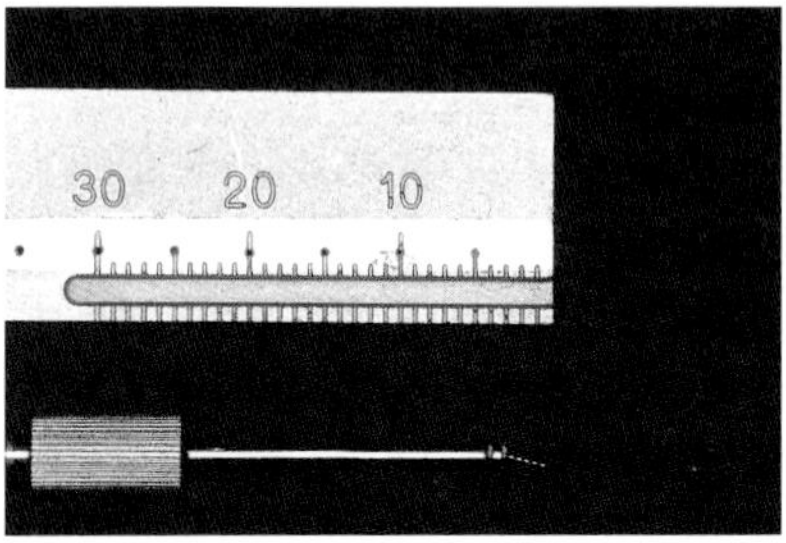

図125-6　エクストラクターで破折器具を把持して根管から除去したところ。

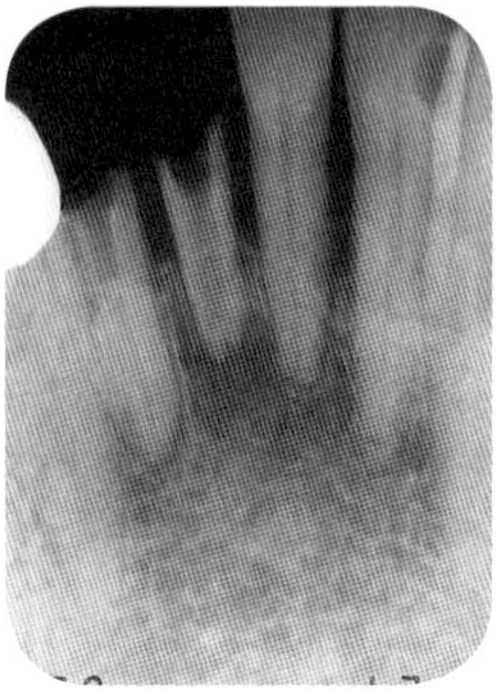

図125-7　破折器具の除去直後。

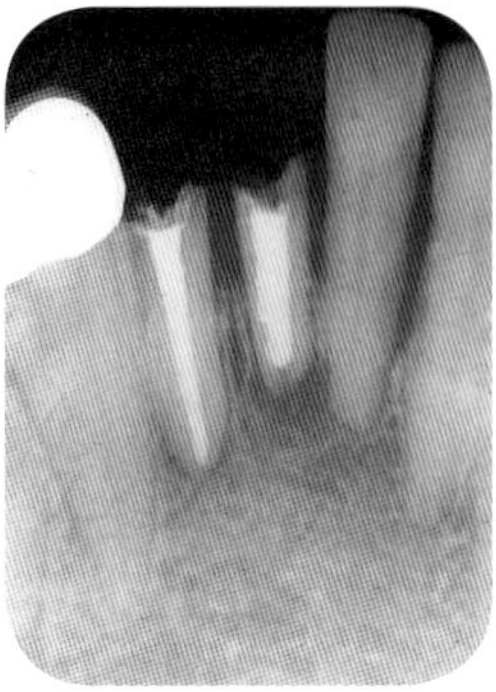

図125-8　根管充填（側方加圧法による）直後。

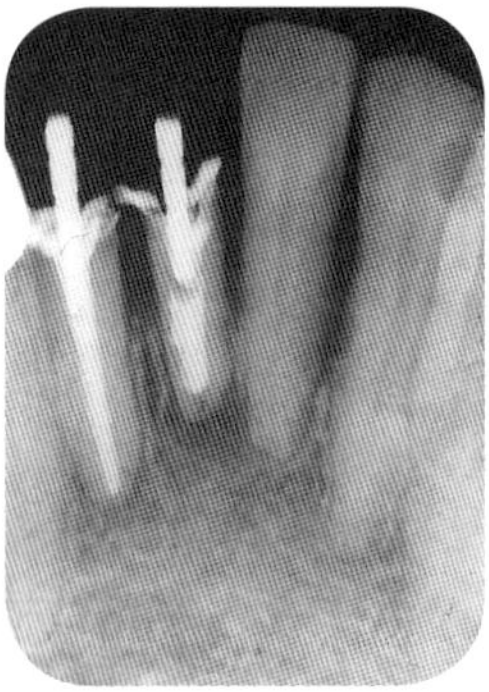

図125-9　根管充填12日後の経過観察。

◆バイパス形成（図125-10～12）

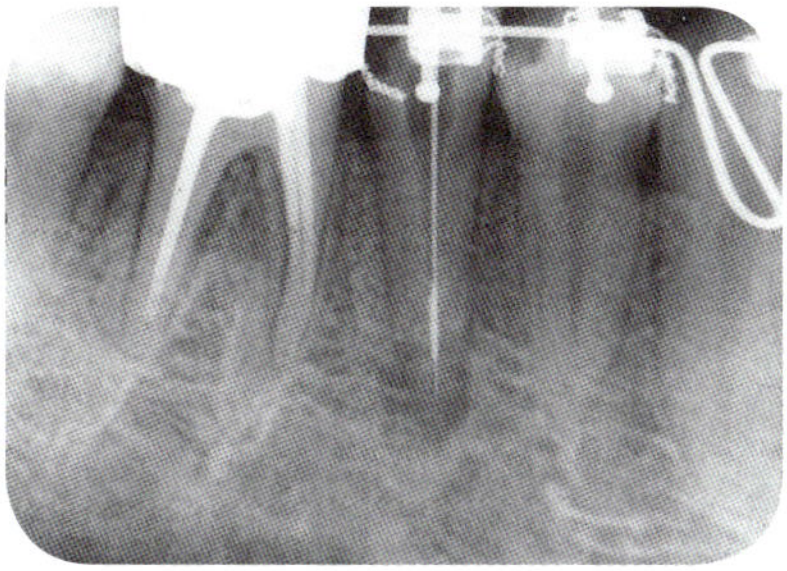

図125-11　バイパス形成のために、破折片の側方にNo.15リーマーを通している。

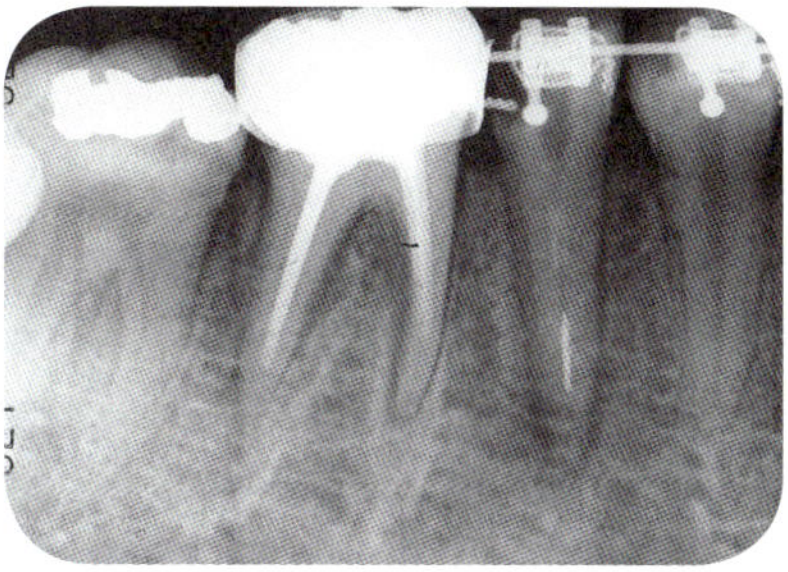

図125-10　21歳の女性。下顎右側第二小臼歯のインレー脱離・根尖部違和感が主訴。慢性の根尖病変が認められ、根管内に破折器具が存在する。

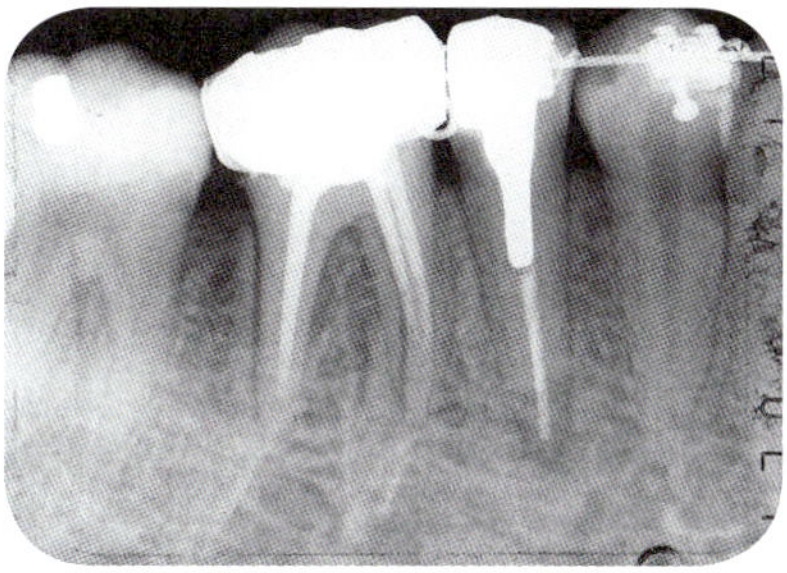

図125-12　根管充填後119日目の経過観察：破折片を残したまま根管充填、歯冠修復を行う。

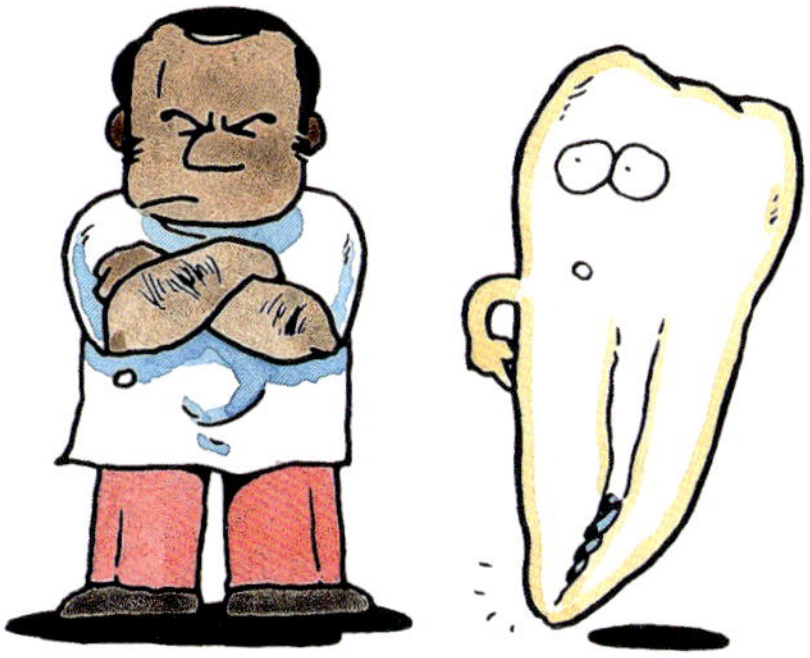

126 破折したリーマー、ファイルの除去方法

破折したリーマーやファイルが根管内に残留すると根管内の緊密な封鎖および死腔の排除という根管治療の目的が達成できない。それゆえ、あらゆる手段を用いて除去に努めなければならない。破折器具の除去方法としては、①機械的除去法、②化学的除去法および③外科的除去法などがある。

機械的除去法としては、破折器具の側方にバイパスを形成し、クレンザーあるいはH-ファイルでかき出したり、根管口付近での破折ではピンセットあるいはプライヤーで除去できることがある。その他機械的除去方法としては超音波発振装置(micro-File System)も効果的なことがある。この方法は前述のバイパスに超音波発振装置のハンドピースに装着したファイルを挿入して振動を加え、破折片を浮き上がらせて除去するものである。また、専用除去器具としてマセランキットが広く用いられている。これはトレパンバーとエクストラクターから構成されている。

除去方法は、まずエックス線写真およびブローチなどで破折部位を確認し、破折片近くまでラルゴリーマーあるいはゲイツグリデンドリルで根管を注意深く拡大する。次に、トレパンバー(長さ、太さに多くの種類がある)を反時計方向に回転し(手動および歯科用エンジンでの使用が可能)、根管内破折器具周囲の象牙質を削除し、孤立させる。そして、突出した破折器具をエクストラクター(太さに種類がある)で把持し、やはり反時計方向に回転させながら除去する。比較的まっすぐな根管、たとえば前歯部では効果的な除去器具であり臼歯部においても使用は可能である

◆マセランキット

フランス人のマセランが考案し、1974年にフェルドマンが紹介した器具で、各種サイズのトレパンバー(trepan bur-中空円筒バー)とエクストラクター(extractor)からなっている根管内異物除去器である。

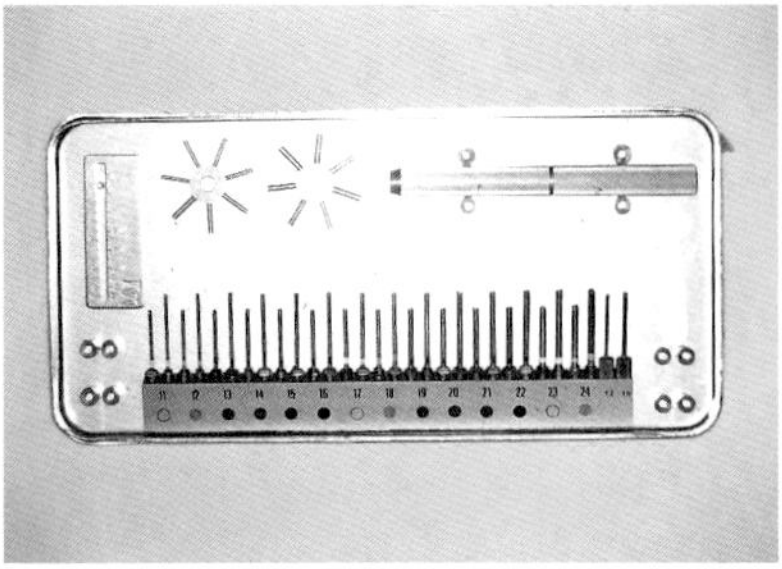

図126-1　マセランキット。

が、エックス線写真で歯根が直線的に見えても、扁平な根もあり、このような症例では穿孔のおそれがあるために十分注意すべきである。また、実験的にNd：YAGレーザーによる破折器具除去の報告も認められる。

近年、歯内治療に手術用実体顕微鏡や根管内視鏡が導入され、機械的破折器具の除去あるいは外科的歯内治療など、狭小な術野における処置に効果を発揮している。

化学的除去方法としては、薬剤により金属破折片を腐食してリーマーなどにより削り取る方法がある。薬剤として用いられるものには、ヨード-ヨードカリ溶液、25%ヨー化カリウム液、25%トリクロールヨードなどがある。しかし、これらの薬液で腐食するにはかなりの日数や治療回数が必要であり、薬液と摂食しない部分には効果が現れない。さらに近年、根管用器具の材質がステンレススチールやニッケル・チタンのものが多く腐食効果は期待できないのが現状である。その他には根尖孔外へ溢出した破折器具の除去法として外科的歯内治療がある（図126-2～9）。

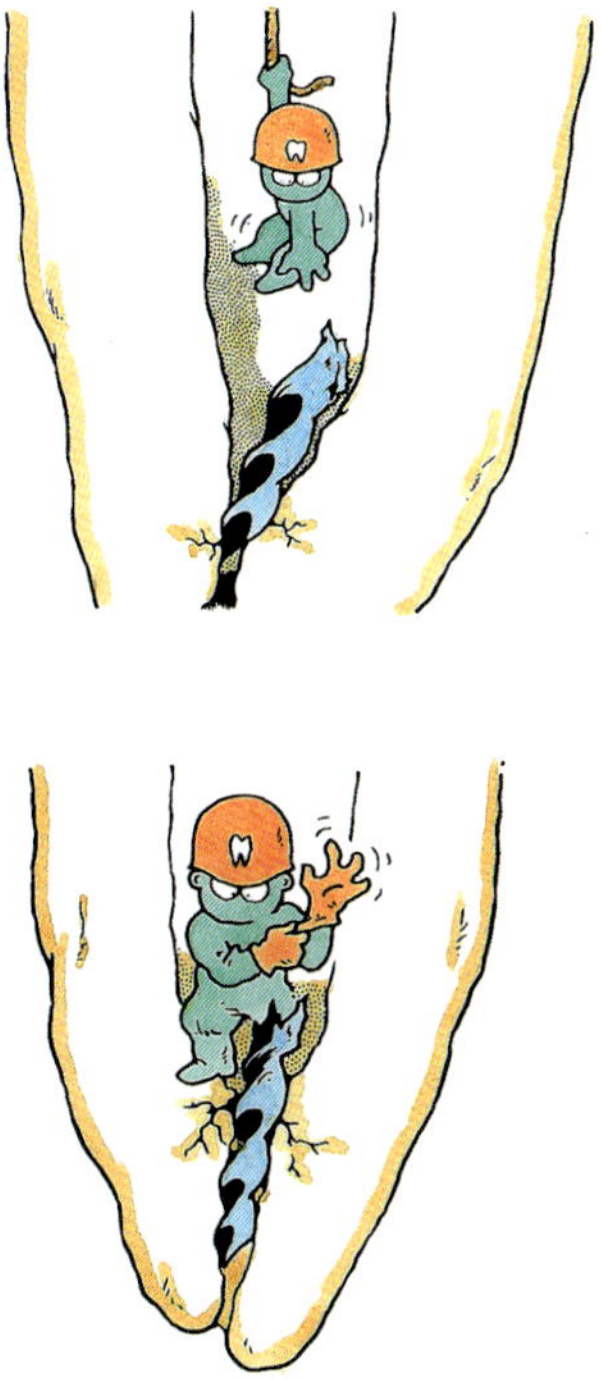

◈破折ファイルの外科的除去（図126-2〜9）

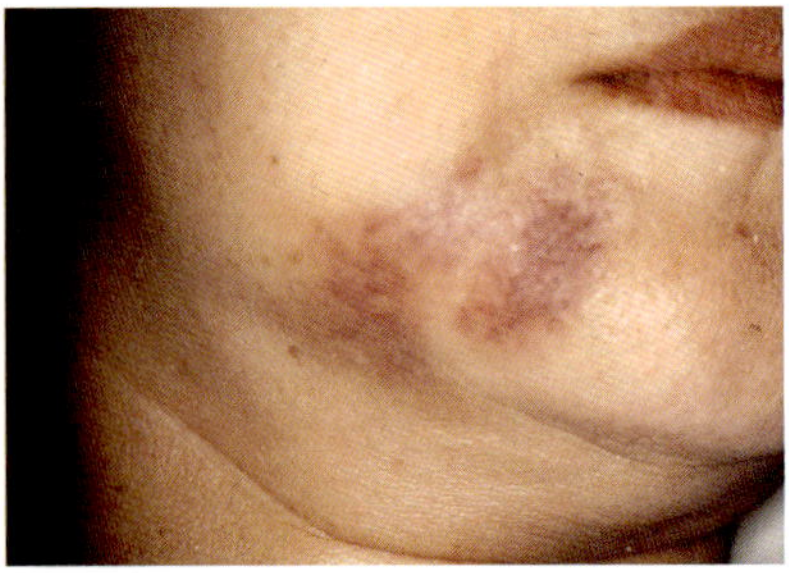

図126-2　49歳の女性。$\overline{6|}$の疼痛が主訴で、数週間前に根管治療を受けている。右側口角下部の皮膚に皮下出血と軽度の腫脹が認められる。

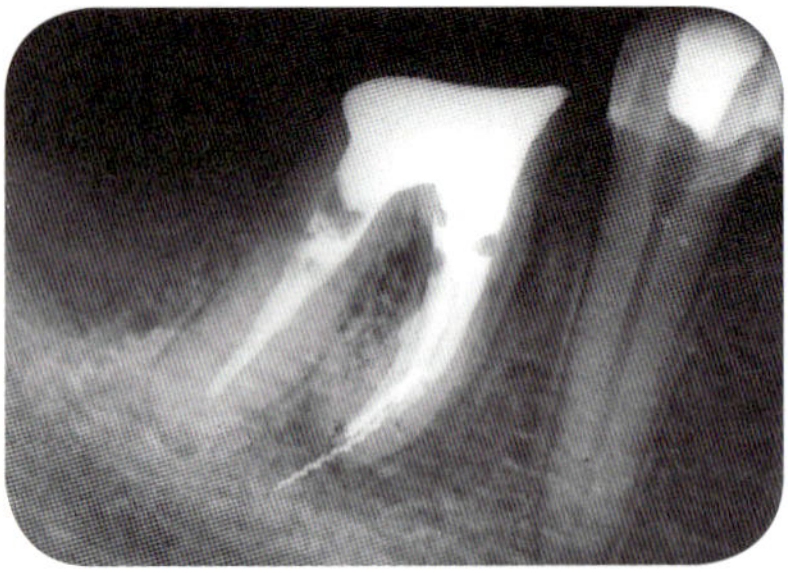

図126-3　$\overline{6|}$の近心根管に根尖孔外へ突出した破折H-ファイルが認められる。

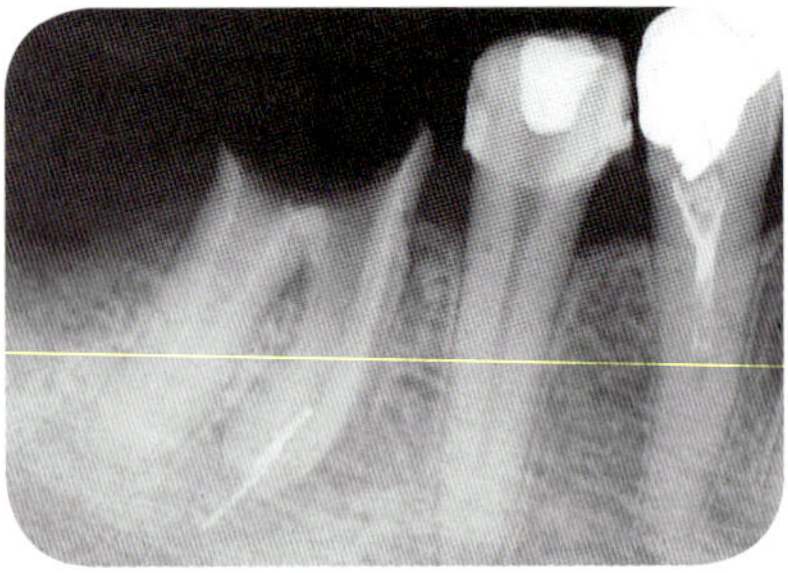

図126-4　根管充填材（剤）を除去すると、2本の破折ファイルが存在する。

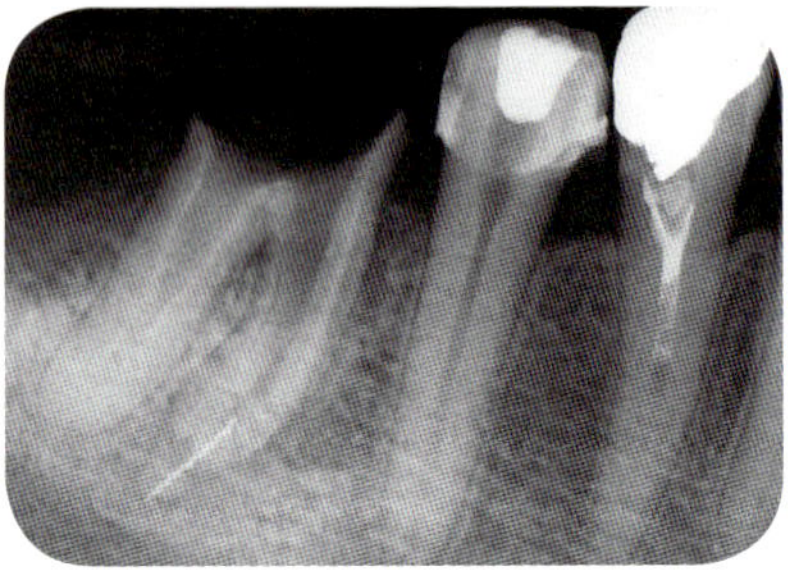

図126-5　根管のファイリングによって1本の破折片は除去されている。

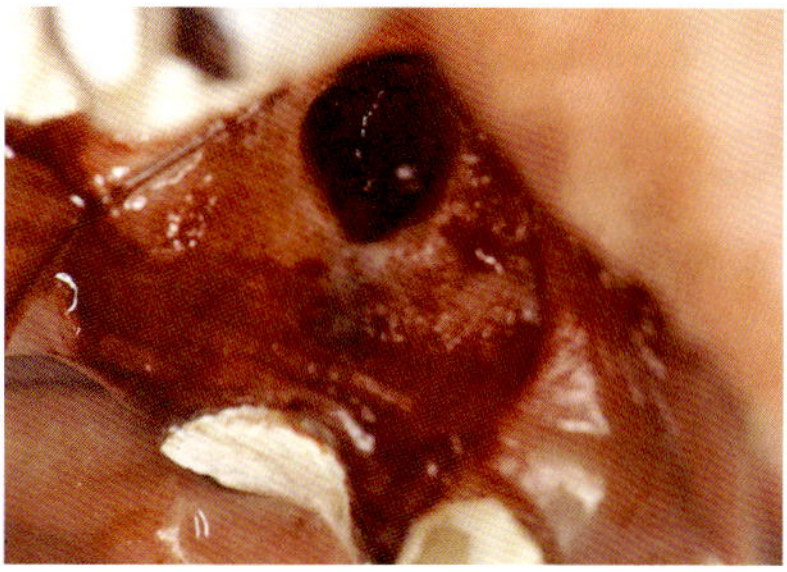

図126-6　歯肉骨膜弁を剥離し、近心根根尖部に達する骨穿孔を形成する。破折H-ファイルが見える（ミラー写真）。

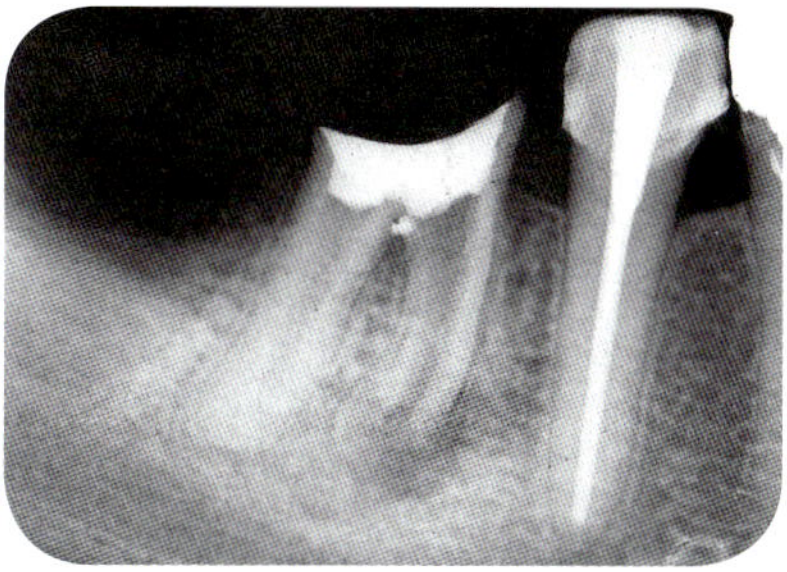

図126-7　歯根尖切除を行い、同時に根尖孔外へ突出した破折H-ファイルを除去する。

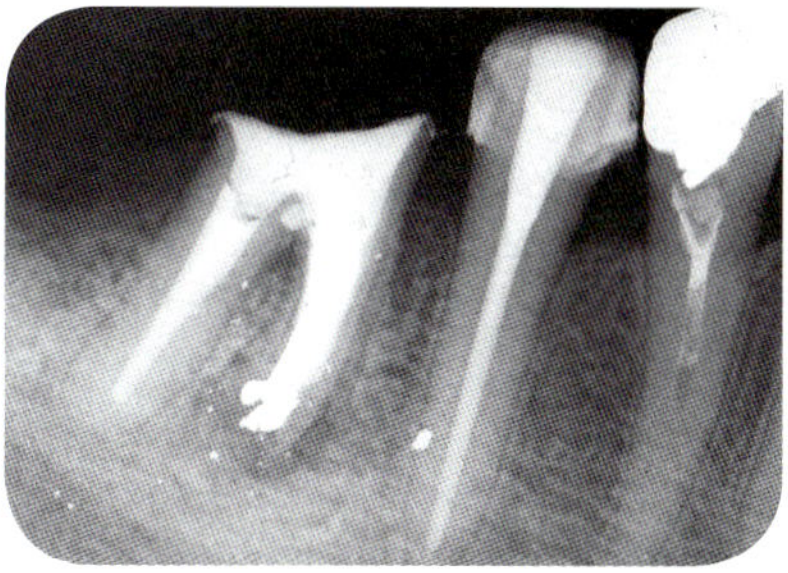

図126-8　アマルガムによる逆根管充填を行い、後日ガッタパーチャポイントを用いて根管充填を完了する。

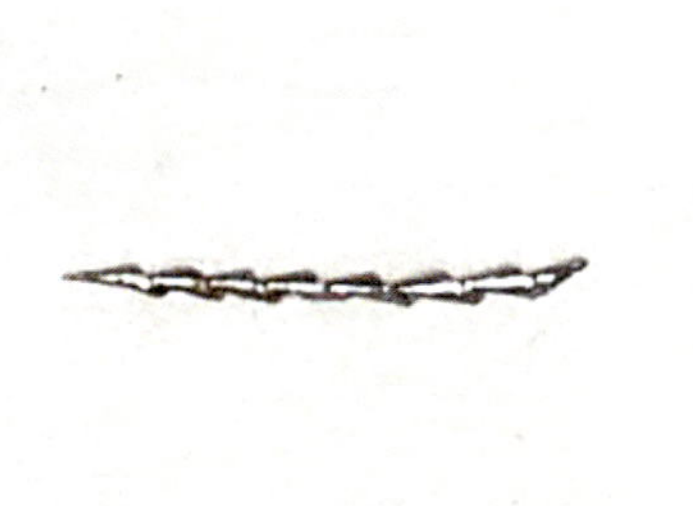

図126-9　除去された破折H-ファイルを示す。

127 誤って穿孔した場合、どうすればよいか

慎重さを欠かなければ、まず〝穿孔〟は生じないと言ってよい。歯軸の方向を常に念頭に置きながら髄室開拡することが、穿孔を避ける基本条件である。

前歯は歯軸と角度をなす唇面を見ながら舌側面から髄室開拡するので歯軸の方向を誤りやすい。すなわち、前歯は歯冠舌側から開拡し、髄室に達したところで歯軸方向にバーの向きを変えなければならない。この原則に従わずに開拡を進めると、臨床的歯頸部の少し根尖寄りの唇側に穿孔することが多くなる。

小臼歯は咬合面から歯軸方向に髄室開拡していくので方向を誤ることはあまりない。しかし、下顎小臼歯の歯冠の歯軸はやや舌側に傾斜しているので、安易な髄室開拡は慎むべきである。上顎小臼歯は歯頸部で近遠心的に圧平されているので、近心面あるいは遠心面歯頸部付近に穿孔する可能性がある。使用するバーの太さにも気をつける必要がある。

大臼歯は多根歯で髄床底が存在する。咬合面を開拡してそのまま無造作にバーを進めると髄床底を切削し、穿孔させてしまう。天蓋から髄床底までの距離を事前にエックス線写真で確認しなければならない。また、上顎大臼歯ではその形態から近心面歯頸部付近の髄室壁を過剰に削除しがちであり、そのまま穿孔に至る傾向がある。

歯冠形成や破折などで、前歯および小臼歯が本来の形態を留めていないとき、歯軸の方向が正確に判らない。歯軸方向を勘違いして穿孔する可能性があるので注意しなければならない。

◆下顎大臼歯の髄床底が穿孔してしまった一例（図127-1）

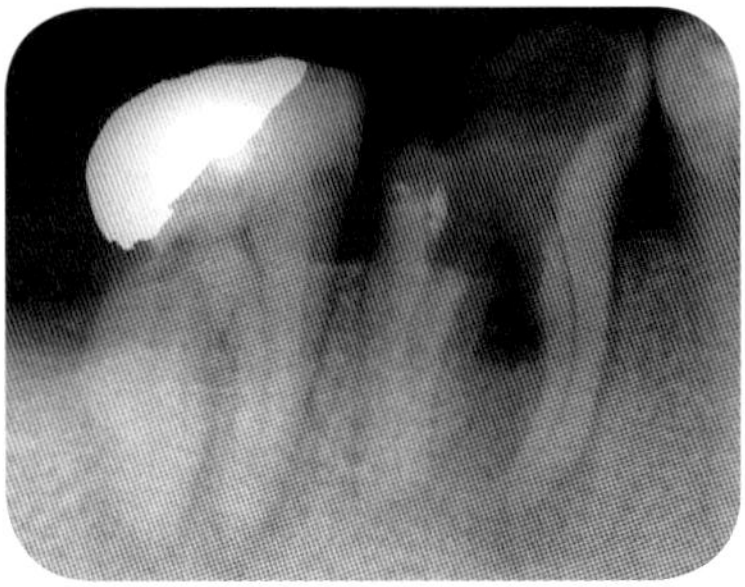

図127-1　下顎右側第一大臼歯の髄床底が大きく破れて、ひどい状態である。第二大臼歯の髄室は狭くなっている。第一大臼歯も天蓋と髄床底との間が狭くなっていた可能性がある。髄床底までのスペースがほとんどないにもかかわらず、ダイナミックに髄室開拡をしたのであろう。

根管壁の穿孔は石灰変性や硝子様変性によって根管が閉塞している場合に生じることが多い。根管が歯髄の石灰化などで閉塞していても、その石灰化度は低く、周囲の根管象牙質ほど硬くない。無理することなく周囲の象牙質よりも柔らかい部分を少しずつエキスプローラなどで削除していけば穿孔することはない。

既治療歯の再歯内治療において、過去の機械的拡大が根管の途中まででその部にステップが形成されているとき、あるいは、ポスト孔の形成が根管からそれているとき、再根管治療は本来の根管を探す困難な処置から始まる。このようなときに、根管内ステップの解消を焦ると、ファイル先端は本来の根管を探し出す前に象牙質の内部を掘り進んでいく。そして、歯根膜空隙への穿孔を生じる可能性がある。とくに、彎曲根管では穿孔する可能性が大である。根管の途中に形成されたステップ部にあるはずの本来の根管を探すとき、ファイルやリーマーの動きはわずかにツイストさせる程度にとどめなければならない。インスツルメント先端を強く刺して回転させるような、大きな動きでは根管壁を掘り進んで穿孔に繋がる危険性がある。

誤って穿孔したとき、穿孔部に出血があれば止血し、その封鎖を考えなければならない。血液、滲出液そして唾液は歯質と封鎖材（剤）との接着を阻害する。穿孔部を封鎖する際には乾燥が必須条件である。穿孔させた歯、あるいは、穿孔がある歯にどのように対応するか?その選択肢は〝穿孔を封鎖する〟か〝抜歯する〟かであろう。歯内治療ではよほどの大きな穿孔でない限り〝封鎖〟を試みる。

根尖から根中央付近にかけて穿孔している場合は、穿孔部に触れないように根管を拡大・形成し、その後、根管充填を行うときに同時に穿孔封鎖を行う。すなわち、根管に接着性に優れるレジン系セメントを流し込んだあとにアピカルステップまで

◆穿孔部の封鎖に用いる材料

過去にはアマルガムが第一選択であった。しかし、現在ではリン酸エステル系およびカルボン酸系の接着性レジン、また、MTMセメントが封鎖材料として用いられている。また、リン酸カルシウム系セメントも有用な封鎖材である。リン酸カルシウムは低濃度の有機酸（クエン酸、リンゴ酸など）と練和すると凝結硬化して低結晶性ではあるがハイドロキシアパタイトになる。

ガッタパーチャポイントを挿入する。そして、ポイントで根管内のレジン系セメントを根管壁穿孔部に圧接する。根管消毒薬剤とレジン系セメントの反応を避けるために根管貼薬は控え、セメントの硬化を第一義にする。しかし、根管内への感染の危険性があるので髄室の仮封は緊密にし、2~3日以内に穿孔部の封鎖を確認したうえで根管を充填する。

根管の中央から歯頸部付近での穿孔においても接着性レジンセメントなどを使用して封鎖を試みる。位置的に根管口から見通せる場合が多いので封鎖操作は困難ではない。歯冠修復のためのポストによる負荷が封鎖部にかからなければ予後は良好であるが、穿孔が歯肉溝の上皮付着付近にある場合には、歯周疾患の見地から予後に疑問があるかも知れない。

大臼歯の髄床底を穿孔したときの対応は穿孔の状況によって異なる。下顎大臼歯で近遠心根が十分に離開しているなら、髄床底を接着性に優れたセメント類で封鎖し、コアー製作時にその負荷が封鎖部にかからないよう留意する。また、穿孔が大きく、接着性レジンセメントなどでの穿孔部の封鎖が不可能であれば、歯根分離を行う。

穿孔が髄床底にとどまらず根管口から根管内に及ぶときには、接着性レジンセメントなどでの封鎖を試みる必要はあるが、穿孔が大きいために確実な封鎖が困難であれば、やむを得ずヘミセクションを考える。

下顎大臼歯で近遠心根が離開していないときには穿孔を接着性レジンなどで封鎖しようと努めるのが第一である。しかし、髄床底から根管口を超えて根管壁に及ぶ大きな穿孔では、封鎖が不十分になる可能性が大である。『近遠心根が離開していない』歯では歯根分離法やヘミセクションが行えない。C型（樋状）根管は歯冠および歯根が近心から遠心まで連続しているために、歯根分離やヘミセクションを実施できない典型例であり、大きな穿孔のときには抜歯の選択も止むを得ないかもしれない。

　上顎大臼歯で穿孔が髄床底にとどまるときには、止血後に穿孔部を封鎖するべきである。しかし、髄床底から根管口を越えて根管壁に至る大きな穿孔では歯根切除法（トライセクション）を実施し、穿孔が大きくて封鎖が不可能なときには、抜歯を考えざるを得ない。

　穿孔の封鎖材料には長足の進歩がみられる。これらの材料を用いた穿孔部封鎖で良好な結果を得るために最も重要なことは、封鎖材料と歯根表面との自然移行である。そのためには、歯根面にマトリックスを圧接して歯髄腔内から封鎖材料を穿孔部に押し付けるように塗布する。つまり、根表面から穿孔部を直視して、歯根表面と封鎖材料とが均一な平面になるように調整すると予後が良くなる。穿孔部に用いた封鎖材料が歯根膜空隙に押し出され、その材料の硬化表面が不整であれば治癒を妨げるであろう。

　かつては、穿孔した歯を保存し、その歯に機能を営なませることは難しいと考えられていた。しかし、現在では優れた生体親和性と優れた接着性を備えた材料が開発されている。穿孔を封鎖する際に外科的に歯根を露出させ、穿孔部を直視して歯根表面にマトリックスを圧接し、歯髄腔から封鎖材を押し付けて接着性レジンセメントを塗布する。このような方法が実施できれば、穿孔した歯も抜去されることなく、修復・保存されて長く口腔内で機能することが可能になる。

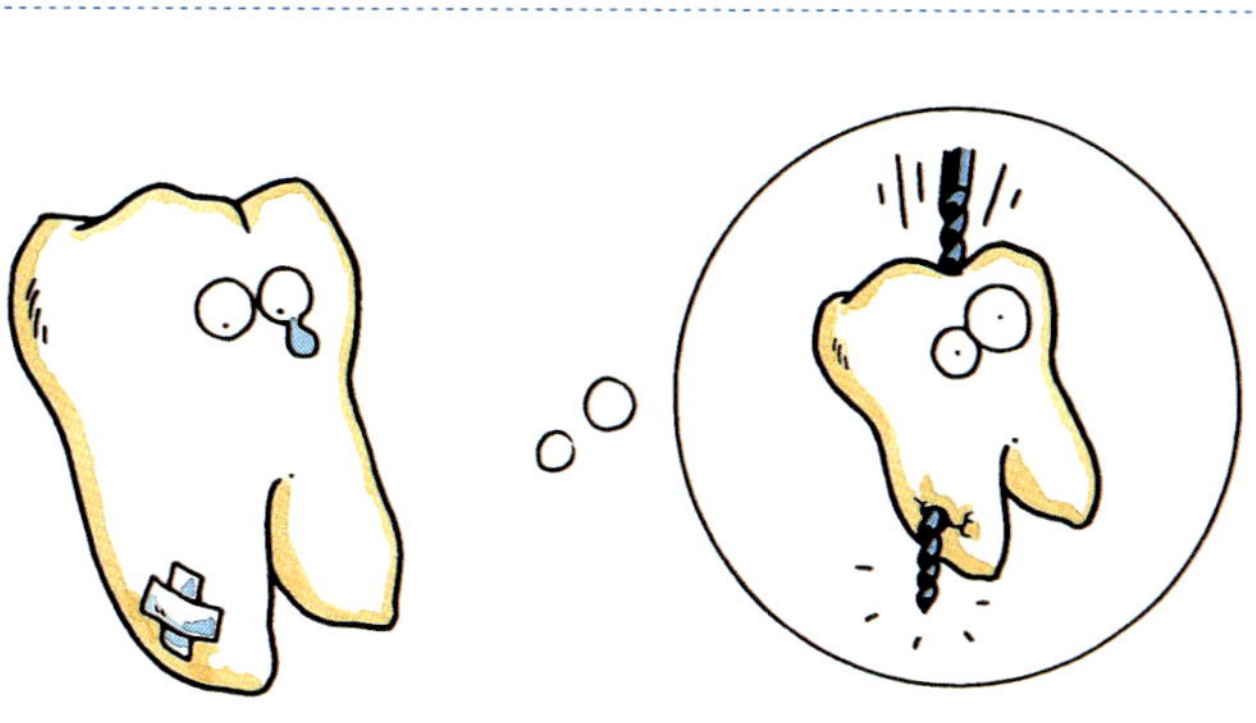

128 根管処置時に上顎洞への穿孔が起こったときはどうするか—歯内処置と上顎洞—

歯内治療時の偶発事故のひとつに穿孔がある。これら穿孔には、髄床底での穿孔、根管側壁での穿孔、根尖孔から根尖周囲組織さらには上顎洞への穿孔などがある。とくに上顎洞への穿孔は患歯だけの問題にとどまらず歯性上顎洞炎を併発させることがある。

歯と上顎洞との位置関係に関する報告（文献①）によると、歯槽窩底と上顎洞の距離は上顎第二大臼歯の近心頬側根が最も上顎洞底に近接しており（2〜3ミリ）、次いで第一大臼歯の3根と第二大臼歯遠心頬側根、舌側（口蓋）根そして第二小臼歯である。また、上顎洞底に突出するものには第二大臼歯の歯根が最も多く、次いで第一大臼歯と第三大臼歯の順である。さらに、大臼歯の根分岐部付近まで上顎洞底が下がっていたり、歯根の根尖部歯周組織が上顎洞の内層膜に接していたりする場合もある。

上顎洞の前方および後方限界に関しては、第一小臼歯、あるいは第一小臼歯の近心隣在歯間を前方限界するものが最も多く、前歯まで及ぶものは稀であり、後方限界は、上顎結節および第三大臼歯部が90％以上で第二大臼歯よりも前方のものは稀であると報告されている。

このように、根尖、根側あるいは分岐部のいずれの部位も上顎洞と近接しており穿孔の危険性は常に存在する。

◆**上顎洞根治手術—コルドウェル・ルック法**

これは慢性上顎洞炎に対する根治手術であり、現在最も広く行われている。口腔から犬歯窩を経て上顎洞を開き、洞粘膜除去後、下鼻道に広い骨窓を形成する方法である。Coldwell（1893）とLuc（1897）の二人がほぼ同時に発表した術式のため、両者の名を冠して呼ぶ（最新医学大辞典、医歯薬出版、東京、1987より）。

歯内治療時において上顎洞への穿孔をきたした場合はどうすればよいか？

まず、無菌的環境下（口腔内処置においてはかなり困難）および小さいサイズの根管用小器具による一過性の穿孔であればとくに問題はないといえる。しかし、無菌下であっても根管充填材が上顎洞内に突出すれば上顎洞への影響はあるものと考えなければならない。そして、可能ならば再根管治療を行い、経過観察とともに耳鼻科への依頼が必要となる。

感染根管治療時に穿孔が生じれば、穿孔が1回だけであっても、また、細い小器具であっても上顎洞の感染を疑わなければならない。そして、直ちに薬物投与を行うか、あるいは、経過観察を行い歯性上顎洞炎の症状（偏頭痛、鼻汁、眼窩下部の違和感あるいは疼痛など）が認められたら薬物投与と耳鼻科への依頼が必要である。

このような上顎洞穿孔を防止するためには、髄室の開拡、根管口の形成、作業長測定および根管拡大時の小器具の使用に十分な注意を払わなければならない。

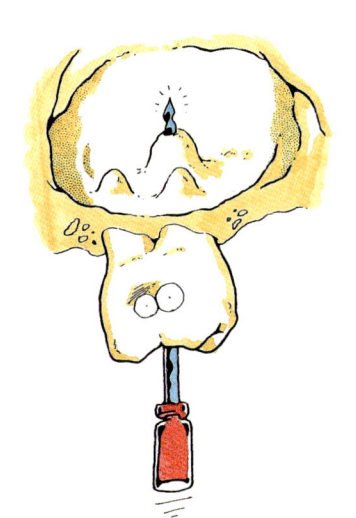

参考文献
①城山剛彦：歯牙と上顎洞との関係について．歯科医学 18：417-462，1956.

129　根管用小器具を嚥下、吸引させたときはどうすればよいか

歯内治療における偶発事故のひとつに根管拡大・形成用器具の嚥下・吸引がある。その原因としては、術者の不注意や、患者さんの予期せぬ動きなどが挙げられる。また、その予防法としては治療時にラバーダムを装着することである。ラバーダムを装着しないとき、術者は上顎第二大臼歯と下顎小臼歯の根管治療のどちらにより多くの注意を払うであろうか？

おそらく、多くの術者は下顎小臼歯よりも上顎第二大臼歯の治療に強いストレスを感じるのではないだろうか。しかし、下顎小臼歯であっても上顎大臼歯よりも器具の嚥下・吸引が生じにくいとはいえない。なぜなら下顎小臼歯の根管を拡大するときは油断しがちである。また、器具は近心壁を支点として把持部が近心に位置し、弓なりとなることがある。その結果、器具が手指から離れやすくなり口腔内に落下するおそれがある。

このように口腔内のいずれの歯種も、ラバーダムをしないときには器具の嚥下・吸引という偶発事故の危険性を有している。

臨床において、根管用小器具を口腔内に落としたときには、直後であれば咽頭、喉頭付近に停まっている可能性があり、一応、患者さん自身の力で小器具を吐き出させることを指導し、術者自らも患者さんの背部を軽くたたいてやる。小器具を嚥下した場合は、患者さんに線維性の食物を多量に摂取させることによって器具によ

◆気管支鏡について

気管支鏡とは金属製の中空の管の先端に小電球がついたもので、管を通して気管支の内部を検査するものである。各種のサイズがあり、患者さんに合ったものを使用する。歯科治療で誤って根管用インスツルメント、クラウン、あるいはインレーなどを気管支内に嵌入させた場合の除去には気管支鏡のような硬性鏡よりも、屈曲が可能で、より細い気管支ファイバースコープが用いられている。

る粘膜の穿孔を防ぎ、嚥下物を食道から胃腸へと移動しやすくする。嚥下後3～5日後には排泄物中に小器具を確認することができるので、患者さんにその旨を伝えておき、小器具の排泄を確認するように指示する。ただし、小器具の嚥下の場合、その多くは排泄されるとされているが、嚥下後は、患者さんの消化器科などの受診は必須であり、エックス線透視によって器具の位置および排泄されたかどうかを確認する必要がある。

気道内に吸引した場合は、気管内に器具が存在するときには患者さんは激しい咳嗽するが、さらに深部に落ち込むとあまり咳き込むことはなくなる。

患者さん自身の力で器具が取れないときには、直ちに患者さんを耳鼻咽喉科あるいは呼吸器科の専門病院に搬送しなければならない。除去法には内視鏡診査による異物の確認と除去あるいは吸引法があるが、胸部切開術が必要となることもある。

器具の吸引よって、かならずしも患者さんが咳き込むことはなく、患者さんが小器具を嚥下したのか吸引したのか臨床の場では判別が不可能なことがある。そしてこのような偶発事故が生じたときには専門医への依頼が必須である。

器具の嚥下・吸引という偶発事故の防止には、歯内治療の特徴を患者さんに十分に説明し、不用意な行動を取らないように指示するとともに、術者はラバーダムの装着を心掛けるべきである。

130 皮下気腫とは何か？発生を防ぐためには？

皮下気腫とは、皮下結合組織の間隙に空気が侵入して溜まった状態である。一般に、気腫は胸部に生じ、皮下気腫と縦隔気腫とがある。皮下気腫は肋骨あるいは胸骨骨折、交通外傷、高所からの落下、胸部打撲など、外傷によって生じる。皮下気腫自体はとくに痛みを訴えることはなく、患部に触れたときに独特の握雪感（雪を握ったような感じ）、羊皮紙音（ペコペコのような音）や捻髪音（ビビビッと髪の毛を捻って生じるような音）を感知する。軽度の皮下気腫に対しては加療されないが、高度な皮下気腫では頸部の循環障害や胸郭の拡張障害を生じると生命に関わるので、頸部や前胸部の皮膚を乱切して、皮下に溜まった空気を体外に排出する処置が行われることもある。

歯科領域での皮下気腫は皮下結合組織中に発現するが、とくに組織間隙が粗になっている上顎犬歯部から小臼歯部の結合組織内に生じやすく、治療中に組織間隙に空気が送られて生じる。そして、胸部の皮下気腫が外傷を原因とするのに対して、これは明らかに偶発的に起きる事故である限り、注意をすれば決して起こらない事故である。

歯科領域で皮下気腫を起こす可能性がある皮下組織への空気の侵入経路は、①抜歯窩、あるいは、②治療中の根管、である。

①**抜歯窩**：抜歯後、抜歯窩を直視しようと血液や唾液を排除するためにエアーシリンジで圧搾空気を抜歯窩に向けて直接に吹き付けると、圧搾空気は抜歯窩から粘膜下の粗な結合組織間隙に侵入して、瞬時に外頬部皮下に拡がって気腫を生じさせる。

②**治療中の根管**：根管処置で髄室が開放されて根管内に固形物が存在しないときに、根管に真上から垂直的にエアーシリンジの圧搾空気を吹き付けると、根尖孔から組織内に圧搾空気が侵入して気腫が直ちに形成される。

その他に、歯内治療ならではの皮下気腫を起こす原因がある。以前から、根管内の消毒と発泡による汚染物質の根管外への排出のため、次亜塩素酸ナトリウムと過酸化水素水を根管内で反応させる根管洗浄法が行われていた。ルートキャナルシリンジを根管内に深く、かつ、強く押し込むように入れて根管内にこれらの薬液を注入すると、2つの薬剤の反応で発生した泡は根尖孔外に向かうことになる。発泡しても歯冠咬合面の開拡部からの排出は困難である。その結果、根尖孔外の結合組織内に泡になって生じた発生期の酸素が送り込まれて、根尖歯周組織の組織間隙から広範囲に拡がって気腫を形成する。

気腫の発生を防ぐためには、抜歯窩や根管内にエアーシリンジの圧搾空気を直接送り込まないことである。『根管のような筒状体の開口部に直角の方向に気流をつくると、筒状体の内部の圧が低下して内部に存在するものは引き出される』ことが知られている。したがって、抜歯窩や根管内を直視しようとして溜まっている唾液や洗浄・消毒液を取り除きたいとき、綿花で吸い取るか、あるいは、エアーシリン

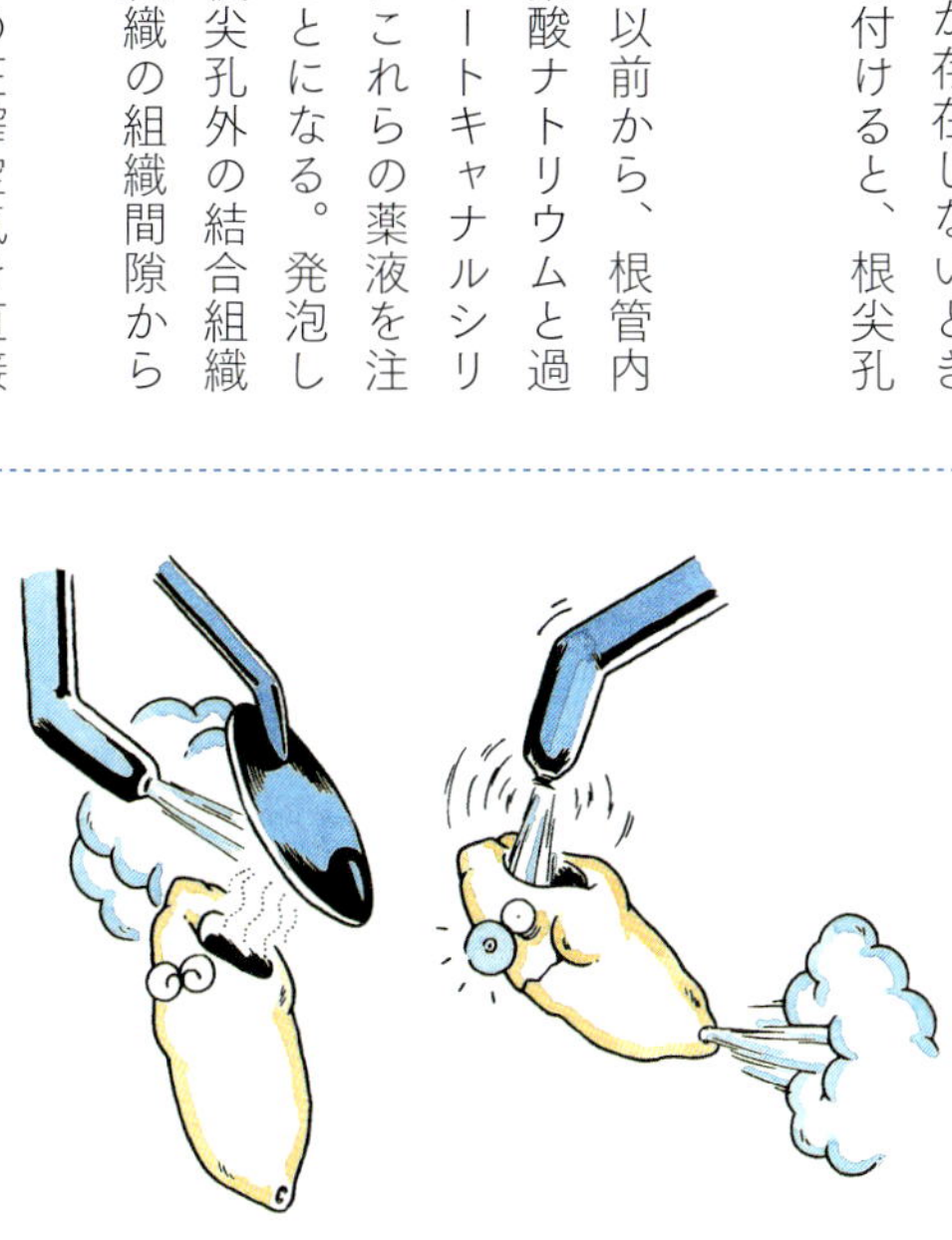

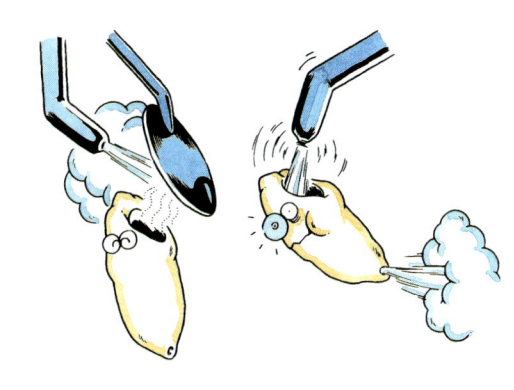

ジを横に向けて根管や抜歯窩の開口部にあて、根管や抜歯窩と直角の方向に圧搾空気を送ると、根管内あるいは抜歯窩内の水分は安全に吸い出されてくる。

　また、根管内を次亜塩素酸ナトリウムと過酸化水素水で交互洗浄するとき、ルートキャナルシリンジの尖端を、根管を塞ぐように強く挿入せず、根尖方向に圧がかからないように、また、内部の圧を開放するようにシリンジを細かく上下させて薬液を注入する。それだけの注意があれば、根尖孔からの圧のかかった空気あるいは酸素が根尖孔から組織間隙に送り込まれることは起こらず、したがって気腫の発生も起こることはない。ただし、近年では次亜塩素酸ナトリウムと過酸化水素水との根管内の交互洗浄による気泡の発生が、根管内微細残存物質の除去に際立った効果がないと考えられている。気腫形成の危険性を排除するためにも、化学的根管清掃は次亜塩素酸ナトリウムの使用だけにとどめ、根管内で溶解した有機質やＥＤＴＡで脱灰された根管壁などの除去、また、根管内の次亜塩素酸ナトリウムの除去に、生理食塩水またはＥＤＴＡで洗い流すことが多くなっている。

　不幸にも、少しの注意を怠った結果、一瞬のうちに発現した気腫への対応はどうすべきか？　根管を介して皮下に空気が入れば、一過性に比較的強い疼痛を生じ、数秒の間に眼窩下部から頬上部が腫脹する。胸部の皮下気腫では生命に関わる緊急時もあって切開が必要なことがある。しかし、歯科領域で生じる皮下気腫はその発生する部位から生命に関わることはない。この腫脹を切開して空気を抜くという発想はもってのほかである。一瞬のうちに生じた腫脹と疼痛について説明し、不安感の解消と感染防止に努めることが重要である。

◆皮下気腫の対応は？

・対応の第一歩は患者の不安感の解消
　一過性の強い疼痛があり、急激に顔貌に腫脹が生じたために、患者の動揺あるいは不安感は大きいことを忘れてはならない。気腫は数日から2週間以内に自然に消退する。組織内に侵入した空気は吸収されて腫脹は消失することを伝えて安心感を与えることである。

・第二に『感染予防を図る』こと
　根管内も抜歯窩も無菌的な環境になく、汚染物質が存在する。空気の侵入で組織内に細菌や汚染物質が入り込んでいる。数日間、抗菌剤を投与して感染予防を図らなければならない。

・腫脹の消退を促進する手段として
　①温湿布、②軽く腫脹部を圧迫、③軽いマッサージ、がある。

131 ラバーダム防湿の有用性

歯内治療を実施するうえで、防湿を行うことの重要性については周知の事実である。とりわけ、ラバーダム防湿は歯内治療を行うときの基本術式であり、これによって患歯は唾液から完全に隔離され、無菌的環境下での治療を可能にする。

ラバーダム防湿を行う利点には、①手術野の確保、②根管への唾液侵入防止、③器具の嚥下・吸引の防止、④切削器具や薬剤による粘膜損傷の防止、がある。

近年、医療事故が頻発しており、社会問題ともなっている。この傾向は歯科界にも及んでおり、患者を守るうえからはもちろんのこと、術者自身を守るうえでも、ラバーダム防湿の重要性は高まっている。

実際の臨床では、ゴム過敏症や口呼吸の患者を治療する場合もあり、前者にあってはゴム臭を消すためにラバーシートにペパーミントやチョコレート臭をつけたラバーシートを使用したり、さらにラバーシートと皮膚との間にラバーダムナプキンを介在させるなどの処置を施している。また、後者にあっては、呼吸が苦しくないようにするためにラバーダムシートに穴を開けたりしている。

しかし、歯冠の崩壊が著しくて、通常のクランプが用いられない場合には、専用のクランプを使用したり、歯肉の一部切除さらには歯頸部歯槽骨の整形が必要となる場合もある。また、アマルガムや複合レジンを用いてラバーダム防湿が可能な状態に歯冠部を調整したりすることもある。しかし、残根状態の歯を保存する必要から歯内治療を行わなければならない場合には、ラバーダム防湿を施すことはきわめ

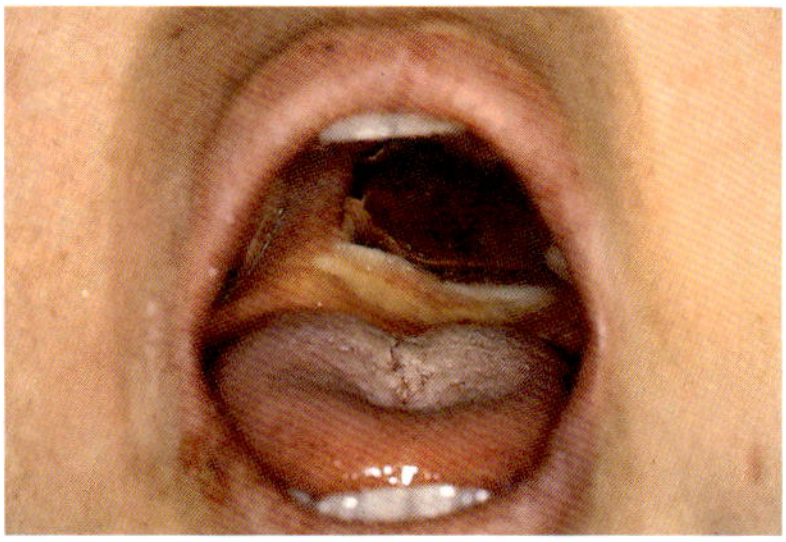

図131-1　57歳の男性。7|の歯内治療を依頼される。患者さんは上顎癌の治療の既往があり、顎補綴が施されている。

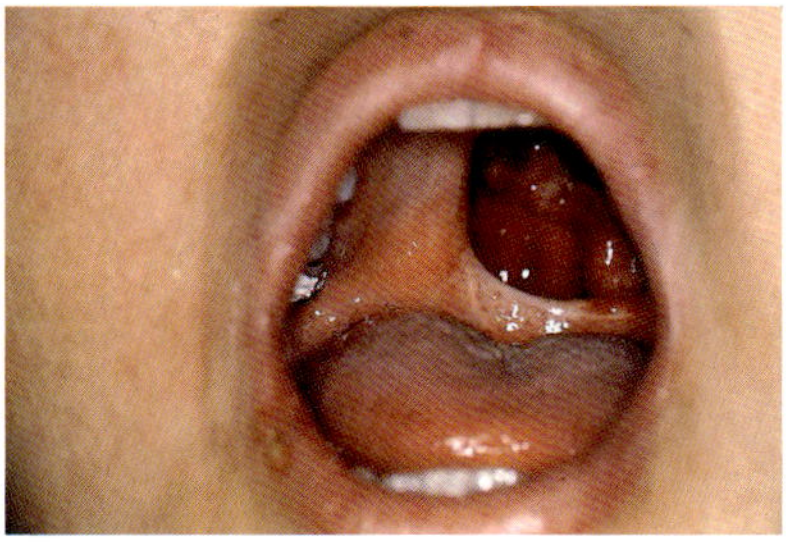

図131-2　局部床義歯（顎補綴）を取り除くと、左側上顎骨と口蓋の一部が切除されていた。

て困難である。このような場合には、隣在歯にクランプを装着しコットンロールを舌側、頬側（唇側）に介在させて、簡易防湿下でやむなく歯内治療を行うこともあるが、この際には舌根部の口峡にガーゼを置いて、リーマー、ファイルなどの嚥下・吸引を防止する策を講じるとよい。

また、星野らは、残根歯に対するラバーダム防湿法として即時重合レジンを応用したラバーシートの固定法を考案して実際の臨床に使用しているので、この方法を用いて歯内治療を行うことも可能である。

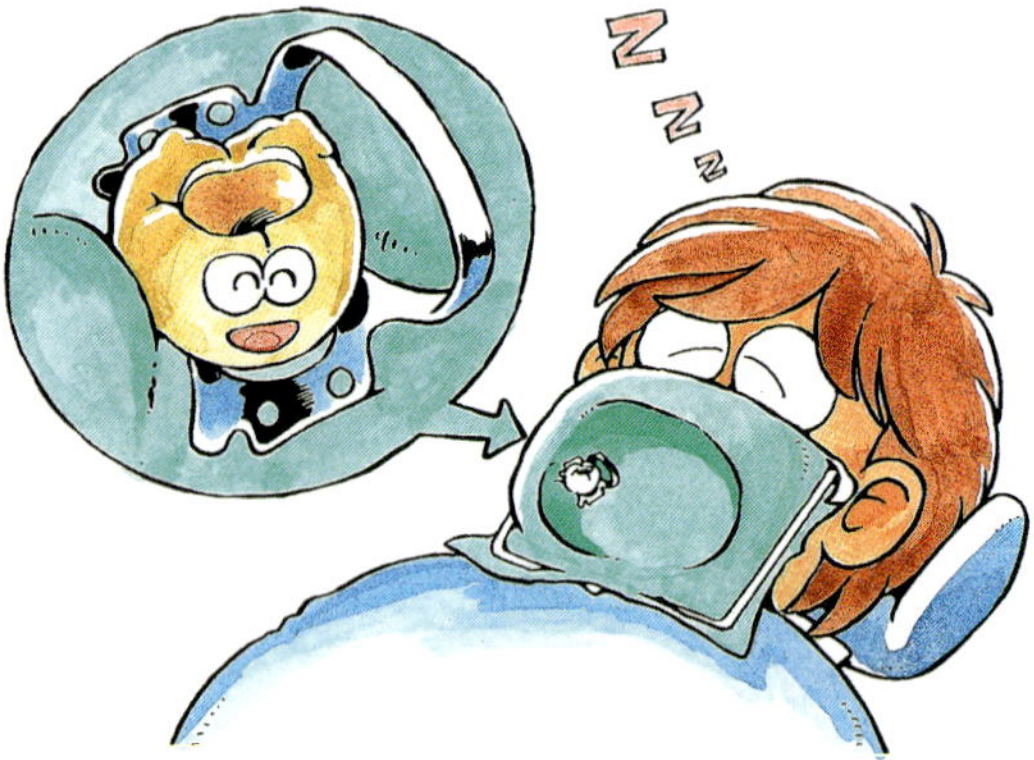

参考文献

①星野　茂，土井正一，戸田忠夫：残根歯に対するラバーダム防湿法─即時重合レジンを応用したラバーダムシートの固定法─，日歯保存誌　38, 618～622, 1995.

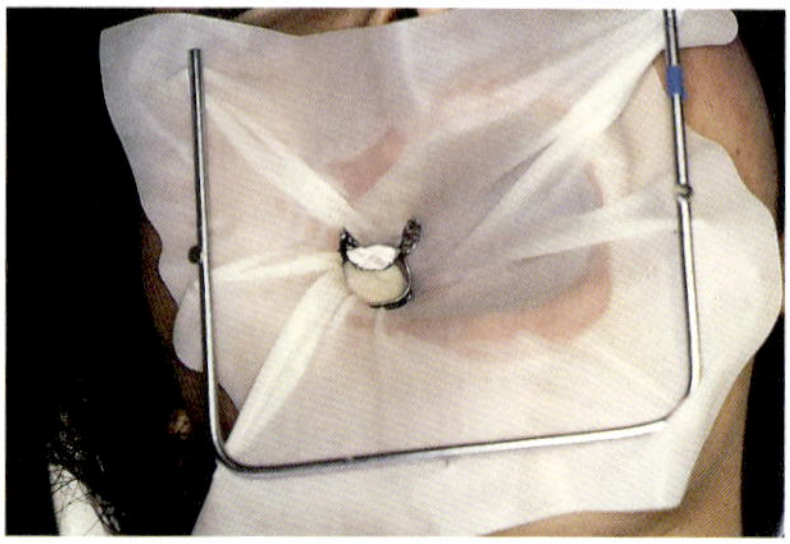

図131-3　ラバーダム防湿を行うことによって、術者はもちろん患者さんにも安全な治療を適切かつ効率的に行うことができる。

132 歯髄組織疾患が根尖部周囲組織に及ぼす影響―歯髄組織と根尖部周囲組織は一心同体―

日常臨床において、大きな齲窩がみられエックス線画像で根尖部透過像が認められるとき、歯髄組織は壊死（壊疽）していることが多い。しかし壊死（壊疽）が起こる以前に根尖部歯周組織にも何らかの組織学的変化が生じるものと考えられる。

L. Linら（1984）は、根尖部にエックス線透過像を有する齲蝕罹患歯を調査・検討し、75歯の齲蝕罹患歯のうち、23歯が冷水、温熱あるいは歯髄電気診のいずれか、またはそのすべてに反応を示し、多くの症例で根尖部透過像の大きさと根管内歯髄組織の破壊程度とが関連していることを認めている。歯髄組織が壊死（壊疽）に陥り、根尖部に大きなエックス線透過像を有する歯は、当然歯髄電気診に反応しない。しかし、小さな根尖部透過像を有する歯では、臨床的に歯髄電気診に反応を示し、歯髄組織が生活反応を有することがある。すなわち、歯髄組織がすべて壊死（壊疽）に陥らなくても、その影響はすでに根尖周囲組織に波及し、エックス線的に歯根膜腔の拡大あるいは根尖部透過像として認められることになる。このことは、歯髄組織に何らかの損傷が生じたときには、その影響が根尖周囲組織にも波及している可能性があることを示している。それゆえ、歯髄組織の処置や象牙質に対する処置には細心の注意をはらう必要がある。一方、歯髄組織（神経組織のみが外来刺激に抵抗性を示し、生存する可能性がある）は、意外と外来刺激に対して抵抗する能力を有しているため、歯髄組織に対する臨床的処置のさらなる改良が必要である。

◆**歯髄電気診における閾値の上昇**

歯髄電気診において正常な対照歯の閾値と比較して、被験歯の閾値が上昇している場合には、化膿性炎に陥っていると考えられる。すなわち、急性化膿性歯髄炎、慢性閉鎖性歯髄炎、慢性潰瘍性歯髄炎、慢性増殖性歯髄炎では閾値の上昇が認められる。また、健全な歯髄組織を有する根未完成歯は根完成歯よりも閾値の上昇がみられることがある。

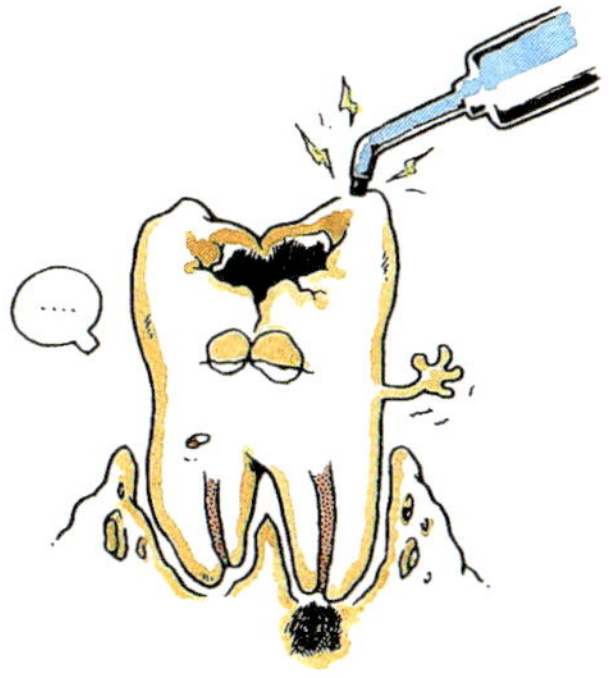

133 歯内・歯周疾患

歯内・歯周疾患は歯を保存する種々な治療の中で困難なもののひとつである。存在する歯周疾患が歯内由来のものと考えて歯内治療のみを行っているために治癒に至らない症例、歯内由来の歯周疾患であるのに歯内治療を行わず歯周治療のみを行い、治療効果が得られない症例、などは難治症例として扱われている場合が多い。

歯内・歯周疾患を適切に治療して治癒に向わせるためには、疾患には原因があることを再認識し、現症が何によっているのかを見極める診査・検査技能と診断能力が求められる。歯内・歯周疾患の原因が歯内領域にあるのか、逆に歯周領域にあるのか、あるいは原因が歯内と歯周領域の両方にあって合併された疾患として現れているのかを知るためには、各種の診査・検査を行う必要がある。その中で歯髄電気診による歯髄の生死、歯周ポケット測定によるポケットの深さ、エックス線検査による根管充填状況や根尖部、根側部、根分岐部病変の有無と広がり、などを知ることが鑑別診断に重要となる。代表的なWeineの分類を以下に示す。

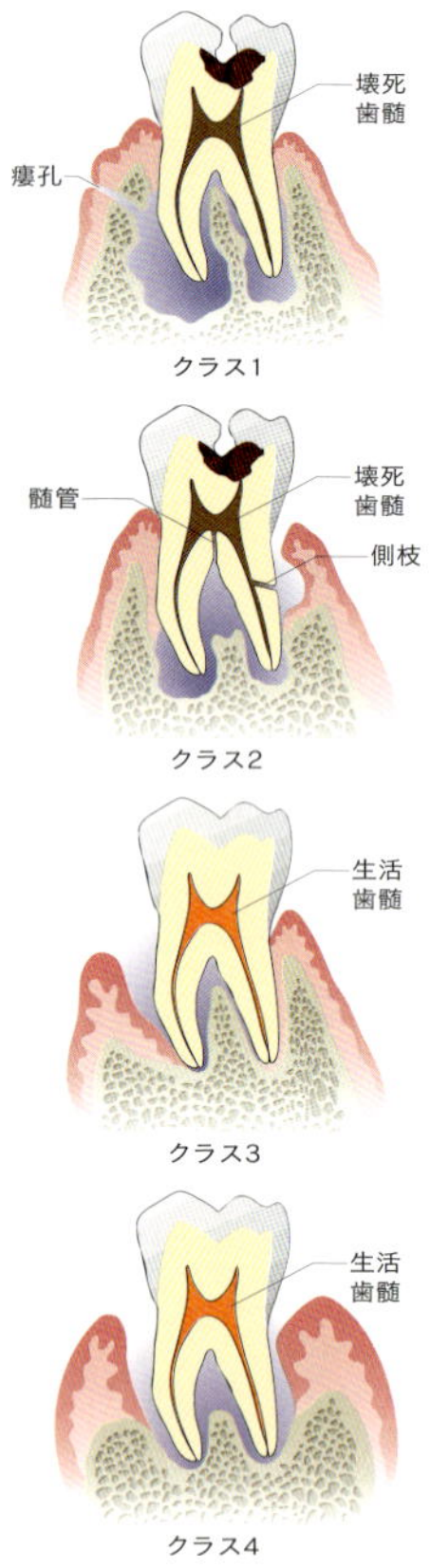

図133 - 1

◆Weineの分類（図133 - 1）

クラス1：症状は臨床的・エックス線的に歯周疾患に似ているが、実際には歯髄の炎症、壊死に原因のあるもの。したがって歯内治療を行う必要がある症例

クラス2：歯髄疾患とそれに付随した歯周疾患の両方があるもので、当然歯内治療と歯周治療が必要である症例

クラス3：歯髄に問題はないが、高度な歯周疾患が複根歯の1根にあり、歯根切断を行うために歯髄処置が必要な症例

クラス4：臨床的・エックス線的に歯髄または根尖歯周疾患に似ているが、実際には歯周疾患である症例。したがって歯周治療を主として行うことによって治癒する症例

参考文献

①安田英一，戸田忠夫編：第2版 歯内治療学，医歯薬出版，東京，p. 322, 1998.

134 歯の漂白法

歯の変色は、歯髄炎による歯髄組織の分解、抜髄処置による出血、外傷による歯髄壊死、硝酸銀や亜ヒ酸などの薬剤、アマルガムなどの充填材などの局所的な原因のほかに、歯の形成期におけるフッ素の過剰摂取やテトラサイクリンの服用などの全身的原因がある。

歯の着色や変色のすべてが漂白可能というわけではなく、不可能な症例もある。すなわち、原因が髄腔に存在する有機成分の分解産物や食物残渣、また色素を生成する細菌などの場合は漂白可能であるが、アマルガム充填あるいは銀を含有する根管消毒剤や根管充填剤による着色や全身的原因による場合の漂白は不可能なことが多い。したがって、歯の漂白の適応症かどうかの鑑別を行わなければならない。

歯の漂白には、有髄歯（生活歯）の漂白と無髄歯（失活歯）の漂白があり、漂白法には診療室で光線を併用して行う漂白法と、無髄歯のみに使用される漂白法であるウォーキングブリーチ法がある。以下、ウォーキングブリーチ法について概説する。

この漂白法では、髄室に高濃度の漂白剤を貼付し、漂白作用が象牙細管内深部へ及ぶようにしなければならない。このとき、薬剤の作用が根管を介して根尖方向に達し、根尖歯周組織に為害作用（主として腐蝕作用）を及ぼすおそれがあるために、前もって緊密な根管充填を行っておく必要がある。また、同時に患歯および隣在歯の表面的な汚れを超音波スケーラーやラバーカップを用いて清掃しておくことも忘

◆テトラサイクリンと歯の変色

歯の変色で全身的原因によるものにはテトラサイクリンやフッ素の過量投与がみられる。

妊娠第一期以降の妊婦や七歳以下の小児にテトラサイクリンを投与すると新生児やその小児に歯の変色を生じさせる。

これは、テトラサイクリンが歯の石灰化組織と親和性があるため、乳歯では胎盤を通して、また永久歯でも歯の石灰化途上であれば発育中の象牙質やエナメル質にテトラサイクリンが取り込まれて歯の変色の原因となる。テトラサイクリンでは、オレンジ色の着色がみられる。

図134－1は、27歳の女性で、1」の外傷による変色歯のウォーキングブリーチ法である。

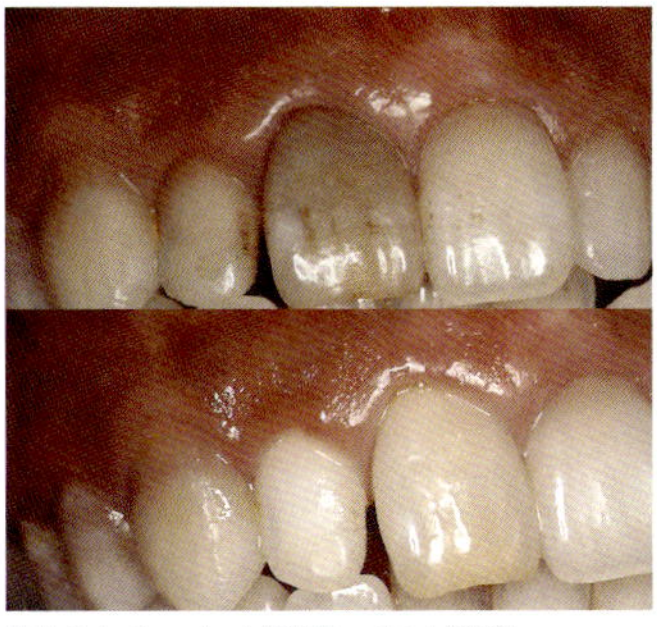

図134-1 上：術前、下：術後。

れてはならない。次いで、患歯に施された修復物（充填物）や軟化象牙質は完全に除去し、新鮮な象牙質面を露出させる。口唇や患歯周囲の歯肉にワセリンやデュラコート®を塗布した後、ラバーダム防湿を行い，漂白薬剤の作用を高めるために髄室を95%アルコール、クロロホルムあるいはエーテルなどで清掃し、象牙細管内の脂肪や水分を除き漂白剤の浸透を図る。

次に、ガラス練板またはダッペングラスに1～2滴の30%過酸化水素水をとり、過ホウ酸ナトリウム粉末を加えてプラスチック製スパチュラで泥状の練和物を調製し、髄室内に填塞する。ペーストが象牙質壁面に接触するように小綿球で軽く圧接し、仮封を行う。さらに、確実に仮封が行われていることを確認後、帰宅させる。この際の仮封は二重仮封が原則であるが、仮封スペースの関係から二重仮封が困難な場合がある。このような場合には、湿気のある環境下においても良好な仮封効果を示すグラスアイオノマーセメントを用いるとよい。2～3日ごとに来院させ、本来の色調に戻るまでこの処置を繰り返す。漂白効果が認められ、患者さんが満足した時点で、修復処置を行う。これには、通法に従って、コンポジットレジン修復を行うが、修復後に漂白効果に後戻りの可能性があることを患者さんに納得させておく必要がある。

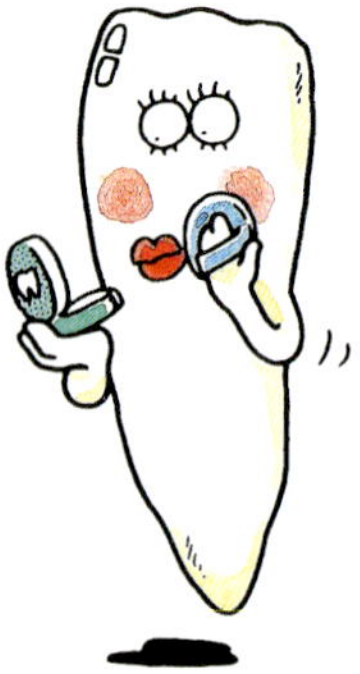

◆**有髄歯漂白**

光反応と化学反応の併用効果によって、短時間の漂白で効果が現れる有髄変色漂白剤の松風ハイライトがある（図134－2）。

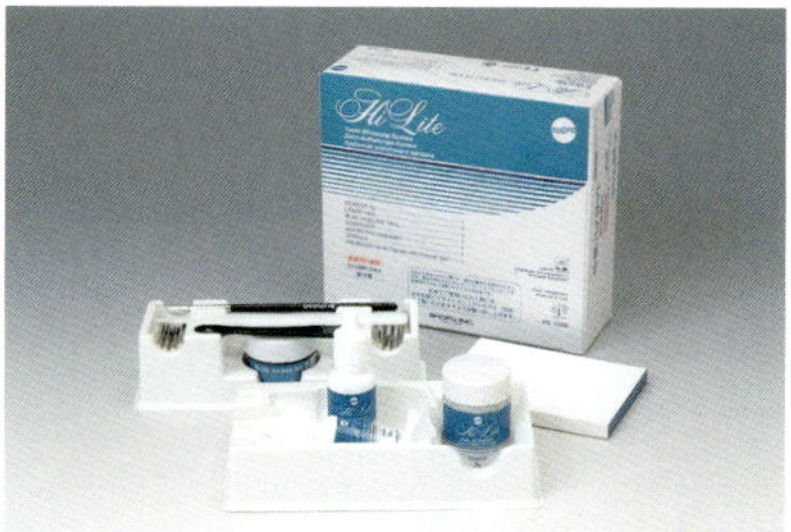

図134-2　ハイライト：㈱松風。

第6部

これからのエンドに強くなる

135 マイクロエンドMicro Endodonticsとは

歯内治療の実際は、歯髄腔から根管へのアプローチである。しかし、ヒトの歯の歯髄腔あるいは根管口は非常に狭小であり、実際の臨床では非常に不利な環境下で処置を行わなければならないのが現状である。

近年、医学領域において広く用いられている手術用実体顕微鏡が歯科領域に応用されるようになり、明視野における髄腔内の診査あるいは外科的歯内治療などにおいて効果的な手段となり、臨床で広く応用されてきている（図135－1）。

従来の歯内治療では術野の照明を確保することが難しく、髄室内および根管口付近を詳細に観察することが困難であった。しかし、手術用実体顕微鏡を使うことによって術野が明視化され、より詳細な情報を得ることが可能となった。

手術用実体顕微鏡は、根管口の位置の確認や、上顎第一大臼歯の第四根管など根管口の数あるいは根管口の形態から根管そのものの形態も推測することが可能である。肉眼的あるいはエックス線画像で異常が認められず、原因不明の臨床的不快症状を有する歯において、その原因が肉眼では把握できないような髄室内の穿孔あるいは亀裂などに起因することがある。このような症例においても、手術用実体顕微鏡を使うことによって詳細な原因の追求および処置が可能となる。さらに外科的歯内治療（根尖部掻爬術、歯根尖切除術、歯根切除術または逆根管充填など）あるいは根管内破折小器具の除去にも大きな効果を発揮する。また、患歯の状態や処置内容をデイスプレイに表現したり、さらにプリントアウトすることで患者さんへの説

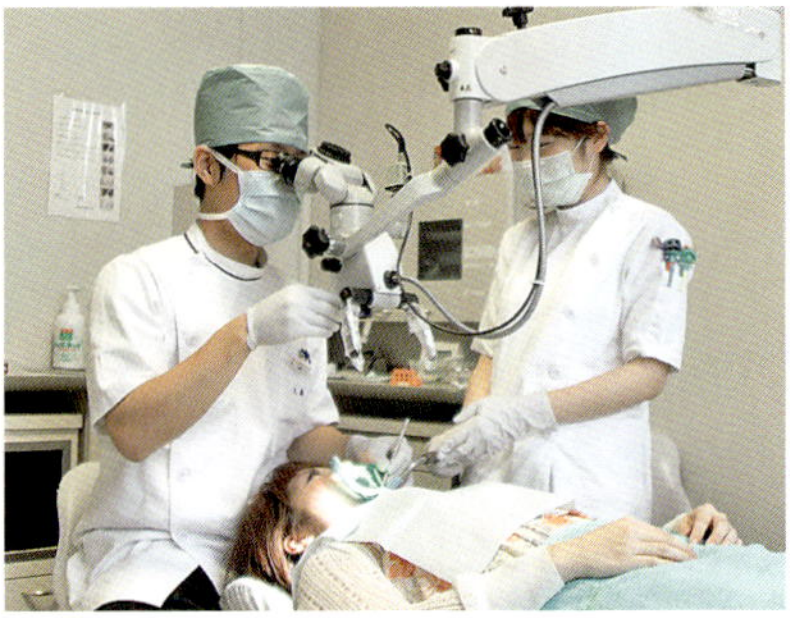

図135-1　手術用実体顕微鏡。

明上の貴重な資料となり、データとして保存することも可能である。

手術用実体顕微鏡には数種類の対物レンズが付属しており、低倍率から高倍率で観察することができ、それぞれの処置内容に即した倍率を選択することができる。高倍率での治療では、患者さんが少しでも動くと術野が顕微鏡視野から消えたり、あるいは術者の手指や器具も術野から消え、思わぬ事故につながることがある。それゆえ、本装置の特徴を患者さんに十分に説明しておくことが重要である。

また、顕微鏡術野以外の術者の手指の状態は把握することが困難であり、患者さんの顔面への損傷の危険性を有している。したがって、術者自らの顕微鏡下での手指の動きを十分に理解し、顕微鏡下での歯内治療のテクニックに習熟しておかなければならない。さらに、診療補助者もこの治療法の特性を理解しておかなければならない。

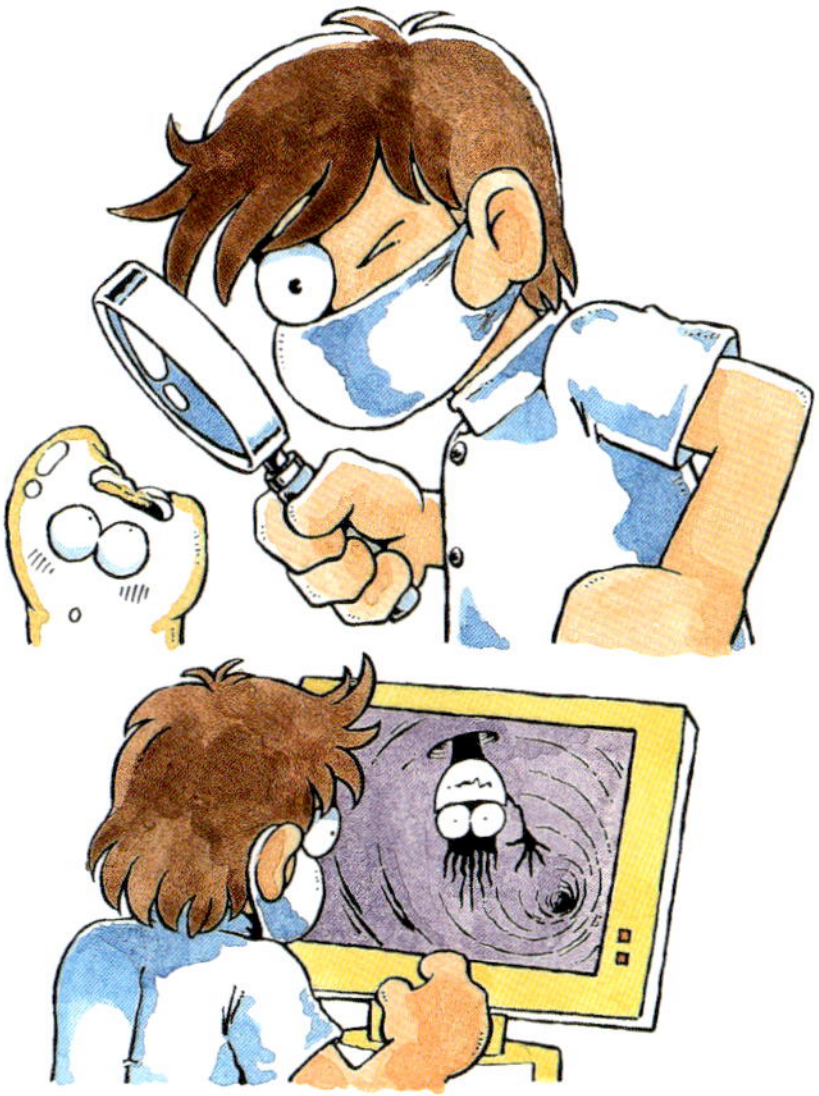

136 高齢者における歯内治療 ―根管治療時の注意点―

高齢者の歯に対する歯内治療の頻度および重要性は増加してきている。

高齢者の歯内治療は、若年者あるいは健常者とは基本的には変わらないが、全身的（有病者）および局所的（組織学的および解剖学的）な考慮が必要となる。

①全身的：重篤な基礎疾患

高齢になるに従い、全身的基礎疾患に罹患することが多くなる。そして、歯内治療においてこれら基礎疾患を無視して治療を行うことはできない。基礎疾患としては、心臓血管系、脳血管系、消化器系および内分泌代謝系が多い。

歯内治療の多くはこれら疾患を有する患者さんに対して多くのストレスを与える可能性がある。たとえば、麻酔抜髄時の麻酔液の影響、刺入時の疼痛、ラバーダムを装着しての長時間の開口など健常者には許容されても有病者には大きなストレスとなり基礎疾患を増悪させることがある。また、抗凝固薬を投与されている可能性のある患者さん（心筋梗塞、脳梗塞、脳血管障害またペースメーカー装着）は出血傾向があり観血処置時には注意を払わなければならない。さらに、弁膜症、ペースメーカー装着患者および糖尿病の患者さんなどについては感染の予防、とくに感染根管治療時の患歯の急性発作を防止するために治療前および治療中に抗生物質の投与が必要となることがある。

◆**抗凝固薬**

血液の凝固を抑制する薬物で、ヘパリン、経口抗凝固薬（クマリン、ワルファリン、インダンジオンなど）、血栓溶解薬（ウロキナーゼ、ストレプトキナーゼ、組織プラスミノゲンアクチベーター類）などがある。

このように、歯内治療においては有病者の治療では抜髄および感染根管治療に関わらず十分な注意と専門医との密接なコンタクトが必要である。また、患者さんの全身的状態から保存的処置よりも抜歯を選択すべきこともある。

②局所的：歯の組織学および解剖学

歯髄組織は加齢とともに退行性変化が生じ、外来刺激に対する反応が減弱する。たとえば、歯髄診査の歯髄電気診あるいは温度診に対しての閾値が上昇し、正確な診断ができないことがある。

歯髄組織の組織学的特徴のひとつに〝胎生期性状を示す結合組織〟があるが、この性状は経年的に失われ、細胞成分が減少し線維化傾向が強まる。この原因のひとつとして、根尖孔からの血液供給の減少が挙げられている。

血液供給が減少し、線維化傾向を示す歯髄組織に対して保存療法の直接覆髄法や一部除去療法の生活歯髄切断法は若年者に比べて治癒率の低下が考えられる。

このように、高齢者に対する歯髄診査および歯髄保存療法には歯髄の加齢的変化を考慮しなければならない。

また、歯髄腔および根管は年齢とともに狭窄傾向を示す。それゆえ、天蓋と髄床底とが近接し、髄床底を過剰に削除した結果、髄床底穿孔の危険性が生じる。さらに、根管口の位置の確認が困難なこともある。また、根管が狭窄傾向にあり根管拡大が困難であったり、根管用小器具の破折、根側への穿孔が生じる恐れがある。

高齢者の髄室開拡あるいは根管拡大には、術前のエックス線画像の読影に注意を払い、当該歯の解剖学的形態を十分把握しなければならない。また、根管拡大に際しては、脱灰能を有する化学的清掃剤あるいは潤滑剤を適宜応用すべきである。

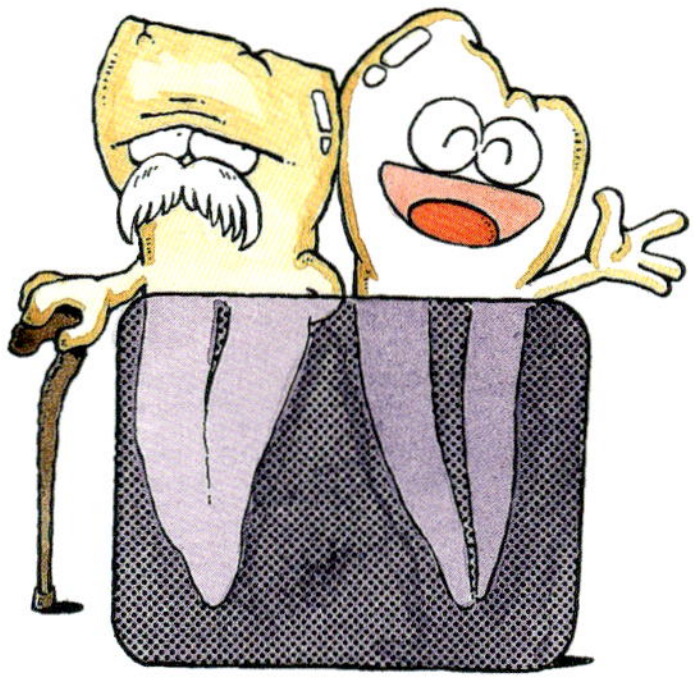

137 高齢者のエンドの実際

高齢者のエンドは、基本的には成人のエンドと異なることはない。成人の歯で何らかの理由で髄室や根管が石灰化によって狭小・狭窄されている歯を治療すると考えればよい。異なる点は、患者さんの特質が成人と比べて大きく異なる点である。すなわち、高齢者は健康であっても加齢に伴う種々なる身体的変化を有し、それに大きな個人差があることである。また、高齢者は多くが有病者であり、かつ多病を有していること、さらに組織の抵抗力・治癒力が減退し、各種のストレスに対して許容力が小さくなっていることなどの特徴を有している。したがって、以上の事柄を十分考慮して治療にあたることが重要で、必要に応じて「かかりつけ医師」との緊密な連携を保って対応することが肝要である。

高齢者のエンドにあたっては、以下のことに留意する。

1 髄室開拡～根管の明示では

髄室が冠部歯髄の石灰化によって狭窄される結果、バーによる天蓋穿通時の抵抗消失感を察知しにくく、誤って髄室底部を切削して以後の処置を難しくしやすい。予防するには、術前のエックス線写真から得た咬合面から天蓋までの長さをバーに印記して、低速で細心の注意をはらって行う。その後は、有鉤探針で「天蓋部のひっかかり」を削除しながら天蓋を完全に取り除く。この際、超音波スケーラーのシックルタイプを用いて添加された石灰化部分を除去していくのも一方法である。

◆67歳の男性の|7の抜髄症例（図137-1～4）

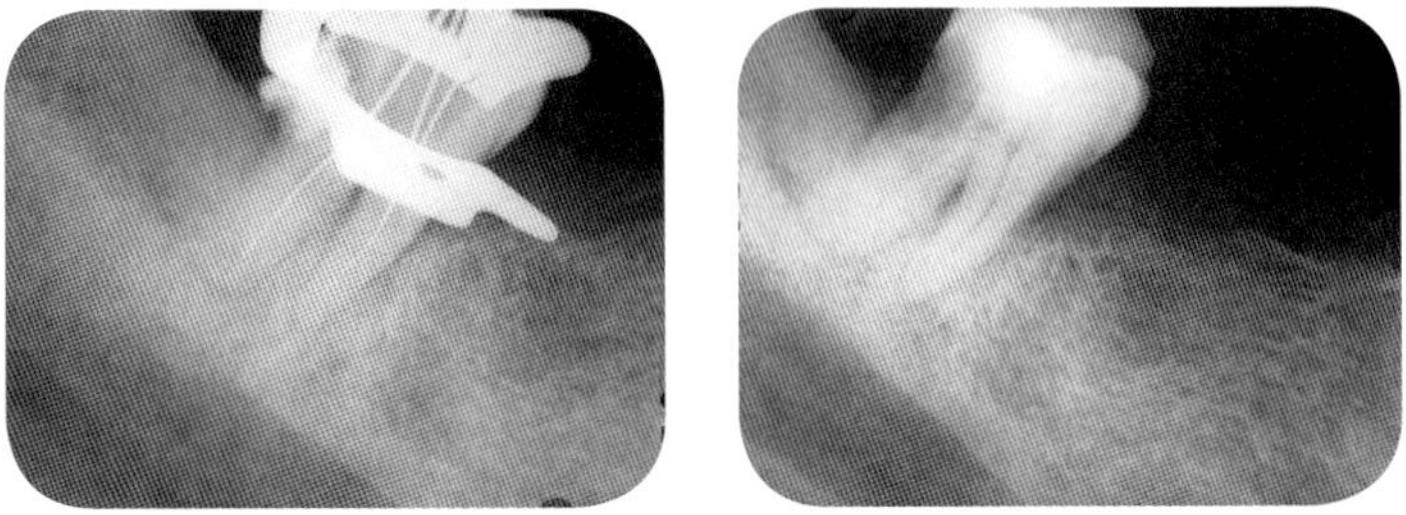

図137-1、2　術前：遠心歯頸部に齲蝕があるため、遠心根管口部を目がけて行う髄室蓋穿通時に遠心髄室壁を穿孔する危険性が大である（右）。根管口が見いだせたら、No.10、15DとHファイルで根管口のファイリングを行い、根管へのファイルの挿入が容易になるようにする（左）。

2　根管口の漏斗状形成～作業長の測定では

根管口が発見できたら、No.10ファイル（抵抗が強い場合はNo.8ファイル）を根管口から根管に挿入し、根尖部まで進める。ファイルは柔軟性に富み、切削効率の高いDファイルがよく、このファイルによるファイリングで根管口を漏斗状に形成しておく。次に、エックス線写真撮影を行いファイルと根管の位置的関係を確認し、作業長測定の資料とする。この際、電気的根管長測定器（ROOT ZX®、JUSTY Ⅲ®、APIT® など）の利用が有益である。

3　根管の拡大形成では

高齢者の歯では、根管壁に第二象牙質の形成・添加や歯髄の石灰化が生じ、また根管壁象牙質が硬化するために、根管の拡大形成は容易ではない。根管の拡大形成はステップバック法によって行い、RC-Prep® などの根管拡大剤を用いて根管を湿潤させた状態でファイリングを主体に行う。RC-Prep® はファイリング時の潤滑剤の役目を有し、途中で5～10％次亜塩素酸ナトリウムを作用させ、発泡させて根管を化学的に清掃する。また、拡大形成時に生じたスメアー層を除去するためにEDTA水溶液（スメアクリーン）を2分間程度根管に注入するとよい。ニッケル・チタン製ロータリーファイルを用いたクラウンダウン法による根管の拡大形成は、狭窄彎曲根管であっても根管が根尖部まで通じている症例であれば有効である。

4　閉塞根管の対処では

閉塞根管は、生活歯髄の働きによって根管壁へ第二象牙質の形成・添加、象牙粒

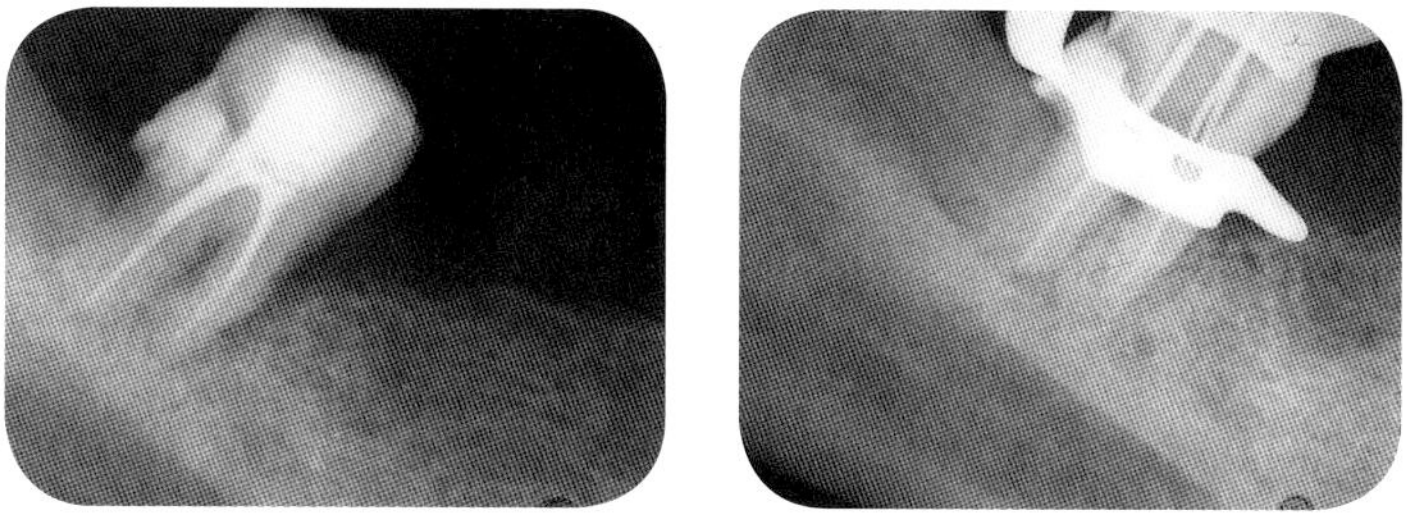

図137-3、4　近心根管No.45、遠心根管No.55まで拡大形成し、根管の化学的清掃を行い、最終拡大形成に用いたファイルと同サイズのガッタパーチャポイントの試適を行う（右）。No.45、55のガッタパーチャポイントを主ポイントとして、補助ポイントと酸化亜鉛ユージノール系シーラーを用いて側方加圧法で根管充填を行う（左）。

の形成あるいは歯髄の石灰化が生じた結果であり、通常根尖病変（巣）は存在しない。これに対して、根尖病変（巣）を有する患歯は感染根管歯であり、ほとんどの場合ファイルは根尖部まで到達させることができる。したがって、根尖病変（巣）が存在しない閉塞根管は№8または№10のファイルの到達最深位置をアピカルエンドとしてすべての根管処置を行う。

5　根管充填〜経過観察では

根管充填は通常行われているガッタパーチャポイントと根管充填用セメント（根管シーラー）を用いた側方加圧充填法を行えばよい。高齢者は生体の自然治癒能力が低下しているために、根尖病変（巣）を有する組織の修復には時間がかかる。したがって、高齢者の治療歯の経過観察は、若年者・成人のそれよりも長い期間見守る必要がある。

引用文献

林　宏行．高齢者のエンド．大阪歯科大学同窓会報 173：19‑26, 2006.

◆72歳の女性の「7の抜髄症例（図137‑5、6）

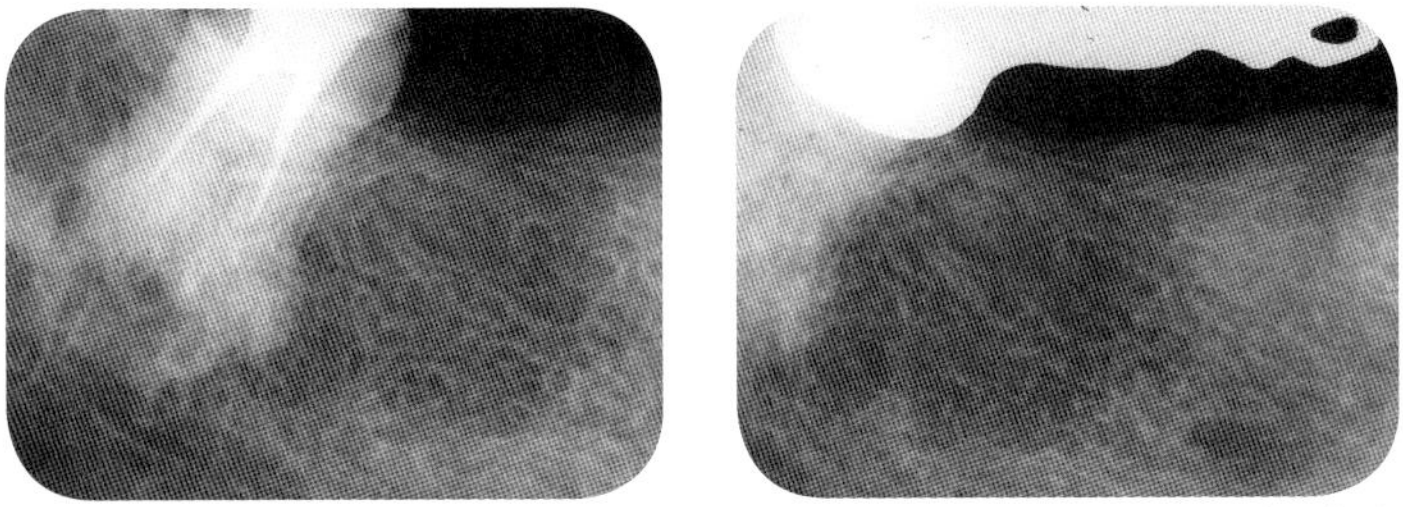

図137‑5、6　根尖部へのセメントの形成添加によって根尖肥大を生じ、本来の根尖形態が失われて抜髄位置である根尖部の象牙‑セメント境が不明である。術前に撮ったエックス線写真上で作業長（根管長）を決定し、その長さで抜髄から根管の拡大形成までを行う（右）。根管充填後（左）。

138 歯の再生―その現状と展望

組織工学（ティッシュエンジニアリング）という新しい研究領域が海外の学会に登場して20年あまりも過ぎたであろうか。再生医療と呼称されるようになったが、この分野で多くの研究者達が成果を競い、現在では、皮膚移植、血管再生あるいは心筋細胞再生などで臨床に応用されるに至っている。再生医療において、我が国でのｉＰＳ細胞の樹立は全世界を驚愕させた。現在の再生医療分野の研究の最先端の成果であり、真の多能性万能細胞として臓器の再生に活用するためにｉＰＳ細胞の研究がすすめられている。２０１１年８月５日には、雄性マウス由来のｉＰＳ細胞を使って作り出した精子を卵子と体外受精させ、健康なマウスを出産させることに成功したことが論文に公表された。ｉＰＳ細胞による初めての受精可能な生殖細胞ができたのである。

歯の再生については、象牙質が骨と同様のアパタイト構造を有しており、とくに骨に特有のグラタンパク質（オステオカルシン）が象牙質にも存在することが明らかにされて以来、骨の再生に準じて、歯を再生するための基礎的研究が行われてきた。整形外科領域では、障害を来たした大腿骨頭に替えて、骨髄幹細胞による再生骨を150～300μの連続した多数の気孔に包含するセラミックスが移植、埋入されて大腿骨頭として機能する。このように生体に移植された骨は無菌的環境下で生体内生着し得る。歯の再生では、象牙質の再生とともに再生象牙質と歯槽骨との間に歯根膜組織の再生、そして、歯肉との間に付着する上皮の再生がなければ、本当の歯と

◆ｉＰＳ細胞

万能細胞として将来の組織・臓器再生の役割を担うと期待されていたＥＳ細胞は受精卵から作られるために倫理的な論争があり、受精卵は他人から得るために拒絶反応の危惧があった。一方、ｉＰＳ細胞は体細胞に数種類の遺伝子を導入して作られ、非常に多くの細胞への分化能（分化万能性）と、幾世代にわたる分裂増殖を経ても自己を複製できる能力を持っている。

京都大学の山中伸弥教授らのグループによって２００６年に世界で初めて作られた。マウスの線維芽細胞から樹立された人工多能性幹細胞であり、その英訳"Induced pluripotent stem cells"の頭文字をとってｉＰＳ細胞と名付けられた。ｉＰＳ細胞が患者自身から作られれば、拒絶反応の心配がない組織・臓器の移植が可能になる。ｉＰＳ細胞は採取が困難な組織・臓器の細胞に分化・誘導できるので、難病の患者自身の細胞からｉＰＳ細胞を作製すればその疾患の原因の研究が可能になり、新薬の開発にもつながり、医療のさらなる発展を望むことができる。

しての機能は十分ではない。生体親和性に富むセラミックスを支持体として気孔内に骨を再生して象牙質を再現し、さらに歯根膜様結合組織の再生と上皮付着の再現を図らなければならない。しかしながら、口腔内には常在菌が存在するために無菌的環境が得難い、という大きな問題がある。

２０００年以来、歯胚の細胞を用いての研究が盛んに行われている。とくに、生後４日のラットの間葉細胞と鐘状期臼歯歯胚から単離した上皮細胞とを混合してヌードラットに移植し、歯を再生させた報告は注目される。それでも臨床応用への途は長く、困難である。その理由として、歯は中胚葉組織であるセメント質と象牙質、そして外胚葉組織であるエナメル質から成る複雑な構造を有することと、再生する歯の大きさを制御し難いことが挙げられる。しかしまた、ヒトの骨形成性タンパク質（ＢＭＰ）は修復象牙質の形成に関与しており、また、歯髄‐象牙質構造の修復にはTransforming growth factor（TGF）‐βが関与していることが明らかになっている。さらに、歯の外形と大きさの調節はTGF‐βスーパーファミリーが関わっていることも最近の研究で明らかにされている。これらの成果から近い将来に、細胞培養で歯を形成させる組織培養の手法が確立されるかも知れない。

また、歯胚に注目し、第三大臼歯の歯胚を顎骨内から摘出、培養して、それを成熟した歯に誘導する実験結果が報告されている。実際に、骨髄バンクやアイバンクのように「ティースバンク」を立ち上げた医療機関もある。しかし、歯を保存するために歯胚を摘出される幼少期の子供にとっては外科的侵襲は大きいのではないだろうか。

歯胚を摘出することなく歯髄細胞を得るために、抜去された第三大臼歯や矯正治

◆TGF-β

線維芽細胞の増殖を促進するタンパク質として発見された。現在では多数の細胞の増殖を抑制する因子と考えられるようになっている。歯の形成過程でTGF-βは中心的な役割をしているものと考えられるようになってきた。哺乳類が持つ3種のTGF-βのうちのTGF-β1はBMP-2の骨形成誘導活性を強力に促進することが知られている。

歯の形成に深く関与しているTGF-βは、歯胚では雷状期、帽状期、鍾状期のいずれにも局在し、歯根形成期にはエナメル芽細胞およびセメント芽細胞に局在することが証明されている。

◆ティースバンク

歯列矯正の治療のためなどの理由で抜去しなければならない健康な歯を、将来のために冷凍保存しておくものである。将来、歯周疾患や外傷で歯を失ったとき、保存しておいた歯を解凍して自分のために再利用する。広島大学歯学部のベンチャー企業で行われている。

療のために便宜抜去された小臼歯の利用が検討されている。採取された歯髄細胞の必要となるまでの保存は長期間になる。その間、歯髄細胞は老化することなく正常な状態を維持され、その染色体も正常に維持される方法が確立されている。抜去歯を活用するのであれば外科的に大きな侵襲を受けずに自己の歯髄細胞が得られ、培養して保存すれば必要な時期に歯を再生することが可能になる。歯髄細胞は象牙芽細胞、骨芽細胞、肝細胞、線維芽細胞あるいは脂肪細胞に分化することが明らかにされており、歯髄細胞を複数の組織・臓器の再生に活用する目的で凍結保存する「歯髄細胞バンク」の構想もある。

歯内治療の領域で非常に興味深いのは歯髄の再生で、歯髄幹細胞を用いて歯髄を再生させたことが報告されている。抜髄あるいは感染根管処置の後、根管に歯髄幹細胞を接種して、歯髄とともに歯髄を被蓋する象牙質を再生させることが臨床で可能になるかもしれない。

歯の再生で期待されるのは、歯科領域においてもｉＰＳ細胞を用いて歯、とくに全歯の再生を目指す研究がなされていることである。その中で歯髄細胞からｉＰＳ細胞を作製する試みがある。新陳代謝が激しく外界の刺激を受ける皮膚に比較して、硬組織に保護されている歯髄細胞は傷害されにくい環境にあることが歯髄細胞を選択する理由とされている。ｉＰＳ細胞による歯の再生を目指す研究は、今後、ますます進められるはずであり、その成果にかける期待は大きい。

◆歯髄細胞バンク

歯髄には幹細胞が存在する。その幹細胞を培養して必要なsupplementを添加すれば骨芽細胞、肝細胞、脂肪細胞、線維芽細胞などに分化する。これらを培養・増殖させて保存し、血液、神経組織、心臓、筋肉など、疾患や傷害を受けて損傷したときに備えて保存しておこうとするものである。

最近、ｉＰＳ細胞が歯髄幹細胞から容易に作製できることがわかり、歯髄細胞を保存するシステムが構築された。乳歯が望ましいとされるが、智歯や便宜抜去歯も利用可能である。

◆歯髄細胞からｉＰＳ細胞

歯髄細胞は皮膚細胞と比較するとｉＰＳ細胞を効率よく作製できるため、歯髄がｉＰＳ細胞バンクのための細胞採取源（セルソース）として注目されている。

新装版 エンドに強くなる本

2011年10月10日　第1版第1刷発行

編　著　者　林《はやし》　宏行《ひろゆき》

発　行　人　佐々木　一高

発　行　所　クインテッセンス出版株式会社
東京都文京区本郷3丁目2番6号　〒113-0033
クイントハウスビル　電話(03)5842-2270(代表)
(03)5842-2272(営業部)
(03)5842-2279(書籍編集部)
web page address　http://www.quint-j.co.jp/

印刷・製本　サン美術印刷株式会社

ISBN978-4-7812-0227-3　C3047

定価はカバーに表示してあります